ANTROPOLOGIA MEDICA

a cura di Gioia Longo e Aldo Morrone

Georges Devereux

SAGGI DI ETNOPSICHIATRIA GENERALE

Edizione italiana a cura di Salvatore Inglese

ARMANDO
EDITORE

DEVEREUX, Georges
Saggi di etnopsichiatria generale ; Pref. di Roger Bastide
Roma : Armando, © 2007
416 p. ; 24 cm. (Antropologia medica)

ISBN: 978-88-6081-139-4

1. Etnopsichiatria/Schizofrenia
2. Teoria psicoanalitica/Comunicazione terapeutica
3. Etnologia/Antropologia culturale

CDD 150

Nuova edizione italiana a cura di Salvatore Inglese

Titolo originale:
Essais d'etnopsychiatrie générale

Traduzione di G. Bartolomei

Viale Trastevere, 236 - 00153 Roma
Direzione - Ufficio Stampa 06/5894525
Direzione editoriale e Redazione 06/5817245
Amministrazione - Ufficio Abbonamenti 06/5806420
Fax 06/5818564
Internet: http://www.armando.it
E-Mail: redazione@armando.it ; segreteria@armando.it

02-05-011

Sommario

Prefazione

ROGER BASTIDE

Si può parlare, oggi, di una crisi delle scienze umane? Forse no, ma certamente si sta attraversando un periodo di confusione. Tra la fine del XIX e l'inizio del XX secolo sono nate una serie di nuove scienze, dalla psicoanalisi alla cibernetica; sono state messe a punto una quantità di prospettive o, se vogliamo, di spiegazioni inedite per affrontare problemi secolari. Allo stato attuale, queste scienze nuove o questi nuovi criteri di spiegazione vengono a reciproco cimento, sono alla ricerca di una via che li ponga in comunicazione, senza peraltro riuscire a rintracciare tecniche di positiva collaborazione, in un tentativo poco scaltrito di reperire momenti di sintesi. Si fa un gran parlare dell'interdisciplinarità, senza rendersi conto che questa, qualora non si fondi su una critica preliminare dei postulati e dei metodi delle discipline che si intendono collegare, finisce, lungi dal creare un nuovo ordine, con il moltiplicare le occasioni di disordine.

Bisogna inquadrare il lavoro di Devereux in questa atmosfera di confusione, di scontri, di connessioni fortunose o di matrimoni seguiti da disillusioni tra scienze e prospettive (talvolta certamente complementari, spesso anche contraddittorie) che caratterizza il clima della nostra epoca. Sbarazzandosi del superfluo, aprendo porte e finestre tra discipline da lui stesso dominate (badando a non aprire porte che dessero sul vuoto o a non disegnare false finestre laddove non fosse possibile costruirne di autentiche), Devereux ha tratto dalle sue esperienze e dalle sue molteplici ricerche (dai Sedang Moï del Viêtnam sino ai Mohave degli Stati Uniti e ai nevrotici che si sono distesi sul suo divano di psicoanalista) una "logica" della multidisciplinarità senza cui non si dà una possibile cooperazione né incontri fecondi e infine nemmeno (cosa ben più grave) alcuna unificazione delle scienze umane. Il titolo dell'ultimo libro di Devereux, *Dall'angoscia al metodo nelle scienze del comportamento* (148), manifesta assai bene questa sorta di percorso ascendente dalla confusione all'unificazione. I saggi del presente volume potranno offrire ai lettori, ancora privi di una conoscenza abbastanza approfondita della produzione di Devereux, quantomeno un'idea della sua ascensione intellettuale e delle tappe percorse: nell'ambito dell'etnopsichiatria, in primo luogo, dato che quest'ultima accumula numerose trappole proprio perché scienza di frontiera. L'etnologo che si avventuri in questa disciplina corre il rischio di considerare "normale" ciò che in realtà è patologico; a sua volta, lo psichiatra rischia di scoprire nelle tecniche terapeutiche dei primitivi, con malcelato e in qualche misura masochistico compiacimento, le più moderne tecniche della psicoanalisi o, perlomeno, della psicoterapia. Devereux non cade in simili tranelli. Anche se i metodi di cura degli sciamani o degli stregoni assomigliano a metodi scientifici, si tratta solo di un'apparenza dal momento che i metodi degli sciamani o degli stregoni si sviluppano in un mondo affatto diverso, ovvero quello del misticismo e non della razionalità. Lévy-Bruhl è stato troppo ingiustamente attaccato: quanto dice della medicina prelogica resta sempre valido.

Il primo errore deriva dalla confusione tra due inconsci che è invece necessario distinguere: l'inconscio idiosincrasico e l'inconscio culturale. I sintomi sciamanici appartengono al segmento etnico della personalità dello sciamano piuttosto che alla posizione idiosincrasica occupata dai sintomi stessi nell'inconscio, ma ciò non vuol dire che egli sia "normale", prendendo a pretesto la standardizzazione dei sintomi e il ruolo sociale dello sciamano. Diciamo semplicemente che i conflitti nevrotici dello sciamano ricevono la loro struttura dalle convenzioni sociali, talché il comportamento di questo viene adattato a quel che i membri della società in cui opera si attendono da lui.

Ciò non toglie che lo sciamano sia un individuo affetto da nevrosi e il gruppo a cui appartiene lo sa tanto bene da tenerlo a distanza.

Di un bambino psicotico – delegato ad esercitare il ruolo del folle in una famiglia sofferente di nevrosi latente e che assume su di sé la malattia del proprio ambiente sociale – diremmo forse che è "normale" solo perché è "utile" alla famiglia dato che ne impedisce il passaggio dalla nevrosi latente a quella manifesta?

Simili conclusioni sono destinate ad essere sicuramente rigettate dagli psichiatri. Bene, il ruolo svolto dallo sciamano è identico a quello del bambino nevrotico: è il *folle per procura* di quelle società che soffrono sempre di tensioni latenti e di colpe nascoste: "Quale che sia il loro grado apparente di integrazione nella cultura complessiva, il sovrannaturale e l'irrazionale conservano sempre l'impronta del loro originario negativismo sociale e tutti i sofismi avanzati dagli apostoli del relativismo culturale non riusciranno mai a convincermi che siano un'effettiva componente funzionale di ogni cultura autentica" (cfr. cap. I).

È d'altra parte evidente che, per sfuggire alle trappole, l'etnopsichiatria debba necessariamente ripensare le sue basi di partenza: il concetto di cultura e quello di malattia mentale. Devereux si oppone al culturalismo nordamericano: non considera la cultura come una realtà *sui generis* esterna e superiore agli individui; in effetti gli individui non reagiscono che ad altri individui.

Esiste tuttavia un processo psicologico di reificazione ed è questa cultura "reificata" ad esercitare una certa influenza sulle persone, nella misura in cui essa è una componente della personalità dell'individuo. Va aggiunto che, secondo Devereux, esiste altresì una sorta di "dereismo culturale" che legittima il parlare di "società malate" al pari di individui malati. Detto per inciso, è proprio questo che distrugge da cima a fondo la definizione, così frequentemente formulata, di normalità derivante dall'adattamento, giacché occorre essere già malati o sforzarsi di divenirlo per adattarsi ad una società malata, come quella antica di Sparta (139) o quella moderna della Germania di Hitler. Ora è possibile reperire in Devereux una diversa definizione della cultura, che ne fa un sistema standardizzato di difese e che, di conseguenza, è dipendente dalle funzioni dell'Io, dal momento che l'Io risulta in larga misura definito, sotto il profilo psicoanalitico, dai meccanismi di difesa. Occorrerà ritornare su questa dipendenza o almeno su questa analogia, per adesso ci limitiamo alla definizione, onde accentuarne l'interesse. È infatti in virtù di questa definizione che risulta più facile comprendere fenomeni di grande rilevanza etnologica quali l'*acculturazione antagonistica* (89) (le vecchie modalità adattative e difensive dell'immigrato sono inadeguate alle sfide postegli dal contatto con una società diversa e deve inventarne di nuove, quali l'isolamento, la regressione, ecc.), o la discriminazione razziale e sociale (infatti, le minoranze non hanno accesso alle difese culturali riservate dalla società ai membri delle classi privilegiate), restando beninteso che questi due fenomeni sono teoricamente distinti; nel primo caso si constata la resistenza di colui che riceve il prestito di un *item* culturale, nel secondo la resistenza è esercitata da colui che dovrebbe effettuare il prestito. Occorre tuttavia affermare con decisione che, nella maggioranza dei casi, i due fenomeni sono strettamente legati e possono assumere la forma di una concatenazione: conflitto-difesa-conflitto secondario-difesa secondaria.

Per quanto concerne la definizione delle malattie mentali, occorre preoccuparsi di distinguere bene la tipologia che chiamerò scientifica, propria della psichiatria occidentale, dalla tipologia indigena. Uno dei contributi più importanti recati da Devereux all'etnopsichiatria può senza dubbio ritenersi il libro del 1961, *Mohave Ethnopsichiatry and Suicide* (133) (Il suicidio e l'etnopsichiatria dei Mohave): una descrizione dettagliata e originale delle idee dei Mohave intorno alla follia e ai disturbi del comportamento, un autentico manuale mohave di psichiatria, in cui sono comprese la nosologia indigena, la sintomatologia di ciascuna delle malattie individuate e i diversi criteri di cura. Non c'è dubbio che questa psichiatria degli Indiani d'America è differente dalla nostra, il che però non le impedisce di offrire testimonianza di doti assai penetranti di osservazione e di una conoscenza della psiche umana che consente a Devereux di collegarla, in appresso, alla psichiatria moderna.

È evidente che lo psichiatra il quale eserciti in una comunità indiana ha ogni interesse a scoprire, innanzitutto, il sistema di pensiero di questa comunità sui diversi tipi di malattia mentale. Di questo Devereux ci offre testimonianza in un lavoro che precede di una decina d'anni il testo ora citato: *Reality and Dream. Psychotherapy of a Plains Indian* (Realtà e sogno. Psicoterapia di un indiano della Pianura) (103).

Lo psicoanalista è obbligato a pensare che il meccanismo di transfert degli indigeni non si costruisce secondo il suo sistema occidentale di parentela ma attraverso le relazioni di parentela delle popolazioni in mezzo a cui si ritrova. Lo psichiatra dovrà dare certamente importanza ai sogni, così come farebbe in seno alla propria società, ma dovrà prendere coscienza che i sogni, fra i Mohave, sono istituzionalizzati e che sono istituzionalizzati perché funzionali: permettono il passaggio da un Super-Io arcaico e tirannico a un Io razionale; dovrà, conseguentemente, rendersi conto che sarebbe pericoloso per lo psicoterapeuta partire da immagini oniriche per decifrare il loro contenuto latente (il che provocherebbe nei pazienti uno stato di panico); lo psichiatra dovrà rimanere sul contenuto manifesto per manipolarlo come lo manipola lo sciamano, allo scopo di garantire al nevrotico una maggior sicurezza psichica, una maturazione più grande, conforme all'*ethos tribale* della sua cultura e in linea con i meccanismi di difesa del paziente. Un'ultima avvertenza: lo psicoanalista non deve affatto sforzarsi di guarire per il tramite di un adattamento alla società tradizionale. Infatti, se è vero che il terapeuta deve fare in modo che non si spezzi il legame del paziente con il suo passato, e ciò nella misura in cui tale passato rimane depositario dei valori individuali, nondimeno le società indiane subiscono l'impatto delle civiltà occidentali e questo impatto – se anche può essere un fattore di progresso per gli individui non nevrotizzati – è comunque traumatizzante per quelle persone con tendenze nevrotiche. Occorre, dunque, eliminare quegli ostacoli che si oppongono alla maturazione personale in modo tale da conferire agli individui, mediante la psicoterapia, l'elasticità necessaria per l'adattamento o anche per il cambiamento, o ancor meglio per conferire a ognuno la capacità di adattarsi a un mondo in transizione.

Questi due ordini di considerazioni, sulla nozione di cultura e su quella di malattia mentale, si integrano a vicenda. Infatti, se il normale si definisse in base all'adattamento, allora lo psichiatra dovrebbe prima di tutto conoscere la cultura specifica dei suoi pazienti; ma se, come abbiamo già detto, il normale si definisce in base ad un'adattabilità creativa, allora non occorre più che lo psichiatra sia un etnografo poiché gli basta essere un etnologo, vale a dire conoscere il "modello culturale universale" di cui ogni cultura è una versione particolare.

In *Reality and Dream*, Devereux parlava di "psichiatria transculturale", ovvero neutra rispetto alla molteplicità delle culture possibili; tuttavia, dal momento che oggi il termine "transculturale" ha assunto, nel contesto del pensiero scientifico, il senso di interculturale, egli suggerisce l'espressione "metaculturale". Su questa questione lo psichiatra raggiunge una conclusione propria dell'antropologia applicata americana, e cioè che per cambiare una cultura nella direzione del "progresso" economico e sociale, non c'è bisogno di conoscere a fondo (il che del resto sarebbe totalmente impossibile) la cultura della società presso la cui popolazione si sta lavorando, mentre è assolutamente necessario conoscere la teoria generale della Cultura. Allo stesso modo, Devereux esige dagli psichiatri che essi prendano le mosse dalla cultura come esperienza vissuta, in quanto modalità in cui i singoli individui vivono la propria cultura; poco importa che la cultura di questi individui presenti questo o quell'*item*, viceversa, importa che i soggetti nevrotici e gli psicotici reinterpretano o addirittura deculturano gli *item* culturali in relazione ai loro conflitti o deliri personali.

Secondo il nostro Autore, questa uniformità della Cultura (al di là delle strutture o dei modi di organizzazione degli *item* tra loro, variabili da un'etnia all'altra), in quanto separata dalla Natura e in quanto mondo di istituzioni vissute dagli individui, va di pari passo con l'uniformità della natura umana.

Al di là dell'etnopsichiatria e della sua pratica terapeutica, giungiamo così in una seconda dimensione della multidisciplinarità, ancora più importante dal punto di vista teorico e sulla quale, di conseguenza, dobbiamo ulteriormente insistere: quella dei rapporti fra psicoanalisi, etnologia e storia. Anche qui il ricercatore rischia di cadere in alcune trappole, specie dentro quella del culturalismo. Lo sforzo di Devereux – una volta inoltratosi sulla strada tracciata da Géza Róheim – sarà appunto quello di evitarle e di denunciarle; poiché qualsiasi uomo, secondo Devereux, di qualunque etnia faccia parte "in quanto creatore, creatura, manipolatore e mediatore di cultura, funziona ovunque *allo stesso modo*".

Devereux è discepolo di Freud. Egli certamente non accetta quel che a giusta ragione è stato chiamato il "romanzo di Freud", ossia Totem e Tabù. Come Róheim, anch'egli ritiene che l'etnologo (o lo storico) che faccia della psicoanalisi debba sostituire il punto di vista ontogenetico a quello filogenetico. Detto questo, tuttavia, il complesso di Edipo conserva validità universale in quanto connesso all'esistenza della Cultura in sé, considerata quale forma caratteristica del comportamento dell'Homo Sapiens. Riguardarlo pertanto come prodotto della famiglia borghese viennese non estensibile ad altre società è falso. Contro Malinowski e contro i culturalisti che vorrebbero relativizzare i complessi, è necessario difendere rigorosamente la tesi dell'unità psichica dell'umanità; diversamente, la psicoanalisi non potrebbe proporre una valida interpretazione della cultura.

Può anche darsi che Freud sia pervenuto a elaborare la sua teoria della nevrosi prendendo le mosse dalla società in cui visse, quella della Vienna imperiale; ciò nondimeno le conclusioni che ha ricavato dalle proprie analisi sono universalmente applicabili e questa universalità si fonda precisamente su quella doppia universalità di cui abbiamo appena parlato, cioè della Cultura e della natura umana, al punto tale che se si redigesse un inventario esaustivo di tutti i tipi conosciuti di comportamento culturale, questo elenco coinciderebbe punto per punto con quello altrettanto completo delle pulsioni, dei desideri e dei fantasmi ottenuto dallo psicoanalista (117).

Ma a studiare la Cultura non c'è che l'etnologo. E non vi sono altre culture che quelle esistenti. La Storia ci riporta alle culture passate, spesso estinte, le quali tuttavia presentano – essendo culture – le stesse caratteristiche e obbediscono alle medesime leggi generali proprie della Cultura (con la maiuscola). Ciò consente di psicoanalizzare i documenti storici che costituiscono le testimonianze attualmente disponibili delle civiltà scomparse. È abbastanza curioso osservare che sino ad oggi gli psicoanalisti si sono ben poco impegnati in questa direzione. Sono rari i libri come quello scritto dal dottor Laforgue su Talleyrand; e coloro i quali hanno dato spazio alla storia, nelle loro opere, come Fromm, hanno strettamente collegato il marxismo al freudismo, come se il freudismo, da solo, fosse impotente a dar conto della dimensione diacronica. È anche vero che alcuni studiosi hanno sostenuto la necessità della generalizzazione dell'analisi nel contesto della storia; rammento un appello in tal senso lanciato da una rivista americana di psicoanalisi, appello che tuttavia non mi pare sia stato recepito, ove si eccettui qualche saggio sulle mitologie azteca e maya. È dunque per noi motivo di compiacimento il fatto che Devereux, il quale è un ellenista di valore, abbia da qualche anno avviato l'esplorazione della civiltà greca arcaica e i primi lavori da lui pubblicati su questo oggetto garantiscono la fecondità delle sue ricerche (139).

Ciò detto, dobbiamo precisare alcuni fra i punti più importanti dell'opera di Devereux, per quanto riguarda l'interpretazione psicoanalitica dei dati dell'etnologia o della storia. I culturalisti avevano fatta propria della lezione di Freud soprattutto l'importanza dei primi anni del bambino per la formazione della personalità dell'adulto. Su questa base si sono dedicati in modo particolare a descrivere minuziosamente l'educazione primaria, lo svezzamento o la disciplina anale; né dobbiamo lamentarci di ciò, visto che la vecchia etnologia si interessava soltanto degli adulti e visto che oggi, per merito della scuola "Cultura e Personalità", disponiamo di una serie di dati di altissimo interesse relativi a certe etnie. Se però – ed è questo il punto in cui Devereux si distacca da Róheim – ci si limita ad annotare minuziosamente tutte le cure rivolte alla prima infanzia, si rimane confinati nel periodo preedipico, laddove – come ha dimostrato Freud – quello cruciale è proprio il periodo edipico, il quale deve perciò occupare la posizione centrale insieme alla pubertà che lo segue.

A fortiori, non troveremo più in Devereux la distinzione di Kardiner fra istituzioni primarie e istituzioni secondarie; quel che veramente importa, infatti, non è questo o quel tratto culturale (variabile secondo le etnie e all'interno di una stessa etnia, in rapporto ai settori della popolazione), quel che per forza di cose ci rinserra nella dimensione tribale è l'ethos della cultura. L'educazione del bambino dipende da questo ethos e non dalle tecniche particolari impiegate dai genitori; le minuzie dei culturalisti, così si esprime il nostro autore con formula icastica, sono "gli alberi che nascondono la foresta" (103).

Dal momento che per l'etnologia, come per la storia, il complesso di Edipo è fondamentale, dobbiamo soffermarci un momento su di esso; l'opera di Devereux, infatti, ci offre a tal proposito prospettive molto originali; in primo luogo, nella critica da lui rivolta a Malinowski, l'idea dell'"Edipo invertito". Dopo aver osservato che la critica di Malinowski non annulla l'universalità del complesso di Edipo, ma semplicemente mostra che il triangolo edipico non consiste necessariamente nel padre, nella madre e nel figlio biologico, dal momento che in una società matrilineare il padre può essere sostituito dal fratello della madre, aggiunge che presso gli Indiani delle Pianure il conflitto del figlio con la madre frustrante determina negli adulti l'ostilità dei maschi verso le femmine; per contro, l'ostilità nei confronti degli uomini è istituzionalizzata e consiste nelle competizioni per i trofei e per gli onori; non c'è dubbio che essa si radichi originariamente nell'odio verso il padre, ma questo odio le resta subordinato; l'ostilità è diretta contro la madre e, se esiste, il complesso di Edipo esiste in forma invertita (103). Questo è già un primo punto che richiama l'attenzione. Il complesso di Edipo è universale, si incontra ovunque e sempre, ma può assumere forme diverse. Il secondo punto, ancor più significativo, concerne l'anteriorità degli atteggiamenti contro-edipici dei genitori rispetto agli atteggiamenti edipici del figlio, di cui essi provocano lo scatenamento. Si troverà in questo libro una considerazione analoga a proposito delle pulsioni cannibaliche infantili (Cap. V); queste sono successive alle pulsioni cannibaliche dei genitori e in particolare della madre. Il complesso di Edipo non si lascia comprendere soltanto in base alla libido infantile, ma occorre inscriverlo nella dialettica dei rapporti genitori-figli, il che a noi sembra cosa di importanza capitale.

Ci si può ora meglio render conto di quali siano i legami che intercorrono fra l'antropologia (sia essa etnologica o storica) e la psicoanalisi. Tali legami si fondano sulla duplice uniformità della Cultura e della natura umana. Ma occorre qui stare bene attenti, perché l'espressione natura umana può essere ambigua se non la facciamo immediatamente seguire da: nella misura in cui con essa non si intenda la nostra natura animale.

Appunto per questa ragione e allo scopo di evitare confusioni, Devereux si avvale tanto spesso dell'espressione *Homo Sapiens*.

La psicoanalisi non si occupa di dati fisiologici e zoologici, ma comprende l'uomo nella sua specificità umana e il complesso edipico è centrale proprio perché esprime l'avvento dell'uomo in quanto essere di cultura: l'animale ignora l'incesto. Con l'avvento della Cultura ha luogo la sostituzione delle manifestazioni pulsionali biologiche, come la fame e la sessualità, che costituiscono degli istinti e che hanno una natura rigida, con comportamenti più elastici, adattati al contesto della situazione e del fine perseguito. È questo il motivo, la regressione a livello biologico, per cui i bambini anormali, indipendentemente dall'etnia d'origine, presentano fra loro maggiori affinità che non i bambini normali. Ritroviamo qui, sotto un'altra forma, alcune idee che sono in fondo assai vicine – pur nell'indipendenza delle due rispettive concezioni – a quelle espresse da Lévi-Strauss nelle *Structures élémentaires de la parenté*. Il complesso di Edipo è la piattaforma girevole che ci consente di passare dalla natura alla cultura, spiegando di conseguenza perché mai sia sempre possibile trovare, in luogo di ogni pur presumibile diversificazione, gli stessi item culturali, sia procedendo dall'interno – per il tramite della psicoanalisi – sia procedendo dall'esterno, mediante l'osservazione dei comportamenti culturali o la lettura dei documenti storici. Facciamo però un momento d'attenzione. Stiamo parlando di "all'interno" e "all'esterno". Ora, è possibile optare simultaneamente per queste due diverse vie?

La ricerca multidisciplinare, come si è fatto capire all'inizio di questa prefazione, postula una logica preliminare – saremmo anche tentati di dire un'etica – nella misura in cui le regole della logica costituiscono le leggi della sua onestà intellettuale. Ecco che siamo indotti a mettere in evidenza, per concludere, quella parte dell'opera di Devereux che ci sembra esser la meno nota, e che vorrei connotare con il nome di epistemologia della multidisciplinarità (92, 134, 144, 148).

Si tende a ritenere che la multidisciplinarità obbedisca costantemente al medesimo schema, qualunque siano le scienze messe in rapporto, e che perciò essa si risolva sempre nella formulazione di un discorso congruente con i contenuti presi in prestito da discipline diverse. Se questo è qualche volta vero, non lo è però sempre. Nel caso dell'etnopsichiatria, l'addizionalità (mi si consenta l'uso di questo solecismo) è possibile dal momento che la nevrosi e la psicosi snaturano gli item della cultura, talché questi non sono suscettibili di comprensione se non a patto di reinserirli nei loro contesti culturali. Quelle che Devereux chiama "disordini tipo" sono le malattie psichiche proprie di questo o quel tipo di società: per esempio nella *Gesellschaft* [1], l'uomo che si trovi in condizione di isolamento corre soprattutto il rischio di diventare schizofrenico; nella *Gemeinschaft*, dove è costretto alla socialità, corre per contro il pericolo di diventare isterico. Ne risulta perciò che i dati della etnologia e quelli della psichiatria possono – addirittura devono – concorrere, integrandosi a vicenda, a costituire un unico discorso. Non vale lo stesso per le relazioni fra psicoanalisi e antropologia culturale: queste due scienze sono effettivamente complementari, ma non sono affatto caratterizzate da addizionali (vale a dire da reciproca integrazione); fra la comprensione etnologica e quella psicoanalitica del comportamento umano esiste un rapporto di indeterminazione analogo a quello dell'indeterminazione di Heisenberg-Bohr. Per restare in Francia, il compianto G. Gurvitch era già arrivato a conclusioni analoghe, sia pure in ordine ad altre tematiche. L'indeterminazione consiste nel fatto che le procedure di osservazione modificano gli eventi osservati.

Oltre all'addizionalità e alla complementarità risultano possibili altri schemi di multidisciplinarità. Ne abbiamo fornito esemplificazione a proposito della psichiatria sociale, accennando alla possibilità di trasformare i dati di ogni singola scienza in "variabili" di una situazione totale, procedendo a fondare il sistema delle variazioni di questa totalità, il che equivale a passare da un discorso coerente di parole a un modello matematico.

Riconoscere il coinvolgimento dell'osservatore all'interno del soggetto osservato è cosa acquisita a partire da Marx e da Mannheim e costituisce l'atto di nascita della sociologia della conoscenza. Tuttavia la sociologia della conoscenza, ponendo al primo posto gli interessi, in qualche misura materiali, della classe o della nazione cui l'osservatore appartiene, si arresta al preconscio, mentre lo psicoanalista Devereux finisce con il pervenire sino al fondo, sino all'inconscio. Lo studioso ha certo di mira l'oggettività e il non poterla raggiungere è per lui motivo di angoscia; prendendo una risoluzione in qualche modo drammatica tenta di sopprimersi al fine di farsi sostituire dalle macchine.

In tal caso, tuttavia, si sposta unicamente il *locus* della divaricazione tra il soggetto e l'oggetto, per collocarlo dopo, nell'interpretazione dei dati ottenuti dalla macchina, anziché situarlo prima, vale a dire nell'osservazione empirica. Per quanto mi concerne sarei, se possibile, ancor più radicale, dal momento che non si attuano esperienze sul reale per mezzo degli strumenti ma si sperimenta attraverso la teoria dello strumento stesso, teoria che è una costruzione della mente umana (148). In ogni caso Devereux illustra l'importanza di tutti i meccanismi di compensazione (all'angoscia primordiale del ricercatore), alcuni consci, altri inconsci, come i meccanismi di difesa, le omissioni nella descrizione di una cultura, la proiezione dei fantasmi dell'osservatore sull'oggetto osservato, ecc. In particolare, Devereux ha messo in evidenza il processo di controtransfert sia in etnologia che in psicoanalisi, sia nella descrizione delle culture che nelle conclusioni della psicologia del profondo.

Per limitarci al campo di nostra competenza, quello etnologico, è evidente che riti (es., la circoncisione) e costumi (es., l'abbandono degli anziani) richiamano alla memoria dell'etnografo impegnato sul campo pericoli e desideri repressi della prima infanzia, fornendogli lo spettacolo di un materiale da lui stesso rimosso nell'inconscio.

Non ci è possibile in questa sede precisare tutte le forme di fraintendimento di fatti che Devereux non si stanca di sottolineare.

Ci limiteremo a far cenno, come esempio, del processo di sublimazione *versus* meccanismi di difesa: quanto più le inclinazioni nevrotiche dell'osservatore tendono a distorcere la realtà, quanto più l'osservatore avvertirà un sentimento di panico nei confronti dei dati raccolti, tanto più si manifesterà in lui la tendenza a far ricorso alla logica formale o a teorie rigide, allo scopo di privare questi fatti della carica traumatizzante che assumono per lui nascondendoli sotto un carapace di concetti rassicuranti. Finiamo così con il reperire un altro "modello" di multidisciplinarità, collocato non nella scienza in costruzione ma prima di essa, nell'epistemologia, nonché là dove psicoanalisi ed etnologia si completano correggendosi reciprocamente (148).

Infatti, quel che possiamo affermare intorno al coinvolgimento dell'osservatore nel dato osservato viene ottenuto con l'ausilio dei metodi psicoanalitici e con la loro applicazione a una migliore conoscenza dell'osservatore, onde giudicare del grado di validità delle sue osservazioni.

A sua volta, tuttavia, l'etnologia può con pari efficacia correggere i pericoli di una psicoanalisi troppo accentuata o ingenuamente "imperialistica": in ogni cultura, la società conferisce all'antropologo che l'affronta uno status particolare, quello dello zio d'America, del *parente per scherzo*, del dispensatore di doni; l'antropologo riesce difficilmente a sfuggire a questa condizione e la sua incapacità a riguardo è paragonabile a quella dell'analista nel momento in cui subisce le manovre del paziente, destinate a fargli svolgere il ruolo complementare che l'analizzato medesimo desidera assuma all'interno della coppia terapeuta-paziente. Ma come non concludere allora che l'antropologo finisce con il riguardare la cultura studiata dalla posizione che a lui viene assegnata dal gruppo nella struttura sociale e che, di conseguenza, se l'antropologo vuole dedurre dalla sua osservazione in un solo settore della cultura, quello in cui lo ha collocato la cultura indigena, un'interpretazione psicoanalitica della società nel suo complesso, rischia di commettere grossolani errori. Devereux ricorda il caso di Géza Róheim, che ha fornito di due culture due interpretazioni differenti, e ciò meno a cagione dell'effettiva differenza fra le due culture che non del fatto che le culture indigene in questione non gli avevano attribuito, all'interno delle comunità rispettive, il medesimo ruolo sociale (148).

In forza di questa complementarità, il ricercatore può tuttavia superare la soggettività implicita di ogni osservazione e, ciononondimeno, operare una sorta di "distorsione" a carico del reale, nella misura in cui assume consapevolezza, come etnologo e come analista, della "via regia che conduce ad un'oggettività autentica e non più fittizia". Se le resistenze, i contro-transfert, i meccanismi di difesa contro i fantasmi provocati dallo spettacolo offerto dai costumi degli indigeni costituiscono, in effetti, una fonte d'errore in quanto l'osservatore non ne ha preso coscienza, per contro, una volta trattati come dati di base di una scienza del comportamento, possono a quel punto rivelarsi come una fonte di creatività scientifica.

Nell'osservazione partecipante, l'intrusione distruttiva nelle regole quotidiane della vita, provocata dall'arrivo dell'antropologo, può costituire tanto una fonte di nuove verità, quanto una fonte di gravi errori; può costituire una fonte di errori se si ritiene che la società descritta, della quale si è in definitiva fornita un'interpretazione psicoanalitica, sia lo società reale, giacché in effetti si tratta invece di una società disturbata; viceversa, se si analizzano le reazioni a questa intrusione, dal momento che queste reazioni medesime sono determinate dai valori costitutivi della società esposta alla perturbazione, ovvero dalla personalità etnica ("di base") dei suoi componenti, è possibile, in forza di questa analisi medesima, apprendere un'infinità di cose, e di cose oggettive, intorno alla cultura e agli individui della comunità considerata. In breve, e per ritornare ad una precedente osservazione, il *locus* di divaricazione fra osservatore e contenuto dell'osservazione, nelle situazioni di disturbo (e ogni situazione di intrusione dello psicoanalista o dell'etnologo nel mondo degli altri, nell'alterità di un'etnia come in quella di un individuo, provoca uno stato di perturbazione), rende possibile l'oggettività proprio là dove a prima vista non penseremmo di trovare altro che coinvolgimento, deformazione e distorsione. Senza distorsione, in effetti, non si verifica separazione possibile fra soggettivo e oggettivo; il soggettivo è posto inconsciamente nell'oggettivo, ma la presa di coscienza della perturbazione introdotta dall'osservatore, facendo emergere in quest'ultimo la sua propria oggettività, nello stesso tempo gli rivela l'oggettività autentica dell'*alter*.

Per concludere, dalle sue molteplici esperienze, compiute in etnopsichiatria, in psicoanalisi, nell'ambito della storia greca, così come in etnologia, Devereux deduce una serie di regole metodologiche che hanno il carattere di una filosofia generale delle scienze dell'uomo. Nel momento in cui lo statuto delle scienze umane nel contesto della nostra conoscenza offre occasione a più di un dibattito vivace, in particolare fra i marxisti e strutturalisti francesi, ed in cui Foucault arriva addirittura a parlare di morte dell'uomo inteso come possibile oggetto di scienza, non è stato male che, con questa traduzione di taluni fra i principali studi di Devereux, si sentisse un'altra voce, quella di un uomo lucido pur in un universo di insidie, combattivo, se non addirittura aggressivo contro quanti cadono in questi tranelli, ma nel contempo capace di cavare dagli ostacoli incontrati la possibilità di una scienza dell'uomo, dotata di autentica oggettività.

Introduzione

Questo libro raccoglie la quasi totalità dei miei lavori che disegnano nel complesso la teoria e i metodi di base dell'etnopsichiatria psicoanalitica, nell'accezione rigorosa del termine. I miei studi di epistemologia, che gettano le fondamenta di un metodo "complementarista" nelle scienze dell'uomo – studi di cui la Prefazione dell'amico e collega Professor Roger Bastide fornisce un'acuta presentazione (v. anche l'item 148 della bibliografia finale) già tradotti e diffusi, sono destinati ad un volume di prossima, come spero, pubblicazione.

Questi articoli si succedono nell'arco di più di trent'anni; i primi risalgono ad un'epoca in cui l'etnopsichiatria stava appena nascendo e le facevano difetto non soltanto l'armatura teorica, ma anche concetti e terminologia tecnica adeguati. Tuttavia è stato sufficiente, nel riprenderli in mano, esplicitare alcune implicazioni dello schema originario: implicazioni che vi erano contenute sin dal principio anche se, talvolta, sotto forma di osservazioni appena accennate o, magari, formulando un dato enunciato con una particolare modalità di espressione[1].

Se nel testo rielaborato del capitolo IX ho inserito alcuni passaggi che esplicitano, almeno a grandi linee, la condizione catastrofica dell'Uomo durante il 1970, non è stato per darmi arie da profeta in modo fraudolento ma perché ci si rendesse conto che quello schema (risalente al 1939) *avrebbe dovuto consentire* alcune previsioni già enunciate, seppure in forma condizionale, in un altro articolo anch'esso pubblicato nel 1939 (81). In ultima analisi, le numerose rielaborazioni e aggiunte non modificano il senso delle versioni originali, ma ne enunciano e ne sviluppano le implicazioni[2].

Questo libro tratta del disordine e anche, talvolta, del delirio; il che non significa che io intenda sottoscrivere la massima propostami da un collega: "un'epoca delirante esige una teoria delirante".

Non v'è dubbio che una *descrizione* del disordine, del delirio, debba riflettere fedelmente la natura – o l'apparenza – caotica del fenomeno studiato, ma una descrizione non è una teoria! Non v'è nulla di più ordinato, di più razionale della termodinamica e della meccanica statistica, le quali consentono di comprendere, di dominare e di prevedere ciò che sembra caotico sotto qualsiasi altra ottica. I supremi ardimenti della teoria sono precisamente quelli che mettono in rilievo la logica che governa il caos apparente, incomprensibile, sostituendo, come gli antichi oracoli (151), un rebus verbale intimamente privo di senso al reale dotato di senso, anche se ancora non compreso.

L'incompletezza delle spiegazioni non costituisce soltanto l'aspetto più valido del mio lavoro, è anche quella che mi protegge dalle inevitabili seduzioni e insidie di un atteggiamento onnisciente.

Il metodo *complementarista,* infatti, presuppone e addirittura esige la coesistenza di spiegazioni differenti (92, 134, 148, 154), ognuna delle quali è quasi esaustiva all'interno del proprio quadro di riferimento ma appena parziale in uno diverso.

Ciò che riveste reale importanza è la definizione dei rapporti che intercorrono fra queste molteplici spiegazioni – totali-parziali – definizione che soltanto il complementarismo è capace, al tempo stesso, di formulare e sfruttare scientificamente.

L'ottica complementarista, inversamente, evita l'evoluzione della teoria in vaso chiuso che, deviandone il pensiero, la conduce a un'involuzione ("entropica"), ovvero, alla trasformazione di una teoria del reale in uno schema puramente retorico, insieme raffinato, metafisico e ludico. Il complementarismo tiene rigorosamente conto del rendimento decrescente di ogni teoria la quale pretenda di spiegare fatti che rientrano assai poco nel suo dominio (92). Simili velleità espansionistiche non concorrono a consolidare un sistema teorico, al contrario lo snaturano e gli tolgono mordente.

Credo, infine, di non aver trascurato il consiglio di Lagrange: pur diffidandone, ho ricercato la semplicità.

Fino agli ultimissimi tempi, il mio pensiero si è venuto evolvendo in silenzio assordante; l'eco stessa della mia voce spesso mi ritornava deformata in modo brutale. Proprio questa distorsione mi ha indotto a chiarire e a estendere le mie teorie, i metodi e la documentazione grazie a un lavoro incessante.

Ho contratto un considerevole debito nei confronti di tutti coloro ai quali si potrebbe applicare l'indignata esclamazione del grande ellenista Wilamowitz "non si sa leggere, dunque?"[3].

Ma è per me motivo di maggior compiacimento il riconoscere quanto debbo a coloro che mi hanno compreso e incoraggiato a perseverare nel mio cammino. Non posso qui ricordare, ringraziandoli, che pochi: Alain Besançon e Henri Gobart mi hanno indotto a raccogliere in volume questi articoli. Pierre Nora delle Éditions Gallimard, presentatomi da Besançon, mi ha mostrato comprensione e pazienza durante il lungo periodo richiesto dall'elaborazione del testo originale e della traduzione. Molto devo anche al Prof. Roger Bastide, la cui illuminante *Prefazione* riflette una completa comprensione del mio lavoro nel suo complesso. Tina Jolas e Henri Gobard si sono dedicati ad una fedele divulgazione del mio pensiero.

Infine, devo più di quanto non sappia dire a Jane W. Devereux, i cui consigli mi hanno spesso consentito di esprimere meglio le mie idee e che si è sobbarcata, con devozione assoluta, delle fatiche – penose e innumerevoli – che la preparazione di un libro comporta[4].

Termino con una professione di fede: l'universo del reale – e conseguentemente della scienza – è inesauribile.

Perciò vi saranno sempre dei giovani (che, come me, incominciano ad avere qualche capello bianco) i quali dispongono solo di un minimo di mezzi materiali ma di un massimo di quella particolare inquietudine capace di creare una nuova scienza. Essa si manifesta, di fronte ad occhi colmi di meraviglia e con le prime luci dell'alba (sempre rinnovata), attraverso un'autorivelazione del pensiero. Basta seguire questa scienza, con audacia e fino in fondo, per sentire di aver vissuto da uomini.

Parigi, Primavera 1970

Georges Devereux

Note

[1] Allo stesso modo nella seconda edizione del mio primo libro, comparsa nel 1969, un'integrazione di circa venti pagine sviluppa pienamente le implicazioni della preposizione "durante", usata in un passaggio teorico della prima edizione che risale al 1951.

[2] Non faccio qui riferimento a rielaborazioni meramente stilistiche, a trasposizioni di paragrafi da un articolo all'altro, alla più ampia documentazione di alcune considerazioni e a qualche inezia che potrei correggere o eliminare con un semplice tratto di penna.

[3] Numerose e importanti integrazioni – ad esempio, quelle relative ai capitoli I e V – sono state richieste dalla necessità di tener conto di alcune interpretazioni e deformazioni caricaturali delle mie idee.

[4] Non potrei dimenticare di esprimere il mio ringraziamento al National Institute of Mental Health e alla Society for Investigation of Human Ecology, i cui finanziamenti hanno concorso alla parziale copertura delle spese di ricerca richieste da alcuni capitoli.

Normale e anormale (1956)

Ogni scienza ha il suo concetto chiave – o la sua coppia di concetti chiave – la cui definizione fornisce l'essenza della sua problematica e la cui analisi costituisce l'introduzione migliore nell'ambito di ricerca che le è proprio. Chi, per esempio, abbia saputo riconoscere nella "cultura" il concetto chiave dell'antropologia, ha in mano l'"apriti Sesamo" di questa scienza e per poco che si metta a confrontare "cultura" e "società", i due concetti si chiariscono a vicenda schiudendogli molteplici e feconde vie di ricerca. La coppia concettuale basilare della psichiatria è quella formata dal normale e dall'anormale; il suo problema centrale è quello di determinare l'ubicazione – il *locus* – della frontiera che li separa. Il problema rimane intatto, quale che sia, per altri versi, lo statuto (di scienza "pura" o di scienza "applicata") che si attribuisce alla psichiatria. Ora, a differenza dagli etnologi, che hanno abbondantemente discusso il loro concetto chiave, gli psichiatri si sono mostrati molto poco preoccupati di definire sistematicamente i propri, lasciando così irrisolto il problema del "normale" e dell'"anormale".

In quanto scienza interdisciplinare, l'etnopsichiatria è tenuta a considerare congiuntamente i concetti chiave e i problemi di base dell'etnologia e della psichiatria. Essa non potrebbe accontentarsi di prendere in prestito le tecniche di indagine e di spiegazione di entrambe queste scienze.

C'è, infatti, una differenza metodologica fondamentale tra il puro e semplice prestito delle tecniche e la fecondazione reciproca dei concetti (92, 134, 148). Le scienze davvero interdisciplinari sono prodotti di una fecondazione reciproca dei concetti chiave che sottendono ciascuna delle scienze che le costituiscono.

In quanto scienza autonoma, l'etnopsichiatria – cioè l'etnologia psichiatrica o la psichiatria etnologica (essendo l'etichetta funzione dell'uso che si fa di tale scienza interdisciplinare "pura") – si sforzerà di confrontare e di coordinare il concetto di "cultura" con la coppia concettuale "normalità-anormalità". In primo luogo, essa è tenuta a determinare l'ubicazione precisa – il *locus* – della frontiera tra il normale e l'anormale. Sarà questo lo scopo principale del presente studio.

Adattamento e sublimazione

Il concetto di adattamento – che, notiamolo, non è un concetto psichiatrico – è stato oggetto di una approfondita disamina in altra sede (81), perciò mi limiterò a citare qui alcuni esempi illustranti il difetto di logica inerente a questo approccio diagnostico.

Quando Ackernecht (3) sostiene che lo sciamano, pur essendo oggettivamente nevrotico ("eteropatologico"), è tuttavia "autonormale" nella misura in cui è perfettamente adattato, egli riduce il processo diagnostico a una semplice costatazione del grado di adattamento. Il suo ragionamento conduce a circoli viziosi del tipo seguente: "Nell'aprile del 1945 il compito dello psichiatra tedesco era terminato il giorno in cui il suo paziente aderiva al partito nazista; nel maggio del 1945 il suo compito terminava quando il paziente si impegnava nel partito cristiano-democratico (se viveva a Francoforte sul-Meno) o nel partito comunista (se viveva a Francoforte sull'Oder)" (103).

La teoria dell'adattamento rifiuta di ammettere l'esistenza di società talmente "malate" che è necessario essere proprio "malati" per adattarvisi (81). Va da sé che, parlando di culture malate, non seguo il discutibile esempio di Ruth Benedict (34) quando pretende di stabilire la diagnosi psichiatrica di varie culture. Tengo semplicemente conto dei dati riportati in qualunque manuale di patologia sociale e del fatto che alcune società sono intrappolate in modo talmente disperato nelle sabbie mobili di un circolo vizioso da sprofondarvi maggiormente quanto più cercano di tirarsene fuori.

Parimenti, proprio cercando di estirpare un immaginario "nemico interno" e di sfuggire all'accerchiamento, la Germania nazista si costruì dei nemici interni – davvero reali, quelli – e suscitò una coalizione mondiale consacrata alla distruzione del nazismo (118).

Nel sud degli Stati Uniti si osservano fenomeni di analoga autodistruttività sociale, i quali minano sia la salute mentale della popolazione bianca, che pretende di essere ben "adattata", sia quella dei Neri (159). Il caso di Sparta, analizzato altrove (139), è, sotto molti aspetti, simile.

La teoria che fa dell'adattamento il criterio della salute mentale, si mostra ugualmente indifendibile alla luce dell'importante distinzione di Fromm (213) tra l'adattamento sano e il conformismo sadomasochistico.

In breve, è possibile stabilire una distinzione abbastanza semplice tra l'adattamento esterno (manifesto) e l'adattamento interno (81). Un certo grado di adattamento esterno è necessario per la sopravvivenza dell'individuo in qualsivoglia società. L'individuo normale, che viva in seno a una società sana, è in una posizione privilegiata, giacché può introiettare (o interiorizzare) le norme culturali nella forma di un Ideale-dell'Io sussidiario, mentre ciò gli è vietato in una società malata, sotto pena di diventare lui stesso nevrotico o peggio (139). Per giunta, ogni uomo abbastanza razionale da adattarsi esteriormente a una società malata, *senza per questo interiorizzarne le norme*, proverà un tale disagio e conoscerà un tale isolamento da cercare alla fine di sfuggire a questa doppia vita, o lanciandosi in una ribellione inopportuna e quindi autodistruttiva, o costringendosi a conformarsi a norme che gli ripugnano assolutamente; e, per reazione di difesa, giungerà così a trasformarsi in un fanatico.

Da un punto di vista psichiatrico, i criteri validi di normalità sono tutti assoluti, cioè indipendenti dalle norme di qualsiasi cultura o società, ma conformi ai criteri della Cultura come fenomeno universalmente umano[1]. La maturità affettiva, il senso della realtà, la razionalità e la capacità di sublimare possono certamente contribuire all'adattamento dell'individuo a una società sana e assicurare la sua sopravvivenza in una società patologica; nondimeno, tutti questi fattori rimangono indipendenti, sotto il profilo logico, dall'adattamento in sé[2].

Queste considerazioni preliminari ci conducono a guardare al problema della normalità e dell'anormalità nel quadro del concetto chiave dell'antropologia, che è quello di "cultura", e del problema chiave della psichiatria, che è quello della frontiera tra il normale e l'anormale.

Cercherò innanzitutto di definire il più precisamente possibile quegli aspetti dell'inconscio che si inscrivono nel quadro di riferimento in cui situo la mia indagine e di esaminare il concetto di trauma in funzione non della grandezza assoluta dello stress, ma della disponibilità delle difese suscettibili di essere mobilitate in situazione di stress (144).

Due tipi di inconscio

L'inconscio è composto di due elementi: ciò che non è mai stato cosciente – i rappresentanti psichici dell'Es, incluse le forze pulsionali[3] – e ciò che all'inizio è stato cosciente ma poi è stato rimosso.

Il materiale rimosso è costituito dalle tracce di impronte mnestiche lasciate sia dalle esperienze oggettive esterne sia dalle esperienze soggettive interne[4] (emozioni, fantasie, stati somatici anteriori). Esso comprende anche i meccanismi di difesa e la maggior parte del Super-Io.

Prenderò qui in considerazione soltanto il materiale rimosso, di origine conscia, il quale, dal punto di vista culturale, può essere suddiviso in due gruppi:

1. Il segmento inconscio della personalità etnica.
2. L'inconscio idiosincrasico.

1. Il *segmento inconscio della personalità etnica* (da non confondere con l'"inconscio razziale" di Jung) indica l'inconscio *culturale*, e non *razziale*.

L'inconscio etnico di un individuo è quella parte del suo inconscio totale che egli ha in comune con la maggioranza dei membri della sua cultura. Esso è composto di tutto ciò che, in conformità alle esigenze fondamentali della sua cultura, ogni generazione impara a rimuovere e che, a sua volta, costringe poi la generazione successiva a rimuovere. Tale segmento cambia col cambiare della cultura e si trasmette come si trasmette la cultura, mediante una sorta di "insegnamento" e non biologicamente, come invece è ritenuto trasmettersi l'"inconscio razziale" di Jung. In breve, l'inconscio etnico viene acquisito esattamente nello stesso modo in cui si acquisisce il carattere etnico; e nel nostro contesto poco importa a quale teoria della formazione del carattere etnico si aderisca.

Ogni struttura del carattere etnico ha la sua fase conscia e la sua fase inconscia, la quale è complementare alla prima (92, 134, 148).

Ogni cultura permette a talune fantasie, pulsioni e altre manifestazioni dello psichismo di accedere al livello conscio e di rimanervi, mentre esige che altre siano rimosse. Ecco perché tutti i membri di una medesima cultura hanno in comune un certo numero di conflitti inconsci.

Il materiale costituente l'inconscio etnico è mantenuto rimosso da certi meccanismi di difesa, rafforzati e spesso persino forniti dalle pressioni culturali. Tuttavia, i *mezzi* difensivi che la cultura mette a disposizione dell'individuo, allo scopo di permettergli di rimuovere le proprie pulsioni culturalmente distoniche, possono rivelarsi insufficienti. Quando ciò accade, moltissimi individui – e non più soltanto quelli che hanno subito traumi *atipici* nella loro prima infanzia – incontrano difficoltà a dominare e a nascondere i loro conflitti. La cultura tende allora a fornire, sebbene controvoglia, taluni mezzi *culturali* che permettono a tali pulsioni di esprimersi, almeno in maniera marginale. Così, il complesso del "berdache" (del transvestito) presso gli Indiani delle Pianure (103) offre un esempio di riconoscimento ufficiale, ancorché marginale, accordato dalla cultura a una forma di deviazione della personalità che si trova in opposizione flagrante all'ideale etnico del gruppo. Sebbene si allontanasse nettamente dall'"autodefinizione eroica", correntemente ammessa, lo *status* del *berdache* era sancito, almeno marginalmente, dalla cultura. Ciò premesso, il fatto che tale comportamento sia stato riconosciuto socialmente (magari anche soltanto a fior di labbra), non deve farci dimenticare che in quel caso si trattava semplicemente di un riconoscimento *ex post facto* dell'inevitabile.

Per giunta, anche se il transvestitismo era talvolta "sancito" ufficialmente da una visione, taluni dati irrefutabili dimostrano che questi comportamenti rimanevano distonici sia in rapporto all'Io sia in rapporto alla cultura.

Così, un certo Indiano delle Pianure preferì suicidarsi piuttosto che obbedire alla visione che gli ingiungeva di diventare un transvestito (309), sebbene egli avesse probabilmente provato pulsioni omosessuali, altrimenti la sua visione non gli avrebbe "dato" simili direttive. Anche se avallate dalla sua cultura, le sue pulsioni profonde erano tanto ego-distoniche che egli scelse di morire piuttosto che abbandonarsi ad esse.

L'istituzionalizzazione – o l'elaborazione eccessiva (cap. XVI) – di un tratto anormale non basta a renderlo culturalmente sintonico. Sebbene istituzionalizzata all'estremo, la pratica mohave del transvestitismo rimaneva del tutto distonica rispetto alla cultura mohave, com'è provato dall'abitudine di ridicolizzare il transvestito e di incitarlo a manifestazioni scabrose della sua anormalità (78). La partecipazione diretta della maggioranza del gruppo, o individualmente o collettivamente, a un'attività che, sebbene debitamente istituzionalizzata, è fondamentalmente anormale, non implica affatto che tale attività sia anormale o sintonica sul piano culturale. Kroeber (275) sottolinea a ragione che, durante le "epidemie" di stregoneria, la contropartita della psicopatologia specifica dello stregone è una paranoia attenuata presente nell'insieme della popolazione.

Anticipando un po' la mia analisi dei disturbi sciamanici, preciso che lo sciamano è stato esposto a stress che sono non soltanto frequenti numericamente, ma anche *tipici* culturalmente, cioè derivano dal modello culturale di base: i suoi conflitti sono dunque localizzati in modo permanente nel suo inconscio etnico. Inoltre, egli riplasma in termini culturali tanto i propri conflitti tipici quanto i propri conflitti soggettivi, sfruttando le difese fornite dalla sua cultura (visioni, rivelazioni o pratiche iniziatiche dalle virtù palliative "autoterapeutiche") o sottomettendosi egli stesso a un trattamento sciamanico allo scopo di guarire da una malattia organica o da un disturbo psichico di cui soffre.

2. L'*inconscio idiosincrasico* si compone di elementi che l'individuo è stato costretto a rimuovere sotto l'azione degli stress unici e specifici che ha dovuto subire. Tali stress possono essere di due tipi:

a. Le esperienze che, pur non essendo tipiche di una data cultura (cioè, pur non riflettendo il modello culturale di base) sopravvengono abbastanza spesso da essere riconosciute e riformulate in termini culturali. Così, nell'Iliade (XXII, vv. 482 e segg.), non appena Achille ha ucciso Ettore, Andromaca è in grado di predire dettagliatamente le forme di stress che incontrerà Astianatte (ormai privo di padre), il modo in cui sarà traumatizzato e il comportamento deviante che sarà costretto ad adottare. In questo caso, ci interessa vedere proprio Andromaca evocare non ciò che avverrebbe di Astianatte se Troia soccombesse ed egli cadesse prigioniero del nemico (*Iliade*, XXII, vv. 487 e segg.), ma ciò che accade ad ogni orfano – sia pure di illustri natali – nella società troiana. Proprio le situazioni di questo genere producono le "nevrosi etniche".

b. Le esperienze che non sono né caratteristiche di una cultura né numericamente frequenti, ma che toccano taluni individui particolarmente sfortunati. C'è un netto contrasto tra le esperienze traumatizzanti subite da Tersite (*Iliade*, II, vv. 211 e segg.) e quelle promesse ad Astianatte.

Il triste destino dell'orfano, della vedova e dei genitori afflitti di un uomo caduto in battaglia è uno dei temi ricorrenti nell'Iliade, giacché, in una società guerriera, questo tipo di trauma è cosa corrente. In compenso, l'Iliade insiste nel sottolineare la singolarità del caso di Tersite: egli è l'uomo più brutto dell'esercito greco; è anche il solo ad essere grossolanamente deforme: le gambe storte, zoppo e gobbo. Ora, in una società guerriera, che valorizza in modo particolare la forza e la bellezza virile, un ragazzo deforme è sottoposto a numerosi traumi del tutto atipici. L'Iliade, peraltro, suggerisce un rapporto causale fra la deformità di Tersite e il suo carattere perverso, invidioso, acido e ostile. Inoltre, in seno a un esercito di eroi magnifici, Tersite è doppiamente singolare e deviante. Egli reagisce a questa situazione di emarginazione mediante un comportamento provocatorio, di carattere chiaramente nevrotico, il quale suscita a sua volta una forma ugualmente unica e singolare di rappresaglia: è l'unico uomo in tutta l'Iliade ad essere fisicamente punito da un membro del suo gruppo.

I traumi idiosincrasici generano dunque negli individui conflitti localizzati in maniera permanente nell'inconscio "privato" (individuale).

Va da sé che l'essere umano non ha soltanto un inconscio etnico e individuale: egli subisce anche, nel corso della sua vita, traumi che sono insieme numericamente frequenti e tipici del suo ambiente, e le cui proporzioni variano da individuo a individuo. Qui interessa però il fatto che i *principali* conflitti dello sciamano sono localizzati soprattutto nel suo inconscio etnico, mentre quelli del deviante "privato" sono localizzati nel suo inconscio idiosincrasico.

Un più preciso chiarimento di queste differenze comporta una radicale messa in discussione del concetto stesso di "trauma".

Il trauma e l'indisponibilità delle difese

È indispensabile distinguere sistematicamente lo stress (144) dal trauma. Il termine "stress" dev'essere applicato unicamente alle *forze* nocive che colpiscono l'individuo; mentre il termine "trauma" indicherà i *risultati* nocivi dell'impatto di tali forze. Il pensiero psichiatrico ha una tendenza eccessiva – è questo uno dei suoi difetti maggiori – a prendere in considerazione soltanto l'intensità assoluta dell'impatto produttore di stress e a dimenticare che l'individuo può disporre di importanti risorse che gli permettono di resistere e di superare l'impatto da lui subito[5]. In altre parole, una palla di fucile può perforare la sottile epidermide della tigre e ucciderla, mentre rimbalzerà sulla corazza del coccodrillo.

Nelle situazioni umane – cioè culturali – lo stress sarà traumatizzante soltanto se è atipico o se, quantunque di natura tipica, sia eccezionalmente intenso o prematuro. Uno stress è atipico se la cultura non dispone di alcuna difesa prestabilita, "prodotta in serie", capace di attenuarne o di smorzarne l'urto. Così, è probabile che la perdita di un figlio in guerra traumatizzasse più profondamente una madre ateniese che una madre spartana, condizionata dalla sua cultura a trarre gloria e conforto dall'aver sacrificato un figlio alla città (363). Uno stress di tipo quasi ordinario può tuttavia essere fonte di trauma se riveste una particolare intensità: una cosa è, per un padre, perdere un figlio in combattimento, tutt'altra cosa è perdere, come Priamo, quasi tutti i suoi cinquanta figli e, tra loro, l'illustre Ettore, o, come Peleo, l'unico figlio, quando quest'ultimo si chiama Achille.

Infine, uno stato di stress è traumatizzante quando sopravviene prematuramente, cioè quando colpisce un individuo che non ha ancora accesso alle difese culturali appropriate. Una variante importante di questo genere di situazione è quella delle classi sfavorite, alle quali viene negato sistematicamente l'accesso alle difese riservate dalla cultura soltanto ai privilegiati. Non analizzerò qui questo problema, avendolo discusso altrove in sufficiente dettaglio.

Enunciata in forma astratta, questa teoria può sembrare complicata, sebbene dia conto di fatti assai semplici. Così, siccome il Boscimano del deserto del Kalahari ha poche probabilità di cadere in acque profonde, la cultura boscimana probabilmente non fornisce ai suoi membri difese contro questo genere di stress: il bambino boscimano non impara a nuotare. Il Boscimano che cade nell'acqua deve dunque tirarsene fuori come può, cioè con mezzi improvvisati, puramente idiosincrasici: chiamare aiuto battendo l'acqua più che può per restare a galla. In compenso, cadere nell'acqua non ha nulla di traumatico per il Polinesiano, al quale, sin dalla più tenera infanzia, la cultura ha fornito un efficace mezzo di difesa (il nuoto) contro questo tipo di incidenti.

Più significativo ancora è il contrasto tra gli effetti di una ferita alla gamba su Tamerlano, da una parte, e su un guerriero crow chiamato Prendi-la-pipa, dall'altra. Essendo il camminare una cosa quasi vergognosa nelle culture delle steppe, e non essendo necessario compiere a piedi alcuna impresa, la ferita di Tamerlano, che lo lasciò zoppo per sempre (Tamerlano, cioè Timur-i-leng = Timur lo Zoppo), non gli impedì di diventare sovrano del suo popolo e capo di un immenso impero militare. Al contrario, la claudicazione di Prendi-la-pipa gli impedì di compiere una della imprese richieste a colui che aspirava alla dignità di capo: non poté partire a piedi e ritornare a cavallo, montando un animale rubato al nemico. Così, egli reagì a questa forma di stress (che nel suo caso, ma non in quello di Tamerlano, aveva prodotto un trauma in senso stretto) diventando Cane-pazzo-che-vuol-morire (310).

Una cultura o una sub-cultura può rinunziare di proposito a una difesa che è, in via di principio, disponibile.

Nell'epoca in cui i naufragi in mare aperto erano frequenti, molti marinai si rifiutavano deliberatamente di imparare a nuotare. Essi ritenevano che, in caso di naufragio, fosse meglio colare a picco, senza soffrire, anziché nuotare per ore, senza speranza di essere raccolti, per morire, alla fine, annegati.

Allo scopo di semplificare la mia esposizione, non ho finora distinto i meccanismi di difesa puramente psicologici (come le proiezioni) dai materiali (o dai mezzi) culturali che rinforzano tali meccanismi e consentono la loro attualizzazione, nel senso in cui il capro espiatorio permette l'attualizzazione di una proiezione.

L'uso difensivo della tecnica del capro espiatorio può essere benissimo insegnato; il *meccanismo* difensivo della proiezione, propriamente parlando, non può esserlo; il suo sviluppo può soltanto essere incoraggiato e favorito dalla cultura: si può insegnare agli altri a ricorrere al capro espiatorio. Proprio in questo modo ogni cultura stabilisce una gerarchia preferenziale delle difese e impone a tale gerarchia una struttura preferenziale. Inoltre, sebbene questa formulazione contribuisca soprattutto alla formazione del carattere etnico, essa esercita anche una influenza sui grandi processi sociali: l'identificazione col nemico è un meccanismo di difesa che, al livello culturale, si esprime mediante la "acculturazione antagonistica", cioè mediante l'adozione dei mezzi del nemico, allo scopo di frustrarlo nei suoi fini (89).

Queste distinzioni sono importanti per comprendere il termine "trauma prematuro", il quale indica non soltanto il trauma cronologicamente precoce, ma anche quello che colpisce il bambino prima che egli sappia e (o) sia in grado di utilizzare le difese fornitegli dalla cultura contro le forze nocive[6]. Per il bambino piccolo, incapace di provvedere alla propria esistenza, la morte dei genitori è un trauma prematuro, poiché la cultura accorda all'orfano soltanto una protezione esterna – un orfanotrofio –, ma non gli fornisce alcuna difesa interna; per esempio, non gli fornisce alcuna procedura che gli permetta una maturazione più rapida, la quale sopprimerebbe i suoi bisogni di dipendenza infantile[7].

Questa teoria spiega anche perché i traumi suscettibili di generare psicosi gravi intervengano spesso nella prima infanzia, e segnatamente allo stadio orale, cioè quando il bambino non dispone ancora di difese di origine culturale, che gli permetterebbero di fronteggiare questo tipo di impatto senza subire danni gravi e definitivi.

Infatti, contrariamente alle asserzioni di Kardiner (262), il bambino piccolo viene direttamente in contatto non con i materiali (o i tratti) culturali ma soltanto con l'*ethos* (o il modello culturale) rispetto al quale diventano mediatori, nei suoi confronti, i genitori, i fratelli e le sorelle maggiori, attraverso le loro emozioni, i loro atteggiamenti, i loro gesti (103).

Dinanzi a una situazione traumatizzante egli deve dunque improvvisare difese che saranno per forza di ordine intrapsichico (attitudinale e affettivo), giacché questo è tutto quello che egli può elaborare in questo stadio del suo sviluppo (cap. V). Questa concezione collabora la mia tesi secondo la quale la psicosi, a differenza della nevrosi, comporta sempre un'alterazione grave della personalità etnica, prodotta, come abbiamo notato prima, dall'impatto sullo psichismo del bambino del modello culturale, piuttosto che dall'impatto dei tratti culturali (cioè delle tecniche di accudimento e dei metodi educativi) (103). Infine e soprattutto, questa teoria spiega la straordinaria stabilità del carattere etnico e la sua persistenza di generazione in generazione, attraverso tutti i cambiamenti culturali, persino sotto la pressione di una acculturazione brutale[8].

Forti di questa ipotesi, cominciamo a dubitare che i metodi di apprendimento – di puericultura – svolgano il ruolo decisivo che si pretende di attribuire loro nella formazione del carattere etnico; e lo stesso Linton è arrivato a rimettere in discussione il valore di tale ruolo (301).

Infatti, i genitori psicoaffettivamente malati traumatizzano il bambino anche quando si conformino a tutte le regole culturali della puericultura, giacché, attraverso i loro affetti atipici, trasmettono al bambino un'immagine deformata dell'ethos, anziché comunicargli l'equivalente affettivo dell'ethos reale, non deformato. Inversamente, la stessa ipotesi permette di capire perché i bambini allevati in una società malata da genitori psichicamente sani diventino tanto spesso ansiosi o nevrotici (120).

Queste considerazioni spiegano, nello stesso tempo, la ben nota nocività dei traumi prematuri e l'inevitabile alterazione della personalità etnica osservabile negli psicotici sotto forma di un grave "negativismo sociale" (cap. III).

Taluni traumi prematuri possono sopraggiungere anche dopo la prima infanzia. Il bambino o l'adolescente può essere semplicemente troppo giovane per ricorrere efficacemente alle difese fornite dalla sua cultura; o, per esempio, come nel caso di Samoa (333), l'accesso a talune di queste difese può essergli vietato con il pretesto che non bisogna permettergli "di essere più grande della sua età". Parimenti, un equivalente funzionale del "trauma prematuro" svolge un ruolo importante nel caso delle minoranze svantaggiate, le cui deviazioni caratterologiche e la mancanza di maturità sono dovute al fatto che esse non hanno accesso a importanti mezzi culturali di difesa, riservati dalla cultura ai membri delle classi privilegiate, come la dignità personale o il diritto all'onore (159, 139).

Psicologicamente vulnerabili, i membri delle minoranze oppresse si lasciano dominare più facilmente che non i privilegiati. Ugual cosa vale per gli stranieri, fino a quando non abbiano acquisito – o sufficientemente investito – le difese più utili nel loro nuovo ambiente.

In breve, sembra che la capacità di autorealizzazione (l'*aretè* greca) e di sublimazione, l'accesso a una vera maturità e indipendenza, e infine l'efficacia dipendano, almeno in parte, dal libero accesso alle difese fornite dalla cultura.

Tra i materiali culturali ve ne sono alcuni, come per esempio i miti, che costituiscono anche, per certi aspetti, mezzi di difesa, giacché forniscono una sorta di "cella refrigerata" impersonale in cui possono essere "depositate" le fantasie individuali suscitate dai conflitti interni. Tali fantasie sono troppo cariche di affetto per poter essere rimosse, ma troppo egodistoniche per venir riconosciute come soggettive, cioè appartenenti al Sé. Il fatto di relegare queste fantasie nella "cella refrigerata" culturale permette non soltanto di dar loro un'espressione astratta e generale, inserendole nel corpus impersonale della cultura, ma anche di ritirarle dalla circolazione "privata", cioè idiosincrasica (cfr. cap. XVI). Siccome lo psichiatra conosce e finanche utilizza questa "cella culturale refrigerata", tali fantasie possono emergere a livello individuale ed essere riconosciute dal soggetto come parte integrante del proprio Sé e dei propri problemi (e non semplicemente come attributi di alcuni personaggi mitici, cioè come una proiezione incoraggiata dalla cultura: tuttavia, un tale riconoscimento non può aver luogo che al termine di una psicoanalisi davvero riuscita). Questo meccanismo si trova chiaramente esemplificato nel caso dello sciamano, le cui fantasie "culturalizzate" emergono nella forma di esperienze semi-soggettive e semi-personali, nelle quali si trovano inseparabilmente mescolati miti e fantasie soggettive, atti ossessivi rituali o idiosincrasici. Questo modo di guardare le cose è perfettamente compatibile con quanto diremo più avanti sulla standardizzazione culturale dei "conflitti tipici" e delle "soluzioni tipiche" riscontrabili nello sciamano.

L'individuo traumatizzato può tentare di sfuggire alle proprie difficoltà usando abusivamente materiali culturali che, non deformati, non si prestano a una utilizzazione sintomatica, oppure isolando taluni tratti culturali irrazionali, i quali possono servire a fini sintomatici senza dover subire una preliminare distorsione (v. infra). Questa constatazione mi conduce a precisare la distinzione tra i disturbi pre-strutturati e quelli che non lo sono.

Tipologia etnopsichiatrica dei disturbi della personalità

Le considerazioni precedenti ci obbligano a tracciare una tipologia etnopsichiatrica delle nevrosi e delle psicosi. Si è preteso che, essendo lo psicotico desocializzato, la psicosi non possa avere una eziologia socioculturale[9]. Questa teoria è insostenibile poiché la desocializzazione è un processo non soltanto sociale, ma suscettibile anche di essere analizzato in termini socioculturali, come ora dimostreremo.

Affermo, una volta per tutte, che la mia tipologia etnopsichiatrica è del tutto compatibile con le nosologie psichiatriche scientifiche.

A ogni malato si può applicare un'etichetta diagnostica convenzionale, *indipendentemente* dal tipo di disturbo psichiatrico da lui presentato in una data cultura.

Quanto ai disturbi della personalità, distinguo quattro tipi di categorie etnopsichiatriche:

1. I disturbi tipici, che si riconnettono al tipo di struttura sociale (cfr. il cap. X).
2. I disturbi etnici, che si riconnettono al modello culturale specifico del gruppo.
3. I disturbi "sacri", del tipo sciamanico.
4. I disturbi idiosincrasici.

Per ragioni di chiarezza, esaminerò questi quattro tipi di "malattie" seguendo un ordine diverso.

I disturbi sacri (sciamanici)

La tendenza degli etnologi a prestare troppa attenzione al sovrannaturale ha notevolmente ostacolato la comprensione del problema posto dalla condizione psichiatrica dello sciamano. Pur ammettendo che questo ordine di fenomeni è comunemente oggetto di una ricca elaborazione culturale, sostengo che il grado di elaborazione di un "complesso" (sia esso culturale o psicoanalitico) non fornisce alcuna prova evidente né del suo carattere nucleare né della sua importanza funzionale. Infatti, non c'è alcun bisogno di accettare la teoria del determinismo economico integrale (quale è ostinatamente difesa da taluni teorici del capitalismo e dell'anticapitalismo, superati sia dal punto di vista scientifico sia da quello culturale, i quali non hanno ancora scoperto l'esistenza dell'uomo) per ammettere che procacciarsi da vivere, sposarsi, e altre attività *terra terra* dello stesso ordine, occupano una posizione ben più centrale, in tutte le culture, dei riti di fertilità e delle pratiche rituali terapeutiche che, in realtà, sono soltanto la guarnizione di zucchero candito sul dolce culturale. La posizione che qui difendo è oltremodo più ricca di implicazioni della classificazione "genetica" delle istituzioni stabilita da Kardiner (262), il quale distingue le istituzioni "primarie" da quelle "secondarie". Ritengo che si debbano ordinare i diversi segmenti di una cultura in funzione della loro importanza assoluta per tutti i membri della società presa in esame.

Questa concezione è pienamente confortata da una constatazione di fatto: mentre quasi tutti i membri di una tribù si sposano, allevano bambini, costruiscono una capanna e si dedicano a svariate attività ordinarie, soltanto alcuni di loro si consacrano interamente a un'attività rituale o sciamanica, facendone il loro principale mezzo di sussistenza. Gli altri rimangono dei profani o, al massimo, dei "consumatori di sovrannaturale". Così, la folla mohave che accompagna il transvestito in qualche scappatella scabrosa interviene soltanto come "pubblico".

Inoltre, gli individui che formano tale "pubblico" acconsentono a svolgere il ruolo di spettatori unicamente perché in tal modo possono soddisfare, per procura e senza un impegno cosciente da parte loro, le proprie pulsioni omosessuali e possono, grazie alla stessa occasione e osservando le disavventure del transvestito, rafforzare in se stessi la capacità di inibire tali pulsioni (78).

Queste considerazioni sono direttamente applicabili allo sciamano: il suo conflitto dominante è anch'esso radicato nel suo inconscio etnico; anche lui percepisce le proprie inclinazioni sciamaniche come egodistoniche. Molte tribù sottolineano il carattere doloroso di quelle esperienze psichiche che segnano lo sbocciare dei poteri sciamanici.

Taluni individui che ricevono un'"ingiunzione" sovrannaturale si rifutano ostinatamente di conformarvisi (come quell'Indiano delle Pianure che preferì suicidarsi anziché obbedire alla visione che gli ingiungeva di diventare un transvestito) (309).

Parimenti, alcuni Sedang Moï che abbiano ricevuto un'"ingiunzione" divina, si spingeranno talvolta sino al punto di bere la propria orina nella speranza di svilirsi agli occhi dei loro divini protettori e di indurli a riprendersi il loro dono importuno (76). I Mohave credono che ogni sciamano potenziale, il quale rifiuti la chiamata soprannaturale, divenga pazzo.

Ho avuto un colloquio con un Mohave che era stato ricoverato in un ospedale psichiatrico pubblico a causa di una diagnosi di psicosi maniaco-depressiva (a mio avviso discutibile). Concordava coi membri della sua tribù nel ritenere, per quanto lo concerneva, che il suo episodio psicotico fosse una conseguenza del rifiuto di esercitare le funzioni di sciamano (133).

Talvolta, proprio coloro i quali hanno accettato l'"ingiunzione", giungono a sentire dolorosamente l'egodistonicità del loro modo di vivere e a suicidarsi "per procura". Penso anche che lo sciamano-guaritore mohave il quale, molto tempo dopo, diventa stregone, agisca così proprio perché la società mohave praticamente costringe lo stregone a provocare il proprio assassinio (133). Non c'è dunque nessuna autentica differenza psicologica tra questa forma di suicidio per procura e il suicidio diretto dell'Indiano delle Pianure che si rifiuta di diventare berdache. Queste constatazioni ci obbligano a considerare lo sciamano come un individuo gravemente nevrotico o persino come uno psicotico in stato di remissione temporanea.

Lo sciamanismo è, del resto, spesso distonico rispetto alla cultura stessa. È, questo, un fatto abbondantemente documentato e, nondimeno, sistematicamente misconosciuto.

Lo sciamano è dunque molto spesso quello che altrove (77) ho chiamato un "elemento sociale perturbatore".

I Mohave affermano che egli è, nello stesso tempo, pazzo e vile. Lo sciamano siberiano è spesso miserevolmente privo di mezzi e abbastanza disprezzato. La rapacità degli sciamani sedang li rende detestabili al loro entourage. Questo risentimento molto umano e che riflette la distonicità culturale dello sciamano, tende a contaminare persino l'atteggiamento dei membri delle religioni dette superiori verso i loro "santi", i quali, dal punto di vista della vita quotidiana, sono anch'essi elementi di disordine. Il dolce San Francesco d'Assisi incontrò un'opposizione risoluta; e il fatto di aver salvato la Francia non impedì che Giovanna d'Arco fosse bruciata come eretica, prima di essere canonizzata. Infine, il clero dei popoli primitivi è anch'esso in lotta aperta e continua con lo sciamano (301).

Insieme a Kroeber (275), Linton (301) e La Barre (280) affermo anch'io, dunque, che lo sciamano è psicologicamente malato.

Abbiamo visto che Ackerknecht (3), il quale non fa alcuna valida distinzione tra adattamento e sanità mentale, pretende che lo sciamano sia "autonormale", benché "eteropatologico". Non nego certamente che lo sciamano sia più o meno "adattato", ma insisto sul fatto che egli è "adattato" soltanto a un *settore relativamente marginale* della sua società e della sua cultura. Inoltre, sebbene la sua situazione sia istituzionalizzata, essa rimane distonica rispetto al suo Io e talora persino rispetto alla sua cultura in generale. Infine, lo sciamano è di solito infinitamente meno realistico delle persone normali; e Kroeber ricorda giustamente (275) che ogni sviluppo culturale tende verso un accresciuto realismo.

Ora, sebbene non lo abbia formulato esplicitamente, Kroeber non poteva ignorare che questa tesi corrisponde rigorosamente al punto di vista della psicoanalisi classica, che sottolinea sistematicamente l'importanza dell'accettare la realtà.

Kroeber precisa anche che lo sciamano è *meno* pazzo di coloro che sono considerati psicotici dalla tribù, ma non spiega che cosa voglia dire con queste parole. Se vuol dire che i *sintomi* dello sciamano sono meno drammatici – o anche melodrammatici – di quelli dello psicotico riconosciuto per tale, allora la sua affermazione sembra essere contestabile, giacché è difficile immaginare sintomi più clamorosi di quelli, per esempio, dello sciamano siberiano quando sbocciano i suoi poteri (68).

Inoltre, non c'è una correlazione necessaria tra il carattere manifesto e spettacolare dei sintomi e la gravità della psicopatologia soggiacente. Lo schizofrenico in piena crisi acuta in un reparto per agitati è di solito meno "malato" ed ha migliori probabilità di guarigione dello schizofrenico "spento" e perfettamente docile che vegeta in un reparto per cronici.

Prendiamo questa serie di categorie diagnostiche: isteria, fobia, nevrosi ossessiva, nevrosi caratteriale. Si può subito constatare che tali categorie sono in ordine di *gravità crescente*, per quanto riguarda la malattia, e di *vistosità decrescente*, per quanto riguarda i sintomi.

Di fatto, i pazienti affetti da nevrosi caratteriale spesso non presentano quasi alcun sintomo manifesto, nel senso comune del termine. In altre parole, il carattere più o meno spettacolare dei sintomi non fornisce alcuna indicazione quanto alla gravità della psicopatologia soggiacente. È tuttavia possibile che Kroeber abbia pensato di contrapporre lo sciamano al nevrotico o allo psicotico riconosciuto, in funzione non del carattere spettacolare dei suoi sintomi, ma della gravità della psicopatologia soggiacente. Se tale era la sua intenzione, la sua formulazione è troppo poco specifica per essere concretamente utile ad esplorare la psicopatologia distintiva dello sciamano.

Al pari di Kroeber, Linton (301) lascia intendere che lo sciamano è "meno pazzo" dello psicotico conclamato e suggerisce di vedere in lui un isterico. Questa ipotesi ha importanti implicazioni:

a. Essa contrappone lo sciamano (nevrotico) allo psicotico in funzione della gravità della psicopatologia soggiacente, anziché in funzione del carattere spettacolare dei sintomi.

b. Essa fa una diagnosi di isteria che suggerisce un'eziologia definita e una configurazione psicodinamica suscettibile di conferma mediante test obiettivi.

c. Essa pone sulla medesima linea di continuità lo sciamano sedang, relativamente calmo e spesso persino depresso (76), con lo sciamano siberiano, violentemente perturbato; e ciò in virtù del fatto che talune forme estreme di isteria sfiorano un'autentica psicosi, tanto che talvolta è persino quasi impossibile distinguerle da certe forme di schizofrenia (cfr. cap. IX).

d. Essa spiega l'estrema vistosità e il carattere esibizionistico della sintomatologia di numerosi sciamani.

Ora, sebbene sia probabilmente corretta dal punto di vista clinico, la diagnosi di Linton non spiega, dal punto di vista etnopsichiatrico, perché certi isterici diventino sciamani, mentre altri rimangono chiusi nella loro "nevrosi privata". Infatti, se è possibile che tutti gli sciamani siano isterici, è certissimo che, anche nelle società primitive, non tutti gli isterici sono sciamani.

Tanto le considerazioni teoriche quanto i dati raccolti sul terreno suggeriscono una stessa soluzione di questo problema: la differenza cruciale tra lo sciamano e l'isterico o lo psicotico "privato" ma riconosciuto tale, riguarda il fatto che i conflitti dello sciamano sono localizzati in maniera caratteristica nel segmento etnico più che *nel segmento idiosincrasico del suo inconscio*. A differenza del nevrotico o dello psicotico "privato", egli non è costretto a forgiarsi tutti gli elementi della maggior parte dei suoi sintomi. Per esprimere, controllare e riorientare le proprie pulsioni e i propri conflitti, gli basta ricorrere ai numerosi procedimenti – di carattere generalmente rituale – che la cultura mette a disposizione di coloro che hanno conflitti di "tipo convenzionale".

In breve, lo sciamano è psicologicamente malato per ragioni convenzionali e in maniera convenzionale. I suoi conflitti – pur essendo più intensi di quelli degli altri membri del suo gruppo – sono spesso (ma non sempre: si v. *infra*) fondamentalmente dello stesso tipo e toccano lo stesso segmento della sua personalità, cioè il suo inconscio etnico. Molto spesso lo sciamano è "come tutti gli altri", ma "più di tutti gli altri". Ciò spiega perché i membri normali della tribù fanno eco tanto volentieri ai suoi conflitti intrapsichici e trovano tanto rassicuranti i suoi sintomi (i suoi atti rituali). Questa predisposizione del "primitivo normale" a reagire in maniera complementare agli atti e ai conflitti degli sciamani e degli stregoni era già stata rilevata da Kroeber (275). A mio avviso, ciò dipende dal fatto che lo sciamano e la sua esibizione sembrano "insoliti" e sconcertanti all'individuo normale, il quale, a livello inconscio, percepisce queste realtà insolite come dotate di una "estraneità familiare ma perturbante" (*unheimlich*), nel senso freudiano (206).

Inoltre, lo svolgimento del trattamento sciamanico tende a riprodurre, insieme, il processo morboso stesso e il processo soggettivo della "guarigione" (285).

Si può allora capire perché il paziente reagisca all'attività terapeutica dello sciamano trovandovi conforto e sollievo.

Lo sciamano fornisce al proprio paziente tutta una serie di difese (sintomi restitutivi) culturalmente sancite oltre che etnopsicologicamente adeguate e tranquillizzanti, le quali gli consentono di far fronte ai conflitti idiosincrasici che lo tormentano. Così, non si può dire che lo sciamano attui una "cura psichiatrica" nel senso *stretto* del termine: egli procura al malato soltanto quella che la Scuola di psicoanalisi di Chicago chiama una "esperienza affettiva correttiva", la quale lo aiuta a riorganizzare il suo sistema di difese, ma non gli permette di raggiungere quella reale presa di coscienza (*insight)* di se stesso senza cui non c'è vera guarigione. Così, secondo M.E. Opler (351), lo sciamano apache può guarire i "tic" (refrattari, com'è noto, alla psicoterapia), sostituendo ad essi un tabù.

Analoghe considerazioni spiegano perché, in molti gruppi primitivi, lo sciamano sia stato egli stesso un malato guarito da un altro sciamano. Kilton Stewart (436) ha raccolto le notizie più dettagliate su questo genere di malattie "didattiche" o "iniziatiche"[10].

In questo genere di cure sembra quasi che il trattamento consista unicamente nel sostituire conflitti e difese idiosincrasiche con conflitti culturalmente convenzionali e con sintomi ritualizzati, senza che intervenga mai alcuna presa di coscienza (*insight*), capace di portare a un'autentica guarigione.

Lo sciamano si differenzia dunque dal nevrotico e dallo psicotico "privato" proprio a causa della strutturazione convenzionale dei suoi conflitti e dei suoi sintomi. Il confronto tra uno psicotico paranoide "privato", della tribù dei Sedang Moï, e le "esperienze soprannaturali" di qualsiasi[11] sciamano di questa stessa tribù, rivela una netta comunanza di elementi, mentre le differenze tra i due racconti dipendono soprattutto dalla strutturazione di tali elementi, la quale, nel caso dello sciamano, è di tipo convenzionale, allorché, nel caso dello psicotico ambulatoriale "privato" (idiosincrasico), essa è non-convenzionale.

Somiglianze e differenze analoghe si osservano, nella nostra società, tra certi tipi di personalità socialmente valorizzati e i loro corrispettivi "privati" (idiosincrasici) che si vedono relegati negli ospedali psichiatrici (118).

Ora, il conformismo o il non-conformismo del contenuto dei deliri di un individuo ha, in se stesso, una notevole importanza diagnostica. La strutturazione e l'orientamento dell'"esperienza soprannaturale" di ogni sciamano sedang (la quale contiene gli stessi elementi presenti nelle manifestazioni deliranti di un certo psicotico sedang) sono i prodotti di quella forma di elaborazione secondaria che, all'insaputa del sognatore, modella la rammemorazione e la narrazione dei sogni e delle allucinazioni culturalmente valorizzati. Proprio nel corso di tale elaborazione secondaria, i materiali (talora preverbali) emergenti dall'inconscio subiscono una strutturazione convenzionale. Questa forma convenzionalizzata di elaborazione secondaria è possibile soltanto nel caso di soggetti il cui "negativismo sociale" non oltrepassi certi limiti, al di là dei quali esso diventerebbe incontrollabile, e nei quali (soggetti) sussista un bisogno residuo di rimanere integrati, magari anche soltanto marginalmente, nella società (cfr. cap. III).

Dal punto di vista psichiatrico è infatti interessante non tanto il contenuto bruto dell'inconscio (che è press'a poco uguale in tutti gli uomini), ma l'uso che l'Io ne fa[12]. Lo sciamano differisce dallo psicotico "privato" proprio a causa della strutturazione convenzionale (ancorché chiaramente anormale) dei materiali emergenti dal suo inconscio.

Ora, allo psicotico idiosincrasico manca precisamente tale strutturazione (cfr. cap. II).

Insomma, il primitivo che, avendo sofferto di disturbi psichici, si è sottoposto a un trattamento sciamanico il quale l'ha "guarito" e ne ha fatto uno sciamano, ha subito, in realtà, soltanto una ristrutturazione convenzionale dei suoi conflitti e dei suoi sintomi, senza però aver davvero preso contemporaneamente coscienza della natura dei suoi conflitti e senza essere giunto a formarsi autentiche sublimazioni. Ora, è abbastanza curioso vedere come Ackerknecht (3) – pur pensando, anche lui, che lo sciamano sia un malato di mente "guarito senza presa di coscienza guaritrice (terapeutica)" – mi critichi per aver affermato esattamente la stessa cosa, in termini ben più rigorosi dei suoi e un anno prima di lui (88, 133).

Ma ciò non ha importanza. Più grave è invece il fatto che Ackerknecht, come medico, non dovrebbe permettersi di utilizzare il termine "guarito" in modo così vago. Nessuno psichiatra adopererebbe il termine "guarigione" per indicare una remissione non accompagnata da una presa di coscienza di sé, giacché il paziente in stato di "remissione sociale" rimane vulnerabile: i suoi vecchi conflitti possono risorgere in ogni momento. Uno specialista di sifilide non considererà "guarito" un sifilitico finché quest'ultimo non sia teoricamente suscettibile di prendersi la sifilide una seconda volta e di presentare una seconda serie di lesioni primarie. Ora, nessuno sciamano è mai stato "guarito" in questo senso: egli semplicemente si trova in stato di remissione. Così, non reagirà a un nuovo stress con una nevrosi inedita, ma con una eruzione nuova e ancor più violenta dei suoi vecchi conflitti, che egli cercherà di controllare con l'aiuto degli stessi sintomi che gli sono serviti in precedenza. In altri casi, le sue difese acquisite perdono forza ed efficacia, e ciò lo costringe a forgiarsi delle difese supplementari (culturali, nel caso più frequente, ma talvolta idiosincrasiche), analogamente al sifilitico le cui lesioni primarie sono state soltanto soppresse da un trattamento incompleto (soppressivo, ma non davvero curativo) e che, pertanto, presenterà in seguito lesioni secondarie o terziarie.

Il caso di uno sciamano sioux chiamato Alce Nero (Black Elk) illustra molto bene questo processo. Assalito da diversi conflitti tipicamente culturali, Alce Nero ebbe una visione sciamanica sufficientemente accettata e valorizzata dal gruppo da sopire, al momento, i suoi conflitti e che gli permise di comportarsi in modo quasi normale per qualche tempo.

Tuttavia in capo a molti anni questa "difesa" si spuntò, perdendo la capacità di reprimere i suoi conflitti.

Sentì finanche il bisogno di eseguire pubblicamente il rituale che la sua visione gli aveva ingiunto di celebrare, compito che aveva trascurato di adempiere fino a quel momento (349). In termini psichiatrici diremmo che Alce Nero era passato dallo stadio della semplice ideazione iterativa a quello dell'*acting out*. Questa evoluzione è caratteristica del circolo vizioso della psicopatologia: la *difesa primaria* innalzata contro il conflitto originario crea una serie di difficoltà che esigono l'elaborazione di *difese secondarie*[13].

Un identico processo di deterioramento viene osservato negli sciamani guaritori mohave che talvolta diventano stregoni: siccome il loro conflitto iniziale era probabilmente di tipo aggressivo, le loro difese primarie rappresentano non tentativi di sublimazione ma "formazioni reattive" dirette contro tali pulsioni ostili. Quando sono ancora sciamani potenziali, essi negano le proprie pulsioni sadiche e, invertendole, decidono di specializzarsi nell'arte di guarire. Ma quando questa difesa – l'attività terapeutica – si smussa, sopraggiunge una nuova eruzione di aggressività che induce il guaritore a farsi stregone. I Mohave, che sembrano aver capito questo meccanismo, precisano che lo sciamano può guarire soltanto quelle malattie che può provocare, e viceversa, com'è ovvio (133). Al termine di questo processo lo sciamano è colpevolizzato tanto violentemente dalle proprie manifestazioni palesi di ostilità da trovarsi psicologicamente costretto al suicidio per procura: incita i parenti delle sue vittime a ucciderlo e lo fa, tipicamente, in modo molto provocatorio, vantandosi di avere ucciso i loro congiunti, sfidandoli e schernendoli perché non si sono ancora vendicati assassinandolo, infine li minaccia di operare un maleficio anche contro di loro (271, 133)[14]. Non si potrebbe trovare migliore illustrazione della maniera in cui una "remissione senza presa di coscienza" conduce inevitabilmente a una successiva esacerbazione del conflitto psicopatologico fondamentale e comporta una incontrollabile moltiplicazione dei sintomi e delle difese. Dinanzi a queste manifestazioni classiche della dinamica psicopatologica, non si vede bene come ci si possa ostinare a parlare di "autonormalità" o di "guarigione senza presa di coscienza".

Nonostante questi fatti, l'anormalità dello sciamano continua ad essere negata ostinatamente da coloro i quali, in un'epoca in cui le norme crollano, si rifugiano nel relativismo culturale e vanno proclamando che "il costume è re – e che il re è infallibile"[15]. Taluni loro argomenti, come minimo speciosi e talora persino inventati di sana pianta, meritano appena una nota[16]; altri devono essere rifiutati in maniera sistematica.

Così, M.K. Opler ha l'aria di credere che qualunque ricercatore sul campo sia in grado, non solo di osservare, ma anche di diagnosticare i comportamenti insoliti (v. infra).

Questo non è affatto vero, e così è successo che nel 1938 (allorquando la mia formazione psichiatrica era ancora molto incompleta) io scrivessi, pensando esplicitamente al mio vecchio amico Hivsu: Tupo: ma, che lo sciamano mohave è un estroverso esuberante. Ebbene, verso la fine di quello stesso anno, in occasione di una nuova indagine sul campo, ebbi l'opportunità di osservare Hivsu: Tupo: ma che, completamente ubriaco, riversava dinanzi a me un vero e proprio torrente di materiale palesemente delirante. E l'indomani, quando fu di nuovo sobrio, mi confermò tutto quanto aveva detto il giorno prima, pregandomi soltanto di conservare il segreto, giacché non era ancora pronto a farsi uccidere come stregone (133). Parimenti, sino a una certa notte del 1933, ritenevo che lo sciamano sedang He: ang fosse un individuo gioioso e spensierato. Ma quella notte egli si trovò alle prese con qualcosa di più grave che un incubo, con un vero accesso delirante. Le sue grida "Fantasma, fantasma!" svegliarono tutto il villaggio, e ci vollero parecchi uomini per tenerlo fermo mentre lottava con gli spettri. Ora, sebbene si creda che lo sciamano sedang intrattenga rapporti intimi con gli spettri, né gli abitanti del villaggio (poco al corrente delle teorie del relativismo culturale) né lo stesso He: ang ritennero che la sua crisi fosse "normale". Concordarono tutti nell'affermare che egli era stato temporaneamente pazzo (*räjok*). In breve, a meno che non si creda – come gli occultisti – alla realtà obiettiva della possessione da parte degli spettri, si vedrà nella crisi di He: ang una manifestazione del suo dissesto psicologico latente.

Opler non sembra rendersi conto nemmeno del fatto che la diagnosi di normalità è infinitamente più aleatoria di quella di anormalità.

Cittadini rispettabili possono essere dei veri paranoici, ma rivelarsi come tali soltanto il giorno in cui, perduto ogni autocontrollo, massacrano l'intera famiglia. Si sa che un'isteria monosintomatica e persino un volgare torcicollo[17] possono mascherare una schizofrenia paranoide latente. Una semplice operazione di chirurgia estetica – una rettifica chirurgica del naso, per esempio –, o anche un trattamento sotto ipnosi di una neurodermite, può bastare per scatenare una psicosi acuta.

Parimenti, i giornali periodicamente informano sui casi di individui i quali, pur essendo stati considerati guariti e dopo essere stati restituiti alla loro famiglia dai migliori ospedali psichiatrici, commettono un omicidio o si suicidano non appena si ritrovano a casa propria. Nietzsche si era già chiesto se non esistesse una "nevrosi di sanità mentale", e Reider (378) ha brillantemente esaminato questa forma di coazione nevrotica consistente nel voler sembrare normale. In breve, l'etnologo, il funzionario coloniale o il missionario, poco o male informati in materia di psichiatria, non possono che riferire i comportamenti insoliti che hanno avuto occasione di osservare. Spetta al clinico esperto fare quella diagnosi che l'osservatore iniziale non ha competenza di fare.

Non si crederà più né a Opler, quando afferma che tutti gli sciamani ute sono normali, né a me, quando scrivevo nel 1939 (epoca in cui le mie conoscenze psichiatriche erano ancora insufficienti) che lo sciamano mohave era un estroverso esuberante.

Le considerazioni appena fatte toccano soltanto talune nozioni erronee, di ordine esclusivamente tecnico.

Ebbene, la vera fonte delle concezioni fallaci proprie del relativismo culturale è il rifiuto di distinguere la *credenza dall'esperienza*. Così, lo sciamano ute, propostoci da Opler come un modello di equilibrio e di razionalità, sentiva di albergare in sé un Omuncolo-Divoratore-del-Male; e sentiva anche che i suoi poteri sciamanici potevano ritorcersi contro la sua persona e che egli era incapace di controllare le loro intrinseche tendenze distruttive; infine, sentiva che, in talune occasioni, avrebbe inutilmente supplicato questo Omuncolo di astenersi dall'usare i suoi poteri malefici (352, pp. 108-114). In tutto questo Opler non vede niente di anormale, giacché le credenze dello sciamano erano quelle degli Ute in generale (ed anche, aggiungeremo noi, quelle di molte altre tribù). A sostegno di tale argomentazione egli invoca anche le disavventure del figlio di un certo sciamano ute, il quale, avendo tentato di ottenere poteri sciamanici aggirando con mezzi idiosincrasici la procedura culturale normale, fu subito colpito da una cecità isterica. E furono indispensabili le cure di uno sciamano più anziano perché egli recuperasse la vista e potesse in seguito sforzarsi di ottenere poteri sciamanici secondo la procedura tradizionale (352, p. 110).

Nella misura in cui questo racconto dimostra che l'acquisizione di poteri sciamanici è proprio un "processo restitutivo", non soltanto non corrobora affatto le opinioni di Opler, il quale giudica lo sciamano un individuo normale, ma prova anzi, manifestamente, che egli non lo è e che lo sciamanismo è un sintomo, o meglio una sindrome restitutiva, fornita dalla cultura, com'è d'altronde testimoniato dalla credenza assai diffusa secondo cui l'acquisizione di poteri sciamanici è sempre preceduta da un episodio psicotico.

Ho abbandonato quasi ogni speranza di convincere gli apostoli del relativismo culturale – impermeabili sia ai fatti sia alla logica – che il vero problema è semplicemente quello della differenza tra credenza tradizionale ed esperienza soggettiva. Per un fisico, una cosa è conoscere la formula dell'accelerazione della caduta dei corpi: $s = 1/2\ gt^2$, e tutt'altra cosa è sperimentare tale accelerazione in forma allucinatoria (una specie di lancio col paracadute) ogni volta che ne enuncia la formula. Ugualmente, una cosa è leggere libri sul complesso edipico mentre un'altra è *rivivere* il proprio complesso edipico sul divano dello psicoanalista. Attualmente la Chiesa cattolica stessa riconosce questa distinzione e consulta uno psichiatra prima di ammettere l'autenticità di una visione o di qualunque altra esperienza apparentemente soprannaturale, anche se del tutto conforme al dogma, agli stereotipi e ai precedenti dell'esperienza "spirituale".

Mi vergogno quasi a insistere su di un punto che dovrebbe essere scontato, ma l'ostinazione dei relativisti culturali mi obbliga a inventare due esempi ipotetici che mi consentiranno di sottolineare con nettezza la differenza esistente tra una credenza e un'esperienza soggettiva conforme a tale credenza.

1. Ogni mollah è convinto che il Paradiso sia popolato di *uri*, le quali, non appena deflorate, ridiventano vergini. Per lui si tratta di un articolo di fede: lui stesso vi crede, lo insegna e si attende che gli altri fedeli vi credano. Ma se un certo Alì ben Mustafà, calderaio del villaggio, pretendesse di essere in grado di confermare con la propria esperienza personale gli insegnamenti del mollah; se affermasse di aver soggiornato in Paradiso, di aver deflorato una uri, di aver assistito al ripristino della sua verginità e di averla deflorata una seconda volta, non dubito che il pio mollah lo spedirebbe diritto in un ospedale psichiatrico, o in un suo equivalente rituale.

2. Se Dante avesse detto nel corso di una conversazione privata (e dunque irrefutabile) ciò che ha detto pubblicamente in versi immortali (e dunque confutabili) (135), e cioè che Virgilio aveva condotto lui, Dante Alighieri, fio-

rentino, attraverso l'Inferno e il Purgatorio, i suoi amici avrebbero chiamato subito un medico e un sacerdote esorcista, per paura che la Chiesa non l'accusasse di negromanzia e di eresia.

Una cosa è dunque, per la tribù ute, credere che lo sciamano alberghi in sé un Omuncolo-Divoratore-del-Male, e un'altra è che lo sciamano ute sperimenti dentro di sé la presenza di questo omuncolo. Confondere le due cose equivale a rifiutarsi di distinguere il sociologico dallo psicologico (92, 134, 148).

In breve, lo sciamano è nevrotico non perché *condivide* le *credenze* della propria tribù, ma perché – nel suo caso particolare e soltanto in esso – tale credenza si trasforma, per ragioni nevrotiche, in un'esperienza soggettiva di tipo allucinatorio, sebbene culturalmente strutturata, che entra infine a far parte della sindrome restitutiva specifica dello stato sciamanico.

Ancor più importante è il fatto che i primitivi stessi riconoscono l'anormalità psichiatrica di uno stato anormale anche quando esso è pienamente integrato e persino indispensabile a un qualunque rito religioso o soprannaturale.

Aggiungiamo che Platone – il quale nel *Fedro* distingue la follia "profana" (follia pura e semplice che riguarda soltanto il guaritore) dalla crisi "mistica" e a significato religioso della Pizia – sapeva bene che in entrambi i casi si trattava di follia. D'altronde Platone stesso sembra talora domandarsi se una certa crisi spontanea di esaltazione non rituale sia una forma di follia "divina" o "clinica".

Quando nel *Cratilo,* un Socrate in chiaro stato ipomaniacale riversa un torrente di *calembours* etimologici, il fatto di paragonare il suo comportamento, tra il serio e il faceto, a una crisi di esaltazione mantica, potrebbe indicare che anche per Platone la frontiera tra credenza reverenziale e diagnosi clinica sia meno netta di quanto non sembri implicare il suo *Fedro*. Meglio ancora, quando lascia capire che l'esibizione di Socrate è almeno in parte anormale esprime un'opinione psichiatricamente valida. Anche se fosse stato posseduto dal genio di Socrate, nessun uomo normale e nemmeno un Greco (incline per tradizione ai calembours etimologici) avrebbe potuto rovesciare intenzionalmente, e senza riprendere fiato, una simile valanga di giochi verbali improvvisati, anche perché l'esaltazione di Socrate cresce a dismisura impilandoli l'uno sull'altro[18]. Una situazione di questo genere è psicologicamente concepibile soltanto se c'è un'eruzione temporanea del "processo primario" (Freud) o della "mentalità pre-logica" (Lévy-Bruhl)[19]. Ho avuto occasione di analizzare un paziente borderline che scomponeva in modo compulsivo le parole in sillabe e poi giocava sulle loro etimologie "per comprendere la parola", cioè per riafferrarne il senso (142, 146). Continuo a sostenere che Platone, nel *Cratilo*, ha descritto un aspetto clinicamente anormale della personalità del suo illustre maestro (ed anche un aspetto della propria anormalità)[20].

Ma, ahimé!, la cosa più importante è questa: Platone, insieme agli altri Greci, formulava la differenza tra follia "divina" e "patologica"[21] in termini culturali ma non psichiatrici. Per il clinico, i due tipi di follia sono ugualmente anormali e persino l'etnopsichiatra si accontenterà di precisare che la follia "divina" è una forma speciale di psicosi etnica, mentre la follia "non divina" è una psicosi idiosincrasica.

Più interessante ancora, sotto molti aspetti, è il fatto che, secondo certe tribù, lo sciamano può essere anormale in due o anche tre maniere.

L'acquisizione dei poteri sciamanici è spesso preceduta da un episodio psicotico il quale, in ultima analisi, rimane un autentico disturbo "clinico" nonostante i suoi aspetti sovrannaturali.

Inoltre, lo sciamano può benissimo essere anormale tanto a livello sciamanico quanto a livello idiosincrasico. I Mohave, ad esempio, pensano che gli sciamani siano tutti "pazzi" per il fatto stesso di essere sciamani, ma che possano essere per giunta colpiti da una comune anormalità ("clinica"). Secondo la teoria mohave, del resto, queste due forme di follia sono reciprocamente indipendenti[22]. Tcäväkong era doppiamente "pazzo": in quanto *sciamano* e stregone mohave era colpito soprattutto da una follia propriamente sciamanica (cioè distruttiva ed autodistruttiva), mentre, a titolo privato, era soprattutto epilettico, e la sua malattia era perfettamente uguale a quella di qualsiasi altro epilettico e non aveva, secondo la credenza mohave, nessun rapporto in senso stretto con la sua follia specificamente sciamanica.

Allo stesso modo, ho precisato prima che l'accesso delirante notturno dello sciamano He: ang fu giudicato dai Sedang una crisi di comune follia, in base alla loro teoria "psichiatrica" e non in base alle loro credenze relative allo sciamano e allo sciamanismo. La sola differenza era che nella sua qualità (fortuita) di sciamano (dunque di uomo in confidenza con le potenze sovrannaturali) le sue allucinazioni prendevano *necessariamente* la forma di spettri, contro i quali doveva combattere, e non quella dei nemici o di una tigre[23].

Quanto alla trita argomentazione che vede nell'"utilità sociale" dello sciamano una prova della sua normalità, essa equivale a pretendere che il poeta e lo scienziato siano utili in virtù delle loro nevrosi per poi concludere che questa utilità provi appunto che non sono nevrotici. Questo tipo di circolo vizioso non merita di essere confutato; a parte il fatto che il poeta o lo scienziato davvero creativo è tale malgrado la sua nevrosi e non grazie ad essa (135)[24].

Prima di invocare l'utilità dello sciamano, dobbiamo innanzitutto precisare in quale maniera egli è utile. Infatti, un vitello bicefalo nato morto può avere più valore di un vitello normale vivente: presentato a una fiera di campagna può rendere più di un vitello normale – anche se pregiato – a un concorso agricolo. Tuttavia il vitello bicefalo non diventerà per questo normale.

Wagner von Jaurreg è stato capace di arrestare il processo sifilitico terziario inoculando la malaria agli ammalati di sifilide; ma l'utilità della malaria, in quanto mezzo per bloccare la sifilide, non basta a farne un *non*-malattia; essa rimane una malattia della quale bisogna poi guarire ugualmente i pazienti.

Una volta si guarivano nello stesso modo talune malattie infettive, provocando un ascesso per inoculazione il quale, a sua volta, doveva essere curato e guarito.

L'utilità dello sciamano è precisamente di questo tipo. Il suo equivalente clinico più prossimo è il bambino psicotico che svolge il ruolo di "folle per procura" in seno a una famiglia affetta da una nevrosi latente. È malata la famiglia: la febbre di cui soffre il bambino non è sua ma della famiglia. Il bambino "folle per procura" è del resto talmente "utile" alla famiglia che essa lo strappa letteralmente dalle mani dello psichiatra non appena il suo stato comincia a migliorare. Infatti, se questo capro espiatorio psicologico guarisse, la sua famiglia non tarderebbe a diventare apertamente nevrotica (120)[25]. Ora, malgrado l'"utilità" manifesta di questi bambini per le loro famiglie, i neuropsichiatri infantili si ostinano a ritenere necessario trattare sia il bambino "folle per procura" che la sua famiglia. Il disturbo psichico dello sciamano è "utile" alla sua tribù soltanto nel senso appena precisato: al pari del bambino, è folle in nome e per conto degli "altri", nella misura in cui la *sua* follia permette *loro* di conservare un equilibrio psicologico apparente. La società moderna ha anch'essa i suoi "folli per procura" (118), ma non possiamo affrontare questo tema nel presente contesto.

Ben diverso è il problema sollevato da Boyer quando, basandosi sul lavoro etnografico, su incontri psicoanalitici e su tests di psicologia clinica, dimostra in maniera convincente che in seno a talune tribù apaches in via di rapida disintegrazione lo sciamano è, nel complesso, *meno* nevrotico della maggior parte dei membri della sua tribù (47, 48, 49, 50). Pur ammettendo la validità di questa constatazione, credo che Boyer abbia torto a pensare che essa infici la mia teoria della anormalità dello sciamano: ritengo, invece, che le constatazioni di Boyer siano perfino prevedibili e deducibili alla luce della mia teoria, della quale forniscono proprio la miglior conferma di cui possiamo attualmente disporre.

Il nodo del problema sta nel fatto che oggigiorno queste tribù apache sono non soltanto in stato di disorganizzazione, ma hanno anche quasi cessato di funzionare come società autonome animate da un ethos vitale e coerente. Il profilo della personalità media dell'Apache non sciamano riproduce punto per punto e in forma quasi caricaturale la mia descrizione della personalità disorganizzata e impoverita dell'Indiano medio vivente in una riserva (103).

In una *simile* società lo sciamano è necessariamente meno disturbato del non sciamano; e ciò a prescindere dal fatto che difficilmente potrebbe esserlo di più senza che si dovesse ospedalizzarlo. In questo tipo di società lo sciamano può ancora prendere in prestito dall'ethos tribale aborigeno, un tempo stabile e ora in via di sparizione, la "soluzione" (= la sindrome restitutiva) per i propri conflitti nevrotici.

Detto altrimenti, almeno dispone ancora di un tipo di modello – di una sorta di matrice – che lo aiuta a strutturare le sue difese e i suoi sintomi restitutivi.

Per contro, il non-sciamano che non ha più accesso agli antichi costumi è, sotto il profilo psicologico, alla deriva[26]. Questa è la ragione per la quale l'"essere sciamano" (che costituisce una nevrosi) svolge per l'apache nevrotico precisamente le stesse funzioni organizzatrici dell'insieme della personalità che molti anni fa ho attribuito alle nevrosi e alle psicosi stabilizzate (cfr. cap. II).

C'è di più. Il sovrannaturalismo (che scopriremo essere antisociale) resiste notoriamente meglio ai cambiamenti culturali, anche brutali, di quanto non resistano i settori pratici della cultura, i quali si rivelano inefficaci una volta messi alla prova della vita reale[27].

In compenso, il sovrannaturale indigeno non ha altro concorrente se non il sovrannaturale importato, non molto più verificabile del primo.

Ciò implica che le conversioni religiose, più o meno superficiali e sincretistiche, non esigono alcuna ristrutturazione radicale della personalità etnica: il movimento religioso della *Danza degli Spettri* non ha affatto accresciuto la ferocia nativa degli Indiani delle pianure, e i *Culti del Cargo* non hanno attenuato quella passione per la proprietà che caratterizza i Melanesiani e i Papua[28]. Infine – e questo è l'essenziale – è raro che un ethos nuovo dotato di reale vitalità giunga a impregnare un gruppo oppresso che versa in uno stato critico[29]. Si spiega così la relativa impermeabilità della personalità etnica al cambiamento o al declino culturale, osservata da Hallowell (227, 228), Thompson (441), Wallace (452, 454) e da me stesso (103).

In breve, lo sciamano apache rimane ancora oggi murato dentro la sua personalità etnica che gli offre un riparo relativamente sicuro, benché anacronistico.

La stessa cosa non vale per l'Apache non sciamano, costretto a incorporare nella sua personalità dei nuovi elementi, tanto conflittuali quanto difensivi, a riorganizzare, o meglio, a disorganizzare innanzitutto la propria struttura caratteriale.

Inoltre, il condizionamento infantile al quale è sottoposto in una tribù primitiva disorganizzata lo rende *a priori* incapace di funzionare bene in una società moderna ancora efficiente. Costretto a improvvisare, quasi unicamente con le sue risorse idiosincrasiche, tutte le manovre e "soluzioni" difensive (facendolo in un ambiente sociale che gli rimane affettivamente incomprensibile e al quale il condizionamento da lui subìto nell'infanzia non gli permette di adattarsi in alcun modo), sarà *inevitabilmente* più disturbato dello sciamano che, in fin dei conti, si limita ad agire in maniera anacronistica[30].

Il fatto che lo sciamano apache sia psicologicamente meno disturbato del non sciamano non implica assolutamente il suo non essere nevrotico[31].

Il problema psichiatrico della normalità o dell'anormalità dello sciamano non è, in se stesso, di interesse decisivo; se è tanto ansiogeno, ciò dipende dal fatto che dietro la sua facciata banale si profila lo spettro immenso e minaccioso del nostro dereismo socioculturale (81; cfr. capp. IX e X), del nostro bisogno di capi carismatici (118) e dei nostri tentativi disperati, per lo più infruttuosi, di adattarci ai capricci della nostra epoca; tentativi analoghi a quelli descritti, con simpatia e acutezza, da Dodds nel suo libro *Pagani e cristiani in un'epoca d'angoscia* (158). È al tempo stesso triste e umiliante constatare quanto siano rari gli etnologi, gli psichiatri e i sociologi capaci di studiare le culture in via di disintegrazione (compresa la nostra) con quella empatia realistica manifestata spontaneamente dai buoni storici della cultura, come Dodds.

Conto di dimostrare in seguito come i sintomi dei disturbi "sacri" occupino una posizione chiave nella gerarchia dei sintomi e riflettano gli aspetti più sorprendenti dell'autosconfessione della società. Ma prima di affrontare il problema della natura dei sintomi, debbo analizzare quello dei disturbi etnici.

I disturbi etnici: Amok, Latah, Windigo

Sebbene si inscrivano abbastanza facilmente nelle categorie nosografiche moderne, i disturbi etnici sono strutturati oltre che coordinati culturalmente e, di regola, possiedono un nome[32]. D'altra parte, se alcuni di questi disturbi sono ritenuti avere cause o aspetti sovrannaturali e di essere guaribili con mezzi esoterici, essi non sono integrati direttamente nel sovrannaturalismo tribale, al contrario dello sciamanismo. Proprio questa mancanza di vera integrazione tra l'epilessia e il sovrannaturalismo greco ha permesso a Ippocrate (237) di sostenere che non c'era nulla di particolarmente "sacro" nel "morbo sacro": l'epilessia. Esiste nel mondo una grande varietà di disturbi etnici. Ciascuna area culturale, e forse persino ciascuna cultura, possiede almeno uno e spesso molti disturbi caratteristici di questo genere. Ed ho anche l'impressione (ma non mi attarderò ad approfondirla qui) che il numero e la diversità dei disturbi etnici in una data cultura riflettano il grado di orientamento psicologico di tale cultura, cioè indichino in qual misura la società nel suo insieme tiene conto dell'individuo e della sua personalità (cfr. nota precedente). Mi sarebbe stato facile illustrare le mie vedute teoriche con un certo esempio tratto dall'Africa centrale o con un certo altro riguardante gli

Esquimesi, ma una documentazione così disparata, oltre a rischiare di disorientare il lettore, non mi avrebbe permesso di estrarre i due aspetti davvero cruciali del problema: la strutturazione complessa dei disturbi etnici e il loro carattere multidimensionale. Conforterò quindi il mio punto di vista con informazioni riguardanti un numero ristretto di disturbi etnici, relativamente ben studiati e osservabili in società la cui cultura mi è particolarmente familiare[33]. Siccome lo studio in profondità di un solo caso di disturbo etnico apporta risultati identici a quelli ottenuti dallo studio comparativo, e quindi superficiale, di tutti i disturbi di questo tipo (117), questa volontaria limitazione della gamma dei miei esempi non pregiudica affatto la validità delle mie conclusioni teoretiche.

I disturbi etnici di cui più spesso parleremo sono l'*amok* e il *latah* dei Malesi, lo stato *berserk* degli antichi Scandinavi, l'*imu* degli Ainu, il *windigo* degli Algonchini del Canada, il *Cane Pazzo che vuol morire* degli Indiani delle Pianure, la sindrome *Crepa-Cuore* dei Mohave, il *transvestitismo* di questi due ultimi gruppi, e qualche altro. Nella maggioranza di casi il gruppo ha teorie esplicite riguardo alla natura e alla causa di tali disturbi ed idee precise sui loro sintomi, sulla loro evoluzione e sulla loro prognosi. Quando un disturbo di questo tipo riveste forme particolarmente drammatiche o rischia di provocare una crisi pubblica, o semplicemente quando stimola l'immaginazione del gruppo, esso acquista una "massa sociale" (84) così considerevole per cui può accadere vengano prese misure speciali allo scopo di controllarlo ed eventualmente sfruttarlo a profitto del gruppo.

Alla vigilia di una battaglia i Vichinghi facevano assegnamento sul fatto che taluni di loro sarebbero diventati *berserk* nel fuoco del combattimento e avrebbero compiuto, in questo stato, qualche eccelso fatto d'armi che avrebbe contribuito alla vittoria.

Gli Indiani Crow riservavano un posto al *Cane Pazzo* nel loro dispositivo di guerra, sebbene questi non fosse loro utile in alcun modo dal punto di vista militare dato che andava a combattere disarmato. La crisi di *amok* è un tema ricorrente dell'epopea in prosa *Hikayat Hang Tuah* (15), il cui apogeo è costituito senza dubbio dal duello tra Hang Tuah e il suo vecchio amico Hang Jebat che si era ribellato al proprio re ed era diventato corridore di *amok*. Il grido "amok! amok!" costituiva un segnale socialmente riconosciuto, al quale i Malesi reagivano (62) un po' come noi reagiamo a una sirena di allarme. Di fatto, la pratica dell'*amok* ha influenzato persino la tecnologia malese. Il corridore di *amok* colpito da una lancia si portava in avanti lasciandosi trapassare da parte a parte allo scopo di avvicinarsi abbastanza al suo avversario da poterlo uccidere col suo *kris* (spada corta); perciò i Malesi erano giunti a fabbricare delle lance munite di due ferri formanti un angolo acuto in modo da impedire che il forsennato si avvicinasse a loro, proprio come, nella caccia al cinghiale, un tempo si adoperava uno spiedo recante alla base della lama una sbarra trasversale che impediva all'animale di avvicinarsi pericolosamente al cacciatore quando veniva infilzato dallo spiedo. Si sostiene persino che l'esercito americano abbia abbandonato il revolver calibro 38 e adottato il più potente calibro 45 perché una pallottola di quest'ultimo calibro atterra l'uomo che colpisce anche se lo ferisce soltanto a una mano, mentre una palla calibro 38 non riesce nemmeno a far piegare in due un corridore di *amok* (*juramentado*) protetto da un robusto corsetto, nemmeno se lo colpisce al ventre o al torace (250). Infine, in molte città malesi un tempo si vedevano negli angoli delle strade bastoni biforcuti che erano stati messi là dalle autorità allo scopo di permettere alla popolazione di controllare i corridori di amok senza doversi avvicinare troppo a loro.

Questi bastoni biforcuti erano press'a poco come i segnalatori pubblici delle nostre città moderne i quali permettono, in caso di urgenza, di avvertire il più vicino commissariato di polizia o la più vicina caserma dei pompieri.

Soprattutto a causa della loro normalizzazione culturale, infine, questi disturbi spesso non soltanto servono come modelli a coloro i quali, per una qualsiasi ragione, soffrono di turbe psichiche, ma, per di più, un medesimo comportamento anormale può essere scatenato da tanti stimoli differenti, come testimoniato dall'estrema varietà delle situazioni che costituiscono, per un Malese, un motivo o una spinta a correre l'*amok* (v. *infra*).

L'etnopsichiatria ci insegna (essendo questo uno dei suoi apporti fondamentali) che, in situazioni di stress, la cultura fornisce a ogni singolo individuo indicazioni su delle "modalità di impiego abusivo". Queste "indicazioni di impiego abusivo" sono chiamate da Linton (297) "modelli di cattiva condotta". È come se il gruppo dicesse all'individuo: "Non farlo, ma se lo fai, ecco come devi farlo".

Prima di dimostrare che i disturbi etnici sono proprio modelli di cattiva condotta, mi propongo di esaminare più a fondo il concetto stesso di un "modello" di questo tipo.

Rimprovererò a Linton soltanto il fatto di aver applicato la sua brillante formula unicamente al comportamento deviante *individuale,* senza nemmeno tentare di precisare la natura dei modelli sociali in funzione dei quali la società prestruttura la cattiva condotta individuale. Ho colmato tale lacuna soltanto in piccola parte quando, basandomi sulla formulazione di Linton, ho elaborato il concetto di negativismo sociale ed ho indicato – abbastanza timidamente all'inizio – come tale negativismo potesse manifestarsi non solo a livello del comportamento individuale, ma anche a livello dei processi sociali (cfr. cap. III). Mi propongo ora di esplicitare e sviluppare in una teoria formale proprio questo suggerimento da me avanzato una trentina d'anni fa.

Ogni società comporta non soltanto aspetti "funzionali", mediante i quali afferma e mantiene la propria integrità, ma anche un certo numero di credenze, dogmi e tendenze che contraddicono, negano e scalzano non soltanto le operazioni e le strutture essenziali del gruppo, *ma talora persino la sua stessa esistenza*. È il caso, per esempio, dell'induismo che nega la realtà del mondo sensibile, il quale sarebbe mera illusione (*maya*); questo modo di concepire la realtà è anche, sotto molti riguardi, proprio del platonismo. Parimenti, il buddismo incoraggia l'uomo a fuggire l'esistenza e a distaccarsi dal suo prossimo, a tal punto che Alexander (8) ha potuto fondatamente sostenere che esso costituisca l'apprendistato di una forma di catatonia artificiale. Le stesse osservazioni valgono per quanto riguarda lo yoga, l'eremitismo e altri atteggiamenti consimili.

A un diverso livello, la società medievale si autocondannò non realizzando l'ideale teocratico della "Città di Dio" formulato da Sant'Agostino. Parecchi papi e teologi illustri sostennero che ogni governo terreno era fondamentalmente malvagio e condannarono come peccaminose molte attività socio-economiche essenziali, indispensabili alla sopravvivenza di qualsiasi società, col pretesto che esse testimoniavano un attaccamento colpevole alle cose di quaggiù. Ma, siccome la società medievale avrebbe semplicemente cessato di esistere se non ci fosse stato qualcuno che si dedicasse a queste attività necessarie, essa continuava a esercitarle sia per vie traverse sia costringendo altri a farle al posto suo (Ebrei, Saraceni e paria diversi). Il Cristiano poteva vivere immune da ogni peccato giacché il paria "peccatore" se lo assumeva al posto e per conto suo, così come la cattiva condotta sessuale della prostituta permetteva sino a non molto tempo fa alla ragazza di buona famiglia di rimanere vergine.

Una società medievale siffatta – che trovava tuttavia il modo di esercitare o di far svolgere queste attività empie, pur dichiarando di aspirare alla "Città di Dio" dove le attività socialmente utili non sarebbero più state richieste – realizzò, *mutatis mutandis* e in modo caricaturale, la celebre preghiera di Sant'Agostino: *"Mio Dio rendimi casto... ma non ancora"*.

Il conflitto tra l'ideale socialmente negativistico e le esigenze funzionali della società può fare irruzione anche a livello individuale. Una delle più illustri testimonianze di un conflitto di questo genere è quella lasciataci da Marco Aurelio nelle sue *Meditazioni*. Questo "santo stoico" (come lo chiama J.H. Rose (401), pur dedicandosi ai suoi doveri di imperatore, non solo con coscienza ma persino brillantemente, non smise mai di disprezzarli e di considerarli una specie di ostacolo alla realizzazione del suo ideale stoico. Ora, siccome è evidente che il disprezzo della società verso le operazioni che le sono più utili e verso coloro che le eseguono[34] è una manifestazione delle sue tendenze autodistruttive, sostengo che lo stoicismo di Marco Aurelio basta quasi da solo a spiegare il declino e la caduta dell'Impero romano.

Linton di certo non pensava a questo ideale sociale *antisociale* quando formulava il concetto di modello di cattiva condotta; è tuttavia evidente che tali atteggiamenti rappresentano anch'essi modelli di questo tipo. In realtà, essi costituiscono il modello di cattiva condotta per eccellenza, nel senso che riflettono fedelmente l'atteggiamento di negativismo sociale della società e la sua autosconfessione[35]. Perciò, quale che sia il prestigio di tali ideali e di coloro i quali li bandiscono, essi rimangono nondimeno forme di cattiva condotta socialmente strutturate.

Proprio come le superstizioni e le credenze di coloro i quali in America sono chiamati *the lunatic fringe*[36], peraltro esistenti in ogni società, essi soddisfano simultaneamente il negativismo sociale soggettivo del nevrotico nonché il suo bisogno di inserimento in almeno una delle numerose nicchie – o status – a valore sociale marginale; da quelle occupate dallo sciamano, dal filosofo cinico, dall'eremita e da altri individui dello stesso tipo, a quelle occupate dal vero psicotico idiosincrasico che ha persuaso la società di essere folle anziché criminale o sacrilego (cfr. cap. XIII), passando per quelle che ospitano lo psicotico etnico, come il corridore di *amok* o il *Cane Pazzo.*

D'altronde, gli individui disturbati sintetizzano ed esprimono con il loro comportamento proprio i materiali culturali che riflettono l'autosconfessione fondamentale della società, facendolo in modo tale da attirarsi l'approvazione o la condanna della società. Questi valori sociali antisociali, che permettono all'individuo di essere antisociale in una maniera socialmente approvata e talora prestigiosa, comportano anche un'altra caratteristica importante. Mentre la maggioranza dei tratti culturali non si prestano a un'utilizzazione sintomatica se non sono stati prima deformati (cfr. cap. II), i tratti culturali rispecchianti l'autosconfessione della società possono di solito essere utilizzati come sintomi, senza che sia necessario far subire loro una preliminare distorsione.

I materiali di questo tipo presentano tre altre importanti caratteristiche:

1. Per trasformarli in sintomi basta sovrainvestirli in modo tale da trasformare una credenza corrente in un'esperienza soggettiva: è il caso dello sciamano (v. *supra*).
2. Taluni materiali culturali razionali possono essere metamorfosati in sintomi mediante una loro arbitraria e illogica associazione con materiali culturali irrazionali i quali partecipano di questa autosconfessione della società: è il caso di quei malati appartenenti a una certa setta fanatica i quali si rifiutano di accettare un'indispensabile trasfusione di sangue, con il pretesto che si tratta di una forma di "cannibalismo".
3. Siccome questi materiali sono sostanzialmente irrazionali, si articolano facilmente con modi di pensare e di sentire dipendenti dal processo primario (Freud) e dal pensiero prelogico (Lévy-Bruhl).

Queste costatazioni permettono di spiegare nella stessa maniera la frequenza dei deliri a tema sovrannaturale nello psicotico (162) e il fatto che il sovrannaturalismo contiene aspetti che ricusano apertamente la cultura. Mi sembra evidente che ogni rituale soprannaturale è, nella sua essenza, in contrasto col sistema dei valori correnti della cultura nel suo complesso.

Più un atto è "sacro" e "vincolante", maggiore è l'orrore che susciterebbe se fosse compiuto in un contesto profano. In certe tribù australiane, il cui rituale maggiore (*corroboree*) comporta un periodo di licenza sessuale, la partner sessuale ritualmente preferita è spesso proprio quella che, nella vita quotidiana, è la più rigorosamente vietata. Nei banchetti totemici si mangia l'animale totemico che in tutte le altre circostanze è rigorosamente tabù (166). Al termine del sacrificio del bue (βουφονία), i tribunali ateniesi giudicavano e condannavano il coltello che aveva ucciso l'animale (65, vol. III). Al fine di assicurare la vittoria della flotta greca sui Persiani, Temistocle fu costretto dai suoi soldati a compiere un sacrificio umano (367, 370).

Il nativo d'Arcadia che *doveva* mangiare la carne di un bambino sacrificato a Zeus "Liceo" diventava automaticamente un uomo-lupo per la durata di un "grande anno", al termine del quale riacquistava la propria umanità, alla sola condizione che, durante tale periodo, si fosse astenuto dal cibarsi di carne umana (65, vol. I). A Roma, durante i Saturnali, la gerarchia sociale era messa completamente sottosopra. In Africa esistono persino rituali di ribellione (217). Questi esempi, che potrebbero essere moltiplicati all'infinito, bastano a mostrare come la maggioranza dei riti sovrannaturali davvero importanti violino le regole e offendano i valori che governano l'esistenza quotidiana; dal punto di vista culturale, essi rappresentano spesso un comportamento "speculare".

Un'altra manifestazione di negativismo sociale impregnata di soprannaturalismo ci è offerta da un aspetto ben noto ma non abbastanza studiato dello sciamanismo. Gli sciamani sono individualisti forsennati, notoriamente ostili gli uni agli altri: lo sciamano mohave talvolta strega uno di suoi confratelli soltanto perché le credenze e le pratiche di quest'ultimo differiscono un poco dalle sue; lo sciamano mohave si rifiuta di parlare dei propri poteri in presenza di un altro, nel timore che questi si adombri ed usi contro di lui rappresaglie magiche (125). Le prove di forza (magiche) sono frequentissime tra gli sciamani. Citerò, un po' a caso, una fonte greca (17.6. 3-4), i materiali crow raccolti da Lowie (312), quelli raccolti da Róheim (396) sugli sciamani ungheresi e, in generale, su quelli che si incontrano nelle tribù delle steppe. In talune tribù, l'apprendista sciamano deve acconsentire alla morte di un suo parente. Peggio ancora, il Kuanyama Ambo che voglia accedere allo sciamanismo deve chiedere alla propria madre di accoppiarsi con lui; se essa acconsente, muore; se si rifiuta, muore ugualmente (304). Il rapporto tra l'incesto e la stregoneria è troppo ben attestato perché io mi ci soffermi qui. Tutto questo prova che, se lo sciamano è, come si pretende, socialmente "utile" (si v. *supra*), è anche, per molti aspetti, fondamentalmente "antisociale".

Quasi la stessa cosa vale per gli eremiti, gli asceti e altri individui di tal genere che bisogna trattare con ogni riguardo, giacché essi sommergono di calamità soprannaturali chiunque li offenda. Sebbene coloro i quali si erano burlati di lui fossero solamente dei bambini, il profeta Eliseo (II, Re, 2, 24) * li maledice, consegnandoli agli artigli di due orsi che li sbranano. Parimenti, in tutto simili agli sciamani che si misurano tra di loro nel corso di prove di forza, taluni asceti cristiani, dipinti da molti autori importanti degli inizi del Cristianesimo come personaggi insopportabilmente arroganti o esibizionisti, rivalizzano in "santità" e automortificazione; i materiali raccolti e analizzati da Dodds (158) lasciano pensare che questo genere di cattiva condotta non fosse affatto eccezionale. Eminenti personalità greche della decadenza non si mostrarono affatto più capaci di tenere a freno le loro tendenze negativiste: i cinici greci violavano con ostentazione tutte le convenzioni sociali. Luciano (318) racconta che Peregrinus, che fu cinico, poi cristiano e poi altro ancora, si masturbava in pubblico, e descrive dettagliatamente il suo suicidio, una spettacolare auto-immolazione, preceduta da una pubblicità clamorosa, che ebbe luogo nel corso delle feste olimpiche con una regìa da far impallidire quella dei nostri più grandi music-halls.

Quale che sia il grado apparente di integrazione nel resto della cultura, il soprannaturale e l'irrazionale conservano sempre l'impronta delle loro origini socialmente negativiste e tutti i sofismi degli apostoli del relativismo culturale non riusciranno a convincermi che essi sono un elemento veramente funzionale di ogni cultura autentica.

Qualunque siano le differenze superficiali tra personaggi generalmente onorati, come lo sciamano, il santo stoico e il cinico, da una parte, il transvestito mohave ridicolizzato e la prostituta disprezzata, dall'altra, questi due tipi costituiscono modelli di cattiva condotta culturale all'interno del quadro di riferimento sociologico, così come costituiscono modelli di negativismo sociale soggettivo all'interno del quadro di riferimento psicologico. Inoltre, non è affatto certo che il santo stoico (e tutta la sua genia) siano socialmente e psicologicamente meno malati del transvestito mohave o della prostituta (v. cap. VII).

In ogni caso, queste considerazioni provano una volta di più che la psichiatria, lungi dall'essere un accessorio della sociologia, ne è invece uno dei filtri d'indagine più sicuri, giacché una scienza non potrebbe passare attraverso setaccio migliore dei concetti di un'altra scienza le cui spiegazioni si trovano in un rapporto di complementarità con le sue (92, 134, 148).

Siccome, sotto molti aspetti, tutti i modelli di cattiva condotta dipendono da una stesso tipo, posso, sin d'ora, tentare di precisare in quale senso i disturbi psichiatrici etnici si conformano ai modelli di cattiva condotta definiti da Linton, e ne "eseguono" le direttive.

Talvolta è la cultura stessa a fornire direttive esplicite per il cattivo uso dei materiali culturali; in particolare, ciò accade nelle situazioni di stress, frequenti ma atipici. La direttiva che qui c'interessa è la seguente: "Stai attento a non diventare pazzo, se lo diventi, però, devi comportarti in questa o in quest'altra maniera...". Ogni società ha idee ben definite su "come si comportano i pazzi". Nel corso dei riti funebri i Nyakyusa simulano la follia in maniera molto specifica, giacché questa simulazione profilattica è ritenuta capace di impedire che essi poi diventino davvero pazzi (460). La simulazione profilattica della follia è testimoniata anche in altre regioni (453).

I folli – dicono spesso i nostri informatori amerindi – menzionano il nome dei loro genitori morti. Ora, siccome questo non è un sintomo abituale negli psicotici occidentali, bisogna concluderne che si tratta di cattiva condotta culturalmente predeterminata e che numerosi indiani psicotici si comportano proprio in questo modo. Anche la società moderna ha idee molto precise su "come si comportano i pazzi". Siamo inclini a credere che facciano smorfie, divaghino, non parlino correttamente, che dicano "brrr" e "b-b-b".

La teoria giuridica su come i folli "dovrebbero" agire, pensare e sentire è appena un po' meno ingenua e altrettanto viziata da pregiudizi culturali.

Per questo, nei tribunali, il perito psichiatra è spesso costretto a rispondere a domande del tutto prive di senso dal punto di vista psichiatrico. Un giorno fui chiamato a testimoniare in qualità di perito durante un processo penale nel quale si giudicava un uomo che aveva ucciso la propria moglie con un colpo di pistola e poi, rivolta l'arma contro se stesso, si era fatto saltare un pezzo di cranio: aveva perduto conoscenza e, una volta ritornato in sé, chiamò in aiuto la moglie morta, uccisa con le sue stesse mani. Il pubblico ministero faceva leva su questa circostanza per sostenere che l'accusato era perfettamente sano di mente e soltanto mostruosamente egoista.

Invano tentai di convincere i giudici che questo semplice fatto bastava da solo a provare che il crimine era stato commesso nel corso di un'assenza epilettica e che tutto l'episodio era stato ricoperto da un'amnesia totale. La mia testimonianza fu subito scartata perché non si accordava con il punto di vista del "buon senso legale" che ha idee ben ferme sulla maniera in cui devono comportarsi i pazzi.

Tuttavia, è raro incontrare negli ospedali psichiatrici il tipo di comportamento comunemente attribuito al folle sia dal legislatore che dal profano.

Il comportamento dei simulatori riflette mirabilmente i pregiudizi culturali che pretendono di definire "il modo giusto di essere pazzo"; il simulatore, di solito, si sforza di conformarsi all'immagine del folle posseduta dal profano per cui qualunque psichiatra competente è capace di smascherarlo[37].

Il primo a formulare una diagnosi di simulazione fu probabilmente Palamede quando decise che Ulisse simulava la follia per non partecipare alla guerra di Troia (400).

Dato che il bisogno di simulare è, in se stesso, una manifestazione patologica, si capisce bene come uno dei fratelli Esposito, imputato di una grave accusa, tentasse di simulare la psicosi ostentando di divorare dei giornali. Se scelse questo sintomo, ciò dipese senza dubbio dall'essere abbastanza anormale per sentire inconsciamente che i conflitti orali svolgono un ruolo importante nella maggioranza delle psicosi. Un problema ancor più interessante è quello costituito dalle eruzioni passeggere di anormalità prescritte e persino richieste dalla cultura.

Un giorno, Linton mi ha fatto osservare che non sapremo mai se Maometto fosse un vero epilettico, giacché, ai suoi tempi, le crisi convulsive erano, per gli Arabi, non soltanto il disturbo mentale per eccellenza, ma anche la testimonianza probante di un rapporto col divino, a tal punto che, alla vigilia di una battaglia, i capi arabi simulavano talvolta una crisi convulsiva per infiammare il coraggio delle loro truppe.

Quando andò a spiare i pretendenti di Penelope, Ulisse simulò la senilità così come se la rappresentavano i Greci; allo stesso modo, David in fuga simulò la follia come se la rappresentava la società giudaica, cioè sbavando sulla barba (I, Samuele, 21, 13). In compenso, i sintomi dello psicotico idiosincrasico non fuoriescono dal quadro delle esigenze culturali e sociali, ma rivestono, per giunta, un carattere quasi deliberatamente provocatorio, semplicemente perché la sua malattia è in se stessa una importante manifestazione del suo negativismo sociale (cfr. cap. III)[38].

Ciò non significa che un disturbo etnico debba essere interpretato come una simulazione o una finzione.

I corridori di *amok* e i *Cani Pazzi* ricercano una morte "gloriosa" che in genere trovano. Tra gli Indiani delle Pianure il vigliacco rinuncia alla gloria, a uno status di cui essere orgoglioso, ai piaceri eterosessuali, arrivando finanche a suicidarsi pur di sottrarsi alla soluzione ufficiale dei suoi problemi: il transvestitismo. Insomma, gli stereotipi sociali che determinano "la maniera in cui si comportano i pazzi" sono tratti da "modelli di cattiva condotta", e gli individui colpiti da disturbi etnici plasmano i loro sintomi secondo tali modelli, imitati di proposito dai veri simulatori che cercano di persuadere gli altri di essere davvero "pazzi".

In taluni soggetti disturbati affettivamente, il segmento inconscio della personalità etnica non è disorganizzato a tal punto da spingerli a una rivolta totale contro l'insieme delle norme sociali. Benché realmente ammalati, questi soggetti hanno la tendenza a prendere in prestito dalla cultura i mezzi che permettono loro di manifestare il proprio disturbo soggettivo in una maniera convenzionale, non foss'altro che per evitare di essere confusi coi criminali o con gli stregoni (cfr. cap. XIII).

Da qui derivano quelle nevrosi etniche "esotiche" – *amok, latah, imu, windigo, koro* e molte altre ancora – che non appartengono al nostro repertorio culturale. Aberle (1) ha ingegnosamente dimostrato che l'equivalente siberiano del *latah*, anche se assomiglia per certi aspetti alla sindrome di *Gilles de la Tourette*, non è tuttavia uguale a quest'ultima. Anche se i giornali, e persino taluni psichiatri, hanno potuto scrivere che il veterano paranoide di Camden (New Jersey) era diventato *amok* quando sparò sulla folla, la sua psicosi rimaneva nondimeno fondamentalmente diversa da quello del vero corridore malese di *amok*. Infatti, la sua crisi rimaneva puramente idiosincrasica sia nelle manifestazioni che nelle motivazioni. Nessun modello culturale influenzò lo svolgimento degli avvenimenti e, contrariamente a quanto accade in numerosi casi di vero *amok*, non vi fu alcun preparativo culturale – nessuna premeditazione – nel senso giuridico del termine. Del resto, la premeditazione gioca un ruolo altrettanto decisivo nella sindrome del *Cane Pazzo che vuol morire* (310, 315) così come in molti altri disturbi etnici.

In ogni disturbo etnico la struttura del comportamento dell'individuo anormale è non solo conforme a quanto la società si aspetta, per esempio, dal corridore di *amok* o dal *Cane Pazzo*, ma è spesso anche del tutto opposta alle nostre idee culturali circa "la maniera in cui si comporta il folle". In realtà, le nozioni "profane" correnti in materia sono probabilmente fondate sulla sintomatologia di disturbi etnici differenti, i quali hanno prevalso in uno stadio più antico della nostra stessa cultura.

Se la sintomatologia delle psicosi etniche quadra con le esigenze culturali, ciò dipende soprattutto dal fatto che i pregiudizi convenzionali sulla "maniera in cui comportarsi quando si è folli" riflettono la natura specifica dei conflitti prevalenti in una data cultura (pregiudizi determinati dalla natura delle difese fornite dalla cultura per combattere i conflitti e le pulsioni culturalmente condannati).

Data la natura della cultura crow, l'Indiano crow colpito da un trauma psichico può, in virtù della sua specifica personalità etnica, trovar pace in una "follia" vissuta secondo il modello del Cane Pazzo; mentre il Malese, in virtù della sua personalità etnica e della natura della sua cultura, placherà le sue tensioni diventando corridore di amok.

Questa convergenza tra gli stati di tensione caratteristici di una cultura insieme alle difese che essa fornisce contro tali tensioni, da una parte, e, dall'altra, sul "modo in cui comportarsi quando si è folli", spiega alcuni fatti importanti, segnatamente: l'assenza, o almeno l'estrema rarità, di una sindrome siffatta in una determinata società nella quale proliferino, in compenso, altri tipi di sindromi; la variazione (in funzione dell'ambiente culturale) dell'incidenza o della percentuale delle varie sindromi; il fatto, infine, che raramente si osserva in una società il ventaglio completo di tutte le sindromi psichiatriche conosciute. Ai giorni nostri, lo psichiatra occidentale che eserciti in un ambiente urbano ha di rado occasione di incontrare casi di "grande isteria", molto frequenti ai tempi di Charcot[39]. Parimenti, i Mohave erano del tutto *incapaci* di comprendere le mie descrizioni della rimuginazione ossessiva e dei rituali compulsivi. Interrogato sulle ossessioni, uno dei miei informatori mohave mi diede la seguente risposta: "Capisco bene quel che vuoi dire: è come il capo che pensa costantemente al benessere della tribù". E quando descrissi i rituali coatti, mi si rispose: "Un tale continua a far tintinnare le monete nella tasca"[40].

I Mohave, tuttavia, sono tanto naturalmente portati alla "riflessione psicologica" che grazie a informatori di questa tribù (e non nei manuali) scoprii l'esistenza del bolo isterico e della pseudociesi (gravidanza nervosa), in un'epoca in cui (1932-1933) ignoravo addirittura i rudimenti della psichiatria. Ciò non può sorprenderci, in una cultura in cui l'educazione al controllo sfinterico è notevolmente poco coercitiva e l'avarizia (la ritenzione anale) è uno dei peccati capitali (107).

Fino ad oggi, inoltre, ho riscontrato solo un caso di lavaggio delle mani davvero compulsivo all'interno di una società primitiva (tra i Cree attawapiskat) (245). Se non posso diagnosticare con certezza quell'indigeno di Dobu che non poteva smettere di lavorare, di cui parla Fortune (192), sono del tutto sicuro, come minimo, che non si tratta di una vera condotta compulsiva.

Menzionerò soltanto di passaggio l'assenza di schizofrenia vera e propria nelle popolazioni primitive che non hanno conosciuto un processo di acculturazione brutale, giacché ne parlo per esteso altrove (v. cap. IX).

Infatti, quella che gli psichiatri talora diagnosticano, a torto, come schizofrenia in un primitivo appartenente a una cultura *intatta* è, più spesso, una psicosi isterica o un accesso delirante. Per quanto riguarda, più in specifico, i numerosi casi di schizofrenia diagnosticati da Laubscher (283) tra i Tembou, la loro fondatezza è stata contestata persino da psichiatri privi di formazione etnologica, in particolare da quelli che non soltanto avevano letto il suo libro ma anche visto il suo film (malgrado il fatto che quando lavorava tra i Tembou, questi ultimi erano già sottoposti a un processo di acculturazione brutale). Uno psichiatra perspicace (161), buon conoscitore della realtà sudafricana, ha giustamente suggerito che i Bantu sono psicologicamente sopravvissuti, nonostante un'oppressione durissima, grazie a un allattamento prolungato e a un *maternage* relativamente adeguato.

Infine, un'osservazione importante: sembra che il vero psicopatico (da distinguere nettamente dal criminale nevrotico o non nevrotico, così come dal fuorilegge)[41], sia anch'esso rarissimo nelle società primitive rimaste integre.

Il problema dei cambiamenti storici può essere affrontato abbastanza sommariamente. Ho già menzionato la quasi scomparsa della "grande isteria" nell'ambiente urbano moderno e la sua persistenza nelle società meno evolute, com'è testimoniato da quanto racconto qui di seguito.

Alcuni anni fa, un eminente psicoanalista ricevette da uno psichiatra originario del Medio Oriente e che esercitava in quella regione (ma formato in eccellenti scuole di medicina e in ospedali psichiatrici europei) un manoscritto talmente sorprendente da chiedermi di leggerlo e di esprimergli un parere. Sulle prime ho creduto che l'articolo fosse stato scritto da un tipo bizzarro o da qualcuno che ricercava l'originalità ad ogni costo. Un po' alla volta, però, mi resi conto che l'autore si era occupato di una clientela simile ai malati studiati da Charcot alla Salpêtrière, ma che, in virtù della sua formazione, aveva cercato di infilare questo materiale clinico nella camicia di forza del pensiero psichiatrico contemporaneo, centrato sulla schizofrenia e persino ossessionato da essa. Il suo procedimento ricorda in una certa misura i tentativi attuali, tendenti a diagnosticare come schizofrenici latenti dei malati nei quali Freud aveva visto degli isterici; tentativi fondati non solo sulla realtà clinica ma su taluni modelli di pensiero psichiatrico culturalmente determinati (127). Notiamo anche come negli ambienti psicoanalitici sia ormai scontata la constatazione che, se i pionieri della psicoanalisi hanno trattato soprattutto nevrosi sintomatiche e gli analisti degli anni '30 nevrosi caratteriali, la maggioranza dei pazienti che oggi consultano l'analista soffrono di un'alterazione del senso della loro identità (308)[42].

Non c'è nulla di stupefacente nel fatto che la percentuale dei diversi sintomi psichiatrici vari in funzione del contesto culturale.

Forse che, fino a poco tempo fa, le ulcere gastriche non erano molto più frequenti negli uomini che nelle donne? Le differenze di classe nella ripartizione delle diverse affezioni mentali non sono forse oramai ben definite (242)? Stando così le cose, perché stupirsi se è raro osservare in una sola società il ventaglio completo delle sindromi psichiatriche, quando si ammette senza difficoltà alcuna che l'Eschimese sfugge alla malaria e il Congolese alla cecità delle nevi e ai geloni?

Né le differenze nella percentuale delle sindromi psichiatriche osservabili nelle diverse società né l'assenza in ciascuna società di talune sindromi influiscono sulla stabilità o sulla variabilità, per una data società, della proporzione tra individui "anormali" e individui cosiddetti "normali". Si è sostenuto – poco importa se a torto o a ragione – che tale proporzione rimane costante per ogni società e in ogni momento storico. Quel che importa è che certuni hanno creduto di poterne concludere che le malattie mentali hanno una origine biologica (168). L'argomentazione è, quanto meno, speciosa; se le cose stessero così, bisognerebbe reciprocamente ammettere che le affezioni fisiche non sono di origine biologica in quanto la ripartizione della malattia e la percentuale dei decessi prematuri (non dovuti a vecchiaia) variano di molto tra una società e l'altra. La spiegazione di questo fatto (sempre che il fatto sussista) sarebbe d'altronde abbastanza semplice da trovare, poiché, se è vero che la percentuale di individui affetti da menomazione fisica non potrebbe superare una soglia critica in una data società senza comportare la sua distruzione, è altrettanto vero che una percentuale troppo elevata di malati di mente avrebbe conseguenze analoghe (123).

Infine e soprattutto, è assurdo, sociologicamente parlando, pretendere di trarre conclusioni men che grossolane dal semplice rapporto proporzionale tra tutti quelli che, in una data società, sono normali o anormali dal punto di vista psichiatrico. Infatti, una società può benissimo tollerare una percentuale di "anormali" relativamente alta finché la maggioranza di tali anormali è costituita, per esempio, da isterici; essa non può sopravvivere se la maggioranza di tali anormali è costituita da schizofrenici o da oligofrenici. Una società i cui membri anormali fossero soprattutto individui con un'intelligenza appena al di sotto della norma riuscirebbe a sopravvivere, anche se a fatica, qualora fosse una società rurale semplice oppure se la maggioranza delle persone con deficit appartenesse a una classe di lavoratori non specializzati. Questo equivale a constatare che, se gli Elmolo riescono a sopravvivere nonostante una deficienza di calcio tale per cui la maggioranza di loro presenta tibie a lama di spada, ciò dipende dalla loro situazione geografica relativamente protetta, da un lato, e dal fatto che essi non sono una tribù guerriera, dall'altro (167).

In una società guerriera un simile tasso di decalcificazione porterebbe in breve tempo all'estinzione della tribù. Allo stesso modo, Sparta, stato altamente militarista e rigidamente stratificato, fu colpito dal debole tasso di natalità delle sue classi superiori (190) più gravemente di quanto non lo fu l'Ungheria dal massacro della maggior parte della sua casta guerriera nel corso della disastrosa battaglia di Mohàcs[43], e ciò semplicemente perché, al contrario di quanto accadde a Sparta, i ranghi decimati della nobiltà guerriera ungherese furono rapidamente colmati da nobili di nomina recente.

Per ritornare a problemi clinici, ci si può stupire nel vedere taluni medici lasciarsi indurre in errore dal conformismo culturale di certi loro pazienti nevrotici o psicotici, sino al punto di sottovalutare la gravità della loro patologia fondamentale. Eccone una prova nell'esempio che segue.

Una bianca americana, ambiziosa e colta, aveva sposato per dispetto un fittavolo indiano, rozzo ma onesto e dedito al lavoro. Per compensare la sua perdita di status, volle che il figlio vivesse come un bianco e *riuscisse nella vita* conformemente alle norme della società bianca. In breve, volle farne "l'eroe della mammina". Ma questo figlio meticcio, molto dotato, si identificava inconsciamente col padre indiano, che egli disprezzava coscientemente, così come disprezzava tutti quelli della sua razza.

Reagì alle esigenze conflittuali della madre in maniera molto sottile: fece in modo di fallire in tutte le proprie iniziative cosicché, frustrando se stesso, frustrava anche le ambizioni di sua madre. Per soprammercato, nel farsi sconfiggere, egli colpiva innanzitutto e soprattutto la parte disprezzata di se stesso, la sua "metà" indiana.

Malgrado un brillante primo anno in una delle migliori università, quando talune difficoltà finanziarie misero i suoi genitori nell'impossibilità di assicurargli il proseguimento degli studi, preferì lasciare l'università e andare a lavorare in fabbrica piuttosto che accettare l'aiuto di una sorella del padre, una "pidocchiosa indiana" sposata con un ricco agricoltore. Se si adeguò alle ingiunzioni materne, che esigevano non sposasse un'indiana, tuttavia lo fece ammogliandosi con una ragazza certamente bianca ma tanto incolta e "primitiva" quanto "la pellerossa più primitiva". Avendo attirato l'attenzione dei capi, grazie alla sua intelligenza, lo si volle nominare caporeparto; ma rifiutò tale promozione e, per giustificare il rifiuto, sostenne che se fosse diventato caporeparto sarebbe stato obbligato a invitare a casa sua non soltanto i colleghi ma anche impiegati dell'ufficio e quadri inferiori della fabbrica, così costoro avrebbero preso il suo appartamento (attualmente molto decoroso) per lo "sporco wigwam" (sic!)[44] di un "pidocchioso indiano". In sintesi, contravvenne a tutti i valori delle classi medie (l'"istruzione", il "successo" e il "matrimonio con una bianca"), opponendo ad essi un altro valore di questa stessa classe media bianca: il pregiudizio razziale. Il suo comportamento è dunque una tipica "pseudo-obbedienza caricaturale".

Alle prese, inoltre, con un intenso complesso edipico, se ne trasse fuori considerando il padre come un "pidocchioso Indiano". Si impediva di odiarlo o di essere geloso di lui perché dormiva con sua madre. Si diceva soltanto "indignato" che un "pidocchioso Indiano" (suo padre) potesse insudiciare una pura donna bianca (sua madre) dormendo con lei (v. cap. II). Ciò gli permetteva di nascondere i suoi problemi edipici dietro una maschera culturale e di non prendere coscienza del loro valore soggettivo. Inoltre, sebbene anch'egli fosse un meticcio, *non* riteneva che i propri rapporti sessuali con la moglie (bianca) insudiciassero la razza bianca... probabilmente perché la moglie rappresentava per lui una "squaw" indiana, a causa del lato rozzo e primitivo, nonché la madre, grazie alla sua appartenenza razziale. Da talune allusioni da lui fatte – troppo tenui perché io possa riferirle qui, ma tuttavia abbastanza probanti da consentirmi di tenere conto – conclusi che le cose andavano come se la sua "metà" bianca facesse l'amore con l'elemento razziale bianco – con la "bianchezza" – di sua moglie, e la sua metà indiana con l'elemento "primitivo" di lei, cioè con l'elemento simbolicamente indiano.

Insomma, questo paziente meticcio sfruttava il fatto che il pregiudizio razziale – come d'altronde tutti i pregiudizi – è una difesa sintomatica che la cultura fornisce ai nevrotici, ed essi se ne servono come di una difesa dalla presa di coscienza dei propri conflitti edipici.

Il carattere sintomatico del suo pregiudizio razziale era denunciato dalla sua qualità di meticcio, giacché è particolarmente assurdo per un meticcio pretendere di disprezzare gli Indiani.

Se fosse stato un semplice bianco del sud ossessionato dal desiderio di "proteggere" l'onore della donna bianca, la sua nevrosi, mascherata dal pregiudizio culturale, sarebbe stata meno facile da scoprire, sebbene altrettanto patognomonica.

Questa osservazione clinica dimostra in modo sorprendente come una doppia fedeltà culturale possa inscriversi nella serie: conflitto-difesa-conflitto secondario-difesa secondaria[45]. Questo schema fornisce un quadro particolarmente fecondo per lo studio delle conversioni religiose e dei conflitti scatenati dall'acculturazione.

Anche se all'inizio di questo capitolo sia già stata data una definizione dei disturbi etnici, sono venuti a galla così tanti problemi a margine che, prima di addentrarci in uno studio sistematico della strutturazione culturale e dell'organizzazione di questi disturbi, sarà opportuno ricapitolare i termini di tale definizione e richiamare alla memoria i principali esempi citati.

I disturbi etnici assomigliano ai disturbi sciamanici in quanto entrambi utilizzano tutte le difese e i sintomi offerti loro dalla cultura ed elaborati a questo fine specifico[46].

Tuttavia i disturbi etnici prendono i loro strumenti di difesa da un certo settore della cultura mentre i disturbi sciamanici da un altro. I disturbi etnici differiscono da quelli sciamanici per l'origine dei loro conflitti di base, i quali sono radicati non nell'inconscio etnico, ma in traumi idiosincrasici *sufficientemente* diffusi in una data cultura da costringerla a farne conoscenza non appena la loro frequenza o la loro intensità supera una certa soglia. Quando accade questo, la cultura è costretta a forgiarsi delle difese contro questi disturbi e una di queste sarà proprio l'elaborazione di sintomi-modello i quali, permettendo di esteriorizzare i disturbi in forme standardizzate, li rendono per ciò stesso più facilmente controllabili (v. *infra*). In altre parole, soltanto certi tipi di traumi relativamente frequenti, che la cultura si preoccupa di segnalare e di designare come tali, suscitano disturbi propriamente etnici e non idiosincrasici. La ragione è questa: la cultura mette a disposizione di individui sottoposti a tensioni di questo genere una panoplia completa di difese sotto forma di sintomi prestrutturati che rappresentano un tipo di "modello di cattiva condotta" standardizzato.

Le considerazioni precedenti consentono un esame sistematico della genesi, della evoluzione e delle manifestazioni dei disturbi etnici. Qui di seguito studierò tutti i problemi importanti, salvo quello dei sintomi – dei "segnali" (cfr. cap. XIII) – culturalmente formulati, mediante i quali l'individuo perturbato informa la società di essere "pazzo" e, in quella stessa occasione, precisa di non essere un deviante non pazzo (un criminale o altro).

La principale conseguenza di questa strutturazione culturale dei disturbi etnici è di rendere il comportamento del "malato" non soltanto prevedibile, ma molto specificatamente prevedibile in funzione del quadro di riferimento culturale, mentre i disturbi idiosincrasici sono prevedibili soltanto in funzione del quadro di riferimento psicologico (cfr. cap. II). Nel caso dello psicotico etnico, il segmento prevedibile del comportamento sarà quello che si incontra in "qualunque" psicotico etnico dello stesso tipo.

Nel caso di disturbi idiosincrasici, al contrario, si dovrà cercare di comprendere la psicologia del singolo paziente. Questo ordine di previsione riguarda quindi soltanto il comportamento di "un" paranoico, di "un" maniaco-depressivo ecc. Ricordiamo che questa distinzione tra "qualunque" e "un" ha un valore decisivo, non soltanto nella logica formale, come è sottolineato da Russell (405, 406), ma anche in psichiatria (91).

La prevedibilità (culturale) degli atti di un individuo colpito da disturbi etnici scaturisce da un potente condizionamento culturale. Certo, il giovane Malese spera di non trovarsi mai in una situazione così disperata da non restargli altra soluzione accettabile se non l'*amok*. Egli sa, tuttavia, che, producendosi una tale situazione, egli dovrà correre l'*amok* e *saprà* comportarsi "come si deve".

Pure è probabile che ogni giovane Vikingo non soltanto sperasse di essere capace di diventare *berserk* in combattimento ma anche imparasse l'insieme dei comportamenti che costituivano la "maniera *berserk*". Nella società greca e in quella romana, il suicidio, come soluzione accessibile all'individuo in difficoltà con la legge, era minuziosamente regolamentato. Il giovane greco o il giovane romano sperava proprio di non trovarsi mai in difficoltà tali che la società lo riducesse al suicidio o glielo suggerisse. Nondimeno, quando le cose giungevano a questo punto, egli faceva quello che ci si aspettava da lui.

Sebbene li avesse condannati ingiustamente, la società non dovette costringere fisicamente Teramene o Socrate a bere la cicuta. Quanto all'aristocratico romano, ci si aspettava da lui che anticipasse la propria esecuzione – suicidandosi – al fine di impedire la confisca dei suoi beni da parte dello Stato. Quando il vile Poetus esitò, sua moglie lo svergognò e, per incitarlo al suicidio, si pugnalò sotto i suoi occhi; gridando: "Poetus, non fa male!" (*Poete, non dolet*).

Dubito fortemente che uno Stato moderno possa arrivare a persuadere altrettanto facilmente i condannati a morte che essi debbono eseguire da sé la sentenza allo scopo di risparmiare ai loro compatrioti la contaminazione rituale (miasma) del sangue versato.

Il fatto che i disturbi etnici siano culturalmente strutturati non contraddice affatto e persino rafforza notevolmente la mia idea fondamentale, secondo cui tutti i disturbi psicologici comportano, in ultima analisi, un impoverimento, una de-differenziazione e una disindividualizzazione. Il Malese che corre l'*amok* cessa di essere un individuo altamente differenziato: non è altro che un corridore di *amok*, giacché il suo disturbo psichico ha cancellato e inghiottito tutto ciò che la sua personalità aveva di unico.

Questa strutturazione culturale dei disturbi etnici permette anche di spiegare due fatti singolari:

1. Le descrizioni della crisi di *latah*, sia che provengano da informatori indigeni, funzionari coloniali (60), proprietari di piantagioni (182) o da psichiatri (445, 468), coincidono in misura sensibile[47]. Ciò proverebbe che gli informatori malesi non hanno affatto cercato di forzare i loro racconti dentro il letto di Procuste del modello culturalmente imposto di questo male.

Anche gli episodi di *amok* che figurano nell'antica epopea malese (15) sono conformi fin nei minimi dettagli ai racconti moderni (61), sia rispetto al comportamento del corridore di *amok* sia riguardo alle reazioni di panico dei civili e dei soldati mandati contro di lui.

2. Ciò spiega perché quasi ogni caso di *latah* o di *amok* appare come un caso "classico", degno di prender posto in un manuale di psichiatria. Non è la stessa cosa con lo psicotico idiosincrasico che, a differenza del primo, non è tanto gentile da facilitare il compito diagnostico del medico esibendo una sindrome ispirata direttamente dai manuali di psichiatria. In realtà, sembra che la relativa uniformità delle crisi di grande isteria, quali venivano osservate da Charcot e dai suoi seguaci, fosse dovuta in parte non soltanto al fatto che intorno al 1880 l'isteria era la nevrosi etnica tipica del mondo occidentale, ma ancor di più a una inculcazione sistematica della "maniera giusta di essere isterici".

Infatti, gli isterici si prestano particolarmente bene a questo tipo di condizionamento poiché sono notoriamente inclini alle condotte teatrali e costantemente sollecitati a "fare il loro numero" davanti all'osservatore professionale di alto livello. D'altro canto, la prova che non si trattasse di simulazione è stata fornita esplicitamente da uno dei "malati laureati" di Charcot, il quale un giorno mormorò tra i denti che "bisognava essere davvero pazzi per poter svolgere il proprio ruolo secondo le modalità previste".

Analizzerò ora, separatamente, gli aspetti culturalmente prestrutturati delle differenti fasi che intervengono nei disturbi etnici.

Carattere etnico e disturbi etnici. – La grande diversità delle "cause" che, in una data società, possono produrre un medesimo tipo di eruzione strutturata, prova abbastanza che i disturbi etnici sono radicati soprattutto nel carattere etnico (e non nell'inconscio etnico). A rischio di ripetermi preciserò ancora una volta che la crisi di *amok* può scaturire dalle cause più diverse: delirio dovuto a una forte febbre, ripetizione di un insulto, desiderio di morire in cima a un mucchio di cadaveri e al culmine di una furia ardente, sottomissione agli ordini di un superiore gerarchico, fascino esercitato dal *Kris*, grave depressione reattiva, anticipazione intenzionale della condotta *amok*, sorta di autoipnosi che assume la forma di una litania sul destino mortale dell'uomo e sulla futilità della sua esistenza, e molte altre cause ancora. Malgrado la loro frequenza statistica, i conflitti soggettivi (i "traumi") del singolo corridore di *amok* provocano in lui soltanto una psicosi (temporanea). Ma è, invece, il suo carattere etnico ad incitarlo a diventare *amok* anziché catatonico o altro. *Mutatis mutandis*, le stesse considerazioni valgono anche per gli altri disturbi etnici.

Modelli culturali ed etichette cliniche. – Un disturbo etnico forma una struttura coerente tanto nella sua evoluzione – dalle cause alla risoluzione, passando attraverso le sue diverse evidenze fenomeniche – quanto nelle sue manifestazioni propriamente dette. Di conseguenza, espressioni come *correre* l'*amok* o *diventare berserk* devono servire soltanto a designare i disturbi specifici dei Malesi o dei Vikinghi. Un Malese non diventa *berserk*, né un Vikingo corridore di *amok*.

Nella società occidentale, di converso, solo i paranoici (idiosincrasici) o gli schizofrenici paranoidei possono essere presi da una furia omicida cieca e incontrollabile; il che non ci autorizza affatto a concludere che anche il corridore di *amok* sia paranoico. Infatti, un disturbo etnico non sottende soltanto la configurazione psicodinamica particolare che ne determina l'etiologia, ma anche un carattere etnico particolare, condizionato in modo tale da permettere al soggetto di sbarazzarsi di parecchi problemi soggettivi differenti per mezzo di un solo ed unico complesso di sintomi. Se ne vedrà la prova nel fatto che una semplice crisi di malaria può scatenare una crisi di *amok* nel Malese (cosa, questa, che non accadrà mai a un Europeo, anche se abbia vissuto a lungo in territorio malese).

Questa constatazione comporta un'implicazione interessante: nessuno può dirsi completamente acculturato se non abbia reagito a uno stress culturalmente specifico con il disturbo culturalmente appropriato a tale stress. Sto ancora cercando il Bianco ammogliato con un'Indiana, e vivente da Indiano (*a squaw-man*), che sia diventato un *Cane Pazzo*, o l'Europeo, residente tra i Malesi, che sia diventato corridore di *amok*. Bisogna dunque che un dato disturbo sia conforme, anche *nei minimi dettagli*, al modello prescritto perché si possa legittimamente considerarlo come un disturbo etnico. Perciò, il termine *amok* è inapplicabile all'esplosione di violenza del Melanesiano, innanzitutto perché egli utilizza la lancia (57) e non, come quasi tutti i corridori malesi di *amok*, il *kris* o qualche altra spada corta oppure un pugnale, ed anche perché, a differenza di quella del Malese, la crisi del Melanesiano non sfocia quasi mai in un omicidio. Non si assimilerà a una crisi di *amok* la furia omicida che si osserva regolarmente nei soldati originari dell'Africa occidentale, poiché non si servono della loro baionetta ma del fucile d'ordinanza e anche perché queste crisi non sembrano essere culturalmente strutturate (23, 72). Infine, l'Aiace di Sofocle (422) o l'Oreste di Euripide (nella *Ifigenia in Tauride*) non sono né "corridori di *amok*" né *berserkers* quando, credendo di uccidere uomini, massacrano selvaggiamente il bestiame, anche se il corridore malese di *amok* uccide, talvolta, gli animali che incontra sulla propria strada. Per quanto concerne Aiace e Oreste, sostengo che erano entrambi "lupi mannari" di un tipo specificamente greco descritto da Roscher (399).

In breve, un disturbo non è etnico, quale che sia la sua frequenza, fintanto che non abbia subìto una strutturazione culturale. Se i Sepoys dell'esercito indiano, nel XIX secolo, avevano talora crisi di follia omicida (il caso più noto è quello di Mangal Pande, la cui esecuzione fu una delle cause immediate della grande rivolta sepoy del 1857), tali crisi rimanevano idiosincrasiche, giacché un disturbo etnico simile all'amok, ma poco strutturato culturalmente, esisteva soltanto in alcune regioni poco estese del subcontinente indiano (25, 67, 172). D'altronde, il soldato inglese selvaggiamente omicida, di cui parla Kipling (266), non testimoniava affatto una acculturazione particolarmente spinta né un desiderio di imitare i modelli culturali indiani. La sua psicosi omicida era dovuta a ragioni soggettive e si manifestava in maniera soggettiva; in altre parole, improvvisava i propri sintomi in accordo coi propri bisogni.

L'etnopsichiatria deve dunque riservare i termini diagnostici specifici alle manifestazioni corrispondenti (il termine *amok*, per esempio, soltanto all'esplosione omicida del Malese che si comporta in conformità al modello tradizionale). A rigore, egli potrebbe applicarlo anche al comportamento di un Malese ipotetico che, non disponendo di un kris o di una qualunque arma bianca, ma essendo in possesso di un revolver, percorresse le strade gridando amok e sparando alla cieca sulla folla. Ho sottolineato l'importanza diagnostica del modello appropriato, e l'osservazione che segue giustifica la mia insistenza su questo punto. Quando un crimine psicotico di carattere particolarmente sensazionale – una vera ecatombe – giunge a scatenare una "moda", l'incidente iniziale si tramuta ben presto in una sorta di "tradizione" che è, almeno in parte, strutturata da valori culturali. Mentre il recente esempio dell'assassino texano è stato seguito da parecchie esplosioni analoghe di follia psicotica omicida, l'uccisione – almeno altrettanto sensazionale – delle otto infermiere di Chicago non suscitò alcuna imitazione, probabilmente perché l'uccisore non aveva utilizzato un'arma da fuoco. Chiaramente, sui tratta di una forma di condizionamento culturale: la maniera "conveniente", "onorevole" di uccidere un uomo è, per ogni americano che si rispetti, quella di abbatterlo con un'arma da fuoco. L'uso dell'arma bianca, per un identico scopo, è culturalmente "spregevole", buono tutt'al più per gli "sporchi negri", per i "macaroni" e per altra teppaglia non americana (cfr. cap. III).

Modello ed elemento – Numerosi sono i sintomi etnici che assomigliano, fino al punto da indurre in errore, a tratti comportamentali approvati dalla società. La folle temerarietà del corridore di *amok* o del *berserker* è soltanto una manifestazione parossistica di quel coraggio tanto ammirato nell'illustre guerriero malese o vikingo. Ciò che rende patologica la temerarietà del corridore di *amok* è la sua inutilità sociale insieme al fatto che le sue vittime si trovano di solito ad essere non i suoi nemici ma membri del suo stesso gruppo. Il caso del *Cane Pazzo* è ancor più rivelatore. Egli desiderava come chiunque altro di ottenere una vittoria sul nemico, ma la sua esibizione rimaneva, nonostante tutto, un gesto di pura autoglorificazione, giacché egli andava in combattimento portando come uniche armi il suo scudiscio e il suo sonaglio. D'altronde, questo sfoggio egoistico di coraggio era anch'esso ricalcato su di un modello culturale: quello del giovane scavezzacollo crow, il quale, avido di gloria guerresca, faceva fallire un'imboscata accuratamente predisposta galoppando ventre a terra fuori del nascondiglio per poter essere il primo a segnare una vittoria sul nemico. Notiamo che questa pratica di autoglorificazione aveva conseguenze militari disastrose[48].

Per quanto riguarda i disturbi etnici della nostra società, le analogie tra i principali sintomi della schizofrenia e i modelli di comportamento socialmente valorizzati dalla nostra cultura sono discussi nel cap. X[49].

Per converso, è raro che i sintomi costitutivi di un disturbo idiosincrasico coincidano con elementi di comportamento approvati dalla società. Questa constatazione giustifica, a mio parere, l'introduzione del termine "modello" nella formula "modelli di cattiva condotta" elaborata da Linton, giacché in ogni disturbo etnico è soprattutto il modello, anziché uno qualsiasi dei suoi elementi costitutivi, ad essere anormale; e la sua anormalità assume la forma di una caricatura del modello culturale totale.

Problemi di identificazione dei sintomi. – Si può prevedere che gli apostoli del relativismo culturale affermeranno che il *Cane Pazzo* è normale perché il suo comportamento è standardizzato e culturalmente controllabile. Debbo dunque dimostrare che c'è un parallelismo tra la definizione di un comportamento come "sintomo" in rapporto a criteri assoluti di normalità e la definizione di questo stesso comportamento formulata in termini culturali. Presso gli Indiani delle Pianure il codardo aveva la soluzione di diventare transvestito, mentre presso i Tanala del Madagascar il transvestitismo è il rifugio dell'uomo sessualmente deficiente che, se si ammogliasse, vedrebbe la propria moglie insoddisfatta sciorinare in pubblico la sua impotenza (296). L'adozione di un medesimo tipo di comportamento deviante da parte di due tipi differenti di individui i quali si trovano sotto stress, prova che il transvestitismo rimane un sintomo malgrado la sua strutturazione e il suo inquadramento culturali. Taluni comportamenti notoriamente irrazionali, riconosciuti come sintomi dagli psichiatri moderni, devono per forza essere considerati come tali anche se, in un'altra società, forniscono gli elementi costitutivi di una psicosi etnica (o "sacra"). Ciò vale per la glossolalia che, sintomo clinico per lo psichiatra moderno, era una manifestazione (un "sintomo") di "follia divina", a giudizio dei Greci. Tutt'al più si può dire che lo psicotico occidentale, in preda ad allucinazioni, è disturbato più gravemente dell'Indiano delle Pianure, le cui allucinazioni si inscrivono nella sua ricerca di una visione (cfr. cap. XV).

Trauma, motivazione e giustificazione sociale – Questi tre elementi si trovano quasi mescolati nei disturbi etnici. La cultura definisce essa stessa la natura e il grado di intensità dello stress o del trauma in grado di giustificare il fatto che uno "diventi folle". Tra gli Algonchini settentrionali, solo una "privazione eccessiva", che la cultura riconosca essere di un dato genere e di una data intensità, giustifica – e dunque suscita – la crisi di *windigo* (440). Quella che la cultura crow definisce come una "delusione insopportabile" sfocia nella sindrome del *Cane Pazzo* (310), ma nulla di ciò che questa cultura non definisca nel modo anzidetto è suscettibile di motivare o di provocare questo disturbo etnico.

Perché un Crow diventi pazzo in maniera *rispettabile*, cioè *etnica*, devono essere soddisfatte due condizioni:

1. Lo stress socialmente riconosciuto deve essere vissuto in modo convenzionale e ricevere una soluzione egualmente convenzionale: l'Indiano crow che teme la morte ha il diritto di diventare un transvestito, ma non quello di dichiararsi pacifista od obiettore di coscienza.
2. A una certa "delusione insopportabile", ma rientrante in un tipo "conveniente", egli può reagire diventando un *Cane Pazzo* e attirarsi perciò il rispetto dei membri della sua tribù. Questa può essere, per esempio, la sua reazione se la sua ambizione di diventare capo si trovi ad essere frustrata (310). Ma non è autorizzato a reagire a una "delusione insopportabile" di un tipo *non* riconosciuto, "diventando pazzo" "in un modo qualsiasi". Se il caso si verificherà, egli si guadagnerà il rispetto altrui soltanto se reagirà ostentatamente con flemma, manifestando uno stoicismo e una indifferenza eccezionali dinanzi a ciò che il suo stesso entourage riconosce essere un colpo certamente atipico ma, nondimeno, terribile.

Un esempio preciserà questo punto: in talune condizioni un Crow poteva rivendicare la moglie di un altro se aveva avuto una relazione con lei. In una di queste occasioni un certo Crow, personaggio assai ignobile, osò rivendicare la moglie teneramente amata di un altro uomo in base a una presunta relazione che pretendeva, mentendo, di aver intrattenuto con la donna. Il marito – malgrado i veementi dinieghi della moglie e benché sapesse, come d'altronde tutto il resto della tribù, che l'uomo mentiva – ingiunse stoicamente alla moglie disperata di seguire l'impostore sotto la sua tenda, assicurandosi così un prestigio considerevole (311). Se avesse reagito diventando *Cane Pazzo* sarebbe stato probabilmente disprezzato da tutti, semplicemente perché il trauma implicato in questa situazione, anche se riconosciuto come grave, non è del tipo "giusto".

Un altro esempio ci è fornito dalla maniera in cui i Mohave concepiscono la perdita affettiva e la reazione appropriata a questo genere di trauma.

I Mohave piangono copiosamente ai funerali e disprezzano i Bianchi perché non hanno fatto la stessa cosa durante i funerali del dio Matavilye (133). Se essi ridicolizzano l'uomo che si lascia sconvolgere dal fatto di essere stato abbandonato dalla moglie o dall'amante, in compenso ammettono benissimo che una donna si abbandoni ad ogni violenza quando viene lasciata dal marito o dall'amante. In realtà, la situazione è ancor più sfumata: la natura della cultura mohave spiega perché i vecchi abbandonati da una giovane sposa soffrono di un attacco passeggero di hi:wa itck (*Crepa Cuore*) – un male socialmente riconosciuto nonostante sia ridicolizzato in privato – mentre le mogli anziane abbandonate da uno sposo giovane non provano niente di questo genere, e perché soltanto le vedove – e mai i vedovi – cerchino di suicidarsi durante i funerali di un congiunto[50].

In breve, i traumi riconosciuti culturalmente provocano in generale disturbi etnici; quelli nei quali la cultura si rifiuta di riconoscere un motivo plausibile di "follia" provocano disturbi idiosincrasici. Siccome questo tipo di definizioni culturali tende ad evolversi più lentamente della realtà sociale, un nuovo disturbo etnico può diventare molto comune prima di essere riconosciuto come prodotto di cultura. A causa della crescente disgregazione della loro vita sociale, gli uomini mohave sono ricorsi sempre più spesso al suicidio quando si sono trovati alle prese con difficoltà sentimentali. Tuttavia, la tribù rifiuta per ora di riconoscere in questo modello, in via di formazione, l'espressione di un nuovo disturbo etnico. Benchè i Mohave abbiano correttamente percepito il rapporto tra questo tipo di condotta e il processo di acculturazione (133), si ostinano a non vederci che un disturbo idiosincrasico.

Istigazione. – L'istigazione (da non confondere con la motivazione) è un segnale formalizzato che serve a scatenare sia i disturbi "sacri" che quelli etnici. I disturbi sacri sono d'altro canto sfruttabili solo a condizione, appunto, di essere scatenabili a volontà. Una crisi può essere scatenata sia accidentalmente che intenzionalmente; può essere autoindotta o provocata da una causa esterna. In qualche caso l'efficacia di questi fattori scatenanti può essere parzialmente spiegata in termini biochimici o neurofisiologici; ma nella maggioranza dei casi la sequenza "scatenamento-crisi" sembra essere un "riflesso condizionato" di ordine puramente culturale. D'altronde questi fattori scatenanti di origine biochimica o fisiologica possono contenere a loro volta aspetti culturali, giacché la loro integrazione in una sequenza culturale prescritta può notevolmente rafforzare e persino modificare la loro intrinseca forza d'innesco.

I più frequenti fattori scatenanti di natura biochimica sono l'alcol e le droghe; si ammetterà (tenuto conto di taluni fenomeni ben noti, come l'"effetto placebo" o l'influenza manifesta delle aspettative culturali e/o degli stati psicologici sugli effetti dell'alcol e delle droghe) che questo tipo di fattori scatenanti esige di essere studiato anche da un punto di vista etnopsichiatrico. Per quanto riguarda l'alcol, ho osservato altrove (103) che l'Indiano delle Pianure ha la sbornia battagliera, mentre il Mohave ubriaco ha, piuttosto, tendenza a cadere in una sorta di stupore. Un'ubriacona americana reagiva ai diversi tipi di alcol in funzione della loro definizione culturale: sotto l'effetto dello champagne si sforzava di parlare francese e si trasformava in una spigliata *soubrette* da commedia, mentre sotto l'effetto del gin si comportava e parlava come una domestica inglese, e così via. Il ricorso alla droga o all'alcol, allo scopo di indurre certi stati anormali particolarmente ricercati, è cosa comune. Alcuni specialisti pensano persino che la condotta *berserk* del vikingo fosse provocata artificialmente mediante l'ingestione, alla vigilia di un combattimento, di funghi velenosi (177). La temibile setta degli Assassini si drogava con l'hashish[51] proprio come quei gangsters moderni che si drogano con la cocaina o con l'eroina prima di commettere crimini particolarmente audaci. In certi eserciti moderni si distribuisce regolarmente ai soldati una buona razione di rhum, prima di mandarli all'attacco. Il ricorso all'alcol come preliminare dell'atto sessuale nella società puritane è un esempio particolarmente probante dell'influenza dei fattori culturali in materia di intossicazione.

Infatti l'alcol, il cui effetto fisiologico diminuisce la potenza sessuale dell'uomo, può "scatenare" una condotta sessuale soltanto abolendo temporaneamente le inibizioni; donde il detto: "Il Super-Io è solubile in alcol". Sarei incline a credere che l'efficacia delle foglie di alloro masticate dalla Pizia dipendesse in parte dalla droga in esse contenuta, ma anche dalla credenza che l'alloro (di Apollo) fosse capace di indurre uno stato "mantico". A sostegno di questa interpretazione invocherei il fatto che, contrariamente a quanto affermato da certi autori antichi, gli archeologi non hanno trovato alcuna traccia di gas tellurici tossici o di fenditure che consentissero simili infiltrazioni. Interpreterei nello stesso modo le danze frenetiche (tecnica, questa, utilizzata correntemente per indurre stati anormali) come una specie di autoubriacatura, giacché la fatica fisica produce uno stato di auto-intossicazione (v. cap. XI). Il digiuno è un altro di questi fattori scatenanti di natura biochimica ed agenti a livello fisiologico.

Lo scatenamento neurofisiologico. – Per molto tempo si è voluto vedere un semplice riflesso condizionato nello stato di estasi provocato dal battito del tamburo. Oggi si pensa che il suono del tamburo provochi anche una sorta di "innesco acustico" il quale, allo stesso modo di un "innesco fotico", sarebbe in grado di modificare le onde cerebrali e di indurre uno stato anomalo spiegabile in termini elettro-neurofisiologici (347, 348).

Talora, un certo tipo di crisi può essere scatenato o da uno stimolo culturale di ordine convenzionale o da una droga. Il vikingo poteva rendersi *berserk* mangiando funghi tossici o ascoltando ballate eroiche.

Un re danese, di forza erculea ma dal temperamento prudente e bonario, desiderava ascoltare queste ballate, sapendo, però, che avrebbero scatenato in lui un furore *berserk*, domandò ai suoi uomini di legarlo e di stare attenti che, nello stato di *berserk*, non facesse male a qualcuno (37). Ci si può chiedere che cosa, in questo caso, prevalesse nello spirito del re: se il suo desiderio di provare la frenesia *berserk* o quello di ascoltare le ballate. Secondo me, il movente principale era il primo. Il Gran Khan Ogotai aveva preso la precauzione di ordinare ai suoi uomini di non tener mai conto delle condanne a morte che egli potesse pronunciare sotto l'effetto dell'alcol; e questo gli permetteva di ubriacarsi a volontà senza temere di risvegliarsi carico di rimorsi (224).

Presso gli Ainu l'attacco di *imu* è scatenato in maniera chiaramente culturale, giacché il fattore standard dello scatenamento, il "serpente", può essere un vero serpente, un serpente giocattolo o persino la semplice esclamazione: "Serpente!"; tutto questo in un paese per niente infestato da serpenti velenosi (461). Gli stati ecolalici ed ecoprassici (l'*imu* degli Ainu, il *latah* dei Malesi, il *myriachit* dei Siberiani) sono scatenati da uno stimolo che produce una reazione di spavento. Ciò permette alle persone senza cuore di divertirsi a spese di quelli che soffrono di questi disturbi, facendoli sussultare allo scopo di provocare loro la crisi. Lo stesso tipo di crisi può essere suscitato anche accidentalmente e assumere persino un carattere contagioso. Un colonnello russo molto incollerito, che apostrofava un reggimento di cosacchi del Baikal, fece sprofondare l'intero reggimento in uno stato di *myriachit*. Talora può persino essere un animale, anziché un uomo a scatenare la crisi di *latah*: una vecchia malese, gettata in una crisi di *latah* dalla improvvisa apparizione di una tigre, inquietò a tal punto l'animale col suo comportamento imitativo che esso si diede alla fuga (4). Non conosco invece alcun caso sicuro di crisi provocata da un oggetto spaventevole o da un rumore sorprendente di natura puramente inanimata; perciò credo di poter concludere che queste crisi sono sottese da un meccanismo isterico. Il fatto che ci sia spesso imitazione del comportamento dell'istigatore e che certi individui (la cosa è attestata almeno presso i Siberiani) diventino coprolalici durante questi attacchi, suggerisce la presenza di un altro meccanismo importante, quello della "identificazione con l'aggressore", ben descritto da Anna Freud (195).

Nel caso dell'*amok*, un semplice oggetto può svolgere il ruolo di fattore scatenante. Così, il kris (pugnale, spada corta) può esercitare un fascino eccessivo sull'individuo che è sul punto di diventare *amok* (182).

Secondo alcune indicazioni sembra persino che, nell'antica Grecia, il semplice fatto di sedersi su un tripode bastasse a indurre una crisi mantica. Infatti, quando la Pizia rifiutò di profetizzare per lui, Eracle le sottrasse il tripode e sedendo su di esso si mise a profetizzare per conto proprio (400). Quando gli Argonauti, avendo smarrito la rotta, incontrarono il dio marino Tritone, gli donarono un tripode, così il dio entrò daccapo in trance mettendosi a profetizzare (Erodoto, IV, 179)[52].

Una tecnica di scatenamento particolarmente interessante è l'autoinduzione della crisi auspicata, mediante l'anticipazione dei suoi sintomi o predisponendosi alla crisi. Quando il Primo ministro di Magiapahit (Giava) ordinò a un gruppo di soldati di correre l'*amok*, essi cominciarono a massacrare tutti i concittadini che capitarono loro a tiro, *come se fossero già in stato di amok,* la qual cosa permise che vi entrassero per davvero (15). Tra i Moro delle Filippine, il *juramentado* (corridore di *amok)* chiede innanzitutto il permesso ai genitori, poi indossa un costume particolare, si fa stringere in un corsetto e ricorre a molti altri procedimenti che hanno tutti lo scopo di assicurare lo scatenamento di una autentica crisi di *amok* (176).

Questo breve inventario è lungi dall'essere esauriente; esso lascia nondimeno intravedere il fatto che numerose crisi, tanto sacre quanto etniche, possono essere provocate da mezzi culturalmente standardizzati. In altre parole, il loro scatenamento è controllabile sia positivamente che negativamente.

Maneggevolezza. – Le nevrosi etniche sono controllabili: questa è una delle loro caratteristiche. L'istigatore di una crisi di *imu* o di *latah* può non soltanto (col suo comportamento, che sarà imitato dal paziente) determinarne le manifestazioni specifiche, ma anche mettervi fine, semplicemente smettendo di stimolare la sua vittima. Il *Cane Pazzo* è facilmente controllabile giacché, essendo egli sistematicamente "negativo", fa il contrario di quanto gli si dice di fare. Così, quando un *Cane Pazzo* si precipita al galoppo su di un gruppo di persone che stanno mangiando dinanzi alla loro tenda, basta gridare: "Vieni a calpestarci" perché si allontani. Inoltre, il *Cane Pazzo* è negativista soltanto nella misura in cui ci si aspetta che lo sia. Se un guerriero, desideroso di rendere omaggio a questo eroe votato a una morte gloriosa, gli manda la propria moglie per una notte, egli si mostra normalmente collaborativo e farà l'amore senza che gli si debba ingiungere di "non fare l'amore con questa donna".

Dal fatto che taluni schizofrenici occidentali si prestano anch'essi a questa forma di controllo a rovescio (cfr. cap. IX) non bisogna dedurre che il *Cane Pazzo* è schizofrenico: egli è soltanto un *Cane Pazzo*.

Inoltre, la sua maneggevolezza (questa sua manovrabilità strutturata negativamente) può arrivare a fondersi con quella dello psicotico negativista, com'è testimoniato dal caso di quella malata indiana, originaria di una tribù delle Pianure dove vigeva il modello culturale del *Cane Pazzo*, della quale si poteva parimenti controllare il comportamento psicotico ingiungendole di fare il contrario di quanto ci si aspettava da lei (cfr. cap. XV). Il fatto importante è dunque questo: lo psicotico etnico è controllabile con mezzi essenzialmente culturali, mentre lo psicotico idiosincrasico è controllabile soltanto con mezzi psicologici.

Risoluzione della crisi. – È preferibile esaminare il processo di risoluzione della crisi in funzione delle misure profilattiche miranti a prevenire gli eccessi sintomatici; e ciò tanto più in quanto su questo punto i materiali sono relativamente scarsi. Il modo migliore per mettere fine a una crisi è, beninteso, guarirla. Alcune crisi hanno una durata predeterminata: il *Cane Pazzo* che non trovava la morte in combattimento prima che le foglie ingiallissero poteva abbandonare il suo personaggio di *Cane Pazzo* (315). La maniera classica di mettere fine a una crisi di *latah* consiste nel cessare di stimolare il soggetto, il quale, sebbene del tutto cosciente di quanto fa, non può arrestare da sé la crisi e supplica quindi l'istigatore di smettere di eccitarlo. La maniera classica di metter fine a una crisi di *amok* consiste nell'uccidere il corridore di *amok*. Linton (302) racconta che così accadde finché gli Olandesi non pensarono di rifiutare al corridore di *amok* la morte gloriosa che egli cercava; da allora in poi essi condannarono ai lavori forzati i corridori di *amok* che riuscivano a catturare: ciò ridusse notevolmente la frequenza delle crisi. Certi Algonchini del Nord, quando presentono l'imminenza di una crisi cannibalica – la crisi *windigo* – sono presi da un orrore così profondo che supplicano di essere uccisi (282, 440). Ho indicato altrove (133) che molti suicidi devono essere considerati come tentativi di prevenire l'esplosione di una psicosi acuta.

Tra gli equivalenti clinici dei metodi sociali di risoluzione delle crisi citeremo la tecnica ben nota consistente nello schiaffeggiare o nell'aspergere di acqua fredda il paziente isterico allo scopo di stroncare la crisi, o semplicemente nel lasciarlo solo, giacché, essendo l'isteria un "disturbo sociale" (254) essa esige un pubblico; l'equivalente clinico della risoluzione della crisi attuata dal soggetto stesso, con l'ausilio dei mezzi fornitigli dalla cultura, sarebbe l'ospedalizzazione volontaria in un ospedale psichiatrico oppure la decisione di intraprendere una terapia psicoanalitica.

Va da sé che la mia teoria delle psicosi etniche non esclude affatto la possibilità di classificare questi disturbi anche nei termini della nosologia psichiatrica tradizionale. Ad esempio, la sindrome mohave del *Crepa Cuore* è manifestamente una classica depressione da lutto[53]; l'*imu* e il *latah* sono quasi certamente forme di isteria, e così di seguito. Ciò non dovrebbe stupirci, giacché i processi psicodinamici fondamentali hanno carattere universale, anche se si esprimono in forme assai diversificate. L'individuo, sia egli normale o anormale appartenga a tale o tal'altra cultura, fa ricorso a meccanismi di difesa che sono fondamentalmente gli stessi. Il normale differisce dall'anormale, così come l'Eskimo dal Beduino, non in base alla preferenza o all'assenza di certi meccanismi di difesa, ma in base alla strutturazione dell'insieme di tali difese e in base all'importanza relativa attribuita dalla sua cultura a ciascuna di esse, sebbene l'attribuzione di un coefficiente di importanza non sia certamente un atto deliberato, ma un semplice sottoprodotto, più o meno inevitabile, dell'atmosfera culturale predominante.

Disturbi-tipo

Con questo termine indicheremo le malattie psichiche proprie del tipo di società che le produce. Esse sono, dal punto di vista etnopsichiatrico, le più difficili da definire, oltre che le meno conosciute e studiate. Trent'anni fa (cfr. cap. IX) avevo già rilevato la loro esistenza (senza tuttavia utilizzare il termine "disturbi-tipo"), ma avevo trascurato di approfondire questa indicazione, salvo che incidentalmente. D'altronde, lo studio di questi disturbi incontra alcune difficoltà tra cui ricorderemo, in particolare, le seguenti due:

1. Soltanto la distinzione tra comunità a solidarietà organica (*Gemeinschaft*) e società a solidarietà meccanica (*Gesellschaft*)[54] è sfruttabile nel quadro dell'etnopsichiatria; le distinzioni correnti tra società matrilineare e società patrilineare, o fra tipi di attività (industriale, agricola, pastorale, di caccia-pesca-raccolta), sono inutilizzabili per differenti ragioni, la principale delle quali è che esse non escludono le sovrapposizioni e gli accavallamenti delle diverse categorie. I Mohave, che possono figurare accanto ai Crow come tribù guerriera, sono anche collocabili vicino ai pacifici Hopi, in quanto "agricoltori". In queste condizioni è difficile decidere quale dei due modi di classificazione sia più pertinente dal punto di vista etnopsichiatrico. Peraltro non posso affermare che questi criteri abbiano realmente relazione coi grandi tipi di *strutture* sociali e non soltanto coi tipi di modelli *culturali*. Questo inciampo è uno dei molti problemi creati dalla difficoltà di distinguere con nettezza tra il sociale e il culturale.

2. Le ricerche di psichiatria sociale interessano raramente la struttura sociale *totale*. Anche le migliori analisi delle categorie di disturbi psichici considerate in funzione delle "zone urbane", da una parte (179) e delle "classi sociali dall'altra" (242) non precisano, né sono capaci di precisare, la correlazione esistente tra un certo tipo di disturbi e un certo tipo di struttura sociale *totale*. Certo, ogni zona urbana ed ogni classe sociale traumatizza l'individuo in maniera differente.

A causa del suo disturbo, un individuo può dunque passare da una zona, o da una classe, ad un'altra. Nella nostra società, un "borghese" schizofrenico può finire con il toccare il fondo in una pensione malfamata e il figlio alcolizzato di un aristocratico può diventare un barbone. Non esiste, in compenso, alcun settore sociale dove lo psicotico sedang possa "toccare il fondo"; il disturbo non lo strappa dal suo abituale contesto e non comporta il suo "declassamento" in un senso sociologicamente significativo. Al massimo, può abbandonare il villaggio ed errare nella giungla per alcuni giorni, finché non muore morso da un serpente, divorato da una tigre o, semplicemente, d'inedia. Infine, bisogna soprattutto capire che la "zona malfamata" ha senso solo in contrapposizione al "quartiere residenziale", proprio come la "classe inferiore" (povera) ha senso solo rispetto alla "classe superiore" (ricca). Tutto questo *nel quadro di una sola e identica struttura sociale*, caratterizzata dalla molteplicità delle sue nicchie, ovvero della sua polisegmentazione durkheimiana. Un semplice esempio faciliterà la comprensione di questo punto. Il Mohave del 1830, sebbene obiettivamente povero, era signore e padrone del suo ristretto *Lebensraum*, o spazio sociale. Quello del 1930, anche se oggettivamente più ricco, restava tuttavia solo un povero, un'entità trascurabile nel quadro dell'immenso spazio sociale degli Stati Uniti (133). In breve, dal punto di vista psicologico, una cosa è vivere nella capanna più bella di un villaggio primitivo, tutt'altra cosa è abitare in una baracca (senza dubbio meno rozza e più confortevole della capanna) che, tuttavia, è soltanto un tugurio quando si situa ai confini di una città dove esistono palazzi lussuosi.

Continuerò la mia analisi soprattutto in funzione della contrapposizione tipologica tra *Gemeinschaft* e *Gesellschaft* per completarla con una discussione sulla dicotomia pacifico-guerriero e sui vari tipi di comportamento marziale.

L'etnopsichiatria affronterà la dicotomia *Gemeinschaft-Gesellschaft* in funzione dei tipi di rapporti sociali chiamati a svolgere un ruolo chiave in una data società. Parsons (355) definisce tre tipi di rapporti sociali: le relazioni funzionalmente specifiche, le relazioni funzionalmente diffuse e le relazioni funzionalmente cumulative.

Non essendo un etnologo, non sembra essersi reso conto che nessuno di questi tre tipi di relazioni era determinante in seno alla *Gemeinschaft* primitiva, dove prevale il tipo di rapporto che ho denominato *funzionalmente multiplo*. Discuterò i primi tre tipi di relazioni seguendo da vicino le definizioni di Parsons, ma aggiungendovi i miei personali commenti psicologici. Quanto alla teoria delle relazioni funzionalmente multiple, essa è del tutto mia.

Le relazioni funzionalmente specifiche svolgono un ruolo predominante in tutte le *Gesellschaft*, delle quali assicurano in buona parte il funzionamento normale. Queste relazioni sono segmentarie, spesso effimere, ridotte all'essenziale, efficaci, totalmente compiute dal primo all'ultimo istante, obiettive fino al punto di essere impersonali e dunque frustranti sul piano affettivo. Ritengo persino che le relazioni funzionalmente diffuse siano state elaborate per compensare le frustrazioni create dalle relazioni funzionalmente specifiche. Le relazioni funzionalmente diffuse nascono quasi dal nulla ma, una volta allacciate, sono ritenute stabili, senza limiti e cariche di significato affettivo in ogni momento della loro durata; in tempo di carestia un padre moderno non potrebbe, come fa il padre australiano, giocare teneramente con il figlioletto durante un intero pomeriggio, per poi ucciderlo, metterlo a cuocere e mangiarselo a cena (398). Le relazioni funzionalmente cumulative si inseriscono tra i due tipi precedenti: ad esempio, si pensi alla relazione tra padrone e segretaria. Gli "idilli d'ufficio" sono infatti abbastanza comuni per cui la società moderna deve tenerne conto, definendo anche quale "dovrebbe essere" il loro svolgimento; però nascono "fortuitamente" e rimangono, in linea di principio "facoltativi"... Se costituiscono modelli di "cattiva condotta". [V. *infra*]. È soprattutto perché riuniscono due tipi di relazioni segmentarie teoricamente incompatibili; di qui segue che possono essere analizzate dal punto di vista sociologico, esattamente nel modo in cui Davis (69, 70) ha analizzato la prostituzione e le nascite illegittime. Al pari delle relazioni diffuse, esse sono probabilmente il risultato di tentativi inconsci di estendere e approfondire relazioni specifiche troppo limitate e dunque frustranti. Siccome ho esaminato altrove (capp. IX-X) il ruolo importante svolto dalle relazioni specifiche nella sociogenesi della schizofrenia, mi limiterò qui ad aggiungere che l'elemento di clivaggio (schizo) della schizofrenia non rappresenta probabilmente che un tentativo disperato di riconciliare impegni reciprocamente incompatibili; come l'atteggiamento riservato e ritirato in se stesso dello schizofrenico rappresenta un tentativo di inibire la tendenza inerente alle relazioni funzionalmente specifiche ad estendersi a macchia d'olio e a trasformarsi in relazioni funzionalmente cumulative.

Le relazioni funzionalmente multiple, che costituiscono il quarto tipo di relazioni considerate, svolgono un ruolo fondamentale nelle società primitive a solidarietà organica (*Gemeinschaft*). Esse differiscono per un aspetto essenziale dalle relazioni cumulative. Infatti, la società ammette il corretto stabilirsi di ciascuno degli elementi che costituiscono una relazione cumulativa: soltanto la loro congiunzione è considerata come "modello di cattiva condotta", nella misura in cui la si giudichi suscettibile di intralciare il buon funzionamento di ciascuna delle relazioni specifiche che la costituiscono. La relazione sessuale tra il principale e la segretaria è giudicata diminuire l'autorità dell'uno e l'efficienza dell'altra nonché capace di nuocere, di conseguenza, al buon andamento degli affari. Accade esattamente il contrario nel caso di relazioni funzionalmente multiple in un ambiente primitivo, dove proprio il modello complessivo è socialmente approvato e ritenuto capace di rendere possibile il funzionamento di ciascuna delle relazioni costitutive. Dal modo in cui lo presenta la Bibbia, risulta che Abramo era, nello stesso tempo, patriarca, *pater familias*, legislatore, giudice, carnefice, capo tribù, generale in capo, gran sacerdote e, di fatto, "Gran Capo di Tutto e del Resto". Dividendo il letto della sua servitrice, Hagar, non indebolì il proprio potere su di lei, anzi lo accrebbe; quest'ultima non divenne meno sottomessa poiché quell'atto ne aumentò il desiderio di servirlo. Se da un punto di vista superficiale, inoltre, può apparire che Abramo, in un certo momento, agisca interamente (o perlomeno soprattutto) nei termini dell'una o dell'altra delle sue molteplici prerogative, ciò dipende dal fatto che in altri momenti poteva agire in quella o quell'altra delle sue numerose prerogative. Poteva essere capo dell'esercito soltanto perché, in qualità di *pater familias*, poteva mobilitare tutta la sua parentela e, come capo tribale, l'intero clan; come legislatore, giudice e carnefice poteva far eseguire i suoi ordini; infine, ispirava fiducia come capo militare perché, in qualità di sommo sacerdote, poteva convincere Jéhovah a favorire il suo clan.

Le relazioni funzionalmente multiple differiscono anche dai rapporti diffusi. Gli elementi costitutivi di una relazione multipla sono, per definizione, enumerabili, mentre quelli di una relazione diffusa non lo sono. Di fatto, quando si cominciano a contare gli elementi costitutivi di una relazione diffusa, c'è la prova manifesta che la relazione stessa è sul punto di disgregarsi[55].

Contrariamente alla *Gesellschaft*, la *Gemeinschaft*, in particolare la *Gemeinschaft* primitiva, manifesta spesso un'intolleranza verso relazioni funzionalmente diffuse (essendo questa una delle sue caratteristiche). In queste società, si vede spesso che la passione amorosa (anche quella coniugale) crea violenti sconvolgimenti e può talvolta andare persino incontro a una tragica fine (133). Questa osservazione coincide forse con quanto Mauss dice dell'elaborazione relativamente poco sviluppata del ruolo e del concetto di "persona" nelle società primitive (330).

Se, nella *Gesellschaft*, l'uomo comune si trova isolato e rischia di diventare schizofrenico, nella *Gemeinschaft* è quasi obbligato ad essere socievole e rischia di diventare isterico. Questi sono i "disturbi psichici tipo" di questi due generi di società; disturbi ai quali si penserà immediatamente quando si cercherà di fare una diagnosi psichiatrica. Bisognerebbe pensarci due volte prima di diagnosticare un'isteria a un professore occidentale di filosofia e una schizofrenia in un Indiano nordamericano (anche acculturato). Gli psichiatri esperti sembrano aver talvolta intravisto questa cosa senza però riuscire a formularne con chiarezza il principio. Dovendo fare diagnosi su una paziente indiana gravemente disturbata – che aveva seguito studi superiori e ottenuto un diploma universitario dopo essere stata allevata in una società tribale (*Gemeinschaft*) – la nostra équipe medica si divise in due: gli psichiatri giovani furono unanimi nel diagnosticare una schizofrenia mentre tutti gli altri, psichiatri e psicoanalisti consumati, concordarono sulla diagnosi di psicosi isterica. Senza alcun dubbio questa donna aveva sofferto gravi traumi orali (cap. XV) e sarebbe effettivamente diventata schizofrenica *se* fosse cresciuta in una *Gesellschaft*. In fondo si trattava, nondimeno, di un'isteria coperta da sintomi schizofreniformi. All'origine di quella che è stata chiamata la "schizofrenia passeggera del combattente" (osservata nei soldati americani durante l'ultima guerra) esisteva, viceversa, una reazione schizofrenica pesantemente sovraccarica di elementi isterici. Se questi due quadri clinici offrono sicure somiglianze, da un punto di vista superficiale, la patodinamica che li sottende resta comunque radicalmente diversa.

Più in generale, quando il membro di una *Gemeinschaft* (in particolare, un primitivo) subisce per caso un trauma che, in una *Gesellschaft*, provocherebbe una schizofrenia, reagirà più spesso con un disturbo isterico ma la sua isteria sarà ricoperta da sintomi improvvisati a livello idiosincrasico, simili a quelli della schizofrenia: il quadro clinico sarà allora quello di un accesso delirante o, al massimo, di uno stato schizoaffettivo. Inversamente, un membro della nostra società, il quale subisca accidentalmente un trauma di natura tale che provocherebbe una isteria in un primitivo, sarà nondimeno colpito da una forma di schizofrenia, ricoperta da elementi isterici improvvisati[56]. Non ci si inganni sul senso di queste mie osservazioni: non intendo incoraggiare né la tendenza attuale a brandire l'isteria come etichetta diagnostica che apre tutte le porte e onnicomprensiva, universalmente valida nel momento in cui si abbia a che fare con dei primitivi, né la corrispettiva tendenza ad appiccicare l'etichetta di "schizofrenico" a ogni malato moderno la cui diagnosi sembri dubbia (cap. IX). Il compito dello psichiatra è di fare diagnosi degli esseri umani e non delle malattie.

La maniera in cui le reazioni anormali si articolano coi tipi di società (e forse anche coi tipi di modelli culturali) può essere messa in evidenza anche da un'analisi della soluzione apportata dai Crow, dai Blackfoot e dai Mohave al conflitto tra la paura della morte in combattimento, da una parte, e la sete di gloria e l'ambizione sociale, dall'altra. I Crow conoscono una sola forma di "scala sociale"; un individuo accede alla dignità di capo solo se compie una data *serie* di imprese guerriere. Inoltre, erano soliti incitarsi a raggiungere uno stato di cieca temerarietà proclamando ad alta voce di essere animati solo da sentimenti di estremo altruismo; uno stato, questo, che talvolta si spingeva sino a una compassione "eroica" e quasi masochistica verso se stessi (103). Un capo crow, sul punto di condurre i suoi feroci guerrieri in combattimento contro un tradizionale nemico, tenne loro un discorso commovente fino alle lacrime, dai toni quasi hitleriani, in cui lamentava la sorte miserevole dei prigionieri crow, dipingendo se stesso e la sua nazione, notoriamente aggressiva, con i tratti di una penosa banda di innocenti, ingiustamente perseguitati, dei quali ora si andavano a vendicare le sventure (315).

Per il lettore non avvertito, il suo discorso è toccante, e persino poetico; ma è del tutto grottesco per chiunque conosca la ferocia e l'aggressività della nazione crow.

Il conflitto tra la paura della morte e la sete di gloria prendeva talora forme così acute che la società crow era costretta a tenerne conto. Così, coloro i quali, per una ragione o per l'altra, erano incapaci di compiere le imprese guerresche richieste a un candidato che voleva diventare capo, poteva farsi *Cane Pazzo* (310), mentre coloro i quali temevano la morte, potevano diventare transvestiti. Inoltre, il guerriero famoso che periodicamente acquisiva un gran numero di cavalli prendendoli al nemico, rimaneva ugualmente poverissimo, giacché, per magnificare la sua condizione, ne faceva dono sia ai bisognosi sia a quelli che desiderava onorare. In entrambi i casi, questa generosità alla Robin Hood – resa possibile da un banditismo "eroico" – gli procurava un aumento di prestigio.

A differenza dei Crow, i Blackfoot, altra tipica tribù di Indiani delle Pianure, erano giunti a conciliare l'interesse economico e le ambizioni guerresche. Anche presso di loro la promozione sociale dipendeva essenzialmente dalla distribuzione cerimoniale dei cavalli – ma di cavalli *quali che fossero*. Il giovanotto ambizioso ma di modesta fortuna non aveva altro modo di procurarsi i cavalli necessari se non quello di fare una razzia in territorio nemico, mentre il giovanotto ricco riceveva dalla famiglia il consiglio di restare tranquillamente a casa e di prelevare dalle vaste mandrie familiari tutti i cavalli che doveva distribuire per guadagnare prestigio (219).

Presso i Mohave, che sono anch'essi una tribù guerriera ma non appartengono al modello delle Pianure, esistevano due forme di status prestigioso che, in certe condizioni, potevano fondersi: una specie di "nobiltà" ereditaria (*ipa: taha:na*: vera persona) e una "nobiltà" acquisita, quella dei grandi guerrieri plebei i quali, in virtù delle loro imprese, ottenevano lo status *ipa: taha:na* e potevano probabilmente fondare nuovi lignaggi "nobili".

Sembra che alcuni genitori mohave "nobili" spingessero i loro figli a diventare transvestiti (181) perché potessero sfuggire all'obbligo militare senza esporsi, tuttavia, a un totale disonore, dato che ogni Mohave, ad eccezione dei transvestiti, era tenuto a distinguersi per qualche importante fatto d'armi. Tuttavia, da quanto se ne può sapere oggi, un *ipa:taha:na* ereditario che si mostrasse vile senza tuttavia risolversi a diventare un transvestito non perdeva il suo status di nobile a causa della sua viltà: semplicemente, andava incontro al disprezzo del resto della tribù[57].

L'esame di questi fatti mostra che queste tre tribù fondamentalmente guerriere avevano, ciascuna, risolto differentemente, in funzione di strutture sociali differenti, il conflitto tra la paura della morte e il desiderio di prestigio e di gloria. Presso i Crow, il vile decideva spontaneamente di diventare un transvestito, mentre tra i Mohave il giovane *ipa: taha:na* era talvolta persuaso dai genitori sulla necessità di adottare quest'ultima soluzione; i genitori del ricco Blackfoot gli consigliavano di restare tranquillamente a casa e di accrescere il proprio prestigio distribuendo i cavalli di proprietà della famiglia.

Il Crow ambizioso, ma che, per una ragione o per un'altra, non poteva diventare capo, aveva la possibilità di assicurarsi uno status eminente, sebbene marginale (cioè non nucleare) diventando *Cane Pazzo*; in una situazione analoga, il giovane Blackfoot non poteva acquistare un prestigio, che avesse valore sociale *nucleare*, se non a condizione di essere abbastanza ricco da poter distribuire cavalli. Non c'è bisogno di insistere sulle altre differenze, che sembrano evidenti.

L'assenza o la presenza di nevrosi di guerra costituisce una terza differenza, spesso significativa dal punto di vista psichiatrico. Sembra che le società *guerriere*, primitive o semiprimitive (da non confondere con le società *militariste*, come Sparta) non conoscano questo tipo di nevrosi. La relativa brevità delle campagne militari condotte dai primitivi o dai semiprimitivi non basta a spiegare questa assenza: Gengis Khan guerreggiò ininterrottamente per lunghi anni; ora, malgrado un attento esame delle fonti storiche che lo riguardano, non ho potuto scoprire la minima indicazione di nevrosi di guerra tra i suoi guerrieri. E non ho nemmeno mai trovato traccia alcuna di un'attenuazione in loro dell'entusiasmo guerriero, mentre i Macedoni di Alessandro si rifiutarono nettamente, a un certo momento, di continuare la loro avanzata vittoriosa (366, 62), e Napoleone ebbe molte volte occasione di rimproverare ai suoi generali di preferire alla vita dei campi di battaglia il godimento delle loro ricchezze acquistate di fresco (193)[58]. In realtà, parlare di "nevrosi di guerra" a proposito di società primitive ha senso solo in rapporto a due fenomeni diametralmente opposti: tecnica che consiste nell'abolire in anticipo ogni situazione bellica ansiogena – è il caso del transvestito – e l'esplosione di follia guerriera a carattere "eroico" – come nel caso del *berserker*, del *ghazi* (eroe della guerra santa presso i musulmani), del corridore di *amok*, del *juramentado* e di molti altri.

Questi fatti dimostrano che è legittimo parlare di "malattie psichiatriche tipiche", determinate non dal modello culturale specifico del gruppo, bensì dal suo tipo di struttura sociale. Murdock ha dunque ragione di dire che gli studi "di cultura e di personalità" dovrebbero essere completati da studi su "la struttura sociale e la personalità" (344). Ora, se si accetta il suggerimento di Murdock, si è costretti a fare una distinzione esplicita tra "disturbo tipico" e "disturbo etnico". Il primo è determinato dal tipo di struttura sociale e determina, a sua volta, la gamma delle categorie, o "caselle", nosologiche fondamentali dove verranno a disporsi i disturbi psichiatrici reali. A questo punto interverrà il modello culturale specifico che, a sua volta, determinerà la formulazione distintiva ("disturbo etnico") del disturbo tipico di una data società. Così, l'accesso delirante è una delle psicosi tipiche delle società relativamente semplici; quando vi si aggiungono pulsioni aggressive e autodistruttive, esso prende la forma di una crisi di *amok*, tra i Malesi, della quasi-psicosi del *Cane Pazzo*, tra i Crow, e così via.

Soffermiamoci su di un ultimo punto: una società (o una cultura) può avere come tratto caratteristico proprio il fatto di essere molto tipica – di essere, per esempio, un caso davvero tipico delle società a solidarietà organica (*Gemeinschaft*) [contrapposte alle società a solidarietà meccanica (*Gesellschaft*)] o delle società guerriere (contrapposte alle società militariste). Una società siffatta avrà dunque come caratteristica principale la tendenza a realizzare un "ideal-tipo" teorico. Ciò che Sparta ci offre di davvero significativo è il grado di perfezione a cui è giunta nella costruzione dello Stato-caserma (in quanto tipo di struttura sociale), piuttosto che il suo modo di essere militarista (in quanto modello socio-culturale). La cultura tasmaniana ha di notevole questo: ci offre un esempio perfetto di primitivismo; mentre la cultura americana ci consegna un'approssimazione ravvicinata del "tipo ideale" di società industriale. Nei casi estremi di questo genere è poco probabile che si possano stabilire valide distinzioni *funzionali* tra "disturbi tipici" e "disturbi etnici". In una società primitiva, come quella dei Tasmaniani (404) o dei Phi Tong Lunag (38), l'isteria riprodurrà fedelmente la concezione teorica di questa malattia quale figura in tutti i manuali di psichiatria; mentre un professore occidentale di filosofia presenterà una forma di schizofrenia del tutto conforme alla "schizofrenia ideale" dei manuali.

In entrambi i casi la formulazione "etnica" distintiva del disturbo arriva quasi a confondersi con la sua struttura di base "tipica"[59].

Attraverso identiche considerazioni si può spiegare perché sono fondamentalmente simili le nevrosi individuali e collettive che si osservano in tutte le società sottoposte a un'acculturazione brutale (nevrosi da acculturazione); scavando appena un poco, si può anche spiegare perché si scopre un'innegabile parentela psicologica tra i *Culti del Cargo* dei Melanesiani e, poniamo, la religione della *Danza degli Spettri* degli Indiani delle Pianure. In entrambi i casi si tratta di disturbi tipici di società in stato di transizione; tali disturbi hanno di "etnico" solo la loro formulazione specifica.

Quando si ha a che fare con casi estremi – l'abbiamo visto – sebbene sia difficile differenziare, a livello *pratico*, i disturbi "tipici" dai disturbi "etnici", questa distinzione rimane valida dal punto di vista *metodologico*. Si concluderà, quindi, che questi disturbi a doppio taglio devono essere analizzati in funzione di ciascuno di questi due quadri di riferimento, e ciò anche se i materiali di base sono quasi identici in entrambi i casi. Ciò spiega perché, sebbene i fatti e le loro interpretazioni si prestino a sovrapposizioni multiple, ho creduto necessario analizzare la schizofrenia come disturbo "tipico" (cap. IX) e come disturbo "etnico" (cap. X).

Per concludere dirò che l'etiologia di "qualsivoglia"[60] disturbo non idiosincrasico è determinata, essenzialmente, dal *tipo di struttura sociale* in cui tale disturbo giunge a manifestarsi, mentre il suo quadro clinico è strutturato soprattutto dal *modello culturale etnico*. Se i disturbi caratteristici della società moderna – la schizofrenia, gli stati psicopatici, le nevrosi ossessivo-compulsive e del carattere – sono così refrattari a ogni psicoterapia, ciò dipende dal fatto che lo psicoterapeuta non si rende ben conto di misurarsi con disturbi *non soltanto* idiosincrasici ma *anche* tipici ed etnici.

Anche la nostra cultura ha il suo lotto di disturbi etnici, tra i quali figura in buona posizione la schizofrenia e di cui ci occuperemo diffusamente nei capitoli IX e X. Un altro di questi disturbi, la psicopatia, verrà analizzato dal II al VII capitolo ma non come disturbo etnico specificamente appartenente alla nostra cultura.

Disturbi idiosincrasici

Nel caso di traumi atipici ma statisticamente frequenti, dei quali la cultura non tiene conto, o di traumi rari anche statisticamente, la cultura non fornisce mezzi di difesa né sintomi che permettano di fissare l'angoscia e di affrontare i conflitti provocati da questi traumi. L'individuo che subisce questo tipo di trauma presenterà una nevrosi o una psicosi "ordinaria", non etnica, cioè idiosincrasica.

Questo genere di disturbo è caratterizzato dall'*improvvisazione* delle difese e dei sintomi, improvvisazione che avviene di solito a partire dalla deformazione di taluni elementi culturali i quali non sono affatto destinati, originariamente, a fornire una difesa dall'angoscia.

Nel capitolo II abbiamo esaminato abbastanza dettagliatamente le quattro maniere di deformare a fini sintomatici i materiali culturali; non ne riparleremo dunque qui. In compenso, ripeterò ancora una volta che i materiali culturali in cui si riflette un'autosconfessione della società possono servire come sintomi senza dover subire nessuna preliminare deformazione; e sempre con funzione sintomatica si collocano in buona evidenza tra i disturbi "modello" di una data cultura, tra quei "modelli" che persino gli psicotici idiosincrasici non mancano di imitare. In ultima analisi, tuttavia, le similitudini tra i disturbi convenzionali, o "modelli", e i disturbi idiosincrasici non sono soprattutto dovute né all'imitazione né a quella relativa uniformità del carattere etnico che contrassegna tutti i membri di uno stesso gruppo. La causa essenziale dipende dal fatto che i materiali culturali di questo tipo si prestano particolarmente bene all'utilizzazione sintomatica. Ciò spiega perché, tra l'altro, il sovrannaturale sia così spesso (162) e tanto agevolmente incorporato nei sistemi deliranti.

Tutto questo non serve a facilitare il compito diagnostico dell'etnopsichiatra che cerchi di stabilire se un certo disturbo sia idiosincrasico oppure no. Si può deplorare questa complessità ma non invocarla per giustificare l'elusione delle differenze fondamentali tra i disturbi idiosincrasici e quelli che non sono tali. Tocca a noi di adattarci alle esigenze della realtà e non che la realtà si pieghi alle nostre.

Ho analizzato i:

1. disturbi sciamanici ("sacri");
2. disturbi etnici;
3. disturbi tipici;
4. disturbi idiosincrasici.

Indicherò ora sommariamente alcune delle applicazioni cliniche di questo schema teorico.

Applicazioni cliniche

Lo psichiatra è ricorso sempre più frequentemente all'etnologo perché lo aiutasse a fare la diagnosi di pazienti culturalmente atipici o marginali (ma – ahimé! – troppo spesso l'etnologo si accontenta di affermare che, ad esempio, "tra i Bonga Bonga questo tipo di comportamento è normale, questo genere di credenza è tradizionale; questa sorta di personalità è ben adattata"). Spesso vere, queste osservazioni sono nondimeno quasi sempre insufficienti. Mi guarderò dal minimizzare l'importanza di questo ordine di procedimento diagnostico, giacché io stesso ho avuto spesso occasione di rettificare diagnosi sbagliate concernenti ex-combattenti indiani, sottolineando, per esempio, la differenza tra delirio e credenza (103). Citerò a questo proposito il fatto seguente: un ex-combattente indiano era stato curato in un ospedale; qui gli avevano diagnosticato una schizofrenia e l'avevano sottoposto a un ciclo di elettrochoc con l'unico risultato di renderlo del tutto incontrollabile. Quando fu finalmente trasferito al Winter Veterans Administration Hospital, dove lavoravo, potei facilmente dimostrare che non era affatto schizofrenico ma semplicemente nevrotico. Una semplice psicoterapia di sostegno, condotta da un giovane collega, gli permise di abbandonare l'ospedale in capo a sei mesi e di riprendere una vita normale in seno alla comunità. Tutto questo è molto banale.

Tuttavia, in un resoconto diagnostico non basta sottolineare la distinzione tra delirio e credenza. Infatti, sin dal momento in cui si adottano le norme che sottendono questa limitata procedura diagnostica, si diventa incapaci di fornire un aiuto psichiatrico a un Indiano che, dopo una crisi o fuga psicotica iniziale, entra in fase di remissione e si definisce come sciamano (87). Secondo le norme "relativiste" che governano la tecnica diagnostica ristretta della quale ho appena parlato, si giungerà ad affermare che, siccome questo sciamano indiano può essere considerato "culturalmente normale", non ha alcun bisogno di trattamento psichiatrico (mentre ho dimostrato sopra che lo sciamano è un nevrotico grave o uno psicotico in stato di remissione e che ha quindi bisogno urgente di un aiuto psichiatrico. Infatti, questo tipo di individuo è in fase di remissione soltanto in rapporto a un determinato ambiente sociale: la sua tribù. Egli è più o meno ben adattato a questo ambiente, e soltanto a questo ambiente. *Egli non è adattabile e soprattutto non è riadattabile*. Al contrario, un Indiano normale che non sia uno sciamano, può essere ben adattato alla sua cultura, pur conservando la capacità di far fronte a situazioni differenti (103).

A mio parere, l'unità di misura della salute mentale non è l'adattamento in sé, ma la capacità del soggetto di procedere a riadattamenti successivi senza perdere il senso della propria continuità nel tempo (145). Chiaramente, proprio questa capacità manca ai "malati modello" cronicamente ospedalizzati: essi sono perfettamente adattati all'ambiente ospedaliero, mostrandosi ragionevoli e collaborativi finché sono in quest'ambiente, ma non tardano a "crollare" non appena lo lasciano[61].

Per essere efficace la psicoterapia dello sciamano non esige che lo si spogli del suo carattere etnico – della sua qualità di Indiano – né che ci si incaponisca a completare la sua acculturazione.

Nulla giustifica un simile tentativo, nemmeno il fatto che egli è nettamente svantaggiato dalle sue origini quando cerca di vivere nella società americana (103). D'altronde, non è nemmeno culturalmente opportuno spogliarlo del suo carattere etnico – de-indianizzarlo – giacché ogni cultura, compresa la nostra, cresce e si sviluppa a contatto con culture differenti, di modo che l'Indiano rappresenta tra di noi un elemento di stimolazione costante, un lievito culturale. La psicoterapia dello sciamano deve cercare di realizzare tutt'altra cosa. Essa deve aggredire unicamente il suo carattere di sciamano – cercare di de-sciamanizzarlo – ma senza per questo intaccare la struttura del suo carattere etnico: deve sforzarsi di riattivare in lui la sua capacità di *ri*-adattamento, distruggendone il suo adattamento patologico, rigido oltre che relativamente marginale e dereistico, al suo *solo* contesto tribale.

Forse mi si obietterà che le tribù indiane hanno *ancora* bisogno di sciamani e che trattando la malattia dello sciamano si rischia di privare l'intera tribù di qualcosa di necessario. Contesto la fondatezza di questo argomento per la semplice ragione che il ruolo svolto da uno sciamano autentico può essere svolto altrettanto bene da un individuo adattabile che si limita a presentarsi come se fosse uno sciamano e, perciò, non rischia di contaminare i propri "pazienti", trasmettendo loro la propria nevrosi.

Quando lavoravo tra i Sedang Moï dell'Indocina mi capitava, come alla maggior parte dei ricercatori sul campo, di dare loro un'assistenza medica sommaria. Come altri ricercatori, mi accorsi subito che i miei pazienti indigeni, anche se erano felici di ricevere medicine occidentali che assumevano coscienziosamente, andavano tuttavia a cercare un conforto psicologico (magico) complementare. Prima mi consultavano, ricevendo da me una compressa di aspirina e il consiglio di riposare al caldo, poi ricorrevano allo sciamano che, col pretesto di rituali curativi, li intratteneva all'aperto, in piena notte e sotto la pioggia; la conseguenza era quasi sempre quella di un aggravamento del raffreddore o dell'indigestione di cui quei pazienti soffrivano. Per mettere fine a queste interferenze abusive, dichiarai semplicemente di essere anch'io uno sciamano[62]. Da quel momento in poi non mi accontentai più di distribuire medicine: eseguivo anche certi rituali curativi tradizionali, con la sola differenza che i miei rituali si svolgevano *al coperto* e non sotto la pioggia, e non costavano niente!

Queste pratiche apportavano ai pazienti tutto l'aiuto rituale (psicologico) di cui avevano bisogno, sebbene non credessi all'efficacia sovrannaturale di questi riti, non essendo psicologicamente io uno sciamano, ma li considerassi semplicemente come una "psicoterapia d'urgenza" – di "sostegno" – in breve, come una specie di "approccio professionale" rassicurante.

Sebbene utile, la tecnica diagnostica che riconosce nello sciamano un nevrotico o uno psicotico in fase di remissione, adattato unicamente a un segmento marginale della sua cultura, e, nel caso dello psicotico etnico, uno psicotico autentico, adattato a un certo "modello di cattiva condotta", rimane apparentata, per molti versi, alla tecnica diagnostica tradizionale, fondata sul criterio dell'adattamento, la quale consiste nell'affermare che "tra i Bonga Bonga questo è normale". In entrambi i casi il rischio più grave è quello di confondere il delirio con la credenza.

Ho creduto a lungo che questa affilatura approssimativa della tecnica diagnostica fosse sufficiente per ogni uso. Fortunatamente per due Indiani acoma, condannati a morire sulla sedia elettrica, scoprii giusto in tempo che anche questa maniera più sottile di affrontare i problemi dell'adattamento non era del tutto soddisfacente. Lo psichiatra della prigione incaricato di interrogare i due Indiani – che erano fratellastri – conosceva abbastanza l'etnopsichiatria da non prendere taluni tratti di carattere etnico per manifestazioni psicotiche.

Non scoprendo alcun indizio *culturalmente neutro* di disturbo psichico, si sentì tenuto a dichiararli "legalmente sani di mente".

Tuttavia, questo diagnosta perspicace – con il quale avevo lavorato molto, durante il suo internato di psichiatria, sui problemi culturali proposti dal lavoro diagnostico – era disturbato dalla sensazione indefinibile che gli sfuggisse qualcosa nel caso di questi due Indiani. Mi invitò a osservarli presso il centro medico per prigionieri federali di Springfield, in Missouri.

Mi intrattenni con i due fratellastri separatamente (essi non potevano comunicare tra di loro, trovandosi isolati nelle celle dei condannati a morte) e alla presenza dello psichiatra della prigione. In meno di dieci minuti ciascuno di loro rovesciò un vero e proprio torrente di materiale connesso alla stregoneria che concordava perfettamente con tutte le credenze acoma, ma che mi lasciò tuttavia perplesso, giacché, forte della mia esperienza di etnografo, sapevo che questo genere di materiale veniva di solito ottenuto al termine di pazienti sforzi. Sto cercando di sottolineare, qui, una cosa molto semplice: un Indiano pueblo, sospettoso e diffidente per tradizione, per di più condannato a morte, il quale, in capo a dieci minuti di colloquio, parla liberamente delle sue credenze e delle sue esperienze esoteriche connesse alla stregoneria, davanti a un interlocutore veduto per la prima volta, agisce altrettanto razionalmente, press'a poco, quanto un agente del controspionaggio che parlasse del codice segreto della marina con un estraneo appena incontrato al bar. Seguendo questo indizio, scoprii ben presto che:

1. I due uomini avevano cessato di *vivere* queste credenze culturali come materiale culturale obiettivo e avevano cominciato a viverle in maniera delirante: "La mano era quella di Esaù, ma la voce era quella di Giacobbe";
2. Minacciati di stregoneria, avevano reagito in modo del tutto anormale rispetto a quanto previsto dalla cultura acoma: infatti, invece di sbarazzarsi dello stregone, secondo il costume acoma, invocando l'aiuto delle società rituali deputate a neutralizzare gli stregoni, avevano tentato di farsi giustizia da sé.

È necessario spiegare con chiarezza il senso della mia affermazione secondo cui questi due uomini *vivevano* le loro credenze culturali in modo delirante. Un ingegnere elettronico, uomo brillante ma paranoide, può pensare di essere perseguitato da un radar; può persino disegnare lo schema progettuale del radar che lo perseguita e questo schema può addirittura rappresentare un progresso reale e considerevole rispetto agli strumenti radar esistenti. Il suo nuovo dispositivo può fare benissimo tutto quanto fanno gli altri radar e farlo anche *meglio,* ma *qualunque cosa esso faccia,* non saprebbe *perseguitarlo.* In questo esempio ipotetico il materiale culturale è manipolato in maniera molto efficace, ma, nondimeno, secondo una modalità delirante, giacché, nella mente di quest'uomo, l'elettronica ha smesso di far parte della fisica per entrare a far parte del campo degli strumenti soprannaturali di persecuzione.

Quando ebbi stabilito in quale maniera questi Indiani avevano deformato la realtà culturale, mi fu facile ottenere da loro anche un materiale delirante personale e idiosincrasico, non conforme al modello culturale acoma e rivelatore di una perfetta schizofrenia paranoide, nell'uno, e di una psicopatia con sfumature psicotiche, nell'altro.

Il nucleo idiosincrasico di queste psicosi era ricoperto da uno strato superficiale di materiale semi-sciamanico e semi-etnopsicotico. Questa costatazione, corroborata da numerose osservazioni dello stesso ordine, suggerisce alcune conclusioni riguardo alle psicosi etniche e/o sciamaniche.

1. Esse possono essere la prima manifestazione di una psicosi idiosincrasica.
2. In uno stadio successivo, possono mascherare una psicosi idiosincrasica soggiacente, nel senso in cui una isteria monosintomatica apparentemente benigna può mascherare una schizofrenia.
3. In taluni casi, costituiscono la manifestazione restitutiva terminale di una psicosi a carattere inizialmente idiosincrasico (cfr. *supra*).

Queste tre possibilità non si escludono a vicenda, ma rappresentano altrettante alternative in grado di sopraggiungere sia separatamente sia in combinazioni binarie o ternarie nel corso di moltissimi disturbi manifestamente idiosincrasici. Un certo numero di osservazioni sostengono quest'ipotesi: una nevrosi può costituire la manifestazione iniziale di una malattia che evolverà verso una psicosi; lo psicotico può anche presentare alcuni tratti nevrotici, e viceversa; succede anche che una nevrosi mascheri una psicosi e che durante il processo di guarigione uno psicotico diventi temporaneamente nevrotico o eventualmente psicopatico. Se quest'ipotesi è valida, dovrebbe rivelarsi feconda la sua esplorazione sistematica.

Per ritornare alle difficoltà diagnostiche richiamate sopra, è ben chiaro che, nel caso dei due Indiani acoma, non si trattava di una credenza scambiata a torto per un delirio, ma di un delirio che, in forza del suo contenuto tradizionale, era stato confuso con una credenza. Potei capire che si trattava proprio di un delirio per la maniera insolita con la quale i due uomini manipolavano i materiali culturali. Senza dubbio essi non *manipolavano* né *vivevano* questi materiali in conformità alle usuali norme culturali e neppure nei termini delle "alternative" culturalmente ammesse o di un "significato secondario", quale può essere attribuito a un elemento culturale quando è assegnato a una matrice secondaria o subordinata (cfr. cap. XVI). In realtà, questi elementi culturali acoma non erano stati neppure manipolati secondo qualche "modello di cattiva condotta" marginale. Le credenze tradizionali sulla stregoneria erano state manipolate in modo del tutto arbitrario e idiosincrasico; gli elementi culturali erano stati "deculturati" – spogliati del loro contenuto culturale – in un modo che è tipicamente psicotico (cfr. Cap. II).

Finirei con il rimproverarmi se lasciassi in sospeso questo caso clinico: lo psichiatra della prigione riconobbe la fondatezza delle mie osservazioni, presentandole presso il tribunale d'appello con tale abilità e competenza che i due uomini si salvarono dalla pena capitale e vennero ricoverati nel Centro medico per detenuti federali.

Conclusione: Il senso pratico della teoria

Quasi una dozzina d'anni di lavoro negli ospedali psichiatrici, più di quindici anni passati a insegnare etnopsichiatria psicoanalitica e parecchi anni di pratica psicoanalitica mi hanno convinto che è ingiusto e irragionevole esigere dallo psichiatra di diventare un esperto in etnografia (da non confondere con l'etnologia). Non si può pretendere che studi in dettaglio la cultura di ogni paziente da diagnosticare e curare. Non saprebbe praticare ciò che ho chiamato "psichiatria interculturale", la quale richiede una conoscenza approfondita della cultura del malato e di cui ho dato un esempio nella mia opera *Reality and Dream* (103). Conscio dell'utilità pratica di questa forma di conoscenza, consideravo tale impossibilità a dedicarvisi come una calamità che si poteva di certo attenuare ma non sormontare definitivamente. Cercavo quindi dovunque mezzi che permettessero allo psichiatra di diagnosticare e di trattare anche pazienti appartenenti a culture di cui ignori tutto o quasi.

Finquando mi sforzavo di risolvere questo problema in termini puramente psichiatrici o etnografici, cozzavo contro un muro. Tuttavia, la risposta si fece avanti da sé quando affrontai il problema da etnologo, cioè non più in funzione di questa o quella specifica "cultura" ma attraverso il *concetto stesso di cultura*. Ciò prova ancora una volta che Georg Cantor aveva ragione di affermare che è più importante porre correttamente una domanda che rispondervi (senza dubbio perché, se la domanda viene posta in modo corretto, essa è capace di offrire la propria risposta). Il segnale di una soluzione mi fu dato dal concetto di cultura concepita come esperienza vissuta, cioè come la *modalità* attraverso la quale un individuo vive e apprende la propria cultura sia in condizioni di salute mentale che di disordine psicologico. Restava da determinare se questa soluzione teoricamente corretta si sarebbe rivelata efficace quando si fosse trattato di diagnosticare individui la cui cultura mi fosse quasi o del tutto sconosciuta. Il fatto di aver potuto avanzare una diagnosi corretta su due Indiani acoma, malgrado la mia quasi completa ignoranza della loro cultura, mi autorizza a concludere che questa tecnica è valida sia dal punto di vista logico che pratico.

Infatti la situazione era troppo critica perché io mi permettessi di consultare un trattato di etnografia acoma prima di intrattenermi coi due detenuti. Ma se non sapevo granché della loro cultura, in compenso conoscevo l'etnografia generale e comprendevo chiaramente la funzione della *Cultura* in sé e la natura del "modello culturale universale" (462). Quando questi uomini mi raccontarono di aver preso il fucile e di essere partiti alla ricerca degli stregoni, ignoravo come gli Acoma usassero trattare gli stregoni. Tuttavia, come etnologo, ero certo che, *quale che fosse* la loro maniera specifica di reagire nei confronti degli stregoni, dovevano possedere, come la maggior parte delle società, meccanismi sociali destinati proprio a controllare questa categoria di individui. In seguito dovevo scoprire che gli Acoma disponevano in realtà di associazioni rituali incaricate di sbarazzarli degli stregoni, così come i Sedang Moï se ne sbarazzavano vendendoli come schiavi ai Laotiani, e i Mohave grazie alla mediazione dell'eroe Uccisore-di-Stregoni o, più raramente, con il linciaggio (133). Perciò formulai la mia diagnosi in base alla *Cultura-in-sé* e non in riferimento specifico alla cultura acoma, versione particolare del modello culturale universale – versione che a quell'epoca, del resto, mi era sconosciuta.

Questa esperienza indica che una vera analisi del modello culturale universale e una determinazione esauriente della sua natura esigono che, in ogni studio delle culture, si tenga anche conto della prospettiva psichiatrica. Infatti, quale che sia la diversità culturale, il semplice fatto di avere una cultura è un'esperienza davvero universale: ovunque e nello stesso modo, l'uomo funziona come "creatore, creatura, manipolatore e mediatore di cultura" (418). *Pari passu*, il Mohave apprende la sua cultura così come l'Eskimo apprende la propria; l'atteggiamento di un fante americano verso la sua carabina è probabilmente identico a quello che, nell'esercito romano, il guerriero delle Baleari osservava nei confronti della propria fionda.

Se ritorniamo un momento al nostro ipotetico ingegnere elettronico paranoide, potremmo sostenere che il suo progetto era corretto dal punto di vista *etnografico*, ma delirante dal punto di vista *culturale* (etnologico). Prendiamo un esempio concreto: Kempf (265) riferisce il caso di un paziente paranoide che, abbastanza delirante da amputarsi il pene, continuava tuttavia a preparare voci per il prestigioso dizionario di Oxford. Tuttavia, insistendo sulla qualità obiettiva di questa prestazione, Kempf manca di interrogarsi sul *significato soggettivo* che questo lavoro – "scientifico" soltanto sotto il profilo etnografico – poteva avere per il paziente stesso. Per questo penso, insieme a Dodds (157), che Pitagora fosse uno sciamano[63], giacché reputo che la molla delle sue grandi scoperte matematiche fosse piuttosto di natura mistica che matematica.

Avevo chiamato psichiatria "transculturale" la tecnica che abborda i problemi psichiatrici in funzione dei concetti chiave della cultura; preferisco ora gli aggettivi "transetnografica", "meta-etnografica" o "metaculturale" (103), perché coloro i quali l'hanno preso in prestito da me – sia detto per inciso, senza mai riconoscermene la paternità – ne hanno sistematicamente snaturato il senso, applicandolo a quella che io ho denominato psichiatria "interculturale" (103).

La psichiatria metaculturale (ex-transculturale) fa molto di più che limitarsi ad attenuare l'incapacità *tecnica* dello psichiatra di diventare un etnografo universale. Infatti, il procedimento consistente nell'esaminare i problemi psichiatrici nei termini della Cultura e non delle *culture* è più efficace anche dal punto di vista pratico – cioè terapeutico – e, teoricamente, ben superiore a ogni altro procedimento culturale in quanto rende possibile una comprensione più profonda della psicodinamica, la quale, a sua volta, conduce a una conoscenza etnologica più spinta della natura della Cultura. Inoltre, essa rifiuta in maniera definitiva le arroganti pretese di quella cricca di "psicoanalisti culturalisti" neofreudiani e pseudofreudiani che non soltanto si vantano di una maggiore sottigliezza, di un maggiore fiuto etnologico, ma pretendono anche che le loro vedute siano più utili agli etnologi di quelle della psicoanalisi classica.

L'etnologo non può arrecare un valido contributo alla scienza psichiatrica se si limita ad assimilarne il gergo e, per tutto il resto, si accontenta di esibire, quando se ne dà l'occasione, la sua piccola collezione etnografica di "curiosità" esoteriche. Non sarà davvero utile alla psichiatria se non restando etnologo, cioè specialista della Cultura, definita come una maniera strutturata di apprendere la realtà sia sociale che extra-sociale. Secondo me, questa è un'adeguata risposta a Kroeber (273), il quale pretende che l'etnopsichiatria non rientri nel campo dell'etnologia vera e propria giacché non studierebbe la Cultura. L'etnopsichiatria che studia, al tempo stesso, la Cultura e il modo in cui l'individuo apprende la propria cultura, completa e perfeziona – proprio come conviene che sia completata e perfezionata – quella scienza della Cultura che i "culturologi" (459) sembrano talora studiare come se l'uomo non esistesse.

Per quanto mi riguarda, sostengo che, diventando anche psicoanalista, ho semplicemente portato a compimento la mia formazione di etnologo, cioè di specialista della Cultura e dell'Uomo. Se fossi stato dapprima psicoanalista, avrei certamente sentito il bisogno di studiare anche l'etnologia allo scopo di completare la mia formazione di specialista dello psichismo umano. Infatti, nel quadro di un tentativo di comprendere l'uomo in maniera significativa, è impossibile dissociare lo studio della Cultura da quello dello psichismo, precisamente perché Psiche e Cultura sono due concetti che, pur del tutto distinti, si trovano in un rapporto reciproco di complementarità heisenberghiana (92, 134, 148).

Note

[1] Si veda il concetto di psicoterapia transculturale (103).
[2] Altrove (135) si troverà una breve discussione sulla sublimazione.
[3] Enuncio qui la concezione classica, che esige di essere rivista alla luce delle teorie di Hartmann, Kris e Loewenstein (232, 233) sull'Io-infantile indifferenziato, o anche alla luce della teoria di Fairbairn (178), secondo la quale è l'Es a distaccarsi dall'Io-infantile e non l'Io a separarsi dall'Es-infantile. Una concezione più sottile dell'Io (145) e, singolarmente, dell'Io primitivo del poppante, dovrebbe inoltre permettere di sfumare la teoria classica. Mi limito a menzionare questo problema, senza soffermarmici in questo contesto.

[4] Non si tratta di espressioni pleonastiche (148).

[5] Ho sostenuto altrove (136) che il primo compito del diagnosta è quello di valutare le risorse del suo paziente piuttosto che le sue mancanze, il suo attivo piuttosto che il suo passivo.

[6] Per questo ho proposto altrove (120) di vedere nel Super-Io il precipitato residuo di tutte le esperienze che il bambino non ha potuto controllare, nell'epoca in cui lo hanno investito.

[7] Questa constatazione ci porta a considerare la diffusione precoce dei legami affettivi su di un intero segmento della società (famiglia estesa, villaggio), fenomeno così comune nelle società primitive, come una difesa culturale a carattere profilattico (elaborata dall'inconscio) che, indebolendo i legami esclusivi di dipendenza affettiva totale dei bambini dai loro genitori (la cui speranza di vita è spesso tenue nelle società primitive), riduce l'intensità del trauma che può essere causato dalla loro morte. La società favorisce questa diffusione del legame affettivo, stabilendo, per esempio, una equivalenza funzionale tra la madre e la zia materna per mezzo di un sistema di parentela classificatorio (cfr. cap. IX). Se quest'ipotesi è esatta, essa permetterebbe di spiegare talune differenze caratterologiche tra i primitivi i cui genitori hanno una debole speranza di vita e i gruppi più evoluti, caratterizzati da una maggiore longevità dei genitori. In quest'ultimo tipo di società in cui i legami affettivi dei bambini sono meno estesi (86), diventare orfano durante l'infanzia costituisce un'esperienza atipica e dunque, probabilmente, più traumatizzante che tra i primitivi, in quanto i bambini delle società evolute hanno scarsi legami affettivi extra-familiari, permanendo molto più a lungo, inoltre, in una condizione di immaturità sociale.

[8] Il fallimento delle difese culturali nelle situazioni di brusche discontinuità storico-culturali è stato esaminato altrove (118, 139).

[9] Ey, citato da Bastide (29).

[10] Questo riferimento al materiale di Stewart non implica affatto che io sia d'accordo con la sua interpretazione di questo fenomeno.

[11] La contrapposizione tra "uno" e "qualsiasi" deve essere assunta nel senso attribuito ad essa da B. Russell (405, 406).

[12] Quando io stesso ero ancora un analista alle prime armi, feci osservare al collega da cui ero in supervisione che il mio paziente "aveva un grosso complesso edipico!". Mi rispose: "E chi non ce l'ha?".

[13] Al contrario, le sublimazioni scaturite da una vera presa di coscienza non creano nuovi problemi; così la loro efficacia è durevole (259).

[14] Questo stesso tipo di comportamento provocatorio e autodistruttivo è stato osservato anche presso stregoni appartenenti ad aree culturali diverse da quella dei Mohave.

[15] *Custom is King* e *The King can do no wrong* sono due espressioni inglesi di uso corrente.

[16] È il caso di un argomento avanzato da M.K. Opler (352), il quale sostiene a torto che Kroeber ed io abbiamo citato soltanto materiali provenienti dagli Indiani della California. Si tratta di una pura e semplice falsità, ma, fosse anche vero, la sua argomentazione rimarrebbe non pertinente, giacché fatti analoghi sono stati riferiti riguardo a molte altre regioni. Lo stesso Ackernecht, autore del sofisma secondo cui si può essere nello stesso tempo autonormali ed eteropatologici, cita fatti provenienti dall'Eurasia settentrionale, dall'Asia centrale, dall'India, dall'Indonesia, dalla Melanesia, dalla Polinesia, dall'Africa meridionale e da altre regioni ancora. Opler aggiunge che talune delle tribù californiane citate da Kroeber avevano conosciuto un'oppressione brutale; e questo è vero.

I Mohave, però, non sono mai stati perseguitati, e quanto ai Mongoli di Gengis Khan, ai Turchi di Tamerlano, ai Bantù di Dingaan o di Chaka, essi erano più lupi che agnelli. Mi sembra inutile proseguire.

[17] Devo al grande clinico Harold Rosen, del Dipartimento di Psichiatria dell'Università Johns Hopkins, alcune dettagliate indicazioni su un caso di questo genere che ho riassunto brevemente altrove (120).

[18] Il brillante intellettuale che amava i giochi di parole, di cui parla Freud (198), non manifestava un'esaltazione paragonabile a quella di Socrate.

[19] La *Witzelsucht* (una "tossicomania" per il *calembour*) si osserva anche durante alcune malattie neurologiche, forse in seguito a una "dissoluzione" delle funzioni superiori la quale comporta una "liberazione" di quelle inferiori, nel senso in cui l'intende Jackson (253).

[20] Non posso mostrare qui in quale modo il *Cratilo* rifletta anche un lato anormale dello stesso Platone. Conto di farlo altrove.

[21] Per una presentazione dei materiali greci, relativi a questa distinzione, si veda Dodds (157), in particolare il capitolo III: "I divini doni della follia".

[22] Nel senso in cui si possono avere, insieme, una polmonite e una gamba fratturata.

[23] Certo, non è necessario essere uno sciamano per sognare (in forma allucinatoria) di essere assalito dagli spettri, ma lo sciamano gravemente disturbato sarà, *secondo ogni probabilità*, più spesso e più sistematicamente di un altro, preda di questo tipo di allucinazione. L'intrusione di credenze culturali irrazionali nel sistema delirante del non-sciamano è oggetto di altre spiegazioni.

[24] Inutile elencare ancora una volta le grandi figure del mondo dell'intelligenza o della storia sociale che corroborano questa regola.

[25] Parimenti, la sposa paziente e colma di abnegazione di un alcolista cronico può trasformarsi in una megera etilista il giorno in cui il marito smette di bere.

[26] Metaforicamente parlando, lo sciamano dispone ancora dell'arco e delle frecce del nonno, mentre il non-sciamano si sforza a sparare proiettili di carabina da un arco per bambini, acquistato nel vicino supermercato.

[27] L'arco non tiene testa al mitra, il cavallo all'aereo, il rituale curativo sciamanico alla penicillina.

[28] Ciò spiega la facilità con cui i culti sincretistici (i culti di crisi) nascono e si diffondono, ed anche la risposta di Géza, ultimo re pagano dell'antica Ungheria, a un vescovo che lo rimproverava di servire, insieme, Jehovah e i suoi antichi dèi: "Sono abbastanza ricco da servire entrambi".

[29] Pirenne (359) sottolinea giustamente l'importanza del ruolo svolto dalla struttura socio-politica romana, da una parte, e dall'organizzazione tribale degli invasori barbari, dall'altra, nella formazione dell'ethos funzionale e attivo che sottende la società medievale "cristiana". Non dice, però, che il contributo dell'ethos e delle aspirazioni dei primi cristiani oppressi (schiavi, classi povere, pubblicani ecc.) fu *minimo*. Secondo me, la società medievale aveva solo una sottile vernice di autentico spirito cristiano. Questo cristianesimo, deformato per soddisfare le esigenze di un sistema di oppressione brutale, serviva soltanto a razionalizzare modelli socio-politici essenzialmente non cristiani. Il sogno nostalgico dell'uomo moderno, che si raffigura la società medievale come profondamente impregnata dalla religione del Cristo, è una cosa, la realtà socio-culturale un'altra.

[30] Si veda il cap. II sulle diverse forme di manipolazione nevrotica dei materiali culturali.

[31] In fin dei conti, nessun oculista sostiene che, siccome "nel regno dei ciechi chi ci

vede da un solo occhio è re", essere ciechi di un occhio sia una condizione normale. Boyer è uno scienziato abbastanza avveduto per ragionare così, ma, ne sono certo, questo è il tipo di ragionamento che i relativisti culturali non esiterebbero a sostenere.

[32] Dico espressamente "di solito": i Mohave dispongono di un'intera serie di etichette psichiatriche (di "categorie") (133), mentre i Sedang, poco interessati alla psicologia, distinguono soltanto il folle (*räjok*), l'individuo nevrotico, eccentrico o originale (*kok*), e il buono a nulla (*plam ploy*).

[33] Questi vantaggi sopravanzano lo svantaggio – se veramente è tale – di sentirmi rimproverare dagli apostoli del relativismo culturale (come M.K. Opler) il fatto che le mie teorie valgono soltanto per quei disturbi e per le culture in cui essi si producono. Ho fatto un'unica concessione in questo senso: quella di citare solo pochissimi esempi tratti dai materiali che io stesso ho raccolto sul terreno.

[34] Questo disprezzo è molto antico. Boardman (43) nota che, nell'antico Egitto, il colono greco era tanto odiato quanto indispensabile.

[35] Mi propongo di spiegare le cause di questa autosconfessione della società e in particolare della sua formulazione nei termini di *ideologie irrazionali* in un prossimo lavoro.

[36] Gruppi di eccentrici che vivono ai margini della società.

[37] La situazione è, in realtà, ancora più complessa. La sindrome di Ganser, osservabile soprattutto presso i detenuti (che hanno una buona ragione, una ragione evidente, di simulare la follia), viene spesso diagnosticata a torto come simulazione perché i sintomi sono, sotto molti aspetti, conformi ai modelli di comportamento che la nostra cultura attribuisce *a priori* al folle. Siccome non posso addentrarmi qui in un'analisi dettagliata della psicodinamica di questa somiglianza, devo accontentarmi di indicare che la sindrome di Ganser potrebbe essere benissimo la "psicosi etnica" dei detenuti.

[38] Alcuni anni dopo che io ebbi elaborato questo concetto, Jenkins sottolineò a sua volta l'importanza *variabile* della ribellione pura in vari disturbi psichici (257, 258).

[39] Un documentario del Dott. L. Chertok dimostra tuttavia che la "grande isteria" continua a esistere, anche a Parigi.

[40] Questo esempio è interessante nella misura in cui l'analità interviene in maniera determinante in tutte le nevrosi ossessive e il denaro simbolizza spesso gli escrementi.

[41] Per queste distinzioni cfr. cap. VII.

[42] Ciò spiega forse perché, dopo vari decenni, la teoria psicoanalitica dell'isteria sia oggi a un punto morto. Il corso sulla teoria dell'isteria che seguii nel 1950, da allievo psicoanalista, si basava quasi esclusivamente sui primi scritti di Freud intorno a questa sindrome.

[43] Si presume che meno di sessanta famiglie ungheresi nobili possano attualmente far risalire le loro origini a prima della battaglia di Mohács (inizi del XVI secolo).

[44] La tribù alla quale apparteneva, una volta, non viveva nei *wigwam* ma sotto le tende.

[45] Franz Alexander mi ha comunicato un'osservazione analoga: lo sfruttamento di una doppia appartenenza culturale in un paziente di origine giapponese, nato alle Hawaii.

[46] Elementi culturali destinati a tutt'altri fini possono anche essere utilizzati come sintomi e difese. Questo processo verrà esaminato più avanti (cap. II).

[47] Anche Adelman (4) nota tale uniformità delle testimonianze sullo svolgimento della crisi di *latah*.

[48] Peggio ancora, queste patenti infrazioni della disciplina militare rimanevano quasi sempre impunite, mentre chiunque infrangesse la disciplina della caccia al bisonte veniva severamente frustrato dalla polizia del campo (315).

[49] La stessa cosa vale per molti tratti caratteristici dello psicopatico (cap. II).

[50] L'unico tentativo di suicidio di un Mohave durante un funerale, fu quello di un padre che cercò di gettarsi sul rogo funebre del figlio, spinto al suicidio proprio dalla severità del genitore (133).

[51] Si confrontino: *hashish – hashishiyyn* (consumatore di hashish) – *assassino*.

[52] Se questa ipotesi fosse vera, si spiegherebbe perché il tripode è già in Omero un oggetto particolarmente prezioso. Lo si trova spesso dedicato ad Apollo, dio della profezia.

[53] Cfr. Eschilo, *Agamennone*, vv. 410 e segg.: lutto di Menelao per la sua sposa fuggitiva (152).

[54] Non è un caso che questa terminologia si discosti da quella di Durkheim.

[55] Accadde così, per esempio, nel rapporto matrimoniale: soltanto quando un matrimonio è sul punto di rompersi si sentono invocare i "doveri" reciproci degli sposi (*dovere* del marito di assicurare alla moglie i mezzi di sostentamento e dovere della moglie di agire in un certo modo verso il marito). Incidentalmente, può darsi che questa sia una delle ragioni per cui il divorzio è meno frequente nei paesi che lo autorizzano per reciproco consenso che in quelli in cui è necessario dare la prova di una "violazione di contratto". Ugualmente, il Papa smise, di fatto, di esercitare una effettiva sovranità universale nel momento in cui i teologi sentirono il bisogno di specificare che egli è il capo: 1) spirituale e, 2), temporale ed esibirono, a sostegno della loro tesi, un falso flagrante: le pretese "donazioni dell'imperatore Costantino".

[56] Ciò non significa che io sia d'accordo con quelli che pretendono di diagnosticare schizofrenie là dove Freud aveva diagnosticato isterie. La Vienna del 1890 non è la New York o la Londra del 1970.

[57] La vera natura e funzione dello status *ipa: taha:na* nella società mohave non sono state ancora ben comprese. Si sa soltanto con certezza che i "servizi commemorativi" erano celebrati solo per onorare gli *ipa: taha:na*, sia quelli nati nobili sia coloro che ne avevano acquisito lo status grazie alle loro imprese di guerra. Molto probabilmente un vile di origine nobile era più disprezzato di quello di nascita modesta. Allo stesso modo, un aristocratico francese del XVI secolo che desse prova di viltà era più disprezzato di un borghese altrettanto vigliacco, ma non per questo perdeva il suo titolo nobiliare.

[58] Sul lusso dei generali di Alessandro Magno, si veda Plutarco (366).

[59] Se Linton (301) si lamenta giustamente di non trovare da nessuna parte una definizione davvero soddisfacente dell'isteria, ciò dipende dal fatto che le definizioni contenute nei nostri manuali sono elaborate a partire dal materiale clinico occidentale. Egli non avrebbe probabilmente incontrato difficoltà di questo tipo, se avesse cercato una definizione della schizofrenia detta "nucleare" che si esprime particolarmente bene attraverso i dati clinici occidentali.

[60] Nel senso in cui intende B. Russell (405, 406).

[61] Devo questo esempio al dott. Richard L. Jenkins, in occasione della discussione seguita alla lettura di questo lavoro dinanzi all'Anthropological Society di Washington. Inoltre, questo caso riconferma la mia convinzione che il criterio di misura della salute mentale sia la capacità di riadattamento.

[62] Fui riconosciuto come tale in quanto per ben due volte avevo ritrovato asce di pietra neolitiche che solo gli sciamani sono ritenuti capaci di scoprire (148).

[63] Considerazioni analoghe giustificano l'opinione di Burnet (53) secondo cui anche Empedocle era uno sciamano.

Capitolo secondo

L'etnopsichiatria come quadro di riferimento nella ricerca e nella pratica clinica (1952)

Ogni ricerca implica una certa maniera di considerare le cose.

Nella maggior parte dei casi c'è una stretta correlazione tra il grado di presa di coscienza e di formalizzazione esplicita di questa maniera di considerare le cose e il valore e la fecondità della ricerca in questione. Vorrei descrivere una maniera di considerare i comportamenti, e più particolarmente i comportamenti anormali, che può consentire di adattare le scoperte fatte dalle scienze sociali alla ricerca e alla clinica psichiatrica.

Una maniera feconda di considerare le cose a fini di ricerca e di chiarezza concettuale può benissimo discostarsi sensibilmente da quella dettata dal "buon senso". Non posso intraprendere qui una difesa sistematica di ciò che costituisce una maniera feconda (sebbene "manifestamente assurda") di affrontare i fatti. Un'analogia chiarirà il mio pensiero: l'esperienza quotidiana ci "insegna" che è "manifestamente assurdo" invocare l'autorità di un daltonico per giudicare l'apparenza del mondo esterno. Eppure, l'esperienza della guerra dimostra che i daltonici sono particolarmente capaci di discernere gli oggetti camuffati, giacché la loro percezione della forma non è intralciata da quella, complementare, dei colori; ora, si sa che il principio della mimetizzazione consiste in una distribuzione di colori tale da confondere i contorni degli oggetti camuffati. Così, accetterei volentieri di starmene con la testa all'ingiù se in questa posizione, e soltanto in questa, potessi decifrare il senso di qualcosa che mi risulta inintellegibile quando la esamino trovandomi nella posizione normale. Ma – e questo è importante – sono altrettanto pronto a riprendere poi la mia posizione normale allo scopo di integrare quanto ho intravisto con la testa all'ingiù con quanto percepisco da una posizione eretta.

Supponiamo ora che sia possibile scomporre il comportamento umano nei suoi elementi costitutivi (senza tener conto della motivazione, dello scopo e del contesto esterno). Dal punto di vista pratico, il numero di tali elementi (la gamma dei suoni che la voce può produrre, la varietà di elementi di movimenti eseguibile dal corpo) è limitato. Inoltre, talune considerazioni matematiche suggeriscono che il numero di configurazioni – permutazioni, combinazioni, variazioni e concatenamenti strutturali – che tali elementi possono formare sia ancora più grande del numero stesso di tali elementi. Nella pratica, ci si accorge che relativamente pochi di questi elementi sono attualizzati, e ancor meno configurazioni sono effettivamente costituite nel corso di una vita.

Si dice che Shakespeare, il cui vocabolario era tuttavia proverbialmente ricco, sapesse "poco di latino e ancor meno di greco". Il cardinale Mezzofanti, capace di parlare circa sessanta lingue, non aveva probabilmente pronunciato mai un "clic" ottentotto. Inoltre, se avesse imparato l'ottentotto, non ci sarebbe probabilmente riuscito senza sacrificare una parte del suo francese.

Questa selettività non comporta alcun impoverimento, nemmeno in senso puramente numerico. Sebbene certi elementi e certi insiemi di elementi di comportamento siano di fatto eliminati, questa "perdita" è più che compensata da tutta una serie di mezzi: per esempio, dall'arrangiamento sottilmente sfumato degli elementi e degli insiemi trattenuti dentro il quadro delle strutture privilegiate. Un'analogia lo dimostrerà: nessun *glissando* di violino, seppure utilizza tutte le lunghezze d'onda tra un *mi bemolle* e un *sol*, possiede la ricchezza germinativa del motivo principale della *Quinta* di Beethoven che impiega soltanto il *mi bemolle* e il *sol*. Le strutture trattenute sono per di più arricchite dall'attribuzione di significati periferici e dall'assegnazione a contesti standardizzati. Così, sebbene "3" sia soltanto uno dei primi dieci numeri, nel quadro culturale è anche un numero "magico", nella religione un simbolo della Trinità e, secondo Dumézil (163), la matrice strutturale fondamentale della società e delle credenze indoeuropee.

Il problema diventa ancor più interessante se lo si considera in una prospettiva un po' diversa. Infatti, il restringimento dalla gamma del comportamento sembra essere direttamente responsabile dell'espansione in profondità degli elementi ritenuti. Così, il significato culturale del numero "3" dipende chiaramente dall'eliminazione delle altre nove cifre. Dal punto di vista culturale, il "3" significa più della serie 0, 1, 2, 3, 4, 5, 6, 7, 8, 9, che tuttavia lo include. Il suo significato scaturisce dunque dal fatto che esso è stato isolato (*ausgebettet*) dal resto di questa serie. Se la serie in questione non esistesse, infatti, il "3" non avrebbe nessun senso né potrebbe averne alcuno: non potrebbe né rappresentare la "triplicità" né evocare nessuna delle cose evocate dal simbolo e dal concetto di "triplicità".

Quando si combinano queste due analisi, si è condotti a una presa di coscienza cruciale: gli elementi eliminati dal comportamento effettivo, ricompaiono *inevitabilmente* durante l'"espansione in profondità", degli elementi ritenuti. Un esempio culturale e un esempio biologico basteranno a provarlo.

1. Il totemismo non fa più parte del corso principale della cultura occidentale. Può tuttavia ricomparire spontaneamente in piccoli gruppi sotto

stress, come accadde in certe unità dell'esercito americano durante la Prima Guerra Mondiale (295).

2. Ci sono pochissimi tipi di funzionamento biologico non umani e probabilmente nessun tipo di funzionamento sessuale non umano che non compaiano nei sogni, nelle fantasie nevrotiche o nei miti. Un esempio dovrebbe bastare: in quanto realtà biologica umana, la *vagina dentata* non esiste ed è appena suggerita dai rarissimi casi in cui uno spasmo vaginale impedisce per un certo tempo di ritirare il pene (*penis captivus*). Nondimeno qualcosa di molto simile al *penis captivus* è normale nei cani, incapaci di separarsi subito dopo l'eiaculazione del maschio. La *vagina dentata*, in senso stretto, è poi una realtà biologica fondamentale tra le api. Alla fine del coito, la cavità sessuale della regina strappa e trattiene in sé il pene del maschio, che continua a fecondarla per un certo tempo. Tutto questo, compreso l'ultimo particolare, compare come motivo del mito del pene distaccato, che rimane capace di fecondare una donna. Secondo Plutarco (*Vita di Romolo*, 2, 3 e segg.), il "padre" di Romolo e Remo era un fallo fantasmatico che apparve in un focolare (= vagina)[1]. Secondo Sofocle (*Elettra*, vv. 417 e segg.), Clitemnestra sognò che lo scettro di Agamennone defunto, conficcato nel focolare, si copriva di foglie di alloro la cui ombra ricopriva l'intera Micene. Altri esempi mito-biologici di questo genere si presenteranno facilmente alla mente di chiunque conosca un po' di zoologia e, soprattutto, di entomologia.

Secondo la conclusione più immediata e, insieme, più plausibile, proprio questa ricomparsa di elementi *eliminati* dalla gamma del comportamento effettivo nel corso della progressione in profondità degli elementi trattenuti spiega il fatto che si possano ottenere le medesime informazioni o dallo studio in profondità di un solo individuo o dallo studio estensivo di numerosi individui e/o culture (117).

Le limitazioni osservabili nel comportamento di un dato individuo non sembrano essere dovute soltanto a una mancanza di tempo o di occasioni, o ai limiti delle capacità mnestica. Un inventario dei comportamenti effettivi rende infatti manifesta una contrazione dei comportamenti *potenzialmente possibili* che conviene considerare perfettamente sistematica anziché fortuita. Il sistema, a cui bisogna conformarsi attraverso una riduzione della gamma dei comportamenti, possiede *una* struttura.

La natura di questa struttura limitante e selettiva – di questo sistema di scelta – può essere definita in molti modi, di cui solo alcuni interessano lo psichiatra.

Questi sistemi, nondimeno, possiedono tutti alcuni tratti in comune. Tutti indicano che bisogna considerare il comportamento non in una prospettiva atomistica, ma sotto forma di insiemi o di configurazioni. Infatti, l'*assenza* di certi elementi di comportamento teoricamente possibili è sempre compensata da una *ricorrenza più frequente*, ma anche più diversamente sfumata, di certi altri; inoltre, la loro ricorrenza tende ad aver luogo nel contesto di un certo insieme anziché di un certo altro. Non ho nessuna difficoltà a pronunciare il suono della "u" francese; ma quando parlo in francese per parecchie ore di fila, dopo non averlo fatto per anni, certi muscoli delle guance e delle labbra cominciano a farmi talmente male da indurmi a pensare che in francese esista soltanto la vocale "u" (la ricorrenza del suono "u", peraltro, appartiene al modello fonetico della lingua francese).

Questi insiemi, o modelli, presentano un particolare interesse: rivelano gli assi impliciti intorno ai quali gli elementi del comportamento si ordinano in modelli e strutture.

Prima di esaminare sistematicamente i diversi assi organizzatori del comportamento, vorrei descrivere un'azione immaginaria e analizzarne le motivazioni in funzione di quattro distinti quadri di riferimento.

Immaginiamo il seguente esempio: "Alla vigilia di Natale un uomo offre un mazzo di fiori alla ragazza da lui corteggiata".

Dal punto di vista *biologico*, il suo atto può essere considerato di ordine genito-sessuale.

Dal punto di vista *dell'esperienza acquisita*, l'uomo sa che la ragazza è contenta di ricevere doni e preferisce i fiori ai dolciumi.

Dal punto di vista *culturale*, trattandosi di un uomo bene educato, egli sa che è sconveniente offrire a una ragazza, con la quale non si è fidanzati ufficialmente, qualcosa d'altro che fiori, dolciumi o libri. Inoltre, come membro della civiltà occidentale, e non di quella di certi primitivi, pensa che alcuni fiori tagliati di fresco siano una testimonianza d'amore più appropriata di alcune teste appena tagliate. Infine, siccome sono tutti e due americani, sceglie, come occasione del dono, il Natale e non il Capodanno, come invece avrebbe fatto un francese.

Dal punto di vista *nevrotico* (o inconscio), la sua scelta dei fiori è anche sovradeterminata. Il dono può tradire il suo desiderio di deflorare la ragazza. Se ha scartato l'idea di offrirle dolciumi, questo può esser dipeso dal fatto che l'atto di nutrire è, ai suoi occhi, la testimonianza ultima dell'amore, ed egli non è ancora pronto a impegnarsi tanto a fondo. Inoltre, siccome spera di trovare nella moglie una madre gratificante, si aspetta che sia lei a nutrirlo (e ciò spiegherebbe perché finora si è limitato a condurla a teatro o allo stadio, non essendo ancora riuscito a invitarla al ristorante).

Infine, il suo inconscio si rifiuta di offrirle un libro, giacché non vuole incoraggiarla a diventare sua rivale sul piano intellettuale.

È inutile ricamare più a lungo su questo canovaccio fittizio. Ho semplicemente messo in evidenza il principio della sovradeterminazione ed ho mostrato che i fattori motivazionali possono essere utilmente suddivisi in quattro categorie corrispondenti a quattro assi; mi propongo ora di definire tali assi in funzione del quadro di riferimento concettuale fondamentale della teoria psicoanalitica.

Assi di comportamento

Assi biologici. – L'arte della ballerina dimostra che l'essere umano può rivaleggiare col cane come digitigrado, sebbene la natura l'abbia fatto plantigrado. Nessuna particolarità strutturale (ossea) si oppone al fatto che il ratto maschio presenti, durante il coito, le medesime manifestazioni lordosiche della femmina. Ora, si può costatare che non v'è traccia di lordosi in lui, mentre quest'ultima può comparire nel ratto castrato precocemente che riceva in seguito iniezioni massicce di ormoni femminili. Nella scimmia si osserva una trasposizione comportamentale da un'area di organizzazione biologica a un'altra: il maschio che sta cercando di rubare una banana alla femmina, può lasciarsi distrarre dal suo scopo alimentare se la femmina assume la posizione di presentazione sessuale[2]. La teoria psicoanalitica dello sviluppo psicosessuale si basa, anch'essa, su di uno schema concettuale che presuppone una organizzazione biologica del comportamento: infatti, l'individuo passa successivamente per gli stadi orale, anale, fallico-uretrale e genitale. Secondo alcune interpretazioni di questa teoria – molto frequenti e del tutto sbagliate – la tensione *emana* dalla bocca, dall'ano, dall'uretra, dal pene, dalla clitoride o dalla vagina. Questa teoria "centrifuga" del comportamento istintuale è falsa. In realtà le cose vanno ben diversamente: in ciascuno stadio dello sviluppo psicosessuale una di queste zone *erotizzabili* (più che erogene) diventa particolarmente capace di favorire la risoluzione delle tensioni. Così, le tensioni del lattante non nascono nella sua bocca: egli si serve di quest'ultima per scaricare tensioni nate "altrove". Le qualità specifiche struttural-funzionali della bocca determinano allora certe forme epifenomeniche – sia somatiche che psichiche – del comportamento, il cui insieme può quindi essere considerato come costituente l'"erotismo orale", che tenderà poi a radicarsi nella personalità nella forma di una "struttura di carattere orale". In una certa misura, l'asse biologico stabilisce dunque un legame fra l'Es e l'Io corporeo o nucleare.

Assi esperienziali – L'organizzazione del comportamento attraverso abitudini acquisite o modelli reattivi è nota sin dalla più remota antichità. In un certo senso, persino gli animali "educano" i loro piccoli. In qualunque punto tali "impressioni" ci giungano – là su cui siedono solennemente i detentori di ogni scienza ovvero, più volgarmente, sul nostro sedere – le esperienze *impressionanti* generano la formazione di abitudini, cioè di condotte più o meno uniformi, prevedibili, coerenti e "ristrette". Come per le zone erotizzabili, l'organismo così condizionato comincia a elaborare meccanismi preferenziali incaricati di risolvere le tensioni. Tali meccanismi diventano quindi abitudini, radicate per lo più nello psichismo grazie a mille fibre inconsce che le coordinano agli assi biologici e le "situano" in rapporto ad essi. Si può dunque soddisfare il desiderio rimosso di sferrare un calcio dimenando febbrilmente il piede (movimento, questo, che rappresenta anche un sostituto dell'espressione diretta di pulsioni masturbatorie). Il desiderio di mordere può manifestarsi con un tipo di smorfia legata, *d'altro canto*, all'istinto di succhiare e morsicare. Insomma, l'esperienza costituisce un secondo sistema di assi organizzatori del comportamento, coesistente con il sistema degli assi biologici al quale è inconsciamente associato. L'asse delle abitudini, sebbene sia legato soprattutto all'Io, contiene anche elementi che fanno parte del Super-Io e dell'ideale dell'Io.

Assi culturali. – Il terzo sistema di assi organizzatori del comportamento è quello che nasce dall'esperienza soggettiva di una cultura (cap. XVI). Nella sua essenza, questa esperienza è sensibilmente uguale a quella che governa l'acquisizione delle abitudini ordinarie. Una parte importante dell'apprendimento – vale a dire l'acquisizione delle abitudini infantili – è fondamentalmente determinata dalla partecipazione dei genitori alla loro cultura (103). Tra i Maori della Nuova Zelanda le convenienze culturali esigono che si *insegni* ad ancheggiare alle ragazze di buona educazione (330); in America altre convenienze culturali spingono i genitori a reprimere questo stesso ancheggiamento che le loro figlie tendono ad adottare *spontaneamente* coll'avvicinarsi della pubertà. Tuttavia le esperienze propriamente culturali differiscono da quelle che insegnano al bambino a non toccare una stufa bollente; esse possiedono, infatti, uno sfondo ideologico che, attraverso l'Io, è collegato all'ideale dell'Io e, sebbene meno strettamente, anche al Super-Io che, per parte sua, è del tutto inconscio.

Beninteso, quest'ultimo si collega all'Es, che è biologicamente determinato (un po' come una polizia corrotta ha legami con i delinquenti; così come si può dire, sebbene in tutt'altro senso, che il ridicolo sceriffo di Nottingham intratteneva "relazioni" con l'eroico Robin Hood oppure che la polizia segreta sovietica aveva relazioni con i "traditori" di Stalin, partigiani della democrazia) (103).

Allo scopo di evitare ogni malinteso, tengo a precisare che, anche da un punto di vista psicoanalitico, la cultura nel suo insieme non può essere confusa col Super-Io o con l'ideale dell'Io, sebbene, come esperienza, essa sia apparentata a entrambe queste istanze psichiche. La cultura è, innanzitutto, un insieme standardizzato di difese, quindi solidale, in primo luogo, con le funzioni dell'Io (395). Se la cultura fosse interamente determinata dal Super-Io[3], ugualmente assolutista e dereistico quanto l'Es, la vita sociale diventerebbe impossibile e la specie umana non tarderebbe a scomparire come specie sociale, in quanto una cultura completamente imperniata sul Super-Io non potrebbe mai accettare, ad esempio, il matrimonio come soluzione di compromesso[4] del conflitto tra le pulsioni edipiche, da una parte, e i tabù che proibiscono tutte le relazioni sessuali, dall'altra. In questo senso, non si può considerare il "carattere etnico" semplicemente come un tipo di struttura psichica dipendente dal Super-Io o dall'ideale dell'Io. Vi si vedrà, piuttosto, una forma particolare della struttura dell'Io caratterizzata da un aggiustamento peculiare, ancorché variabile, dei meccanismi di difesa (103). Di conseguenza, quando si parla di "assi culturali organizzatori del comportamento" si deve pensare costantemente e unicamente in termini sociologici e culturali, cioè in termini di *istituzioni* (134). Affinché questo schema possa essere utile alla ricerca e anche concettualmente coerente, non dobbiamo mai considerare la cultura in termini biologici, cioè come organizzazione di un gruppo mirante a soddisfare i bisogni biologici *dell'individuo*. Non dobbiamo mai considerare il matrimonio come una istituzione "sessuale", le pratiche economiche come istituzioni orali-anali ("nutrizionali") o la legge e la giustizia come istituzioni di "sicurezza". Esse sono tutto questo, ma non innanzitutto e soprattutto questo. Per lo specialista di scienze sociali, sono istituzioni essenzialmente sociali e culturali, che dipendono solo incidentalmente dalla biologia, così come le mani del pianista, dal punto di vista biologico, sono innanzitutto un conglomerato di ossa e tessuti diversi; solo in ultima istanza (epifenomenicamente e solo in potenza) organi "artistici" e "culturali".

Questo tipo di perfezionismo concettuale è particolarmente necessario allo psichiatra. L'etnologo che, alla maniera di Malinowski (327), esplora i fondamenti biologici della società, può effettivamente ampliare il suo orizzonte sociologico.

Lo psichiatra che studia i disturbi mentali – da considerarsi, contando di dimostrarlo, come tentativi inefficaci di conciliare le esperienze del mondo con le modalità divergenti di organizzazione del comportamento: biologiche, psicologiche e culturali – non potrà mettere a nudo il carattere ansiogeno di questa impresa fondamentalmente conflittuale se non a condizione di considerare il biologico in una prospettiva *biologica*, lo psicologico in una prospettiva *psicologica* e il culturale in una prospettiva *culturale*. Solo in questo modo egli potrà mettere chiaramente in evidenza le opposizioni tra le loro rispettive qualità[5]. Un esempio chiarirà questo punto. Le recenti scoperte etnologiche hanno mostrato che le concezioni tradizionali della "psicologia femminile" (335) o della "psicologia infantile" (cap. V) sono, al massimo, finzioni culturali. Quando esigiamo dalle donne che esse siano "femminili" o dai bambini che siano "puerili" parliamo per lo più un linguaggio culturale, non biologico. Prova ne sia il fatto che il transvestito indiano non si comporta in maniera biologicamente femminile, cioè nel senso culturalmente neutro in cui Freud definisce la psicologia femminile. Egli si comporta, al contrario, in maniera "effeminata", conformemente alle norme del comportamento femminile vigenti nella sua tribù. Per giunta, per quanto "deculturante" possa essere la psicosi (cap. II), persino gli Indiani psicotici gravemente regrediti non agiscono unicamente secondo le norme culturalmente neutre della psicologia infantile elaborata da Freud; la loro condotta è "puerile" in rapporto a quello che la loro cultura riconosce essere un "comportamento che *si addice* al bambino". In questo senso, ogni cultura possiede una maniera distintiva di "mascolinizzare" i suoi uomini, di rendere "effeminate" le sue donne (il che non significa veramente "femminili") e "puerili" i suoi bambini. Questo "addestramento" influenza profondamente la sintomatologia clinica dei transvestiti e degli individui in stato di regressione.

Assi nevrotici. – La quarta serie di assi, quella che interessa più particolarmente lo psichiatra, è costituita dai sintomi e, a un livello più generale, dalla struttura della nevrosi. Rosicchiarsi le unghie può essere soltanto un'abitudine o, tra i popoli che non conoscono l'uso del tagliaunghie, una tecnica; nel nostro mondo, invece, si tratta quasi sempre di un sintomo nevrotico che serve a esprimere un fascio di conflitti diffusi, dalle ramificazioni oscure, dei quali il rosicchiarsi le unghie è soltanto il nucleo comportamentale. Non ho nulla di particolarmente nuovo da dire riguardo ai sintomi. Con Freud, possiamo considerarli formazioni di compromesso, inadeguate e inefficaci, tra certe esigenze dell'Es e del Super-Io reciprocamente incompatibili. In questo senso, la teoria di Freud implica chiaramente che i sintomi riflettono tentativi di ricostruire la personalità in accordo con la logica dell'inconscio, che, solo, può conciliare l'inconciliabile. Se considerati in questa luce, tutti i sintomi sono restitutivi.

Dal punto di vista dinamico, questo schema non differisce in nulla da quello di Freud. Penso semplicemente che se si considerano i sintomi come tentativi di riconciliare gli orientamenti reciprocamente contraddittori di tre sistemi incompatibili – il biologico, lo psicologico e il culturale – si penetri più a fondo nel significato dei sintomi e, in generale, dei disturbi psichici. Il mio universo fenomenologico è il medesimo di Freud e la mia interpretazione dinamica di questi fenomeni coincide con la sua. Semplicemente, mi servo di *gettoni concettuali* differenti: descrivo, organizzo e raggruppo i fenomeni utilizzando assi e "casellari" differenti. Non sto affatto cercando di rinnovare i fondamenti concettuali della psicoanalisi, ma soltanto di dimostrare che si acquistano nuove prospettive se si considerano le cose, metaforicamente parlando, "stando con la testa all'ingiù" o col binocolo rovesciato[6]. Insomma, la novità del mio sistema non sta nella formulazione particolarmente esplicita del principio secondo cui i sintomi scaturiscono dagli sforzi dell'individuo in conflitto di riorganizzare il suo comportamento; Freud, infatti, era già stato molto chiaro su questo punto. La novità del mio sistema consiste nel porre come principio il fatto che i sintomi stessi contribuiscono ulteriormente a un'organizzazione supplementare dell'insieme del comportamento. Ciò vuol dire che si possono scoprire, persino all'inizio di un disturbo psichico, le funzioni restitutive e riorganizzative della malattia e dei suoi sintomi (cap. I). Basta pensare, a questo proposito, al tempo, agli sforzi, alla concentrazione e all'ingegno consacrati dal nevrotico ossessivo ai rituali, alle manie, alle fobie e ad altri sintomi di questo genere. Ora, c'è bisogno di un sistema di "organizzazione" dei sintomi così manifestamente distruttivo soltanto quando gli altri tre sintomi divergono sino al punto di escludere ogni possibilità di fonderli con *mezzi razionali* in un tutto, magari anche solo parzialmente coerente.

Consideriamo ora quella proprietà degli assi organizzatori del comportamento anormale da me prima definita *ausgegliedert* (in contrapposizione all'*eingebettet*[7] degli assi organizzatori del comportamento normale) (109, 110). La nevrosi e la psicosi rappresentano una riorganizzazione sdifferenziata e impoverita del comportamento in una forma che tende a realizzare un compromesso fra gli altri tre sistemi di organizzazione e, quel che è peggio, un compromesso mirante soltanto a mantenere lo *status quo* affettivo. Di conseguenza, gli assi nevrotici, quali si riflettono, ad esempio, nei sintomi, sono molto spettacolari senza per questo essere facilmente comprensibili. Per giunta, la loro qualità spettacolare è spesso di natura abbastanza particolare: essa deriva dall'anormalità del loro contesto. Per esempio, in certi casi di regressione grave, gli assi biologici organizzano in maniera vistosa persino elementi di comportamento di origine puramente culturale. In altri casi, se gli assi nevrotici di organizzazione sono così vistosi, ciò dipende dal fatto che essi sono violentemente *sovrimposti* agli altri tre sistemi di assi organizzativi. Ci sorprendono, allora, come lo farebbe un cassiere di banca che scegliesse, smistasse e ordinasse le banconote secondo un ordine (puramente ipotetico) di valore crescente, fondato sulla sua maggiore o minore simpatia per alcuni personaggi rappresentati sulle banconote, o un bibliotecario che ordinasse i libri secondo la lunghezza d'onda del colore delle rilegature[8].

Proprio questa caratteristica degli assi nevrotici organizzatori del comportamento conferisce al comportamento dell'individuo anormale quella *falsa opacità* di cui mi sono occupato altrove (109).

Per lo psichiatra, la cosa più difficile sarà riconoscere subito a quale sistema di assi debba essere assegnata una certa configurazione di comportamento. Se una giovane cattolica, sposata *civilmente* – e solo civilmente – con un protestante, diventa nevrotica e s'immagina di essere una prostituta, si ammetterà facilmente che il suo conflitto è in parte legato a problemi sessuali, nel senso biologico della parola. Se essa invoca anche i precetti materni riguardanti l'"immoralità", si penserà che intervenga l'asse delle abitudini. Infine, l'asse culturale dell'organizzazione del comportamento sembra essere anch'esso implicato, nella misura in cui la cerimonia del matrimonio è una pratica eminentemente culturale. Le fantasie di prostituzione e gli eventuali comportamenti seduttivi di questa donna nevrotica – che sono d'altronde controbilanciati dall'angoscia e dalla depressione – potranno dunque essere considerati come un tentativo disperato di organizzare in un tutto – in un tutto *nevrotico* – tre universi di discorso reciprocamente incompatibili.

Ora, nonostante talune implicazioni evidenti delle teorie freudiane, si continua ad accordare troppa importanza agli effetti *disorganizzatori* di un conflitto e troppo poca ai suoi effetti *organizzatori*. La malattia è un tentativo frenetico e inappropriato di *riorganizzazione*, e non soprattutto di disintegrazione e di disorganizzazione, anche quando tale riorganizzazione avviene a spese dell'Io (del quale essa produce, di fatto, la disorganizzazione), il quale dovrà ormai imparare a tenere insieme capra e cavoli, cioè a congiungere elementi del tutto incompatibili. Nella malattia psichica, *il mondo esterno viene strutturato a spese della struttura dell'Io*; il funzionamento dell'organismo nel suo insieme è mantenuto a spese delle funzioni dell'Io; si realizza una compatibilità *affettiva* tra il mondo e l'organismo a spese della compatibilità realistica e logica. Questa è, secondo me, la vera definizione della malattia psichica.

Va da sé che, durante la seduta psicoterapeutica, bisogna proibirsi di pensare in funzione di questi assi o categorie, così come bisogna proibirsi di pensare a qualsiasi altro concetto teoretico, compresi quelli di Es, Io, Super-Io. Il nostro unico compito, nel corso della seduta psicoterapeutica, è quello di *trattare* il paziente (111). Ogni psicoanalista che misconosca questa regola, rischia fortemente di vedere il suo paziente reagire alle sue preoccupazioni concettuali con resistenze di vario tipo. L'interesse extra-terapeutico dell'analista per la cultura di origine del suo paziente può provocare anch'esso forti resistenze; cosciente di questo interesse extra-terapeutico, il paziente amerindio può tentare di trasformare la seduta analitica in un'indagine etnologica. Per contro, l'analista che, al di fuori delle sedute, sottopone a un esame critico i materiali raccolti durante la giornata, acquisterà spesso intuizioni feconde sia sul piano della validità scientifica che su quello della efficacia terapeutica (103). Parimenti, se, durante la seduta, lo psicoterapeuta si interessa in maniera ossessiva ai problemi teorici e alle concettualizzazioni, il paziente si sforzerà di trasformare la seduta analitica in un dibattito sulla teoria. Uno dei miei pazienti era stato trattato in precedenza da uno psicoanalista che consacrava verosimilmente più tempo a riflettere sulle formulazioni teoriche che ad ascoltare i suoi pazienti. Quando mi resi conto che invece di produrre materiale analitico questo paziente passava la maggior parte del tempo a discutere concetti psicoanalitici, gli dissi: "Signor X, ora si è classificato primo in psicoanalisi, penso che, tanto per cambiare, potrebbe riprendere il Suo posto sul divano analitico". Questa interpretazione si rivelò efficace; per giunta, il paziente parve apprezzare il fatto che, alla fine, qualcuno cercasse di analizzare non più il complesso di Edipo "in sé", ma i suoi personali problemi edipici, in quel momento molto gravi e concreti.

Vicissitudini della cultura nella malattia psicologica

Il destino riservato alla cultura e ai materiali culturali nelle diverse forme nevrotiche e psicotiche di organizzazione del comportamento è di primario interesse, non soltanto per l'etnopsichiatra, ma anche per lo psichiatra che lavora in una normale clinica. L'organizzazione biologica del singolo paziente non è mai perfettamente conosciuta, e anche la psicoanalisi più esauriente non riuscirebbe ad afferrare la totalità dell'esperienza come fonte di abitudini e di sintomi. Per contro, si può stabilire con certezza che una data società è monogama o poligama e il ruolo che vi svolgono la carità, l'onestà, la veridicità, il successo economico o il pregiudizio religioso. Per saperlo – o per scoprirlo – basta, infatti, pensare in modo realistico. Proprio per questo, il destino dei materiali culturali nella malattia psicologica è singolarmente rivelatore dello stato reale del paziente.

Così, la formulazione di queste vicissitudini fornisce il solo punto di partenza valido per l'elaborazione di una psichiatria autenticamente *metaculturale*[9] e meta-etnografica, fondata su di una comprensione reale della natura e della funzione generale della Cultura in sé, quale è vissuta *ovunque* dagli individui normali e da tipi diversi di pazienti psichiatrici. La pratica della psicoterapia metaculturale esige dall'analista una neutralità culturale analoga a quella neutralità affettiva che ci si aspetta da lui nella situazione analitica rispetto ai suoi bisogni infantili e nevrotici residui.

L'essere umano – sia egli un malato di mente o un candidato analista particolarmente "normale" – vive e manipola i materiali culturali nelle cinque maniere specifiche qui sotto illustrate.

1. *Normalità*

I materiali culturali possono essere utilizzati e vissuti in modo "aggiornato", vale a dire sincronizzati sul presente e in accordo con la realtà; chiamo *igienognomica* questa forma di utilizzazione, caratteristica della salute psicologica. La cultura è riconosciuta e vissuta in quanto realtà originariamente extrapsichica che viene poi interiorizzata. La mia concezione della cultura come realtà fondamentalmente esterna non coincide affatto con quella concezione che fa della cultura una realtà indipendente dall'uomo nonché posta totalmente al di fuori di lui (275, 459). Mi riferisco a un semplice fatto empirico: ogni individuo è "inculturato" da altri che lo spingono a conformarsi alle norme culturali. Questa coscienza, posseduta dall'individuo normale, del fatto che la cultura è qualcosa che innanzitutto si apprende e poi s'interiorizza, risulta indirettamente dal fatto che al termine di un'analisi riuscita, il paziente prende coscienza delle origini extra-psichiche del suo Super-Io; ciò viene osservato correntemente nella pratica clinica. Un'altra caratteristica dell'individuo normale è la sua capacità di comprendere e di vivere la cultura come sistema che struttura lo spazio vitale dell'uomo definendo le maniere "appropriate" di percepire, di valutare e di vivere la realtà, sia naturale (144) sia sociale (cap. XVI). Inoltre, la cultura non solo conferisce significato e valore alle *componenti* di questo spazio vitale, ma impone anche il modo di strutturare queste componenti in un tutto significativo. Insomma, il soggetto normale manipola e vive gli *items* culturali in funzione dei significati e dei valori compatibili con la realtà sociale *contemporanea*, da un lato, con il suo vero statuto e con la sua età cronologica, dall'altro. Se si trova ad essere un Americano del XX secolo, non crederà alla monarchia di diritto divino e non sospetterà l'Inghilterra di meditare la riconquista degli Stati Uniti. Sarà capace di ammettere che il suo capo è più esperto di lui in certi problemi, senza vedervi per forza, a causa di questo, un rappresentante di Dio o un'*imago* paterna, oppure entrambe le cose. Infine, non c'è bisogno di aggiungere che l'accettazione acritica e passiva della cultura manifestamente dereistica e malsana in cui si vive, non è un criterio di sanità mentale e di adattamento di tipo adulto, ma un segno di passività patologica e di dipendenza (cap. I). L'individuo normale si accontenta di riconoscere la realtà obiettiva della società malata in cui deve vivere, senza per questo introiettarla ciecamente (81). Egli cercherà, piuttosto, di sopravvivere abbastanza a lungo per piegare tale realtà culturale nel senso di una maggiore razionalità e di una maggiore efficacia sul piano umano.

2. *Immaturità*

Un adattamento anacronistico alla cultura caratterizza gli individui immaturi e in condizioni di regressione sociale o personale i quali, almeno in via di principio, possono non presentare per altri versi alcun'altra forma di nevrosi. Si tratta di individui che riconoscono e vivono la cultura come tale, cioè come qualcosa di esterno che è stato interiorizzato, ma che vivono e manipolano simultaneamente gli *items* culturali in modo doppiamente anacronistico.

a. C'è un anacronismo *sociale* quando il soggetto dà agli *items* culturali significati che non sono più i loro nella realtà contemporanea. Nella prospettiva della storia della cultura, questo anacronismo si manifesta in modo caratteristico con una "isteresi culturale": il soggetto si aggrappa all'ideologia culturale vigente all'epoca della sua infanzia o ancor prima. Egli crederà, per esempio, alla monarchia di diritto divino, rimpiangerà ed esalterà "il buon tempo andato" e così via. Il suo anacronismo sociale è generalmente ancorato a una immaturità e/o a una regressione personale. Come i Borboni, egli non impara e non dimentica mai nulla.

b. C'è un anacronismo *personale* quando il soggetto carica gli *items* culturali di significati che non corrispondono appropriatamente alla sua epoca e al suo statuto né sono compatibili con essi. Questi individui non arrivano a credere "sul serio" di essere adulti, coniugati, padri di famiglia né che i loro ruoli, obblighi e diritti sociali reali siano ben diversi da un comportamento ludico: un "far finta di". Fanno del loro principale una figura paterna e lo percepiscono così come il bambino percepisce l'adulto. Essi rimangono tuttavia convinti che tutti gli altri adulti siano veramente "persone grandi", mentre loro sono ancora bambini e accolgono, con angoscia o con sorpresa e sollievo, la rivelazione che anche gli altri adulti conservano zone di infantilismo e dubitano, talvolta, della propria maturità. Allo scopo di preservare la struttura affettiva e l'equilibrio dell'infanzia o dell'adolescenza, fanno violenza alla realtà obiettiva (la deformano in modo da perpetuare e giustificare il loro equilibrio affettivo infantile).

Nella situazione terapeutica i pazienti appartenenti all'una o all'altra di queste categorie stabiliscono rapidamente un rapporto di transfert di tipo parentale, che talvolta si manifesta all'inizio sotto forma di esigenze sessuali, le quali si rivelano pseudo-sessuali per la loro natura infantile, perversa-polimorfa, ambivalente e irrealistica. Quando questo transfert sessuale – che in realtà è solo una resistenza mirante a distruggere e a degradare l'analisi trasformandola in un gioco sessuale immaturo – viene interpretato, cede presto il posto a esigenze di tipo pregenitale. Questa evoluzione può d'altronde avvenire anche se l'analista rimane silenzioso e non avanza alcuna interpretazione.

3. *Nevrosi*

Nella nevrosi, la cultura continua ad essere riconosciuta per quello che è: qualcosa di originariamente esterno e che è stato interiorizzato. Tuttavia, una volta interiorizzati, i materiali culturali vengono inconsciamente reinterpretati conformemente ai bisogni deformati del nevrotico. Più che la sostanza e l'intenzione, viene deformato il senso stesso dei materiali culturali. Un certo tratto culturale si vede assegnato un significato nuovo che non deriva né da un significato tradizionale obsoleto e nemmeno dal significato che esso avrebbe per un bambino il cui sviluppo sia stato normale[10]; questo nuovo significato discenderà di solito da una reinterpretazione di un tratto, appartenente a un dato livello, nei termini di un altro; per esempio, dalla reinterpretazione di un tratto genitale in termini orali. Nel capitolo XV si troverà un esempio clinico di questo genere di trasposizione.

Le reazioni trasferenziali di questi pazienti sono non soltanto anacronistiche e infantili; esse deformano anche, sistematicamente, il comportamento dell'analista, e già a livello percettivo. La struttura di tali distorsioni è in funzione dei bisogni nevrotici del paziente. Così, certe esigenze sessuali – o meglio pseudo-sessuali – verso l'analista possono subito complicarsi per l'intrusione di elementi paranoidi: il paziente può, per esempio, accusare l'analista di aver cercato di sedurlo o di metterlo alla prova[11]. Di solito il transfert è non soltanto fondato su di una grave deformazione della percezione; ma è anche assai incoerente, in parte perché sovraccarico di ambivalenze e in parte a causa dell'intrusione di elementi transferenziali reciprocamente contraddittori, provenienti da differenti stadi dello sviluppo psicosessuale, che intervengono simultaneamente in tutte le reazioni transferenziali: ciò accade, per esempio, quando le esigenze "sessuali" si complicano subito con accuse di comportamento seduttivo.

4. *Psicosi*

Lo psicotico decultura la cultura sino al punto che essa cessa di esistere per lui (o di essere da lui vissuta) come tale. I tratti culturali continuano ad essere utilizzati, ma in maniera puramente soggettiva e senza rapporto con il loro contesto sociale normale. Essi sono diventati, nel senso stesso in cui lo intende Merton (339), vuoti rituali che hanno perduto la loro stretta connessione funzionale con gli schemi mezzi-fini e coi sistemi di valore della cultura. Nei casi estremi di regressione psicotica, quando il principale asse organizzatore del comportamento si trova ad essere proprio quello della malattia, i tratti culturali cessano completamente di essere utilizzati come materiali culturali implicanti automaticamente la sensazione di un'esperienza comune o condivisa. Oramai non sono più utilizzati come cultura, ma in forma strettamente autistica, senza riferimento al contesto culturale che gli conferisce il loro significato culturale. Sono quindi degradati, deculturati sino al punto di diventare semplici mezzi o vie di espressione dei bisogni psicotici. Per lo psicotico, ad esempio, una sedia diventerà un trono, sia nel senso comune della parola, che nel senso in cui i bambini parlano di trono (il W.C.); parimenti, la tavola diventerà un altare, il letto un cavalletto di tortura, la porta una macchina infernale, e così via (cap. IV).

Questo processo è illustrato molto bene dal modo in cui lo schizofrenico gravemente regredito utilizza il linguaggio. Solo in apparenza il discorso dello schizofrenico – l'insalata di parole – è complesso e diversificato. Dopo tutto, non c'è più un discorso vero e proprio, giacché non si tratta più di una comunicazione tra individui, ma di una semplice espressione del "Sé". Inoltre, persino ciò che lo schizofrenico cerca di "esprimere" non è di solito verbalizzabile, giacché le pulsioni espresse sono organizzate in funzione di assi non culturali, dunque non verbali. Le parole sono usate unicamente come vocalizzazioni affettive, strumenti atti ad esprimere bisogni istintuali sub-verbali[12]. Il "ragionamento" serve soltanto a tradurre le esigenze irrazionali del Super-Io. Insomma, i materiali culturali continuano ad essere utilizzati, ma per *scopi non culturali*. Subiscono perciò una perdita di funzione ed una degradazione analoghe a quelle che subirebbe uno scalpello che fosse adoperato per commettere un assassinio (cap. XVI).

Per lo psicotico, gli individui non sono persone totali, dotate di una realtà e di un'esistenza indipendenti, ma oramai soltanto oggetti parziali, gli attori di un teatro di ombre. Sono soltanto i veicoli di significati esteriori alla loro vera personalità, sono i simboli di qualcosa che esiste all'interno del paziente stesso. Così, per poter conservare il suo equilibrio affettivo, patologico e rigido, avrà bisogno di abolire la realtà culturale degli esseri umani, come elemento culturale, e di trasformarla in qualcosa di non culturale...Colui al quale l'equilibrio affettivo patologico domanderà di negare l'esistenza della sessualità, ad esempio, cesserà di considerare gli uomini come uomini e le donne come donne. Colui dal quale i bisogni paranoidei esigono la convinzione che sia perseguitato dal mondo intero, riconoscerà una grave minaccia nel minimo gesto a lui stesso rivolto (anche in quello più anodino e banale); gesto tanto più grave quanto maggiormente banale, giacché proprio questa banalità compromette il solo equilibrio ancora a sua disposizione: la propria organizzazione affettiva rigida e patologica. Proprio per questa ragione una paziente si rifiutava di prestare fede a Frieda Fromm-Reichmann quando quest'ultima le diceva "di accettarla così com'era". Infatti, la paziente si ostinava ad affermare, non senza apparente ragione, che gli sforzi terapeutici della dott.ssa Fromm-Reichmann miravano proprio a *cambiarla* (214).

In questi casi il paziente è di solito incapace di stabilire con i propri mezzi una vera relazione transferale. La chiave di volta dell'intero edificio psicotico è il suo carattere *privato*, il quale non è altro che un'estrema manifestazione di quanto da me definito "negativismo sociale" (cfr. cap. III). Nelle prime fasi dell'analisi lo psicoanalista deve sforzarsi di spogliare queste strutture del loro carattere privato; per farlo, dovrà insinuarsi nell'edificio psicotico, trovarvi un posto e partecipare persino alla sua elaborazione. In termini metaforici, il paziente deve innanzitutto imparare a vivere la sua psicosi come una specie di *folie à deux*, prima che l'analisi possa parzialmente neutralizzare l'edificio psicotico spogliandolo surrettiziamente del suo carattere totalmente "privato". Il compito non è agevole, perché lo psicotico non fa proselitismo, ma nondimeno realizzabile. Soltanto quando avrà realizzato questa neutralizzazione parziale del sistema psicotico (che cesserà ormai di essere del tutto "privato" o "socialmente negativista") lo psicoanalista dovrà prendere di nuovo le distanze, acquistare di nuovo la sua "esteriorità" e, anziché condividere la psicosi del paziente in una sorta di *folie à deux*, diventarne l'*oggetto* (diventare, diremo, "la psicosi del suo paziente") mediante l'istituzione del rapporto transferenziale, fondato su di un costante confronto con la realtà, e radicato in essa, in modo da produrre un progressivo reinserimento culturale del paziente. L'assioma che afferma l'impossibilità di abolire una psicosi senza distruggerne prima il carattere "privato", significa soltanto che la restaurazione di un rapporto oggettuale (qualunque ne sia la natura) deve sempre precedere la cura. Il paziente deve essere parzialmente *ri-socializzato* (o, almeno, *ri-gregarizzato*), prima di essere reinserito nella sua cultura. Questa concezione concorda con quanto si sa del bisogno del bambino di stabilire un rapporto solido coi genitori prima di poterli accettare come "mediatori di cultura" (il che permetterà loro di funzionare come tali nei suoi confronti) (120).

5. *La psicopatia*

Essa è caratterizzata da *vissuti* molto particolari e complessi della cultura. Mentre il negativismo sociale dello psicotico lo conduce soltanto a ripudiare la cultura in sé, lo psicopatico, invece, fa, in un certo senso, una guerra sistematica e provocatoria contro la cultura (58). Tuttavia, contrariamente all'opinione corrente, sostengo che lo psicopatico non lotta contro la cultura dando libero sfogo ai suoi istinti, ma mediante formazioni reattive dirette, nello stesso tempo, contro i suoi istinti e contro le sublimazioni che la cultura gli propone. Proprio per questa ragione, all'espressione "psicopatico, preda dei suoi istinti" ho sostituito quella di "psicopatico, preda delle sue difese" (cap. VII). Ho anche detto che lo psicopatico, a differenza dell'individuo immaturo o dello schizofrenico regredito, non si comporta in modo propriamente infantile e non cerca di riconquistare "il Paradiso Terrestre" istintuale (395) della sua prima infanzia. Lungi dal conformarsi a un modello di comportamento adulto definito in termini realistici, si sforza di "agire" il ruolo dell'adulto, così come lo concepisce il bambino. Noto, in particolare, che lo psicopatico modella il suo comportamento su di una concezione del comportamento adulto (118) rinvenibile nei bambini frustrati, i quali, in seguito a traumi particolarmente brutali legati allo svezzamento o all'apprendimento dei controlli sfinterici, delegano la loro onnipotenza personale all'adulto frustrante. In questa fase dello sviluppo del senso della realtà, il bambino concepisce la condizione adulta come una nuova reincarnazione del paradiso istintuale infantile e definisce gli adulti come autocrati impulsivi e autistici dalle reazioni imprevedibili, completamente governati dai loro istinti. Può soltanto sperare di ingraziarsi adulti siffatti o di arrivare a manovrarli in modo da trarne dei vantaggi. Lo psicopatico tende ad attualizzare nella propria condotta questa concezione infantile del comportamento degli adulti (118). È ben conscio dell'origine esterna e della realtà della cultura, ma non giunge a interiorizzarla sufficientemente. Se, intellettualmente, egli capisce i valori e i significati che aderiscono agli *items* culturali, affettivamente non giunge a reagire a questi stessi valori e significati. Di fatto, lo psicopatico è spesso uno specialista dell'arte di sfruttare l'attaccamento altrui ai valori culturali. La sua "abilità" predatoria è la conseguenza di una tendenza ad accostarsi per scopi manipolativi, in modo freddamente cinico e interessato, a quanto gli altri possiedono di più caro. Il vero psicopatico non si accontenta di sedurre donne sole, "tanto per divertirsi", o di svaligiare le loro case; sfrutta le loro speranze matrimoniali (il matrimonio è un valore culturale) allo scopo di meglio approfittarne sul piano finanziario (il denaro ha *anche* un valore culturale). È un campione di industriosità molto persuasivo che spesso ha successo proprio perché sfrutta l'attaccamento delle sue vittime ai valori culturali fondamentali. Un esempio immaginario mi servirà per chiarire questo punto. Il *ladro* ottuso che ruba a una donna la sua fede nuziale non si rende conto che ella attribuisce a questo gioiello un valore assai più alto del suo valore materiale. Così, potrà accontentarsi di fondere l'anello per venderne l'oro a peso. Al contrario, lo psicopatico è perfettamente consapevole del "plusvalore sentimentale" che l'oggetto ha per la sua proprietaria. Anziché fonderlo, cercherà di estorcere alla vittima un riscatto di cui calcolerà l'ammontare secondo il valore reale dell'oro, ma anche *e soprattutto* secondo il valore sentimentale che l'anello ha per la derubata ("per quella stupida"). In breve, lo psicopatico si considera un "realista" in un mondo popolato di "tonti". Soltanto in questo senso la psicopatia può essere definita una "follia semantica". Per lo più, questa "follia semantica" dello psicopatico è solo uno scotoma affettivo. Egli è incapace di interiorizzare certi significati e valori culturali, che tuttavia "conosce" come chiunque altro, e non può, di conseguenza, provare una vera empatia per il rispetto e la fedeltà delle persone normali verso i valori culturali. In compenso, è esperto nell'arte di trarre vantaggi *predatori* dall'attaccamento degli altri a questi valori culturali. Queste considerazioni spiegano perché lo psicopatico sia incapace (salvo circostanze molto particolari) di stabilire un'autentica relazione di transfert. Per questa ragione penso che nella fase iniziale di una psicoanalisi si possa tentare di battere lo psicopatico sul suo stesso terreno, in modo da obbligarlo a smettere di *giocare la parte* dell'adulto onnipotente e senza scrupoli, qual è concepito dal bambino frustrato, e ad accettare in cambio il ruolo complementare del bambino frustrato, abbandonato in balia dello psicoterapeuta "psicopatico".

Nella versione originale di questo passo (1953) proponevo questa tecnica unicamente come possibilità teorica, giacché, a quell'epoca, non avevo ancora avuto occasione di analizzare psicopatici. Ammettevo dunque subito che tale metodo potesse, anch'esso, fallire nella pratica, come erano falliti tanti altri metodi di trattamento degli psicopatici che, pur essendo teoricamente plausibili, si erano rivelati inefficaci in sede di applicazione. Posso ora precisare che, avendo messo alla prova questo metodo nel trattamento di due pazienti, psicopatici per certi aspetti, ho ottenuto risultati relativamente soddisfacenti.

Le osservazioni fatte fin qui, comportano importanti implicazioni diagnostiche: la maniera in cui il paziente manipola i materiali culturali è inevitabilmente indicativa della sua immaturità, nevrosi, psicosi o psicopatia. Questa costatazione incide, a sua volta, sia sulla prognosi sia sulla procedura terapeutica da adottare. Inoltre, sebbene io abbia descritto sopra soltanto lo *stadio iniziale* del transfert e il *modello iniziale* della manipolazione dei materiali culturali, gli stessi criteri diagnostici possono essere utilizzati anche negli altri stadi della terapia psicoanalitica. Proprio perché nel corso dell'analisi il paziente passa per fasi alterne di miglioramento e di ricaduta, è particolarmente consigliabile di procedere a una rivalutazione continua della sua diagnosi, mediante un'analisi del modo in cui egli manipola e vive i materiali culturali.

Questa è l'area che l'etnopsichiatra deve esplorare nella maniera più minuziosa. L'etnopsichiatra non è un accessorio di lusso che, con la sua semplice presenza, dimostra che un ospedale o una facoltà medica sono abbastanza ricchi e illuminati da richiederne i servizi. Il suo intervento, al contrario, è indispensabile in ogni lavoro diagnostico, giacché la sua formazione specifica lo rende capace di giudicare della normalità o anormalità culturale delle manipolazioni e delle re-interpretazioni che il paziente fa subire ai materiali culturali e della maniera in cui li utilizza. Ora, come ho già mostrato, questo è un atto diagnostico particolarmente delicato e sottile (capp. I e XIII).

Il ruolo dell'etnopsichiatra è altrettanto importante nel campo terapeutico vero e proprio: ho parlato sopra della neutralità culturale che, sola, permette di cogliere il *vero* senso di cui è investito un dato tratto culturale nella società contemporanea e nel sottogruppo cui appartiene il paziente. Questa neutralità può, talvolta, essere acquisita senza aiuto esterno; ma è un modo difficile e assai poco economico di procedere. È più facile, invece, avere a portata di mano qualcuno per il quale lo smoking non è più "naturale" che le pitture sul corpo del guerriero primitivo e l'anello matrimoniale non è un indizio più probante di felicità coniugale di quanto lo siano i capelli rasati.

Anche da un punto di vista piattamente pratico, è evidente che lo psichiatra comune non ha il tempo per approfondire le particolarità culturali di tutti i pazienti che deve trattare: il carbonaio, il contadino bretone, l'operaio portoghese o l'uomo politico corso. L'etnopsichiatria è lì per questo. Oltre a questo tipo di servizi, ha anche un altro compito da svolgere; un compito di cui incominciamo appena a prendere davvero coscienza: mettere a punto l'insegnamento e la pratica di una *psicoterapia culturalmente neutra*, comparabile alla psicoterapia psicoanalitica che è affettivamente neutra. Solo l'elaborazione di un sistema psicoterapeutico rispondente a questi criteri permetterà allo psichiatra parigino di trattare con altrettanta efficacia una marchesa francese, un cacciatore di foche esquimese e un contadino dell'Africa nera.

In breve, abbiamo bisogno soprattutto di un sistema di psicoterapia che non si fondi sul contenuto di una cultura particolare (come quella descritta nel mio libro *Reality and Dream* (103), fondata sul contenuto specifico della cultura degli Indiani "Wolf")[13], ma sulla percezione corretta della natura della cultura come tale: su di una comprensione del senso delle *categorie culturali*, riguardo alle quali i sociologi e gli etnologi della scuola francese di Durkheim e Mauss hanno già da molto tempo stabilito che esse erano identiche alle grandi categorie fondamentali del pensiero umano. Questa psicoterapia culturalmente neutra – psicoterapia *metaculturale* – è ancora in divenire. Questo è lo scopo che personalmente mi sono prefisso e a cui mi sono consacrato quasi esclusivamente da parecchi anni (una meta ancora lontana ma che, nonostante molte false partenze e molti sviamenti, continua ad attirarmi).

Note

1 Per l'equazione simbolica: focolare (forno) = vagina, si v. Erodoto, V, 92 (236).

2 Per un'analisi degli spostamenti nevrotici da un'area di organizzazione biologica a un'altra, nell'interpretazione dei materiali culturali, si v. cap. XV. Un'analisi degli "slittamenti" sessuali presso i Greci antichi è stata pubblicata altrove (147).

3 Per una discussione sistematica delle differenze logiche tra la Legge (sociale) e il Super-Io (individuale), si v. (84).

4 Sul matrimonio come soluzione di compromesso, si v. (141).

5 Le basi concettuali di questa proposizione sono state esaminate altrove (92), in rapporto a un'analisi della pseudo-dicotomia tra "natura" ed "educazione".

6 Nello stesso senso, un pittore preoccupato di equilibrare i valori di tono, potrà legittimamente sentire il desiderio di introdurre al centro del suo quadro una grande massa, senza preoccuparsi troppo se questa massa rappresenterà un'automobile rossa o un cavallo nero.

7 *Ausgegliedert*: distaccato per "disarticolazione" da una configurazione coerente (*Gestalt*). *Eingebettet*: immerso in una configurazione coerente (*Gestalt*) o integrato ad essa.

8 Questi esempi non sono tirati per i capelli tanto quanto potrebbe apparire. Anche l'arte è ricorsa a questo tipo di trucchi: basti pensare alle composizioni musicali basate sul tema B-A-C-H (vale a dire, secondo la scrittura francese, su *Si* bemolle, *La*, *Do*, *Si* naturale); o a quei temi di Villa-Lobos, la cui melodica, così come è scritta, riproduce semplicemente il contorno delle montagne brasiliane o degli edifici di New York.

[9] Ricordo che all'inizio avevo definito "transculturale" questo tipo di psichiatria (103), ma debbo rinunciare a questo termine, che avevo forgiato per designare unicamente questo tipo di psicoterapia, giacché esso è stato in seguito usurpato da altri, i quali se ne servono per indicare l'insieme dell'etnopsichiatria. Lo sostituisco dunque col termine "metaculturale".

[10] Il termine "sviluppo normale" indica in questo contesto il processo di maturazione nel corso del quale non si producono che "nevrosi di crescita" (nevrosi dette "infantili") di tipo banale. Queste nevrosi di crescita hanno la caratteristica unica di potersi riassorbire senza aiuto psichiatrico alcuno, mediante un semplice "superamento", cioè sotto l'azione delle forze inerenti ai processi stessi di sviluppo e di maturazione psicosessuale. Inoltre, a differenza delle nevrosi vere e proprie da cui sono talora colpiti i bambini, queste nevrosi di crescita non lasciano alcuna deformazione patologica residua nella personalità.

[11] Una sensazione relativamente non patologica di essere "messi alla prova" può, in certi casi, essere culturalmente determinata, come si è potuto vedere nella psicoterapia di quella Indiana delle Pianure che apparteneva a una cultura in cui il tema della "prova" svolge un ruolo importante (cap. XV).

[12] Il contrario di questa procedura sarebbe il tentativo di tradurre i *Tre saggi sulla teoria sessuale* di Freud (197) nel cinguettio di un bebè.

[13] Nome di tribù fittizio.

Capitolo terzo

Negativismo sociale e psicopatologia criminale (1940)

Mi propongo di formulare una teoria del negativismo sociale, fondata essenzialmente sull'analisi sociologica del comportamento delinquente o criminale nel nevrotico o nello psicotico. Escludo da questa analisi i delinquenti oligofrenici e quelli colpiti da psicosi di origine organica. Quanto agli individui dotati di una "personalità psicopatica" o di una "nevrosi caratteriale", essi sono inclusi nel gruppo dei nevrotici e psicotici, giacché il concetto di personalità psicopatica è privo di significato dal punto di vista sociologico (81). Per lo specialista in scienze umane, questi tipi di personalità appartengono alle seguenti due distinte categorie.

1. Il primo gruppo (che è di certo il più importante) è composto di individui che, sotto taluni aspetti, sono più realistici del loro ambiente sociale, del quale rifiutano consapevolmente o inconsapevolmente gli errori di valutazione e le incoerenze. Gli individui appartenenti a questo gruppo sono capaci di adattarsi a un ambiente che faccia meglio al caso loro, com'è provato dall'evoluzione di certi *beachcombers* o *squawmen* (quegli sradicati che, fuggendo la civiltà del XIX secolo, si sono stabiliti nei paesi tropicali o in una tribù indiana, ed hanno sposato donne indigene).
2. Il secondo gruppo comprende i nevrotici o gli psicotici in potenza, nei quali il trapianto in un ambiente meno favorevole può scatenare una malattia psichica latente. L'elevata incidenza di nevrosi e psicosi tra i migranti e, in linea generale, tra gli individui a forte mobilità sociale è, in questo contesto, significativa (179). Così, ho incluso tale secondo sotto-tipo in questo studio denominandolo semplicemente: delinquente nevrotico o psicotico.

Per amore di brevità, ho chiamato "delinquente deficiente" (insistendo sull'ordine dei due termini) il nevrotico o lo psicotico che presenta un comportamento delinquente o criminale.

Il problema nodale della psicopatologia criminale è quello della collocazione del delinquente deficiente nella serie che va dall'individuo detto "normale" al violento in cerca di una ideologia giustificatrice talvolta psicotica.

La concezione della psicopatologia criminale riposa su due postulati:

1. Il comportamento criminale è sintomatico di un conflitto e, come ogni sintomo, comporta un "vantaggio nevrotico" nella misura in cui placa l'angoscia suscitata da tale conflitto. Dal punto di vista pratico e sociale, questi vantaggi nevrotici sottostanno alla legge del rendimento decrescente (cap. I).

2. C'è un rapporto funzionale tra il tipo di crimine commesso e la natura del conflitto. In molti casi l'angoscia generata da un dato conflitto può essere placata soltanto compiendo un atto criminale di un tipo particolare. Le azioni criminali di altro tipo sono non soltanto incapaci di alleviare questa forma di angoscia, ma possono persino esacerbarla al punto di renderla intollerabile. Basta pensare, a questo proposito, al disprezzo di certi criminali verso gli autori di crimini "spregevoli"; per esempio, a quel gruppo di gangsters americani che, durante la Seconda Guerra mondiale, si battevano ferocemente contro quei criminali le cui azioni erano nocive allo sforzo bellico nazionale.

Il secondo postulato spiega perché certi delinquenti deficienti, al pari di certi criminali ritenuti a torto non deficienti, limitano il loro comportamento criminale a uno o a molti tipi di crimini eseguiti in maniera insieme sistematica e caratteristica. Il comportamento tipico di un dato criminale costituisce dunque, in qualche modo, il suo sigillo o il suo "marchio di fabbrica"; esso porta l'impronta della sua personalità come la porterebbe un poema scritto da lui. Questa analogia non è affatto superficiale. Le condizioni estreme del "lavoro criminale" sono infatti appena più limitative di quanto non lo sia, per l'artista, la natura dei suoi materiali e, per lo scrittore, la struttura grammaticale della lingua (135). A sostegno di questa analogia invocherò non soltanto la creazione di parole nuove da parte di Lewis Carrol e di James Joyce, ma anche il fatto che Thomas de Quincey considera l'assassinio come una delle belle arti (74).

La pratica criminologica riconosce e sfrutta implicitamente queste regolarità nel comportamento dei criminali riconosciuti come tali. Quando viene commesso un certo crimine si eliminano infatti *a priori* dalla lista dei sospetti tutti quelli dei quali si sa per certo che non si darebbero a questo tipo particolare di attività criminale. In breve, il crimine, come le altre attività sociali, presenta un certo numero di regolarità direttamente osservabili, le quali permettono di enunciare previsioni verificabili sperimentalmente. L'utilità pratica di questa conoscenza del *modus operandi* del criminale prova d'altronde la validità dei miei postulati. In termini logici, il mio secondo postulato è dunque, tecnicamente parlando, uno schema concettuale che facilita la comprensione e la manipolazione dei fenomeni ai quali si riferisce.

Il problema che adesso lo psicosociologo deve risolvere è quello della diagnosi di una deficitarietà nel delinquente; e questo problema ne solleva immediatamente un altro, particolarmente arduo; vale a dire, quello del normale e dell'anormale (cap. I), giacché, per ragioni che dovremo precisare, né l'atto criminale in sé né la tecnica utilizzata per compierlo costituiscono indici diagnostici sicuri[1].

Il *comportamento* nevrotico o psicotico, che bisogna guardarsi dal confondere con la *malattia* psichica come tale, è parzialmente descrivibile nei termini delle norme culturali dalle quali, per definizione, si allontana. Un certo comportamento che, nella nostra cultura, è prova manifesta di psicosi (definita *qui* semplicemente come una *deviazione*) può benissimo rappresentare, in un'altra, una forma di comportamento socialmente standardizzato, suscettibile di essere provocato in qualsiasi individuo "ben adattato", in certe circostanze socialmente determinate, e può anche costituire una condizione essenziale di ogni approvazione sociale (35). Sfortunatamente, la definizione culturale del "normale" e dell'"anormale" (457) – anche a livello del semplice comportamento – rende assai difficile il compito di diagnosticare l'elemento di devianza che interviene nell'atto criminale del delinquente deficiente. Ma se non esiste alcun galateo ad uso del criminale "perbene", il carattere deviante di un crimine è tuttavia oscuramente avvertito. Infatti, quando un tempo i giornali inglesi stigmatizzavano un crimine "dalla natura particolarmente ripugnante e contraria ai costumi inglesi", o quando la polizia americana attribuisce di primo acchito un certo crimine a uno straniero di una certa nazionalità, ciò significa soltanto che qualcosa in quel crimine è stato avvertito dall'osservatore come talmente "straniero", "scorretto" e magari persino "folle" da metterlo nell'impossibilità di comprenderlo *empaticamente*. Notiamo che, in questo contesto, il termine "empatia" si riferisce soprattutto a un fattore essenzialmente socio-culturale. Così, forte della sua tradizione "western", un americano sarà meno scandalizzato dalla pratica indiana di scalpare un nemico che dal costume abissino di fare un trofeo non dello scalpo ma degli organi genitali, sebbene la pratica indiana non sia in fondo meno orribile di quella abissina. La ragione sta nel fatto che nulla nella sua cultura prepara l'americano a mostrare empatia verso il costume abissino.

Insomma, malgrado oscure "intuizioni" talora convalidate dai dati raccolti successivamente, la diagnosi di una deficitarietà in un delinquente deve essere fatta prescindendo da ogni riferimento alla *natura* del crimine o persino anche dal fatto che è stato commesso un crimine. Infatti, sebbene il crimine del delinquente deficiente sia legato funzionalmente alla natura della sua nevrosi o della sua psicosi, nel caso di soggetti dotati di una "personalità psicopatica" può essere deviante soltanto il modello complessivo del comportamento, ma non i suoi "costituenti molecolari". In questi casi la diagnosi di psicosi latente è troppo difficile da fare fino a quando, a dispetto delle professioni di fede in una prospettiva dinamica, si rimane segretamente attaccati allo spirito classificatorio della psicodiagnostica di tipo neo-kraepeliniano (che ha il solo vantaggio di permettere eleganti studi statistici di etichette diagnostiche isolate).

Il mio impegno principale sarà dunque quello di analizzare il termine "comportamento deviante". Di solito la nevrosi e la psicosi diventano osservabili quando il comportamento dell'individuo comincia a discostarsi non solo dal suo comportamento precedente ("inizio della sua malattia attuale") ma anche dalle norme sociali. La natura del problema diventa oscura soltanto quando, nella pratica clinica, si giunge a supporre che la nevrosi o la psicosi esistesse già da molto tempo prima che incominciasse a influire sul comportamento in maniera un po' visibile. Questa difficoltà è prevedibile, giacché l'osservazione delle differenze (la discriminazione) è, in genere, più facile di quella delle somiglianze (l'induzione).

La psicopatologia trascura troppo spesso uno dei problemi fondamentali riguardanti la natura di una prova causale. Se assumiamo A come norma, dobbiamo essere capaci di spiegare non solo perché B differisca da A, ma anche perché C sia simile ad A. In psichiatria non basta spiegare perché Jean Dupont sia diventato psicotico se, nello stesso tempo, non si può spiegare perché Jacques Durand, assalito da problemi e da conflitti analoghi, non sia diventato invece né antisociale né psicotico. E non si può eludere il problema ricorrendo a formule magiche come "costituzione", "ambiente" ecc. La serie: chirurgo, anatomista, macellaio, assassino, omicida-pazzo costituisce un solo e medesimo *continuum* che deve essere analizzato come tale. Proprio qui sorgono le difficoltà. La società moderna vede giustamente nell'anatomista un tipo di personalità altamente sublimato. Il Medioevo, in compenso, lo considerava un vampiro (e probabilmente un vampiro pazzo).

Siccome per l'individuo, tutto sommato, la chirurgia, l'anatomia e...la follia omicida sono altrettanti modi diversi di assumere la propria aggressività, il problema della sublimazione non può essere ridotto a quello di determinare se una maniera specifica di aggressività sia o non sia socialmente accettabile. Non basta certo chiamare "sublimazione" ogni comportamento socialmente accettabile, e "sintomo" ogni comportamento socialmente inaccettabile. Ma è proprio questo il modo in cui ragionano molti "esperti" tutto il santo giorno. Troppi psicoanalisti credono di aver aiutato i loro pazienti a sublimare, mentre invece non hanno fatto altro che sostituire un sintomo o un errore di valutazione che non è socialmente accettabile con un altro che lo è, senza però condurre minimamente i loro pazienti a quell'accettazione culturalmente non deformata della *realtà*, che è la pietra di paragone della sanità psichica.

Di certo, l'accettazione dell'ambiente socio-culturale in quanto *ordine distinto* della realtà, è una parte integrante e importante dell'accettazione della realtà. Troppo spesso, però, la realtà sociale è accettata a spese di una cert'altra realtà, più fondamentale, che la cultura giudica opportuno respingere per ragioni sue specifiche. Questa è la ragione per cui troppo spesso la sola differenza tra l'individuo ben adattato e "sublimato" e il "deviante" non "sublimato" consiste nel fatto che il primo accetta - spesso completamente – la realtà sociale, mentre il secondo non l'accetta, sebbene abbia talvolta raggiunto un grado di accettazione molto più elevato nei confronti di certi ordini di realtà *non sociale*. C'è soprattutto una differenza fondamentale tra il fatto di *introiettare* ciecamente la società e quello di accettarla come realtà alla quale ci si deve adattare con realismo, ma, all'occorrenza, con realismo critico.

Il semplice fatto dell'adattamento e del conformismo non ha molto a che fare con l'accettazione della realtà. Ciò è dimostrato dall'assenza oggettivamente costatabile – di differenze nettamente *significative* tra i conflitti di individui normali "sublimati" e quelli di nevrotici non delinquenti e di deficienti delinquenti. Si può perciò concludere che in base ai dati *socio-culturali* attuali – da tenere distinti dalla speculazione pura – una buona parte delle spiegazioni sociologiche e psicologiche della delinquenza di Jean Dupont sono pure e semplici razionalizzazioni *a posteriori*: provano, tutt'al più, che per lui era possibile gravitare intorno alla nevrosi e/o al crimine ma non permettono di precisare la ragione necessaria e sufficiente da cui è stato *effettivamente* indotto a discostarsi dal comportamento normale. Salvo poche eccezioni, tra cui la teoria formulata da Merton (339), la maggioranza delle presunte "spiegazioni" sociologiche non provano nulla, se non il semplice fatto della possibilità e dell'opportunità. Non spiegano, né potrebbero, perché il possibile e l'opportuno si sono effettivamente attuati in un caso e non in un altro.

La presenza di un certo grado di sublimazione e di adattamento, anche in occasione di un conflitto ansiogeno ben reale, prova che l'angoscia è suscettibile di essere placata sia con mezzi standardizzati e/o normali sia con mezzi devianti, persino criminali e devianti al contempo. Di qui nasce la domanda essenziale sul perché solo alcuni individui psicologicamente provati scelgono (di solito inconsciamente) un sintomo deviante e/o criminale come il mezzo più adeguato a placare la loro angoscia e alleviare il loro conflitto.

La mia teoria fondamentale è che il comportamento deviante criminale ha le stesse radici del comportamento deviante non criminale, differendone per un solo aspetto, però cruciale: il *negativismo sociale*.

Non intendo discutere qui né la teoria secondo cui gli errori commessi dal criminale – i quali portano alla sua identificazione, cattura e punizione – sono motivati da un desiderio inconscio di autopunizione (379, 381) né il fatto, già osservato sia da Krafft-Ebing (269) sia dalla cultura mohave (133), che certi crimini sono commessi soprattutto per attirare il castigo sul loro autore e dunque costituiscono una forma indiretta di suicidio (suicidio "per procura").

Per quanto siano plausibili, queste teorie e credenze non implicano che l'esistenza di un masochismo morale e di un desiderio di castigo ci permettano di dedurre l'esistenza di una *pulsione* (*biologica*) di morte. La socializzazione precoce, per quanto fallimentare possa essere stata sotto taluni aspetti, basta a spiegare perché anche il più antisociale dei criminali non possa sottrarsi del tutto al suo condizionamento sociale[2]. Solo la socializzazione può dare all'uomo il desiderio di castigo o persino la comprensione di quel che significa "castigo": il mio più attendibile informatore mohave mi ha assicurato che la sua lingua non conteneva una parola che indicasse l'idea di castigo, probabilmente perché, nelle condizioni aborigene (102), i bambini mohave erano trattati con dolcezza e pazienza infinite.

In breve, se il problema del comportamento deviante, considerato come sintomo, rimane ancora insoluto, ciò dipende dal fatto che il crimine è, in definitiva, ciò che la cultura riconosce come tale. Nella società occidentale, il parricida e il matricida sono, per lo più, nevrotici gravi o psicotici (nonostante il fatto che le loro vittime meritino in genere la loro sorte). Le cose cambiano completamente in una civiltà in cui l'uccisione dei genitori anziani è un gesto di pietà filiale, strettamente regolato dalle norme culturali e di conseguenza, malgrado il suo carattere insensato, incapace di alleviare gli attacchi di angoscia nevrotica. Nella nostra civiltà il furto abituale può fornire all'individuo un mezzo per alleviare la sua angoscia e per risolvere un conflitto personale, mentre il diventare cleptomane non potrebbe risolvere il conflitto di un nevrotico appartenente a una di quelle "tribù criminali" dell'India, dove il furto è la regola e non l'eccezione.

Questo genere di materiali ci obbliga a rifiutare una teoria semplicistica dei sintomi, fondata su di una *concezione filogenetica* della regressione. Non si vede bene come un certo tipo di comportamento sintomatico potrebbe essere considerato normale in una cultura e il suo contrario una "regressione" biologica, quando in un'altra tribù vale l'inverso. Nel momento stesso in cui si pretende che in Francia e in America la cleptomania sia una regressione verso uno stadio prossimo, diciamo, alla scimmia o alla taccola, si è costretti ad ammettere, in forza di questa stessa teoria, che l'onestà rigorosa costituisce, tra le tribù criminali dell'India, una regressione allo stadio di Adamo ed Eva prima della loro cacciata dal Paradiso Terrestre: il che è manifestamente assurdo. Eppure, una teoria dei sintomi fondata in parte sulla filogenesi è, paradossalmente, possibile e persino necessaria, sebbene presupponga un modo di affrontare il problema che differisce sotto quasi tutti gli aspetti da quello normalmente adottato. Debbo sfortunatamente rinviare il lettore a un'opera successiva, per un'esposizione di questa teoria, giacché taluni dettagli rimangono ancora da precisare[3].

La teoria dei sintomi come manifestazioni di una regressione ontogenetica, sebbene probabilmente vera per l'essenziale, solleva due difficoltà di natura del tutto diversa, anche se non si tiene conto del fatto che l'ontogenesi ripete la filogenesi. La prima di tali difficoltà scaturisce dal fatto che la maggioranza degli studi riguardanti lo sviluppo del bambino si collocano nella società occidentale. Tuttavia questa circostanza sta per essere modificata da un numero crescente di studi analoghi effettuati nelle culture non occidentali sebbene tali ricerche siano quasi sempre condotte in funzione di un quadro di riferimento derivato dallo studio di lattanti o bambini euramericani. Così, ci si domanda talvolta se è opportuno mettere le distinzioni fatte dagli psicologi dell'infanzia, tra il comportamento "infantile" e comportamento "adulto", nella categoria delle scoperte biologiche o in quella dei pregiudizi culturali! Le forme di comportamento possibili *a priori* ma che una cultura rifiuta, nel corso del processo di socializzazione (cap. II), qualificandole come infantili; quelle che essa incoraggia e giudica degne di essere incorporate nel modello del comportamento adulto – culturalmente definito – dipendono in larga misura dalle norme culturali e dai metodi di socializzazione. Questa è la ragione per cui anche le formulazioni relativamente neutrali, dal punto di vista culturale, degli stadi dello sviluppo psicosessuale, fatte da Freud, non possono essere automaticamente applicate allo studio dell'infanzia primitiva, come, invece, si tende a fare fin troppo[4]. Il periodo di latenza, in particolare, sembra essere essenzialmente un prodotto culturale (106) sebbene Freud cerchi di spiegare *proprio* questo stadio in termini paleobiologici.

La seconda difficoltà è di un tipo del tutto diverso. Siccome gli specialisti del comportamento infantile sono anche membri *adulti* di una cultura – maggiormente preoccupata di specificare come *dovrebbe* essere il bambino e di obbligarlo a comportarsi *correttamente*, piuttosto che di definire cosa *è* il bambino in se stesso e come *si comporta* – molte nozioni apparentemente scientifiche, riguardanti il vero comportamento infantile, sono solo proiezioni, in definitiva, fatte dall'adulto per fini interessati (150). Si potrà giungere a una formulazione valida della teoria ontogenetica dei sintomi solo quando si riuscirà a tracciare – finalmente! – uno schema culturalmente neutro e davvero disinteressato del comportamento infantile.

La pseudosoluzione individuale dei problemi metaindividuali

L'essenza dei conflitti e dei problemi nei quali si dibatte il paziente è definita molto bene da Jung (260): "Troviamo sempre nel paziente un conflitto che, a un certo punto, investe i grandi problemi della società... In senso stretto, dunque, la nevrosi non è altro che un tentativo individuale, per quanto poco riuscito possa essere, di risolvere un problema universale"[5].

Freud anticipa in parte questo punto di vista quando nota che ogni comportamento che differisca anche leggermente dal nostro, è da noi interpretato come una critica delle nostre norme e dei nostri costumi[6] e come un attacco al nostro narcisismo. Egli chiama queste reazioni *narcisismo delle piccole differenze* (207).

Queste due proposizioni contengono gli elementi essenziali necessari per comprendere quel fatto che ho chiamato "negativismo sociale".

I conflitti *umani*, che sfociano in sublimazioni oppure in comportamenti nevrotici o psicotici, criminali o meno, sono i prodotti di certe situazioni che si possono produrre *soltanto* nelle *società umane*. Ho cercato di dimostrarlo in relazione al problema della schizofrenia (capp. IX-X) ed ho sostenuto che, più una civiltà è evoluta, più complessi diventano i problemi di adattamento che essa pone all'individuo. Si può dunque pensare che certi conflitti siano funzionalmente legati alla complessità della civiltà. Róheim non soltanto mi ha assicurato che è rarissimo incontrare individui *sistematicamente* antisociali nelle tribù molto primitive dell'Australia centrale, ma ha anche precisato che gli individui di questo tipo tendono a passare per personaggi quasi mitologici. Per parte mia, non ho trovato quasi alcun individuo di questo genere tra i Mohave e solo pochi tra i Sedang. Tre fattori possono spiegare l'assenza di delinquenti *professionali* "normali" o deficienti nelle società primitive:

1. L'adattamento alla situazione sociale è più facile là che qui da noi perché la società è più semplice e i membri di essa formano una "comunità" (*Gemeinschaft*) più che una "società" (*Gesellschaft*) (443);
2. Come osserva giustamente Elton Mayo, la socializzazione è, in tali società, più sistematicamente incoraggiata che nella nostra;
3. Le società complesse propongono obiettivi che per molti rimangono irraggiungibili con *mezzi* socialmente standardizzati, oppure insistono troppo sui *mezzi* coi quali possono essere raggiunti obiettivi umani normali (cap. I). Ne risultano incoerenze strutturali sul piano sociale. Al termine di una brillante analisi di questa situazione, Merton (339) conclude che "queste incoerenze strutturali producono personalità psicopatiche e/o condotte antisociali e/o attività rivoluzionarie".

Queste osservazioni mi hanno portato a concludere che se il comportamento deviante, soltanto nevrotico o apertamente criminale, è capace di alleviare l'ansia dell'individuo e di attenuare in parte il suo conflitto, ciò dipende dal fatto che esso si discosta dalla norma sociale. Inoltre, siccome l'essere umano percepisce i comportamenti diversi dal suo adottati dagli altri come altrettante critiche del suo comportamento, si può ammettere che il deviante socialmente negativista desideri comportarsi (almeno inconsciamente) diversamente dagli altri *allo scopo di attentare al narcisismo* altrui e a quello della società in generale.

In ultima analisi, appare evidente che l'individuo è più traumatizzato dalla situazione sociale totale (la "legge") che dal rappresentante della società ("l'agente di polizia"). Proprio in questo senso Malinowski (322, 325) ha ragione di sottolineare che il padre trobriandese non potrebbe essere per il suo bambino un agente traumatico edipico così *violento* come il suo analogo nella nostra società, per il semplice fatto che la sua società non gli assegna né la funzione né l'autorità di socializzare i suoi bambini. Ciò implica che il padre – o qualsiasi altro "mediatore di cultura" – è soltanto il tramite grazie al quale tutte le componenti *irrazionali* di una società sono introiettate sotto forma di Super-Io. Quando l'individuo è abbastanza intelligente da riconoscere (o abbastanza percettivo da sentire) che l'agente traumatizzante non è un individuo ma la società o la cultura dereistica e strutturalmente incoerente alla quale appartiene, bisogna aspettarsi che la sua aggressione sia diretta contro l'*istanza* che assegna ad alcuni il ruolo di traumatizzarne altri e non contro colui il quale si trova nella posizione di essere soltanto un semplice agente della società traumatizzante. Riconoscere la fonte del trauma nell'incoerenza della struttura socio-culturale esige una certa dose di intelligenza, certo, ma molti studi hanno dimostrato che il livello intellettuale della maggioranza dei gruppi psicotici è pressoché uguale alla media della popolazione adulta.

Le esperienze di Maier (321) e di molti altri, consistenti nel mettere alcuni topi in situazioni sufficientemente sconcertanti e nell'*obbligarli* ad agire, sebbene i problemi posti loro non consentano alcuna soluzione, rivestono una grande importanza per l'elaborazione di una teoria situazionale della devianza.

In questo senso specifico il comportamento deviante, criminale o no, è aggressivamente "critico" della situazione *totale* che permette di frustrare l'individuo tramite certi altri individui designati e abilitati a questo scopo dalla società. Questo punto di vista concorda perfettamente con la prima formulazione data da Freud del problema dell'aggressione, così come con l'ipotesi avanzata da Dollard e coll. (160) riguardo ai rapporti tra frustrazioni e aggressioni (una ipotesi, questa, che discende dalla formulazione iniziale di Freud).

Il cosiddetto comportamento "normale" può essere distinto dai comportamenti devianti (criminali o no) nel modo seguente:

1. La pseudo-sublimazione, cioè i sintomi che si conformano alle norme sociali, rappresenta sul piano sociale una tendenza verso l'"omonimia", postulata da Angyal (13) come principio generale. L'individuo accetta la società come realtà e si conforma innanzitutto ai mezzi e poi ai fini da essa indicatigli.

2. La devianza, cioè il fascio di sintomi che si discostano dalle norme sociali, può rappresentare, a livello sociale, una tendenza verso un'"autonomia"

o verso una "bionegatività" nel senso di Angyal. La devianza implica un rifiuto non della *realtà* della società, come avviene invece nella schizofrenia (capp. IX, X), ma una non-accettazione dei suoi valori e delle funzioni sociali che essa assegna all'individuo.

Esistono due tipi fondamentali di negativismo sociale:

1. Il comportamento deviante non criminale è inconsciamente scelto o costruito in modo da escludere nello stesso tempo sia un comportamento accettabile sia un comportamento socialmente penalizzato (dunque criminale) (cap. XIII).

Il nevrotico o psicotico non criminale ripudia parzialmente o totalmente i suoi legami sociali e cessa di essere un "animale sociale". La sua posizione extra-sociale può talora essere persino riconosciuta socialmente. La società medievale forniva a taluni individui le posizioni pseudo-extrasociali del "fuorilegge" o dello "scomunicato" che, tecnicamente parlando, costituivano sotto molti aspetti dei veri e propri status "sociali". Il Sedang che rifiuta di conformarsi a questa o a quella regola fondamentale deve rinunciare al suo statuto di uomo e "diventare un cinghiale" (77). Nelle società poco evolute questo genere di rinuncia può rappresentare per il soggetto una violenta affermazione della sua individualità funzionale e della sua unicità. Nel quadro della storia sociale, si tratta di una forma di comportamento significativa, poiché Mauss (330) ha mostrato che il *concetto* di "persona" e l'attualizzazione *sociale* della unicità individuale sono sviluppi tardivi. Personalmente ritengo che l'attualizzazione e la strutturazione poco accentuate dell'unicità individuale siano dovute in larga misura alla diffusione precoce dei legami affettivi nelle società primitive (86). Infine, nell'"aggressione mediante isolamento" l'individuo può "scegliere" (inconsciamente) qualsiasi modo di comportamento che si discosti dal comportamento socialmente ammesso. In fin dei conti sceglierà quei comportamenti che: (*a*) corrispondono nel modo migliore ai suoi bisogni nevrotici; (*b*) formano di solito una struttura parzialmente prestabilita dalla cultura (cap. I).

2. Il comportamento criminale deve, per certi aspetti, essere *diametralmente opposto* alle norme sociali. Ciò significa che le possibilità di scelta offerte al criminale sono limitate quanto quelle che si offrono al *bohémien* determinato a scandalizzare il borghese a qualunque costo. Ora, se è vero che il negativismo sociale comporta un elemento di aggressione molto pronunciato, il rifiuto manifesto di ogni legame sociale è, in fondo, soltanto una razionalizzazione, giacché il comportamento criminale è diretto contro la società stessa.

L'esistenza della società non è messa in questione né nella nevrosi né nella delinquenza, e il comportamento continua ad essere determinato dalle norme sociali, ma ormai *negativamente* nella misura in cui deve escludere ogni conformismo in rapporto alla norma. Ora, sebbene questi sintomi siano fonte di beneficio nevrotico per il fatto stesso che nuocciono alla società (in quanto attentano al narcisismo dei conformisti, costituiscono un'aggressione contro le norme ecc.), esigono *nondimeno* una presa di coscienza da parte di questa società, giacché attirano l'attenzione sul deviante e suscitano una reazione sociale nei suoi confronti. Ciò vale anche per lo schizofrenico (42). Ogni clinico sa che dinanzi a un gruppo qualsiasi di visitatori (studenti di psicologia, per esempio), i malati di un ospedale psichiatrico assumono volentieri i loro "ruoli" più vistosi.

Per parte sua la società accorda un riconoscimento esplicito ad ogni deviante, anche al più estremo, e lo fa in maniera talora molto sorprendente. Róheim (390) ed io (76) abbiamo avuto entrambi l'occasione di osservare, in due differenti società primitive, la "condanna con ammirazione" del maschio incestuoso; e il pescecane della finanza del XIX secolo, personaggio antisociale quant'altri mai, rappresenta ancora al giorno d'oggi il buon ideale degli estremisti di destra. Il prestigio romantico del deviante riflette in una certa misura l'accettazione imperfetta della norma persino da parte degli individui meglio adattati, e la loro identificazione con l'"eroe", il "grande criminale" e l'"eccentrico" che osano sfidarla.

Ora, se gli uomini esaltano volentieri il grande chirurgo e il grande criminale, non nutrono che disprezzo per il boia, per questo personaggio né carne né pesce che, vilmente imboscato, dà libero corso alla propria aggressività accettando obiettivi sociali di carattere *marginale* e mezzi socialmente standardizzati per raggiungerli. Ciò spiega forse perché gli individui aggressivi preferiscono diventare chirurghi o grandi criminali anziché boia.

Assegno un valore decisivo al fatto che il comportamento deviante del "nevrotico" e del "cattivo", in altre società, riproduce talvolta strettamente quella che da noi costituisce la buona condotta per eccellenza. Infatti in certe società lo spirito di cooperazione, la generosità e la sincerità sono talora – *ma non sempre* – altrettanto sintomatiche di nevrosi quanto lo sono nella nostra società un'attività apertamente antisociale, l'egoismo e l'insincerità. Fortune (192) e io stesso (76) abbiamo avuto occasione di studiare questo tipo di individuo, sublimato eppure deviante, in due civiltà primitive particolarmente "dure". Questi casi offrono il paradosso che una sublimazione autentica può diventare *anche* fonte di benefici nevrotici nella misura in cui essa soddisfa il negativismo sociale residuo dell'individuo adulto vivente in seno a una società fondamentalmente "ammalata" (81).

Il fatto che il negativismo sociale si manifesti semplicemente tramite fenomeni di devianza o comporti in aggiunta attività antisociali dipende, in larga misura, dal carattere passivo o attivo delle tendenze negativistiche individuali.

Il negativismo sociale attivo può manifestarsi in tre maniere che differiscono una dall'altra quantitativamente più che qualitativamente, cioè in base alla dimensione relativa del segmento della società preso di mira dal comportamento antisociale. Tutto sommato, quanto *meno* generalizzato e quanto *più* personalizzato è il negativismo sociale del deviante, tanto più ristretto sarà il settore sociale toccato dal suo comportamento. Questo settore varia spesso in funzione dell'intelligenza del delinquente deficiente.

1. Nelle manifestazioni più personalizzate e più limitate l'aggressione è diretta contro l'individuo collocato dalla società in una situazione strategica che gli permette di frustrare il soggetto. Le vittime di questo genere di crimini vengono scelte di solito tra i membri della famiglia del soggetto e tra quelli del suo *entourage* immediato.
2. A un livello intermedio l'aggressione è diretta contro qualsiasi membro del gruppo. La scelta della vittima è determinata in larga misura dall'occasione e da altri motivi secondari. Il negativismo sociale si esprime a un basso livello di astrazione e a spese dei membri della società scelti quasi a caso. I crimini dei delinquenti abituali appartengono generalmente a questa categoria. Una parte del *beneficio* nevrotico procurato da questo genere di crimine è costituito dal dispiacere che il comportamento del criminale causa alla propria famiglia e ai parenti (cap. VIII). Per tale ragione crimini come questi si collegano a quelli più nettamente personalizzati e molto diretti dei gruppi precedenti.
3. A un livello di astrazione più alto, l'aggressione è generalmente diretta contro la società nel suo insieme sebbene la forma concreta dell'atto, mediante il quale il negativismo sociale del ribelle si esprime può variare considerevolmente. Così, un'aggressione contro la società può andare dall'assassinio gratuito di uno statista da parte di un eccentrico (*alias*: anarchico, bolscevico, fascista o altro "elemento sovversivo" non specificato) al terrorismo e alla rivoluzione, passando per i trattati di tecnica rivoluzionaria, i *cattivi* romanzi di critica sociale e così via.

Debbo insistere vigorosamente sul fatto che, non essendo io partigiano né del relativismo culturale né di altre dottrine basate sul principio *Vox populi, vox Dei*, non *giudico* affatto patologiche né la bontà di un anziano Sedang né la rivolta degli schiavi condotta da Spartaco, sebbene io ritenga che entrambe soddisfino marginalmente ed epifenomenicamente *anche* il negativismo sociale come tale, nonostante la bontà dell'anziano Sedang e la rivolta (ma non il terrorismo) di Spartaco sono modi di comportamento essenzialmente sublimatori. In realtà, più la società – di cui si rifiutano le norme e contro la quale ci si ribella – è brutale e dereistica, più l'essere umano sensibile si mostrerà socialmente negativista, semplicemente perché la vita in questo tipo di società è poco disposta a favorire lo sviluppo della fiducia verso la società in quanto tale. Proprio per questo è tanto difficile restaurare l'ordine e ristabilire una vita sociale normale dopo una rivolta, pur legittima e riuscita, contro un sistema ottuso e brutale. Sembra che le persone restino traumatizzate e abbiano bisogno di un certo tempo per confidare nella *possibilità* stessa di una vita sociale organizzata in maniera appena decente. Questa semplice constatazione spiega la continuazione dei disordini e la sostituzione di una dittatura con un'altra; ciò non implica che si debbano considerare ragionevoli o persino necessari simili fenomeni di patologia sociale. Le "rivoluzioni" più efficaci sono le evoluzioni meno disordinate e più pacifiche.

Il fatto che ogni società è, in un certo senso, in opposizione con l'*Anlage* psicobiologica fondamentale dell'uomo costituisce un problema del tutto distinto e diverso, già discusso nel capitolo II. Esso non rientra nell'ambito della presente analisi del negativismo sociale, la quale verte su questa tendenza che si manifesta, essenzialmente, nel quadro di una società dove regna almeno un minimo di decenza e di realismo. In pratica, la mia analisi del negativismo sociale è applicabile ad Atene piuttosto che a Sparta; alla Francia, all'Inghilterra e agli Stati Uniti piuttosto che ai regimi di Hitler, Stalin o Mao Tse-tung sebbene la teoria, in se stessa, sia applicabile alla più perfetta delle società immaginabili dato che una società totalmente non frustrante è, ahimè!, una contraddizione in termini.

Una diretta conseguenza della teoria del negativismo sociale è che *all'interno di un quadro di riferimento strettamente sociologico,* l'ordine *temporale* dell'equazione psicoanalitica *valida*, formulata da Osborn (354): Padre = Società, deve intendersi invertito: Società = Padre (o membro del gruppo, o agente di polizia, o governo organizzato). Ciò che permette di collegare il punto di vista sociologico alla teoria psicoanalitica, è il fatto che la capacità del genitore di nuocere al suo bambino dipende dallo statuto e dalla funzione che la società gli assegna.

L'analisi del negativismo sociale è resa singolarmente più complessa dall'esistenza di società parzialmente o totalmente patologiche, le cui incoerenze strutturali accollano all'individuo uno schiacciante fardello superfetatorio. D'altra parte, l'esistenza stessa dello stato di adattamento, *spesso altrettanto nevrotico e lontano da un'accettazione della realtà quanto lo è il comportamento antisociale*, mostra che l'individuo socialmente non negativista è spesso capace di alleviare la propria angoscia con mezzi che non hanno *nulla* di antisociale. Sostengo dunque che il negativismo sociale sistematico, quale che sia *il suo livello di astrazione*, è altrettanto dereistico quanto ogni altra forma di nevrosi o di psicosi e, forse, ancora di più. Questa è la ragione per cui la psicoterapia del delinquente minorato, sia quest'ultimo parricida o demagogo, si mostra particolarmente difficile in quanto la sua nevrosi è pure, manifestamente, l'espressione di un negativismo sociale *patologico*, il quale non è altro se non un metodo dereistico di affrontare i problemi contro cui urta ogni uomo che vive in una società.

Lo psichiatra potrà venirne a capo efficacemente solo seguendo il consiglio di Burrow (54), il quale gli ingiunge innanzitutto di sbarazzarsi della sua personale nevrosi sociale e di tenere pure conto del fatto (anche questo notato da Burrow) che, alla luce del *proprio* giudizio, il criminale valuta spesso i suoi delitti come atti buoni e giusti.

Questa formula, elaborata empiricamente, fornisce una parte importante dello schema concettuale in funzione del quale mi propongo di analizzare i problemi fondamentali dell'etnopsichiatria.

Epilogo

Una quindicina d'anni dopo aver scritto queste pagine, psicoanalizzavo un giovane delinquente nevrotico che odiava la società e le sue leggi più degli esseri umani; tale fu almeno il suo atteggiamento sino a quando non arrivò a capire che, nella sua prima infanzia, aveva odiato soprattutto coloro i quali erano stati autorizzati dalla società a comportarsi verso di lui in maniera particolarmente frustrante, impassibile e dura. Un giorno, sebbene avesse spesso avuto a che dire con la legge, si mise a parlare con calorosa simpatia di un agente di polizia che si era *abusivamente* servito della propria influenza presso un impiegato di una sala cinematografica per farlo entrare senza biglietto. L'analisi di questo episodio mostrò che la *sola* manifestazione di affetto e di lealtà alla quale il paziente attribuiva valore autentico era la volontà da parte di un adulto – "nemico ereditario dei giovani" – di commettere un atto illegale in favore di un adolescente o di un bambino. Gli atti di generosità autorizzati semplicemente non contavano. D'altronde, il compimento di un atto illegale costituiva, agli occhi del paziente, una prova di razionalità, giacché egli considerava tutte le regole, qualunque fosse la loro natura, inutili e dereistiche. Mi ci volle quasi un anno per portarlo a capire che, sebbene autorizzati, un affetto e una simpatia potevano essere davvero autentici. Nello stesso periodo di tempo giunsi a fargli riconoscere che certe regole sono come le ossa del corpo: esse rendono possibile il compimento di numerosi movimenti volontari, ma soltanto "a spese" della flessibilità *generale*, la quale, beninteso, avrebbe come risultato quello di escludere *ogni* possibilità di movimento[7]. Dal momento in cui afferrò questo concetto, non soltanto si astenne da ogni atto delinquenziale ma cercò anche di impedire, con la bontà e la persuasione, gli atti di ribellione gratuiti da parte di altri giovani delinquenti.

Infine, non avendo né i mezzi né forse le doti necessarie per diventare medico, decise di diventare rieducatore di giovani delinquenti, dedicando la sua vita ad aiutare i giovani, attraverso la dolcezza, perché evitassero scontri con la legge.

Note

[1] Parlo qui deliberatamente del solo *comportamento*. La nevrosi e la psicosi come entità (malattie) non possono essere definite semplicemente come "deviazioni" dalla norma sociale (cap. XIII).

[2] Come ha spiritosamente osservato l'ellenista Moses Hads, nella nostra società l'ateo non crede a un *solo* Dio.

[3] Uno schizzo di questa teoria è stato oggetto, nel 1965, di una relazione dinanzi alla Societé de Médecine Psychosomatique.

[4] Róheim (390) aveva già riconosciuto il carattere problematico di questi stadi per lo studio dell'infanzia primitiva.

[5] Va da sé che cito questa definizione senza attribuire però un senso mistico – junghiano – alle parole "problema universale". Nel mio testo questo "problema universale" è definito in maniera particolarmente concreta, cioè come l'insieme dei problemi reali – sia materiali che psicologici – che l'uomo deve fronteggiare sia come organismo vivente sia come membro di una società. La mia definizione di questo problema è dunque rigorosamente scientifica e non fa alcuna concessione al misticismo, alla metafisica e alla "filosofia" nel senso comune del termine.

[6] Fatto già notato da Diodoro Siculo (156.I, LXXXIX, 6).

[7] Si può ritrovare quasi la stessa metafora in un recente libro di Lorenz (306).

Capitolo quarto

La voce dei bambini: su alcuni ostacoli psicoculturali alla comunicazione terapeutica (1965)

Secondo il grande matematico Georg Cantor è più importante porre una domanda correttamente che darle una risposta. È un'osservazione profonda, giacché non è forse a coloro i quali pongono domande – a quei tafani che pungolano la nostra intelligenza – che noi dobbiamo il fatto di prendere conoscenza di problemi dai quali ci saremmo volentieri distolti? La storia della psicoanalisi non ha avuto tafano più accanito di Sándor Ferenczi, che fu grande grazie alle risposte che seppe dare, ma forse ancora più grande – e più utile alla scienza – per le domande che seppe sollevare, attirando la nostra attenzione su taluni aspetti insoliti della realtà, i quali non si inseriscono facilmente nel nostro quadro di riferimento abituale.

In uno dei suoi ultimi scritti, *La confusione delle lingue tra gli adulti e i bambini* (186), Ferenczi introduce un problema generalmente eluso e si mette a chiarirlo con quella vivacità intellettuale che lo caratterizza. Alla fine lo risolve, sebbene la soluzione che ne dà non possa soddisfare completamente tutti, me compreso. Nondimeno, senza Ferenczi forse non avrei mai preso coscienza dell'importanza di questo problema e non mi arrischierei oggi ad analizzare le difficoltà quasi insuperabili della comunicazione tra adulti e bambini. Sospetto persino che, nonostante la sua forza perturbatrice, lo studio di Ferenczi mi avrebbe lasciato tanto indifferente quanto un altro, se la mia personale esperienza di etnologo non mi avesse insegnato le difficoltà di comunicazione coi primitivi. I malintesi tra l'etnologo e il suo interlocutore primitivo sono all'ordine del giorno e i resoconti etnografici ne offrono abbondanti esempi (278); uno solo basterà a precisare la natura del problema.

Osservazione 1. – Un indiano lengua del Gran Chaco (America meridionale) percorse quasi duecento chilometri per venire ad accusare il missionario ed etnologo W.B. Grubb di aver rubato una zucca dal suo orto. Molto sorpreso, Grubb cercò di dimostrargli di non poter essere il colpevole, non essendosi avvicinato da mesi a quell'orto. L'indiano riconobbe senza difficoltà questa circostanza e concesse persino che Grubb non aveva davvero rubato la zucca. Tuttavia, pretese di essere indennizzato per questo furto – ma che tale non era – giacché *in sogno* aveva visto Grubb commettere tale atto (225).

Questo esempio – solo uno dei tanti casi analoghi offerti dalla letteratura etnologica – dimostra che, allo scopo di afferrare il senso della tesi sostenuta dal primitivo, bisogna talvolta discostarsi dai sentieri battuti dal pensiero razionale per operare intellettualmente su di un piano singolarmente vicino a quello che Freud ha definito "processo primario" e Lévy-Bruhl (288, 291), oggi tanto ingiustamente misconosciuto, "mentalità pre-logica". Mi affretto ad aggiungere che malintesi dello stesso tipo possono benissimo prodursi anche tra interlocutori appartenenti a gruppi civilizzati diversi, o persino semplicemente ad ambienti sociali appena distanti. Infine – essendo forse questo l'essenziale – ci resta da toglierci molto "cerume difensivo" da quello che Reik (382) chiama scherzosamente il nostro "terzo orecchio", se vogliamo percepire il significato profondo che impregna il discorso del nevrotico o dello psicotico, o anche i sogni della gente normale. Queste difficoltà si aggravano notevolmente quando il nevrotico o lo psicotico è, per di più, un primitivo (103, 108 e cap. XV) e, basta che si tratti di un bambino, la comunicazione si trova ad essere ridotta al minimo, come testimoniato dal resoconto *verbatim* dei miei colloqui con tre giovani nevrotici mohave (133).

Per brevità, citerò solo un dettaglio particolarmente illuminante di questi colloqui. Presso i Mohave, tutti i bambini, quale che sia la loro età, hanno accesso alle conoscenze sessuali detenute dalla tribù, e ciò in termini assolutamente realistici. Per di più, molti di loro hanno rapporti sessuali completi prima dei dieci anni (106), senza che i genitori o le autorità della tribù trovino da ridire. Così mi sentivo libero di interrogare questi ragazzetti sulle loro esperienze erotiche. Mi ero inoltre assicurato la presenza di un interprete adulto, un abile uomo che doveva servirmi, in qualche modo, da garante morale agli occhi dei bambini, giacché essi avrebbero potuto temere che li denunciassi alle autorità scolastiche. La presenza dell'interprete ebbe un'influenza decisiva su questi colloqui. Interrogati sulle loro attività sessuali *in inglese*, lingua dei loro maestri di scuola puritani, i ragazzi negarono tutto di certe pratiche che, invece, confessarono senza difficoltà non appena la domanda fu posta loro *in mohave*: credevano evidentemente di poter enunciare *in mohave* ciò che pensavano di dover negare *in inglese*, giacché le scurrilità verbali, al pari degli atti sessuali, erano proibite in un contesto inglese, mentre sono del tutto lecite nell'ambiente mohave. Prima di sorridere di questi sofismi inconsci, faremmo bene a dare un'occhiata a quanto succede da noi. Solo vent'anni fa un'americana appena un poco istruita non avrebbe mai esplicitamente ammesso di aspettare un bambino utilizzando la parola inglese *pregnant,* ma avrebbe impiegato quella francese *enceinte*; allo stesso modo oggi non parlerebbe di sottovesti e mutandine bensì di *lingerie* né designerebbe il reggiseno con l'indicibile termine francese di *soutien-gorge* (reggipetto) ma dirà *bra*, forma contratta del francese *brassière*.

Nel presente studio ho cercato di chiarire la vera funzione del discorso nel bambino e di analizzare i procedimenti ai quali ricorre l'adulto per oscurare e deformare il senso di ciò che il bambino si sforza di esprimere mediante il linguaggio.

Se il titolo di questo saggio è, in un certo senso, troppo vasto e troppo ristretto insieme, la parola "voce" vi figura tuttavia deliberatamente, in quanto una parte importante del messaggio del bambino, secondo me, non è trasmessa dalle parole ma attraverso quelli che potremmo chiamare "effetti sonori". Di conseguenza, nella misura in cui s'instaura una comunicazione, si tratta essenzialmente di una "metacomunicazione" più che di una comunicazione concettuale in senso stretto. Sappiamo tutti che la manipolazione della nostra voce fornisce un correttivo e un additivo importante al nostro comportamento linguistico. Hymes (252) ha riassunto benissimo lo stato della questione che, per l'essenziale, poggia su fatti di osservazione comune: non si dice in Francia che la "tonalità fa la canzone"? Spesso il modo di dire, il tono della voce, rivela il senso reale. Questa era esattamente l'opinione di quel *gentleman* della Virginia, di cui parla Owen Wister (463), che – rivolgendosi a uno sconosciuto il quale si era permesso di dargli con eccessiva familiarità del "vecchio c…." – estrasse il revolver ed esclamò: "Bisogna sorridere… quando mi si parla così!". Molti nostri piccoli malati e anche alcuni pazienti adulti sembrano ossessionati dagli elementi non concettuali che accompagnano la parola – dalla pura vocalizzazione espressiva – reagendo più alla voce e all'espressione del viso del loro interlocutore che al senso delle parole dette da quest'ultimo.

Osservazione 2. – Un giovane, in trattamento per una depressione con grave astenia, manifestava una preoccupazione quasi ossessiva rispetto alla presenza o all'assenza di un sorriso sul viso dei suoi interlocutori. Se pronunciate con tono serio, la frase più neutra e persino quella più benevola gli sembravano rivestite di intenzioni ostili; al contrario, l'osservazione più dura, se accompagnata da un sorriso, era da lui percepita come un'osservazione amichevole priva di ogni riferimento critico.

Altri pazienti reagiscono al tono dell'interlocutore piuttosto che al contenuto concettuale dei suoi discorsi. L'inflessione della voce, la sua qualità strettamente acustica, può apparentemente provocare sensazioni di ordine quasi fisico. Espressioni, quali "un tono mordace" o "un tono carezzevole", sembrano indicare che la qualità della voce è percepita in maniera diffusa come un contatto fisico, e ciò persino a livello del linguaggio corrente. La stessa cosa vale per gli animali.

Osservazione 3. – Siccome amo i cani, ho vissuto per molti anni in loro compagnia. Da questo stretto contatto ho tratto alcune osservazioni pertinenti, fra le quali le seguenti due:

a) Uno dei miei cani era addestrato a obbedire all'ordine "vattene", impartito con tono autoritario; quando lo stesso ordine veniva impartito con tono carezzevole, il cane, anziché andarsene, si affrettava ad accorrere.

b. Quando accarezzavo il mio cane con le parole (perché stavo suonando il piano o stavo mangiando, e avevo quindi le mani occupate) egli reagiva al mio tono di voce esattamente come se l'avessi accarezzato davvero: i suoi movimenti reattivi erano uguali a quelli provocati dalle mie carezze. Uno dei miei cani, che gioiva particolarmente se gli si grattavano le reni e aveva l'abitudine di presentarmi il posteriore non appena mi mettevo ad accarezzarlo, reagiva alle mie parole affettuose esattamente in questo stesso modo, scodinzolando come se l'avessi effettivamente accarezzato.

Per ritornare all'uomo, si sa che certi tipi di voce suscitano irresistibili sensazioni erotiche in alcuni individui. Questo sarebbe il caso, ad esempio, dell'eccitazione sessuale provocata negli adolescenti dalla voce di certi cantanti; un'eccitazione che non sembra essere una semplice manifestazione di isterismo collettivo.

Da queste osservazioni – le quali confermano in pieno i dati sperimentali riassunti da Hymes (252) – si concluderà che, per un dato enunciato, il tono di voce del locutore costituisce un importante secondo livello di comunicazione – una "metacomunicazione" – capace di agire essenzialmente sul piano affettivo e di trasmettere un tipo d'informazione non concettuale. Vi si vedrà un modo di comunicazione estremamente arcaico – e tanto più potente – degli stati affettivi, il quale opera per contagio e si avvicina singolarmente ai modi di comunicazione che si osservano nei gruppi animali. Quando la sentinella di un branco di animali selvaggi emette ciò che abbiamo convenuto di riconoscere come un grido d'allarme, provocando un fuggi fuggi generale, si ammetterà agevolmente, se non si scivola nell'antropomorfismo, che l'animale sentinella ha comunicato al branco non una constatazione obiettiva ("c'è un leone nel bosco") bensì un'esperienza soggettiva ("ho paura"), in grado di suscitare un'analoga esperienza soggettiva nel resto del branco. Parimenti, musiche dotate di virtù marziali, come *La Marsigliese* o la *Marcia* di Rákóczy, suscitano un'esaltazione guerriera anche negli austriaci o negli svedesi, i quali possono ignorare del tutto che si tratta di marce militari straniere pur essendo abituati all'idioma musicale dell'Occidente.

In casi estremi, una metacomunicazione sotto forma di un'emissione vocale molto particolare può annullare totalmente il contenuto concettuale del linguaggio articolato.

Osservazione 4 – Ho pubblicato altrove (120) il resoconto dettagliato di una mia seduta insieme a un ragazzo, gravemente nevrotico, con cui era impossibile ogni scambio terapeutico verbale, dato che non riusciva a parlare ma si limitava a un rauco starnazzare simile a quello di Paperino. Nel mio studio, si mostrò abbastanza irrequieto e curioso di tutto quanto lo circondava, senza far nulla d'insolito, eccetto che ostinarsi a starnazzare come il celebre papero non appena aveva bisogno di ricorrere al linguaggio articolato. All'improvviso mi accorsi che il vero senso del suo messaggio stava proprio nello sforzo di dissimulare i suoi pensieri e di comunicare soltanto i sentimenti. Siccome il verbo "starnazzare", in americano, ha di solito il significato di una violenta esplosione di rimproveri, gli dissi semplicemente di sapere che era in collera con tutto e tutti; lo incoraggiai, inoltre, a dar libero sfogo alla sua collera *attraverso le parole*, promettendo di non punirlo per quanto ingiuriose fossero le sue espressioni.

Il risultato fu per lo meno sorprendente. Bruscamente, e per la prima volta dopo mesi, il ragazzo si mise a parlare normalmente, riversando su di me, che vedeva per la prima volta in vita sua, un torrente di lagnanze, un fiotto di ingiurie e di minacce, e tutto questo nel contesto di un discorso veemente ma perfettamente articolato: mi augurava che tutti i miei libri si incenerissero perché mi ero rifiutato di prestargli un trattato di psichiatria che mi aveva chiesto; mi augurò di morire di cancro al polmone, perché gli avevo negato una sigaretta, e così via.

L'espressione di forti emozioni può inibire, anche nell'adulto, la chiara articolazione del messaggio concettuale sia nelle società primitive (133) che nella nostra.

Osservazione 5. – Una paziente possedeva una parola magica, una parolina segreta ripresa dal linguaggio infantile, che rappresentava per lei la quintessenza di tutto quanto era osceno ed eccitante. Dopo due anni giunse a rivelarmi l'esistenza di questa parola, ma la sua virtù oscena ed erotica era troppo potente perché acconsentisse a confidarmela. Ho dovuto spendere un intero tesoro di pazienza per ottenere che la pronunciasse davanti a me..., più esattamente, che la gridasse, in quanto la rivelazione avvenne sotto forma di un urlo assordante e del tutto inarticolato di cui non riuscii ad afferrare una sola sillaba. Numerose sedute furono necessarie perché si decidesse – o fosse in grado – di pronunciarla con un minimo di intelligibilità, e dovevano passare ancora intere settimane prima che giungesse a proferirla con voce normale, vale a dire in maniera intelligibile. In realtà, non raggiungemmo questo risultato che allorquando, grazie al progresso dell'analisi, la parola fu spogliata, insieme, del suo carattere magico e della sua enorme carica affettiva.

La stessa paziente ricorreva a un altro mezzo sonoro per bloccare la comunicazione: borbottava in modo così persistente e serrato che tutto quanto aveva valore affettivo rimaneva totalmente incomprensibile. A causa di questo borbottio ostinato né io né l'analista che l'aveva trattata durante un suo soggiorno all'estero eravamo riusciti a ottenere da lei un lavoro analitico in posizione distesa, giacché quando era coricata sul divano analitico tutto quello che diceva, anche in tono normale, risultava quasi inintelligibile.

Un giorno mi raccontò che suo padre, uomo molto pudico, aveva l'abitudine di aprire completamente il rubinetto del lavandino quando orinava, per non essere udito dai suoi bambini. Nel corso della stessa seduta menzionò altre forme di obliterazione sonora per mezzo di rumori di fondo monotoni e persistenti. Le segnalai immediatamente il parallelismo tra il suo borbottìo e lo schermo sonoro al quale era ricorso suo padre; questa rivelazione ebbe conseguenze veramente spettacolari: permise immediatamente di riprendere l'analisi in posizione distesa e di completarla in questo modo sino a completa guarigione (143).

Una terza tecnica di obliterazione vocale della comunicazione fu adoperata da un paziente amerindio il cui caso, molto complesso, non può essere esposto integralmente.

Osservazione 6. – Durante l'ultima guerra, mentre il malato si dirigeva al fronte con il suo battaglione di fanteria, fu sorpassato da un'unità semimotorizzata alla quale apparteneva il fratello maggiore, amato e detestato insieme. Mezz'ora più tardi, doveva riconoscere il cadavere carbonizzato di questo fratello nell'ammasso di ferraglia di una jeep centrata da un obice. Il malato riferiva questo episodio drammatico con un tono di emozione crescente, ma, giunto alla visione del cadavere di suo fratello, s'interrompeva bruscamente, mentre la sua voce diventava aridamente obiettiva ed ogni traccia di emozione spariva dal suo viso. Nel corso del trattamento che, per ragioni amministrative, dovette essere di breve durata, tutti i tentativi di riafferrare l'affetto legato a questa scena fallirono e si decise di impiegare il penthotal. Sotto l'influenza del farmaco, il paziente ripeté ancora una volta il suo racconto con un tono carico di angoscia e di intensa emozione; ma, venuto al punto cruciale, passò improvvisamente dall'inglese alla lingua della sua tribù, sotterfugio, questo, particolarmente imprevedibile giacché, stando ai suoi genitori (cristiani fanatici, i quali consideravano pagano tutto ciò che apparteneva al passato della loro razza), il paziente conosceva al massimo qualche parola della lingua dei suoi antenati. Voleva evidentemente isolare, ad ogni costo, l'aspetto concettuale del vissuto – la sua materialità – da quello affettivo, tanto più nella situazione terapeutica la quale esige che l'esperienza sia "deprivatizzata" e comunicata *nella sua totalità.* Siccome il penthotal l'aveva reso incapace di inibire l'affetto suscitato dal ricordo della tragica scena, era stato costretto a eludere il contenuto obiettivo e a rompere la comunicazione concettuale tra di noi facendo ricorso alla sua lingua tribale che non credeva di conoscere e di cui non capivo, beninteso, una sola parola.

Sebbene taluni materiali qui riportati si riferiscano a nevrotici adulti e non a bambini, ciascuno di loro, nondimeno, chiarisce alcune funzioni specifiche del linguaggio infantile.

Espressione e comunicazione

Forti dei nostri pregiudizi culturali di adulti, abbiamo la tendenza a considerare ogni comportamento vocale come una comunicazione effettivamente voluta come tale. Ora, una parte importante di ogni produzione verbale non è una comunicazione intenzionale. Non lo dico soltanto nel senso in cui lo intende Talleyrand, quando sostiene che "la parola è stata data all'uomo per mascherare il suo pensiero"[1]. Sta di fatto che la produzione vocale del lattante, come quella dell'animale, rappresenta in origine essenzialmente – e persino esclusivamente – una forma di *comportamento espressivo* che riflette più o meno automaticamente i suoi stati affettivi e null'altro, non implicando alcuna intenzione di comunicare. Il lattante piange quando ha fame o è bagnato ma, *con i suoi pianti*, non si aspetta di ottenere che venga alleviato il suo disagio; non sente, non concepisce né finalizza le sue vocalizzazioni in termini comunicativi, non vedendovi lo strumento per ricevere conforto. Certo, un po' alla volta scopre che le sue urla gli fanno ottenere latte e pannolini asciutti. In sintesi, impara che le sue produzioni vocali possono determinare certe conseguenze anche se all'inizio erano una pura espressione vocale. Poi, quasi nella forma di un riflesso condizionato, stabilisce un legame tra i suoi pianti e il latte che ci si affretta a dargli, utilizzando ormai il pianto a fini comunicativi, cioè in forma intenzionale e diretta a uno scopo. Per quanto dirò tra poco è importante ricordarsi, nondimeno, che i primi vagiti del lattante hanno valore di *espressione* ma non di *comunicazione*: trasmettono affetti e non pensieri, desideri o informazioni concettuali.

Parimenti, il richiamo del giovane animale affamato non rappresenta una comunicazione concettuale con la madre ma, in primo luogo e soprattutto, una contaminazione affettiva simmetrica, proprio come il grido d'allarme dell'animale sentinella, pur esprimendo soltanto il suo spavento, scatena un panico generale a cui partecipa anche *la sentinella che ha lanciato l'allarme*.

Rimane da fare un'importante distinzione: lo spavento e la fuga (comportamenti induttori) dell'animale sentinella sono esattamente riprodotti dallo spavento e dalla fuga (comportamenti indotti) del branco. Le due forme di comportamento sono qui rigorosamente parallele. Se la madre animale, accorsa ai vagiti del suo piccolo per allattarlo, reagisce anch'essa per contagio e contaminazione affettiva, il suo comportamento non è però parallelo ma complementare (o simmetrico) a quello del piccolo. Più tardi, *forse*, il piccolo griderà per domandare il latte ma *all'inizio* grida semplicemente perché ha fame, facendo anche movimenti di suzione a vuoto. La madre, che sente una montata lattea, accorre e nutre il suo piccolo. L'accoppiamento tra un maschio e una femmina di tigre offre l'esempio di un comportamento complementare analogo, ugualmente indotto per contagio affettivo, ma in forma sonora: il maschio e la femmina danno voce alla loro tensione sessuale crescente con richiami di accoppiamento che si fanno eco nella foresta finché i due partners non si raggiungono per abbandonarsi a un comportamento sessuale complementare (66).

A un livello culturale infinitamente più evoluto, la musica detta "pura", che vuol essere innanzitutto pura espressione, fornisce un esempio di comportamento espressivo avente *anche* valore di comunicazione. Certo, il compositore che spera, malgrado tutto, di "catturare" l'ascoltatore, si sforza di attuare il suo comportamento espressivo ricorrendo ai procedimenti armonici e contrappuntistici più sottili, alle tecniche di orchestrazione e all'elaborazione musicale ("architettonica") più sapienti; inconsciamente, tuttavia, cerca soltanto di toccare l'ascoltatore per contaminazione affettiva e si preoccupa assai poco di insegnargli la scienza del contrappunto; così come Debussy, quando scrive *La Mer*, una musica cosiddetta descrittiva, persegue tutt'altro scopo che quello di iniziare l'ascoltatore all'oceanografia.

Mi interrompo per aprire una parentesi importante. Ho detto che la nozione stessa della possibilità di annodare una comunicazione – di contaminare ed eventualmente anche di informare – era suggerita al bambino dalla regolarità del comportamento della madre, dalla costanza della relazione materna alle sue espressioni vocali (provocate da una sensazione di disagio e persino di malessere) che, originariamente, non hanno affatto il carattere di messaggio intenzionale e non si rivolgono a nessuno. Ora, ritengo che il metodo – un tempo abituale – di nutrire il lattante a ore fisse, senza tener conto dei suoi pianti, possa avere ripercussioni gravi non soltanto sullo sviluppo del suo potenziale affettivo adulto, ma anche sulla sua evoluzione verbale, in particolare nell'ambito dello scambio, cioè della conversazione. Il romanziere Michael Arlen dice da qualche parte che un inglese capace di articolare tre frasi consecutive senza ricorrere ad alcuni "hem" e "heu" è considerato chiacchierone. Ma, siccome l'inglese non è privo di affettività, l'Inghilterra ha tuttavia prodotto – forse proprio per supplire a questa mancanza di fluidità verbale nei rapporti personali – una delle poesie più ricche di sentimento e di espressione e, nell'ambito delle scienze umane e naturali, lavori notevoli per la spigliatezza e l'eleganza stilistica. Se la non-risposta alle prime espressioni vocali del lattante diventa sistematica, rischia di comportare un'alterazione profonda della sensibilità: il bambino diventerà uno di quegli esseri gelidi che, se possono rivelarsi magari grandi tecnici della parola e dello stile fluenti, rimangono tuttavia freddi come statue, aridi come una novella del *New Yorker*. E nell'ambito del pensiero si arriverà a una scienza del comportamento tanto artificiale quanto impersonale, una scienza che sarà puro intellettualismo, senza alcuna empatia, tanto ingegnosa – e tanto priva di valore umano – quanto un orologio perfezionato fabbricato da un maestro orologiaio (135).

Questo è dunque il primo ostacolo alla comunicazione tra l'adulto e il bambino: l'adulto si ostina a interpretare come tentativo di comunicazione esplicito ciò che, nel bambino, è puro comportamento espressivo. Si ostina a vedere una comunicazione fattuale là dove il bambino cerca, tutt'al più, di indurre una comunicazione affettiva.

È senza dubbio nell'ambito delle pretese menzogne infantili che il malinteso è più flagrante: l'adulto accusa il bambino di mentire perché coglie solo il contenuto – in apparenza fattuale e concettuale – di quanto dice il bambino che, per lo più, ricorre a proposizioni cariche, in apparenza, di contenuto informativo solo per indurre nell'adulto un comportamento affettivo parallelo o complementare al proprio. Il pastorello che, nella fiaba, grida "falsamente" *al lupo*! non compie una fredda alterazione della realtà, come finge di credere l'adulto, ma dà libero corso a un comportamento espressivo che riflette semplicemente la sua paura della notte e della solitudine, e, a un livello forse soltanto preconscio, si sforza di strappare una risposta confortatrice ai contadini caldamente rannicchiati nelle loro capanne.

Non coincidenza delle reazioni concettuali e affettive

Il secondo grave ostacolo alla comunicazione tra bambino e adulto interviene a un duplice livello: concettuale e affettivo. Innanzitutto, i concetti e i fatti hanno un senso differente per l'adulto e per il bambino.

Osservazione 7. – L'episodio seguente mi fu raccontato da un'anziana signora di origine ungherese, assai colta, in presenza di sua figlia, molto addentro in materia di psicologia, e del figlio di quest'ultima, un giovane e brillante studente: entrambi confermarono l'episodio sin nei minimi dettagli. Nel 1944, durante i terribili bombardamenti di Budapest, la nonna aveva condotto una sera il nipotino, allora molto piccolo, presso alcuni amici, il cui appartamento le sembrava meno esposto del proprio. Ora, avvenne che proprio quella notte una bomba cadesse vicino all'appartamento dove si erano rifugiati, scuotendo l'edificio così violentemente che l'intonaco cadde dal soffitto. In preda al terror panico il bambino, piangente e urlante, accusò la nonna di averlo attirato di proposito in quel luogo, per assassinarlo.

Un aspetto di questo episodio merita di essere studiato accuratamente: a quel tempo il bambino era troppo piccolo per riferire quanto gli accadeva a cause situate al di fuori del suo universo familiare e del suo campo visivo ristretto. Non poteva, per esempio, concepire che lassù, in cielo, alcuni bombardieri, inviati in missione da persone che gli erano del tutto estranee, potessero cercare di ucciderlo, mentre ne ignoravano persino l'esistenza. Gli adulti che si muovono in un orizzonte limitato si imbattono spesso in problemi analoghi (cap. IX).

Osservazione 8. – Nel 1933-1934 cercai invano di far comprendere ai Sedang Moï che il deprezzamento dei loro prodotti era dovuto alla crisi economica che infieriva nel mondo occidentale. Non riuscivano a capire come avvenimenti che accadevano in paesi lontani potessero influenzare i loro traffici con mercanti itineranti annamiti o laotiani. Per loro questi paesi dell'Occidente erano più lontani dei paesi degli dèi e degli spiriti.

Osservazione 9. – Nel romanzo *The Grapes of Wrath*, di Steinbeck (432), quando Joad, il piccolo allevatore dell'Oklahoma, si vede espropriato, minaccia prima di sparare sugli uomini che abbattono i suoi recinti, poi sul banchiere locale del quale questi uomini, come gli si dice, sono al servizio. Gli si spiega allora che lo stesso banchiere riceve ordini da una grande banca di New York. Preso dalla disperazione, Joad esclama quindi: "Ma allora chi ucciderò?".

Il ricorso al capro espiatorio, fenomeno molto frequente sia fra di noi che nelle società primitive, testimonia quanto ci è difficile, se non impossibile, ammettere che forze lontane, complesse, quasi anonime, possano colpire al cuore la nostra esistenza. Fin dal 1939 (cap. IX) ho denunciato, come fattore sociogenetico determinante la schizofrenia, l'assoggettamento dell'individuo vivente in seno alle società complesse a forze anonime, impersonali, sulle quali egli non ha alcuna influenza e che agiscono sul suo stesso essere.

Consideriamo un aspetto particolare di questa non-coincidenza semantica dei fatti e dei concetti: per il bambino (come per il primitivo o per il nevrotico) le implicazioni simboliche di un oggetto hanno spesso il sopravvento sulle sue implicazioni pratiche oggettive. Per l'adulto normale la tazza del gabinetto può rappresentare, a rigore, un trono o anche la bocca spalancata di un mostro, ma solo in sogno o, piuttosto, in un incubo, mentre un bambino può vedervi *innanzitutto* un trono o una bocca minacciosa, e solo secondariamente e incidentalmente un oggetto destinato ad usi igienici. Allo stesso modo, per un nativo australiano, il rombo[2] è la sacra voce di Dio, forse quella di Darumulum in persona, mentre per il bambino moderno è soltanto un giocattolo. Si racconta che Bernfeld – non senza una certa ironia – un giorno consigliò ad alcuni allievi analisti di non dimenticare che un aeroplano, pur essendo innanzitutto e soprattutto un oggetto fallico, può all'occasione servire, nondimeno, a trasportare le persone da Vienna a Parigi. Quando un bambino, anche perfettamente normale, parla dell'aeroplano, si cercherà di stabilire se pensa ad esso in quanto oggetto fallico o semplicemente alla gioia molto reale di prendere questo mezzo per far visita alla nonnina lontana.

In secondo luogo, la comunicazione tra il bambino e l'adulto urta, a livello affettivo, contro un altro ostacolo solo apparentemente diverso da quello appena menzionato, giacché identica è la loro natura profonda: si tratta della non corrispondenza parziale tra gli affetti X*a* del bambino e quelli X*b* che, nell'adulto, sono loro più vicini, e dello scarto tra le rappresentazioni ideative e concettuali che discendono da questi affetti. Così, allo stadio pregenitale, il bambino esprimerà i suoi desideri orali in termini chiaramente orali... tanto col suo comportamento quanto con le sue parole, i suoi concetti, i suoi fantasmi, e in mille altre maniere. In compenso, nella donna adulta, il cui apparato genitale è completamente sviluppato e che dispone di occasioni per soddisfare i suoi bisogni sessuali, i desideri orali inconsci possono suscitare un'intensa sensazione genitale che cercherà di placare nel coito, senza però sospettare di identificare lo sperma con il latte e di assegnare all'atto sessuale una connotazione orale: due esempi ci permetteranno di sviluppare questo punto importante.

Osservazione 10 – I Mohave pensano che, dopo il sesto mese lunare di gravidanza, il feto si nutra dello sperma depositato nella donna incinta dal partner sessuale, assorbendolo *attraverso la bocca* (96).

Osservazione 11. – In una nevrotica, il coito evocava il fantasma di un neonato rannicchiato dentro il suo utero (o il suo ventre), che si nutriva dello sperma emesso dal marito.

Il comportamento e l'ideazione che accompagnano gli stati affettivi di collera, sono in larga misura legati anch'essi allo stadio di sviluppo psicosessuale del soggetto. La collera suscita nel poppante fantasie di mordere mentre spinge il bambino di due anni a sporcare qualcosa coi suoi escrementi, a frustrare l'oggetto della sua collera con un atteggiamento di sfida o a punirlo trattenendo i propri escrementi o il loro equivalente. Infine, nel ragazzo pervenuto allo stadio fallico, la collera suscita desideri di trafiggere e di fare a pezzi. In breve, il comportamento del bambino di due anni che "fa le bizze" nei confronti del fratellino di quattro anni, equivale a una tacita dichiarazione del suo desiderio di insudiciare l'avversario, ma, forte della sua definizione fallica dell'aggressione, il più grande interpreterà il gesto del più piccolo come un'intenzione di trafiggerlo con una spada fallica. Tra adulti e bambini, possono accadere malintesi ancor più seri riguardo alle conseguenze reali o fantastiche di uno stato affettivo. Un bambino molto piccolo può immaginare che i suoi genitori in collera siano sul punto di divorarlo, perché tale è il senso che egli attribuisce alla collera; i genitori che vedono la collera del loro bambino a immagine e somiglianza del loro eventuale comportamento – sotto forma, per esempio, di un'aggressione a pugni – rischiano di cadere dalle nuvole e di sentirsi traditi dal loro bambino, quando questi li morde[3].

All'inverso, un certo atto espressivo, che normalmente riflette uno stato affettivo nel bambino (stato A), può essere interpretato erroneamente dall'adulto, il quale lo attribuirà a un altro stato affettivo (stato B) perché questo sarebbe il comportamento in lui stesso suscitato dallo stato affettivo B. Alcuni esempi presi in prestito dalle società primitive, illustreranno questo punto.

Osservazione 12. – Se un africano, membro di una certa tribù, sputa nella mano che gli tendo, anziché stringermela, potrei sentirmi insultato, e avrei torto, giacché, secondo gli usi della sua tribù, ha voluto soltanto farmi capire che la sua fiducia in me è così grande da non esitare ad affidarmi un parte di se stesso, sicuro che non me ne servirò per fargli un sortilegio. Il contrario è ugualmente vero.

Osservazione 13. – Quando l'esploratore portoghese Albuquerque raggiunse la città di Malacca, volle, per rendere onore al re, mettergli una catena d'oro intorno al collo; ma rischiò la vita per la sua gentilezza, giacché aveva "grossolanamente insultato" il sovrano col toccarlo e col tendergli a braccia tese la catena d'oro al di sopra della testa.

La soppressione della comprensione, ostacolo supplementare alla comunicazione

La comunicazione tra adulti e bambini sarebbe già abbastanza inadeguata se l'incomprensione tra i primi e i secondi fosse reale; ma non lo è, e questo aggrava la situazione in modo singolare. Infatti, il nucleo infantile dell'adulto capisce fin troppo bene ciò che il bambino cerca di esprimere colle sue parole e coi suoi atti, e si sforza disperatamente di inibirsi questa comprensione che costituisce per lui una pericolosa tentazione verso una regressione, giacché fa rivivere in lui gli atteggiamenti e i fantasmi della sua infanzia e lo spinge a ricostituire un rapporto coi processi primari del pensiero inconscio.

Secondo Ferenczi (186), la confusione delle lingue fra adulti e bambini scaturirebbe, in buona parte, dal fatto che gli uni parlano il linguaggio della tenerezza, mentre gli altri parlano quello della passione (erotica). Questo punto è di importanza capitale, e persino Ferenczi non sembra averne esaurito tutte le implicazioni. Egli pensa, per esempio, che la tenerezza del bambino sia capace di stimolare la sessualità dell'adulto e che la sessualità del bambino possa essere stimolata dalla tenerezza dell'adulto. Ciò è vero, almeno a livello cosciente. La realtà è tuttavia ancor più complessa, giacché se la tenerezza del bambino è, in effetti, capace di stimolare la sessualità dell'adulto, ciò dipende proprio dal fatto che questa tenerezza nasconde componenti sessuali di tipo infantile, così come, inversamente, è proprio l'elemento sessuale soggiacente alla tenerezza dell'adulto a stimolare la sessualità del bambino.

I fenomeni di scotomizzazione che si producono in quest'ambito raggiungono proporzioni davvero sorprendenti. Diderot vedeva già nel bambino un criminale in potenza, al quale manca solo la forza per mettere in atto i propri desideri di assassinio e di stupro incestuoso. Moll e Freud fecero scandalo quando affrontarono apertamente il problema della sessualità infantile che, sul piano culturale, era oggetto di profonde scotomizzazioni, e ciò a dispetto del fatto che le manifestazioni sessuali del bambino – le erezioni del poppante, per esempio – vengano osservate correntemente. Solo molto lentamente la società è giunta ad ammettere l'esistenza di una sessualità infantile. Persino Freud, che nei suoi primi lavori dice che i bambini sono spesso vittime di tentativi di seduzione da parte degli adulti, si sottrasse in seguito alle conseguenze delle sue conclusioni e sostenne che gli atti di seduzione dell'adulto sono reali soltanto nelle fantasie del bambino. Ho più volte criticato la tendenza degli psicoanalisti a minimizzare sistematicamente le pulsioni contro-edipiche dei genitori, mentre il mito di Edipo e di Crisippo le dimostra chiaramente (112). Ho affermato, sulla scorta di prove, che le pulsioni edipiche dei bambini erano suscitate dalle sedicenti pulsioni "contro-edipiche" dei genitori (141). Oggi sembra che si riconosca al bambino il diritto di provare pulsioni edipiche, alla espressa condizione, però, che non si nominino le cosiddette pulsioni contro-edipiche dei genitori (112)... e lo stesso atteggiamento scotomizzatore domina nei confronti delle pulsioni genitoriali cosiddette contro-cannibaliche (cap. V). Contesto la legittimità della preposizione "contro" incollata a questi termini: a rigore, si dovrebbe parlare di complesso di Laio e di Giocasta; bisognerebbe inoltre designare il complesso di Edipo come complesso "contro-laiano" o "contro-giocastico", secondo i casi, in quanto le pulsioni sessuali e omicide del bambino sono chiaramente suscitate dalle pulsioni sessuali e omicide dei genitori *che le precedono*. In breve, non si deve dimenticare che, per ogni parricidio o matricidio, ci sono probabilmente milioni di casi di aborto o di infanticidio (cap. V); per ogni madre stuprata dal figlio, migliaia di bambini sedotti dagli adulti.

Nel ricordare questi fatti "imbarazzanti" mi adeguo ai consigli di Bernfeld riguardo agli aeroplani, che sono, certo, oggetti fallici, ma anche mezzi di trasporto. Più di ogni altro, lo psicoanalista deve evitare di scotomizzare la realtà e non usare mezze misure quando se ne occupa.

L'adulto che si imbatte negli aspetti più inquietanti delle difficoltà di comunicazione col bambino, di solito ne evade riversando *tutta* la colpa su quest'ultimo. Ciò spiega perché il complesso di Edipo sia stato scoperto molto prima di quelli di Laio e di Giocasta. Inoltre, questi ultimi due sono così poco di moda negli ambienti analitici che credo di essere il solo analista rigorosamente freudiano il quale se ne sia seriamente occupato nel corso degli ultimi anni (112, 119 e cap. VI). Persino la Legge, tuttavia, di solito cieca come una talpa nei confronti delle realtà psicologiche, mostra su questo punto un realismo lodevole, almeno nell'ambito sessuale, giacché rende l'adulto interamente responsabile di ogni commercio sessuale con un bambino. Tuttavia, si libera subito di questa fuggevole perspicacia quando tratta con la più completa mancanza di realismo i rari casi di parricidio e matricidio, che essa punisce con il più feroce rigore, mentre si mostra quasi indulgente verso gli innumerevoli casi di infanticidio. Di più, mentre l'aborto è autorizzato in molti paesi, talora persino per ragioni puramente economiche, il costume di uccidere i vecchi decrepiti e impotenti esiste soltanto in talune società primitive o in alcune di quelle arcaiche descritte da Erodoto (236, III, 99).

Il gioco di prestigio logico che permette all'adulto di accollare tutta la responsabilità al bambino consiste, essenzialmente, nell'interpretare il discorso infantile, dipendente dal processo primario, in termini di processo secondario. Questa prestidigitazione ricorda la scena comica e grottesca del romanzo di Multatuli, *Max Havelaar* (343), in cui il mercante Droogstoppel – personaggio arido quant'altri mai – analizza e disseziona un bel poema nei termini della logica più piatta.

L'adulto che comunica con il bambino in un modo tanto tortuoso si abbandona a un'importante manovra difensiva: pretendendo di reprimere la sessualità e l'aggressività del bambino, cerca in realtà di dominare le proprie pulsioni sessuali e aggressive, delle quali rovescia la responsabilità sul bambino. Questa manovra difensiva è destinata non soltanto a ostacolare la comprensione manifesta e conscia, ma anche a permettere all'adulto di dare libero corso ai propri affetti complementari – adulti soltanto in apparenza, ma in realtà infantili e regressivi – sotto forma di atti sedicentemente razionali e ponderati (con pretese "disciplinari" e "didattiche") (120).

Definizione tendenziosa del bambino

C'è del vero nel vecchio adagio: "Chi vuole annegare il proprio cane, lo accusa di avere la rabbia". In *Caste and Class in a Southern Town* (159), John Dollard si applica a dimostrare che il Bianco giustifica la sua oppressione sul Nero, fabbricando innanzitutto uno stereotipo di quest'ultimo per poi costringerlo a conformarsi a tale stereotipo con tutti i mezzi di pressione di cui dispone. Identica politica vigeva a Sparta nei confronti degli iloti (139). Nulla è più facile del condurre gli oppressi ad adottare il comportamento avvilente che si esige da loro: basta vietar loro l'accesso – e l'uso – ai meccanismi di difesa di cui dispone il gruppo socialmente favorito (cap. I).

Uno stereotipo dello stesso genere esiste anche riguardo ai bambini, oggetto di pratiche discriminatorie in quasi tutte le società. Essi sono colti in difetto, se misurati e valutati secondo le norme degli adulti, e da questa minorazione l'adulto trae l'autorizzazione ad elaborare uno stereotipo del bambino essenzialmente formulato in termini negativi: un bambino è tutto quanto non è un adulto *che si rispetti.* Questo è quasi altrettanto assurdo del dire che un cane "è tutto ciò che un pesce non è" – per poi obbligarlo a comportarsi nel modo meno "ittico" possibile, ad esempio vietandogli di nuotare. A questo punto conviene precisare il senso, troppo spesso confuso, di "infantile" e "puerile": considero "infantile" il comportamento spontaneo, autentico e positivo dell'organismo umano immaturo e "puerile" il comportamento che l'adulto inculca al bambino in nome degli stereotipi negativi elaborati dalla cultura (cap. VIII).

Fisserò inoltre le seguenti distinzioni fondamentali:

1. Il bambino infantile è uno specimen *completo* del giovane organismo nel quadro delle norme psicobiologiche, ma uno specimen *incompleto* dell'adulto nel quadro delle norme socio-culturali;
2. Il bambino puerile è uno specimen *incompleto* e *deformato* del giovane organismo nel quadro delle norme psicobiologiche, ma uno specimen *completo* del bambino nel quadro delle norme socio-culturali (150).

Non potendomi dilungare su questo punto per mancanza di spazio, mi limiterò a citare un solo esempio chiarissimo: il fatto che il pensiero del bambino è conforme al processo primario. Quando facciamo leggere le fiabe ai bambini, quando ricompensiamo con sorrisi e gratificazioni narcisistiche le loro paroline, così "deliziosamente" irrazionali, noi cerchiamo di liberare dalle sue inibizioni il *nostro* inconscio ristabilendo un contatto col processo di pensiero primario: ma non siamo pronti a riconoscere questa circostanza. In altre parole, facciamo il possibile per incoraggiare nel bambino modi di pensiero e di espressione che riproviamo nell'adulto. Ciò ricorda in maniera sorprendente il processo discriminatorio verso i Neri quale è stato analizzato da Dollard (159): il Bianco incoraggia nel Nero l'irresponsabilità morale, la cattiva condotta sessuale, l'imprevidenza economica, insomma una serie di elementi pittoreschi da music-hall e certe forme rituali di umiltà, allo scopo di giustificare l'oppressione e l'avvilimento ai quali lo condanna.

In breve, come dicevo già trent'anni fa (cap. IX), insegniamo tanto efficacemente ai nostri bambini ad adottare un comportamento "puerile" che fanno molta fatica più tardi a diventare adulti. La procedura da noi utilizzata per imporre loro questo tipo di comportamento implica l'elaborazione di una forma particolare di "discontinuità del condizionamento culturale" (36), giacché l'adattamento alla condizione di bambino è concepito in maniera tale da rendere assai difficile ogni successivo adattamento alla condizione di adulto. Peggio ancora, insegniamo al bambino, con tutti i mezzi possibili, le tecniche più efficaci per esasperare l'adulto. Ho dimostrato altrove (cap. VIII) che provochiamo letteralmente gli adolescenti a manifestare la loro rivolta con la cattiva condotta sessuale, facendo loro capire in molti modi che essa costituisce il mezzo più sicuro per esasperare l'adulto.

Sul piano pratico, numerose ricerche sono immediatamente falsate dal fatto che i ricercatori, anche accorti, non sembrano rendersi conto del fatto che essi scelgono come oggetto di studio non il comportamento *infantile* autentico e spontaneo, ma il comportamento *puerile* che la società, tramite i suoi psicologi e pedagogisti, inculca ai bambini per renderli conformi a siffatto stereotipo: proprio quest'ultimo viene poi studiato come autentico prodotto della "natura" dei bambini. Che bel circolo vizioso!

Questi errori non toccano solo le ricerche biologiche e psicologiche sullo sviluppo del bambino. Sono presenti anche in molti lavori di psicoanalisi infantile. Ho già sottolineato la tendenza dello psicoanalista, quando si occupa di psicologia infantile, a trascurare i fenomeni contro-edipici e contro-cannibalici e a non tenerne conto nelle sue teorie. Se, nelle osservazioni cliniche, si evoca spesso la seduzione genitoriale, gli stessi autori che la attestano a livello di osservazione, si affrettano a ritrovare la terra ferma del complesso edipico, fenomeno dato per spontaneo quando giungono a generalizzare o a concettualizzare; e quando una spiegazione diventa inevitabile, si trincerano dietro il mito dell'era glaciale, immaginato da Freud in uno dei suoi rari momenti discutibili, anziché riferire il complesso edipico e il comportamento che suscita a un'istigazione "contro"-edipica manifesta. Credo nell'universalità del complesso di Edipo non perché sia biologicamente determinato nel bambino, ma perché il complesso di Laio o di Giocasta è determinato biologicamente nell'adulto (120, 141), ovvero indotto dall'adulto in ogni bambino già nato e nascituro, finché mondo sarà.

I malintesi volontariamente mantenuti sulla vera natura del bambino oscillano di solito tra lo stereotipo del piccolo bruto vizioso, dominato dalle sue pulsioni, e quello del cherubino asessuato, sprovvisto di ogni pulsione aggressiva. Talora le due immagini coesistono a due diversi livelli di percezione. Ho segnalato altrove (120) che la parola "cherubino", tanto spesso applicata ai bambini coll'intento di sottolineare il loro *charme* asessuato e la loro toccante immaturità, viene in realtà da Cherub, a sua volta derivato da Kirubu, il toro ipervirile con testa umana presente nella statuaria religiosa mesopotamica. Il personaggio di Cherubino, che Mozart ha preso da Beaumarchais, presenta un curioso compromesso tra questi due estremi. Nelle indicazioni che precedono la *pièce*, Beaumarchais precisa che il ruolo di Cherubino dev'essere sostenuto da una bella ragazza, sebbene si tratti di un romantico adolescente, innamorato di una donna matura che seduce e mette incinta in una *pièce* successiva (33, *La Mère coupable*).

Per concludere, farò appello a coloro che da quasi duemila anni ci ripetono – senza troppa resistenza da parte nostra – il precetto di Salomone: "Chi ama molto, altrettanto castiga", ma, per nostra maggior gioia e sfortuna, eludono sistematicamente la parola di Gesù: "Lasciate che i bambini vengano a me e non ponete loro alcun ostacolo". Per parte mia, sarò più modesto: se non impediamo alla loro *voce* di raggiungerci, forse con il tempo riusciremo a istituire una psicologia infantile libera da ogni stereotipo, cioè in grado di permetterci di allevare bambini capaci di creare un mondo migliore di quello da noi stessi ricevuto.

Note

[1] Di solito questa frase viene erroneamente attribuita a Talleyrand che invece la riprese da Edward Young (1682-1765): di quest'ultimo si veda *Amore della fama* (470).

[2] Listello di legno fissato a una cordicella che produce un brontolio intermittente quando gli viene impresso un movimento rotatorio. Il rombo interviene in numerose pratiche rituali.

[3] Secondo Lorenz (305), le scimmie sono terrorizzate da ogni forma di aggressione inaspettata: ad esempio, da quella di un guardiano che le attaccasse a morsi.

Capitolo quinto

Le pulsioni cannibaliche dei genitori (1966)

> Solo quando si è passata una vita intera a piegarsi alla realtà, anziché scontrarsi dolorosamente con essa, si è capaci di conservare anche da vecchi la schiena abbastanza flessibile per inchinarsi dinanzi a fatti nuovi.
>
> S. Freud (212)

Questo studio ha due scopi:

1. Cerco qui di presentare un insieme di fatti attestanti l'esistenza di pulsioni cannibaliche genitoriali e di dimostrare che tali pulsioni sottendono una struttura psichica la cui costituzione – come struttura – avviene in età adulta e dunque non rappresenta né una semplice elaborazione delle pulsioni cannibaliche infantili né una reazione a tali pulsioni, sicché non si può parlare di *contro*-cannibalismo. Un esame appena un poco obiettivo dei dati – storici, psicologici, etnologici, zoologici – prova esattamente il contrario: sono i genitori, con le loro personali pulsioni cannibaliche, a suscitare nel bambino pulsioni specificamente cannibaliche che non bisogna confondere con le semplici pulsioni orali aggressive. Sono dunque le pulsioni segnatamente cannibaliche dei bambini a dover essere interpretate come manifestazioni reattive di *contro*-cannibalismo. Mi riferisco di proposito al *bambino* e non al *lattante* perché quest'ultimo, incapace di pensare in termini concettuali, non potrebbe nemmeno avere un'attività fantasmatica a carattere specificamente cannibalico, così come l'animale è incapace di consumare un *incesto* nel senso umano del termine (cap. XVI).

2. In secondo luogo, esamino il singolare disinteresse degli psicoanalisti[1] verso il problema delle pulsioni cannibaliche dell'adulto e, *a fortiori*, dell'adulto genitore per dimostrare che il rifiuto sistematico di prendere in considerazione questo importante problema non è fortuito, dovendosi riconoscere in esso l'effetto di scotomizzazioni sia psicologiche che culturali.

Pulsioni e azioni cannibaliche dei genitori e dei bambini

In uno studio precedente (112) ho sostenuto l'antecedenza dei presunti atteggiamenti *contro*-edipici dei genitori, rispetto agli atteggiamenti edipici del bambino di cui provocano, in realtà, l'innesco.

Cercherò qui di dimostrare l'antecedenza delle sedicenti pulsioni *contro*-cannibaliche dei genitori rispetto alle pulsioni reattive, quindi davvero *contro*-cannibaliche, dei bambini. La mia argomentazione poggia essenzialmente sull'analisi della reciproca relazione inconscia esistente tra i desideri orali *reali* (le "voglie") della donna incinta e quelli *imputati* al bambino, in particolare quando quest'ultimo è nello stadio fetale *in utero* o abortito, oppure è un neonato assassinato.

Ho proprio detto: *imputati*, essendo evidente che quando ci si riferisce a feti o a bambini nati morti si tratta soltanto di desideri *imputati* in modo del tutto arbitrario.

L'analisi di tali pulsioni, prive di reale fondamento perché imputate gratuitamente al feto o al bambino morto, chiarisce in modo particolare gli atteggiamenti inconsci dell'adulto sia verso gli effettivi desideri orali e l'aggressività del bambino sia verso i bisogni orali propri dell'adulto che quest'ultimo proietta poi sul bambino. L'adulto, infatti, si spingerà fino a *sfruttare* i reali e intensi desideri orali provati dal bambino per mascherare le proprie reazioni nevrotiche a questo genere di desideri infantili. Tale procedimento ricorda in maniera sorprendente quello di certi nevrotici che, durante l'analisi, invocano sistematicamente la realtà – la *propria* concezione della realtà – per giustificare e razionalizzare i loro atteggiamenti nevrotici: penso a quella paziente amerindia che contrastava tutti i miei sforzi, indirizzati a farle prendere coscienza del carattere aggressivo e provocatorio del suo comportamento, opponendovi la discriminazione razziale come unica causa, secondo lei, di tutte le sue sventure (cap. XV).

I desideri orali (alimentari) della donna incinta, peraltro perfettamente reali, sono parte integrante delle concezioni folcloriche sulla gravidanza. Un paio di esempi scelti a caso illustreranno questo punto.

Quando una ragazza swahili manifesta un'insolita voglia di cibo (ad esempio, per quelli molto piccanti: *malacìa*), i genitori la sottopongono immediatamente a un esame fisico per stabilire se sia incinta. Il fatto che queste giovani, inoltre, dimostrino avversione nei confronti di un ragazzo o di una ragazza coabitanti sotto lo stesso tetto, sottolinea le componenti aggressive soggiacenti a queste voglie alimentari (446).

Gli hawaiani credono che la donna provi, dopo i primi mesi di gravidanza, un desiderio violento per cibi speciali – *hookaukau* – ad esempio, per particolari frutti o prodotti della pesca. Quando Kekuipoiwa, gravida del futuro re Kamehameha il Grande, desiderò ardentemente di gustare gli occhi dello squalo *nihui*, mangiatore d'uomini, questi le furono procurati a prezzo di gravi pericoli. Per tale motivo il *kahuna* (sacerdote o indovino) predisse che avrebbe partorito un capo i cui occhi avrebbero scintillato di collera come quelli dello squalo tigre e la cui potenza avrebbe eguagliato quella dello squalo *nihui*. Questa profezia ispirò nei capi apprensioni così gravi che essi tramarono la morte del temibile bambino[2]. Secondo gli etnologi che hanno analizzato questi fatti, non è il cibo della madre a influire sul bambino ma, al contrario, è la natura innata del feto a suscitare una determinata voglia nella madre (230). In altri termini, si rende il bambino *in utero* responsabile dei violenti desideri orali provati dalla madre. I dati hawaiani e quelli swahili sottolineano, inoltre, il carattere aggressivo delle esigenze orali materne che, almeno in un caso, è equiparato a quello dello squalo antropofago *nihui*.

Desideri orali attribuiti ai bebè morti

Due esempi scelti tra molti altri basteranno a illustrare questa fantasia.

Una hawaiana, in stato di apparente gravidanza avanzata, andò a piedi per rendere visita a dei parenti che abitavano in un villaggio lontano. Cammin facendo, abortì un feto abbastanza sviluppato da poterlo identificare di sesso maschile; avvolse il feto nella sua sottoveste e nascose il fagotto sotto delle convolvulacee con l'intenzione di riprenderlo al ritorno per riportarlo al suo sposo. Fatto questo, continuò il cammino e fece visita ai familiari. Ritornando in compagnia del fratello, cercò invano il fagotto nel luogo in cui l'aveva lasciato: era scomparso. Qualche settimana più tardi, durante una partita di pesca, il suo capezzolo fu addentato da uno squaletto che si mise a succhiarlo; le strie sui fianchi dell'animale ricordavano quelle della sottoveste in cui aveva avvolto il feto; di qui ella concluse che le divinità marine si erano impadronite del bambino e lo avevano trasformato in uno squalo che molti hawaiani potevano in seguito vedere quando incrociava in prossimità della riva. Racconti di questo genere sono frequenti alle Hawaii (374).

Questa storia merita un commento. Il fatto che una donna, in stato di avanzata gravidanza (a giudicare dal grado di sviluppo del feto), intraprenda un così lungo viaggio a piedi per un motivo talmente banale e reagisca con tanta indifferenza, persino con durezza, a un aborto, sembra suggerire che in questo caso si tratti di uno pseudoaborto. In altre parole, il lungo cammino suggerirebbe un'intenzione, forse soltanto preconscia, di provocare un aborto per eccesso di fatica. Pur essendo vero che questa tecnica abortiva non figura tra quelle documentate alle Hawaii – cfr. il mio libro sull'aborto tra le popolazioni primitive (117) – si riconoscerà in questa azione un'omissione sicuramente fortuita in quanto, nonostante l'aborto sia abitualmente praticato dagli hawaiani, sarebbe strano che questo metodo, uno dei più diffusi al mondo[3], sia loro sconosciuto. Le informazioni sulle tecniche di aborto primitive – ivi comprese quelle hawaiane – sono, d'altronde, assai frammentarie e imprecise. Dunque, nel caso di cui stiamo parlando, tanto l'insufficienza di motivazioni per una marcia faticosa, intrapresa in gravidanza avanzata, quanto l'atteggiamento di indifferenza della madre verso il proprio bambino, sembrerebbero indicare un aborto intenzionale o indotto "deliberatamente per caso". Insomma, la fantasia abortiva si è innestata sul nucleo di questo aborto premeditato o soltanto subìto.

Quando una ragazza aleutina uccide il proprio neonato, il fantasma del bimbo morto visita ogni notte il villaggio nella forma dell'uccello *k'dah* che lacera il silenzio con il suo canto di dolore. È necessario mettere fine al più presto a questa persecuzione che può provocare gravi catastrofi: l'infanticida scopre i propri seni per attirare l'uccello, che viene catturato dagli abitanti del villaggio e fatto a pezzi. Il fantasma è esorcizzato (447).

Da questi dati si può concludere che persino a neonati morti vengono correntemente attribuiti intensi desideri orali e che la reincarnazione di questi bambini in creature non umane, dotate di poteri malefici è interpretata come una realizzazione dei loro desideri: è il caso dello squalo cannibale presso gli hawaiani e del funesto uccello *k'dah* tra gli aleutini.

Discussione

Le credenze or ora riferite non hanno nulla a che vedere con i desideri orali dei lattanti viventi; esse riflettono soltanto il carattere vendicativo e angoscioso attribuito dall'adulto agli autentici bisogni orali del bambino, dimostrando ancora una volta, se ce ne fosse bisogno, come l'adulto sia nevrotico e irrealistico nella sua concezione del bambino (120). Queste credenze sono soltanto la proiezione sul bambino di bisogni provati dall'adulto e ci dicono dunque soltanto quello che l'adulto ha (apparentemente) *bisogno* di credere riguardo al bambino. Secondo Freud (201, 204), gli istinti diventano mostruosi solo sotto l'azione della rimozione; si può allora concludere che, se è lecito vedere nel bambino un lupacchiotto affamato, non si dovrebbe considerarlo come una specie di lupo mannaro. Il lattante che morde il seno della madre, non è cosciente di attaccare *carne umana* e i suoi morsi non bastano a provare che, disteso nella culla, sogna di festeggiare le nozze di Dracula insieme ai vampiri. Il rifiuto di trattare il neonato come un lupo mannaro folle non significa che se ne debba fare un angelo. Ho dimostrato altrove (150) che si trattava, in entrambi i casi, di fantasie dell'adulto di cui quest'ultimo è il solo beneficiario. Il neonato non è né un angelo né un diavolo, è semplicemente un neonato. Si pretende talvolta che l'analisi di taluni etilisti e depressi dimostri che le loro fantasie cannibaliche risalgano allo stadio orale. Rimproverei a questa teoria di confondere i fatti con le ricostruzioni (indimostrabili per definizione) di *certi* psicoanalisti, da una parte, e con le fantasie retroattive di *certi* malati, dall'altra. Personalmente mi rifiuto di prestarmi a questo tipo di acrobazie intellettuali, in quanto ciò che sappiamo dello psichismo della prima infanzia è, in generale, soltanto una serie di ipotesi più o meno plausibili.

Esamineremo ora alcuni aspetti dei desideri orali nella femmina gravida e partoriente, sia animale che umana. Si sa che voglie di cibo possono essere suscitate da quella che Cannon chiama la "saggezza del corpo" (55). Alcuni topi, privati a scopo sperimentale di certi elementi nutritivi essenziali, scelgono, tra diversi cibi presentati loro, quello che contiene la sostanza di cui hanno bisogno. Parimenti, secondo gli zoologi, la femmina divora la placenta allo scopo di assimilare certe sostanze che favoriscono la conversione ormonale dallo stato di gravidanza a quello di allattamento. Può accadere che la voglia di divorare la placenta e il cordone ombelicale sfoci nel divoramento del piccolo appena nato. Lorenz (305) ha descritto i movimenti delle labbra e delle mascelle della cagna che pulisce l'ombelico del suo piccolo: talora questa attività di suzione si intensifica fino al punto che la madre arriva a mordere il ventre del cucciolo e poi a divorarlo. Notiamo anche che l'ingestione della placenta è documentato come atto terapeutico presso alcune popolazioni primitive della Siberia orientale (117, 362).

Il desiderio imperioso di mangiare la placenta – o forse persino l'intero bambino – è apparentemente altrettanto sviluppato nella specie umana, sebbene la cultura realizzi queste pulsioni di divoramento soltanto sotto forma di proiezioni o di formazioni reattive. In molti gruppi primitivi si nasconde accuratamente il cordone ombelicale e la placenta, allo scopo di proteggerli dagli animali che potrebbero divorarli.

Una delle difese più esplicite innalzate dalla cultura contro le pulsioni cannibaliche materne è il tabù che obbliga la madre mohave ad astenersi dalla carne durante il periodo successivo al parto (100). Altrove, le pulsioni cannibaliche materne e paterne sono soddisfatte soltanto "per procura": in Nuova Guinea tutte le donne di una certa tribù devono consegnare il loro primo nato alle scrofe che vengono tenute in una forra. La puerpera vi getta il suo neonato, che viene subito divorato; in compenso, deve adottare e nutrire col suo latte uno dei porcellini della scrofa che per prima ha aggredito il suo bambino (164); un esempio analogo, ancorché meno probante, sarebbe quello dei sacrifici offerti al dio Moloch che inghiottiva i bambini gettati nelle sue fauci di bronzo.

Ancor più pertinente è il caso del divoramento effettivo dei bambini da parte dei loro genitori – o il commercio della carne dei loro bambini fatto da taluni genitori – durante le grandi carestie del Medio Evo, o durante quella che infierì in Russia nel periodo postrivoluzionario, o anche a Giava, dove lo sviluppo forzato delle culture industriali provocò, a più riprese, carestie catastrofiche (243). Almeno in due tribù australiane – Ngali e Yumu (390) – le donne, in tempi di carestia, abortiscono o sono costrette a farlo per provvedere ai bisogni alimentari della famiglia. In un'altra tribù australiana (247), si uccideva il bambino più piccolo della famiglia sbattendogli violentemente la testa contro la spalla di un fratello maggiore: la sua carne veniva poi data da mangiare ai fratelli e alle sorelle, così come ad altri membri della famiglia. In altre parole, in tempi di carestia, mangiare i bambini era cosa del tutto abituale in Australia; si preferiva persino uccidere un neonato inutile anziché un cane dingo utile per la caccia. La curiosa pratica che consiste nell'uccidere il bambino battendogli la testa contro la spalla di un fratello maggiore, riflette probabilmente un tentativo di discolparsi, da parte dei genitori. Tuttavia, sarebbe del tutto sbagliato concludere che gli Australiani non amano i loro bambini. Géza Róheim, un eminente specialista dell'Australia, mi raccontò un giorno – non so più se si trattasse di una sua osservazione personale o di un caso citato nella letteratura – che dei genitori, dopo aver teneramente giocato con il loro bambino durante tutta la giornata, lo uccisero per poi mangiarlo a cena. A questa storia fanno eco le nostre stesse parole di tenerezza verso i nostri bambini: "Sei bello da mangiare", "Potrei mangiarti di baci" ecc. Ritornerò su questo punto un po' più avanti.

In breve, non è raro che i bambini vengano mangiati in tempi di carestia. In compenso – e questa constatazione è per me densa di significato – non si sente mai parlare di bambini affamati che uccidono i loro genitori per divorarli. Personalmente non sono mai venuto a conoscenza di un solo caso di questo genere, né nelle società primitive né nella nostra.

Fin qui si è parlato soltanto di cannibalismo esercitato sui bambini in tempi di carestia. La situazione è un po' diversa nel caso del cannibalismo rituale. Se il divoramento rituale dei bambini da parte dei genitori o da parte dei loro rappresentanti rituali è molto comune – per esempio durante i riti *poro* o quelli dei cosiddetti uomini leopardo in Africa occidentale (31), o nel culto di Zeus Liceo (65, 1) – in certi casi, il divoramento di genitori deceduti di morte naturale può costituire un atto di pietà filiale (Erodoto, III, 38).

Gli Algonchini del Canada praticano una forma di cannibalismo a motivazione insieme psichiatrica ed economica: il cannibalismo del *Windingo*. La monografia di Teicher (440), che riassume tutto quanto si conosce sull'argomento, riferisce e analizza una settantina di osservazioni debitamente documentate. Il *Windingo* prova il desiderio imperioso di mangiare carne umana, persino quella dei propri bambini. Talora, forse per rendere le sue voglie più egosintoniche, egli si raffigura – allucinatoriamente – i propri bambini come castori[4], cioè come una selvaggina particolarmente saporita. Quando i suoi desideri cannibalici diventano irrefrenabili, senza per questo cessare di essere fortemente ego-distonici, il *Windingo* supplica di essere giustiziato oppure si rifugia nel più profondo della foresta, allo scopo di fuggire ogni occasione di divorare un essere umano, e in particolare uno dei suoi bambini o dei suoi parenti.

Sto tentando di provare una cosa molto semplice, sebbene il legislatore e lo psicoanalista preferiscano entrambi ignorarla, e cioè che la legge e l'opinione pubblica puniscono il parricidio con un rigore infinitamente maggiore che l'infanticidio, come se il desiderio di uccidere il proprio padre sia particolarmente forte ed esiga quindi di essere represso con mezzi particolarmente violenti. Eppure le statistiche sono tassative: in ogni epoca sono stati uccisi infinitamente più bambini, o prima o dopo la loro nascita, dai loro genitori che genitori dai loro bambini; parimenti, i sacrifici di bambini sono molto più comuni di quelli dei genitori. La storia, l'etnologia, la criminologia, la religione comparata – giù giù sino alla stampa quotidiana – concordano su questo punto. Questi fatti escludono formalmente l'ipotesi del tutto arbitraria secondo cui le pulsioni cannibaliche infantili sono non solo più intense di quelle degli adulti, ma anche anteriori, sia dal punto di vista dinamico che genetico, e che le fantasie infantili connesse alle tendenze cannibaliche dei genitori non hanno alcuna base. Inoltre, non ci si potrebbe sbarazzare di questi fatti ribadendo la tesi inammissibile secondo cui "la realtà non si presta all'analisi", tanto meno quando tale realtà sia costituita, come nel nostro caso, da credenze e pratiche umane. Allo stesso modo, non si fugge alle conclusioni ineluttabili che discendono da queste constatazioni invocando la presunta origine infantile delle pulsioni cannibaliche dei genitori, avanzando il pretesto che, in ultima analisi, nell'adulto tutto deriva dall'infanzia. Ragionare così equivale press'a poco a dire: il bebè che si sposta a quattro gambe obbedisce a un istinto; più tardi starà ritto sulle sue gambe e potrà camminare, correre, persino vincere le Olimpiadi, e di qui si può concludere che il bebè sogna *già* allori olimpici mentre sta ancora gattonando. Siccome mi sono rifiutato di ammettere questo tipo di scempiaggini "culturaliste", mi sono visto trattare da psicoanalista "culturalista" dissidente (64, 170). Nel nostro contesto – e potrei citare casi in cui è stato davvero ripreso in questo senso – l'argomento dell'origine infantile delle pulsioni cannibaliche parentali si rivela fallace e specioso al massimo grado. Infatti, se l'infanzia condiziona davvero tutta l'evoluzione ulteriore dell'uomo, responsabile delle pulsioni cannibaliche non è il sostrato genetico o biologico, ma l'esperienza vissuta dal soggetto nella sua infanzia (nella fattispecie la ripercussione sul suo psichismo infantile delle pulsioni cannibaliche dell'adulto). Postulare pulsioni cannibaliche innate, costituisce una moltiplicazione degli "enti", cioè un passo falso metodologico che, già stigmatizzato da Newton, contrasta, inoltre, con le conoscenze biologiche più elementari. Questo tipo di ragionamento (dell'uovo e della gallina, quale è nato prima?) si avvicina pericolosamente a un tipo di *pseudobiologia phantastica* di cui troppi esempi sussistono ancora negli angoli oscuri della teoria psicoanalitica. Avrò occasione di ritornare su questo punto. Per ora ricordo soltanto che non è mai il bambino, ma il padre o la madre ad esclamare: "Mi vien voglia di mangiarti da quanto ti voglio bene!"; a Duau è il padre a prendere in bocca il pene del suo bambino e "teneramente" finge di ingoiarlo (390). Ecco qui altri fatti coriacei nei quali inciampa la "teoria" tradizionale. Gli psicoanalisti guadagnerebbero a meditare la celebre frase di Lagrange: "La natura si preoccupa poco delle difficoltà analitiche[5] che propone allo scienziato". E Freud ci dà la stessa lezione, quando afferma – in un contesto, è vero, un po' spiacevole[6] – di essersi sempre inchinato dinanzi ai fatti.

Il vero problema non è dunque tanto quello di pervenire a un'analisi obiettiva delle pulsioni autenticamente cannibaliche (sebbene reattive) del bambino (pulsioni di cui nessuno si sogna di contestare l'esistenza), ma di cercare di comprendere perché l'adulto – e su questo punto lo specialista non è per nulla più lucido dell'uomo della strada – prova il bisogno, insieme conscio e inconscio, di riferire le proprie pulsioni cannibaliche verso il bambino alle pulsioni cannibaliche sedicenti innate che gli imputa gratuitamente ed arbitrariamente. Mi interrogherò innanzitutto su questa *qualità di incubo* che si è soliti attribuire ai desideri orali infantili, allorché, da un certo punto di vista teorico, si può benissimo postulare la presenza delle pulsioni cannibaliche nel bambino, senza per questo rappresentarsi lo psichismo infantile nel suo insieme, come fanno M. Klein e la sua Scuola, come una seduta permanente del Grand Guignol. Il carattere eccessivo di tali imputazioni le rende *a priori* sospette, giacché "chi vuol provare troppo, non prova niente". Attualmente questa concezione dello psichismo infantile è del tutto incompatibile con la teoria dell'Io infantile elaborata da Hartmann, Kris e Loewenstein (233). Il meno che si possa dire di una concezione che sembra giustificare tanto sadismo parentale, è che essa è "interessata", nel senso in cui è "interessata" la teoria che, nel XVIII secolo, negava all'animale la capacità di soffrire e perciò autorizzava e persino giustificava il fatto che lo si facesse soffrire.

Il rifiuto di riconoscere forme di cannibalismo specificamente adulte costituisce un secondo ostacolo alla comprensione della vera natura (cioè della natura *derivata*) del cannibalismo infantile, che dev'essere distinto dalle pulsioni orali spontanee (dal desiderio di mordere, per esempio). Se ci si ostina a sostenere che, "siccome l'uomo è stato bambino prima di diventare uomo, tutto ha origine nell'infanzia", ci si condanna a passare sotto silenzio forme di cannibalismo tanto specificamente adulte quanto quelle della cagna o della scrofa che divora i propri piccoli. Senza contare che un comportamento così complesso e così finemente strutturato non potrebbe manifestarsi in forma pienamente sviluppata nell'animale molto giovane, i cagnolini o i porcellini non hanno propri piccoli da mettere sotto i denti, e sta di fatto che non mangiano la propria madre né, sembra, tentano di farlo.

Se considerata in rapporto al vivo interesse per il cannibalismo infantile, la tendenza generale a evitare ogni discussione sul cannibalismo parentale (che, come abbiamo visto, è tutt'altro che raro) suggerisce che qui intervenga chiaramente una scotomizzazione. Se il desiderio infantile di castrare il padre ha fatto versare fiumi d'inchiostro, nonostante l'estrema rarità di casi del genere, si è in realtà scritto molto poco sul desiderio del padre di castrare il proprio figlio. Tutt'al più si trovano occasionali riferimenti alle minacce di castrazione profferite dal padre per punire la masturbazione del figlio. Eppure la castrazione effettiva del bambino da parte, o su istigazione, del padre è molto comune: in Cina e nel vicino Oriente taluni genitori vendevano i loro bambini ai "fabbricanti" di eunuchi. A Bisanzio, le famiglie nobili facevano spesso castrare i loro figli, in certi casi allo scopo di permettere loro di accedere alle cariche della Corte e in altri casi per sottrarli alla morte, giacché molti imperatori, temendo di essere detronizzati, cercavano di disfarsi dei figli degli aristocratici. La lista diventerebbe troppo lunga se vi si includessero i casi di castrazione di bambini da parte dei sostituti dei genitori: infatti, Stati, capi, re si sono arrogati il diritto di castrare i bambini. Nello stato del Kansas la castrazione (e non la semplice sterilizzazione) dei bambini oligofrenici era praticata ancora nel 1949 in certe istituzioni ufficiali; il principio della castrazione dei deboli di mente fu persino difeso con vigore da Hawke (234) nell'organo ufficiale della Kansas Medical Society.

Conosco invece un solo caso di castrazione di un padre da parte del figlio: è quello riferito da Erodoto (VIII, 105-106): Ermotimo fu catturato da bambino e venduto a un trafficante di eunuchi, chiamato Panionio, che lo castrò; in seguito, Ermotimo, divenuto l'eunuco favorito di Serse, simulò riconoscenza verso Panionio e lo invitò a fargli visita con la famiglia. Quando furono tutti nelle sue mani, obbligò Panionio a castrare i propri figli e questi ultimi a fare la stessa cosa al loro padre.

Colpisce qui il parallelismo tra l'indifferenza degli psicoanalisti verso tutto ciò che riguarda le pulsioni castratrici parentali – nessuna discussione approfondita è mai stata fatta su questo argomento – e quella, altrettanto marcata, manifestata dagli psicoanalisti verso le pulsioni cannibaliche parentali.

Il bambino come parassita

La credenza secondo cui il bambino potrebbe divorare i genitori è molto diffusa: i Papua della baia di Geelvink, soggetti a praticare numerosi aborti, sostengono che i bambini distruggono i loro genitori (403). Anche gli indiani mohave sono convinti che, in una certa fase dello sviluppo intrauterino, il feto si nutra dello sperma deposto dal partner sessuale nella vagina della madre (96). Questa concezione della "malvagità" del feto nel ventre materno è presente persino in certi medici: io stesso ho udito un medico sostenere molto seriamente, a proposito di una canzonetta scurrile in cui il feto era chiamato "tumore", che, "medicalmente parlando", esisteva un'analogia molto concreta tra un embrione e un tumore! Senza dubbio, la sublimazione più spinta della fantasia cannibalica ha dato luogo al mito tenace del pellicano che nutre la sua covata straziandosi il petto mentre, in realtà, rigurgita il cibo parzialmente ingoiato e tenuto di riserva in una sacca situata sotto il becco. Vedrei qualcosa di più di una mera coincidenza nella predilezione manifestata da un giovane psichiatra di mia conoscenza, da poco diventato padre, per il poema di De Musset che evoca questo frammento di *Storia poco naturale*; una predilezione così marcata che aveva imparato a memoria il poema e, nel suo francese esitante, lo recitava a proposito e a sproposito.

In realtà, nella maggioranza degli animali o degli uccelli che trasportano nella bocca o nel becco il cibo destinato ai loro piccoli, si osserva un'*inibizione temporanea del riflesso di deglutizione*[7]. Questa inibizione è una fonte di tensione più importante per l'animale o l'uccello di quanto non lo sia quella del riflesso della mano alla bocca per l'uomo, o dell'artiglio al becco per l'uccello da preda che porta stretto tra le unghie il cibo alla sua covata.

Certi genitori si infliggono privazioni orali per i loro bambini. Nelle classi povere esse sono soprattutto di ordine quantitativo, sebbene in tempi di carestia colui che guadagna il pane per tutta la famiglia abbia diritto alla parte del leone, affinché possa continuare a lavorare. Nelle classi ricche la privazione assume una forma qualitativa: i bocconi migliori (i "titbits", da *teat*: seno) sono di solito riservati ai bambini.

Osservazione 1. – Un paziente proveniente da una famiglia agiata mi raccontò che i suoi genitori avevano l'abitudine di riservare ai bambini i bocconi migliori. Siccome un giorno protestava contro qualche richiesta dei genitori e paragonava la libertà, di cui godeva il suo amico X, con il controllo tirannico esercitato su di lui da sua madre, quest'ultima disse: "Qui sei tu ad avere i bocconi migliori; posso garantirti che a casa del tuo amico X le cose non vanno così, giacché so bene che un giorno, mentre lui stava mangiando un *pudding* all'uva e aveva messo da parte le uvette "per rifarsi la bocca", la madre, che l'aveva lasciato fare, si impadronì della sua riserva d'uva proprio nel momento in cui lui stava per assaporarla, e se la mangiò fino all'ultimo chicco. Noi non agiamo così con te, perciò ci devi obbedienza assoluta". Questa osservazione rivela almeno una delle ragioni per le quali i genitori trovano vantaggioso esagerare i bisogni orali dei bambini... anche di quelli che sono già nel periodo di latenza. È necessario precisare che nel corso dell'analisi venne fuori che i genitori esigevano dal figlio un'obbedienza spinta fino alla *flexibilitas cerea* e che avevano letteralmente "divorato" l'identità distinta del loro bambino.

In breve, i genitori che si impongono privazioni orali per soddisfare i bisogni orali dei loro bambini, obbediscono a un meccanismo riflesso il cui prototipo animale è l'inibizione del riflesso di deglutizione[8]. Avviene poi che i genitori reinterpretino un loro semplice meccanismo riflesso come una sorta di aggressione orale da parte del bambino, prova manifesta di pulsioni cannibaliche che poi ritengono caratteristiche della mentalità infantile: così si spiega il mito del pellicano.

A titolo di semplice ipotesi, vorrei ora accostare l'operazione consistente nell'identificare l'alimentazione del bambino da parte dei genitori a pretese tendenze cannibaliche del bambino, con quella, ad esempio, osservabile nella cagna appena sgravata, giacché in entrambi i casi sembrano agire gli stessi meccanismi: quando la cagna ha divorato la placenta, insieme a un segmento (non eccessivamente lungo) del cordone ombelicale, e ha finito di ripulire il suo cucciolo con la lingua, scatta un'inibizione del riflesso di deglutizione che interviene in tempo per impedirle di divorare, puramente e semplicemente, il cucciolo così come ha divorato la placenta. Su questo punto l'esperienza di Lorenz (305) è conclusiva: a una cagna che aveva appena finito di ripulire la sua figliata, diede un altro cucciolo neonato a cui era già stato reciso il cordone ombelicale; in questo modo osservò che la cagna cercava di staccare e mangiare il cordone (inesistente) e, così facendo, mordeva l'ombelico del cucciolo (che avrebbe di certo divorato se Lorenz non fosse intervenuto a sottrarglielo). È dunque possibile che l'inibizione del riflesso di deglutizione, nell'animale che porta il cibo ai suoi piccoli, sia soltanto una semplice estensione dell'inibizione di quello stesso operante al momento della prima pulizia del cucciolo neonato[9].

Gradi di "cannibalismo" nel lattante

Una curiosa variante culturale del tema del bebè cannibale è la tendenza secondo cui certi lattanti avrebbero tendenze cannibaliche più marcate di altri. Un'antica credenza degli ungheresi, risalente di certo ai tempi lontani in cui percorrevano le steppe dell'Asia, vuole che gli sciamani nascano coi denti e mordano il seno della loro madre (396). La stessa credenza esiste presso gli indiani mohave (95), i quali credono, per giunta, che il bambino di una donna il cui marito ha ucciso un serpente nasca con la testa di serpente e che il suo morso sia velenoso[10], sicché si impedisce alla madre di allattare un simile bambino, il quale viene allevato a pappa di mais, talora con successo (133). Citiamo ancora la credenza, diffusa in altre tribù, secondo la quale le pulsioni cannibaliche del lattante sono dirette essenzialmente contro gli altri bebè (rivalità tra germani).

Osservazione 2 – Una malata amerindia, laureata, fece il seguente racconto in analisi: "Quando ero piccola, la mia storia preferita era quella del bebè cannibale che, in piena notte, lascia la culla per andare a divorare altri lattanti; all'alba ritorna nella sua culla con la bocca insanguinata e brandelli di carne umana tra i denti. Provavo una grande pena per questo bebè-cannibale: si doveva sentire parecchio a disagio con quei pezzetti di carne tra i denti. Avrei voluto aiutarlo pulendogli i denti"[11]. Notiamo che questa indiana apparteneva a un gruppo in cui la rivalità tra germani e la competizione tra adulti erano particolarmente marcate.

L'identificazione di questa paziente con il bebè-cannibale è ancora più densa di significato di quanto non mi apparisse di primo acchito. Svezzata prematuramente[12], non solo rispetto alle norme del suo gruppo ma anche rispetto a quelle della società occidentale, aveva sviluppato un risentimento profondo e manifestato una forte avversione per il latte, sin dalla più tenera infanzia; si vantava di aver bevuto solo caffè dall'età di sei mesi e ricordava con traboccante lirismo il gusto "meraviglioso, tanto soave e così dolce" del *Delaware Punch* (una bevanda analcolica di colore *rosso sangue*, in genere poco apprezzata). Infine, invidiava violentemente gli uomini che, col pretesto di fare l'amore, avevano accesso ai seni delle donne (v. anche il cap. XVI).

Questa osservazione ci fornisce indicazioni interessanti sulla natura delle pulsioni cannibaliche infantili, delle quali si può dire che sono:

1. Provocate da brutali frustrazioni orali subite nella primissima infanzia.
2. Rinforzate dal gioco delle rivalità tra germani (rivalità particolarmente frustranti se il bambino ha occasione di vedere un fratellino minore succhiare il seno della madre).
3. Strutturate, infine, come fantasie, sotto l'azione di fiabe e novelle, come quella del bebè-cannibale. Contribuiscono a strutturare questo genere di fantasie le tenere espressioni, formulate in termini cannibalici (potrei *mangiarti* di baci), abbastanza consuete in Europa e in America; le "carezze" paterne divoratrici, come quelle che a Duau il padre prodiga al figlioletto; infine, ogni comportamento a connotazione oral-cannibalica intrattenuto dall'adulto nei suoi rapporti con il bambino.

Notiamo che i genitori, talvolta, si spingono sino a proporre essi stessi ai loro bambini un comportamento cannibalico di aspetto ludico, per esempio quando insegnano loro che certi dolci rappresentano esseri umani o animali e che quindi è *divertente* mangiarli. Ha dunque torto Boehm (45) a vedervi una prova delle pulsioni cannibaliche infantili, giacché i fatti da lui citati attestano proprio il contrario.

Alcune minacce di castrazione, sia implicite che esplicite, sono spesso formulate in "linguaggio cannibalico": "il gatto[13] te lo porterà via", "l'uccello te lo beccherà" ecc. Ugualmente significativo è il modo in cui numerose tribù siberiane castrano le renne e i cani: l'uomo strappa con un morso i testicoli dell'animale (46). In certe regioni dell'Ungheria si castrano in questo stesso modo i giovani arieti (388).

Pulsioni contro-cannibaliche

Se è vero che le allusioni alle pulsioni cannibaliche dell'adulto – molto rare nella letteratura psicoanalitica[14] – non affermano mai espressamente il carattere "reattivo", quindi "contro-cannibalico", di tali pulsioni, questo è tuttavia il senso loro attribuito in tali scritti. Ad ogni modo, finora, nessuno ha toccato il punto essenziale: le pulsioni cannibaliche dei genitori verso i bambini sono di ordine *primario*, mentre le fantasie e le pulsioni corrispondenti dei bambini sono reattive e devono dunque essere considerate contro-cannibaliche. Questa conclusione si impone alla luce del materiali che ho qui riuniti, avendoli scelti da una massa di documenti che i campioni della teoria del cannibalismo infantile rifiutano di prendere in considerazione[15]. È certo disagevole eludere le implicazioni di questo tipo di fatti: se taluni l'hanno tentato, la loro teoria secondo cui l'infanzia è la sorgente di tutta la vita psichica, quindi *anche* delle pulsioni cannibaliche, dipende fondamentalmente da una *pseudobiologia phantastica* e lascia senza risposta due problemi principali:

1. Fantasie reattive possono benissimo prodursi nell'infanzia: l'esistenza di fantasie cannibaliche non basta dunque a provare che queste ultime sono innate, essendo altrettanto possibile che esse siano reattive e "acquisiste" (come di fatto sono).
2. La struttura del comportamento cannibalico è troppo complessa ed esige un grado di concettualizzazione troppo spinto per costituirsi nella primissima infanzia, cioè prima ancora che il bambino sappia distinguere l'animato dall'inanimato, e ancor meno l'umano dall'animale[16].

Per essere cannibale, bisogna innanzitutto saper distinguere la carne umana dalla carne animale, così come il vegetariano deve saper riconoscere la carne, non foss'altro che per evitarla. Questo punto è di capitale importanza. Lo illustreremo con un esempio mitologico: quando Tieste, ingannato da Atreo, mangia la carne dei propri figli durante un sinistro banchetto, compie un atto di cannibalismo solo nel senso più semplice e ristretto del termine. Da un punto di vista psicoanalitico, ha semplicemente *mangiato carne*. Ai sofisti, i quali pretenderebbero che Tieste sapesse *inconsciamente* di stare mangiando i propri figli, si risponderà che questa presunta consapevolezza (a livello inconscio) presuppone non solo la sua capacità di distinguere la carne dei figli da quella di altri esseri umani, ma anche quella di saper discriminare tra carne umana e non umana. Nel senso così definito, Tieste non praticò dunque né il cannibalismo né, tantomeno, l'endocannibalismo familiare.

Ci rimane da precisare il posto occupato dai fatti biologici nel ragionamento psicoanalitico. Se è vano negare l'importanza psicologica del sostrato biologico, lo è altrettanto il dimenticare che la psicoanalisi è una psicologia propriamente umana in maniera del tutto specifica. Essa è la sola disciplina psicologica che cerchi di apprendere l'uomo nella sua specificità umana. Ciò implica che i dati fisiologici e zoologici intervengono nella discussione psicologica soltanto per caratterizzare o definire il terreno sul quale (e le materie prime mediante le quali) si attualizzano certi processi dinamici propri dell'uomo e di lui solo.

Anche questo è stato enunciato chiaramente da Freud in quel passo memorabile di *Totem e tabù* (203) dove mette in correlazione la genesi del complesso edipico e l'avvento dell'uomo come *essere culturale* o, perlomeno, come essere umano distinto dall'animale. È meglio dimenticare che Freud ha provato il bisogno di fornire, in retrospettiva, anche gratuite spiegazioni "biologiche" e "paleopsicologiche" degli avvenimenti, capaci di parlare già chiaramente da soli, una volta illuminati dal suo genio; ed è bene guardarsi dall'imitarlo abbandonandosi a oziose e banali speculazioni paleopsicologiche, ricusate da una psicoanalisi veramente scientifica.

1. Esiste un rapporto di reciprocità tra le pulsioni cannibaliche dei genitori e quelle dei bambini.

2. I dati esistenti non confortano affatto l'ipotesi (implicita) della scienza "ufficiale", secondo la quale le pulsioni cannibaliche dei bambini sarebbero primarie mentre quelle dei genitori sarebbero secondarie e reattive.

3. Un'abbondante documentazione permette, al contrario, di affermare che le pulsioni infantili specificamente cannibaliche sono indotte dalle pulsioni cannibaliche dei genitori e sono dunque epifenomeniche rispetto a queste ultime. Tuttavia, una volta costituite, esse possono entrare in rapporto con preesistenti pulsioni cannibaliche dei genitori, creando così una situazione di mutua induzione.

4. Il disinteresse verso le pulsioni cannibaliche parentali che traspare nella letteratura psicoanalitica fa pensare all'intervento di forti resistenze, forse ancora più forti di quelle che spiegano perché sia passato tanto tempo tra la scoperta del complesso edipico nel bambino e quella del sedicente complesso *contro-edipico* dei genitori, e questo *nonostante* il fatto che una delle prime scoperte di Freud abbia riguardato proprio il ruolo (reale o immaginario) della seduzione parentale. Ogni tentativo di chiarire le fonti reali della fantasia e delle pulsioni cannibaliche parentali dovrà comportare in primo luogo

un'analisi delle resistenze e degli scotomi che ne oscurano la percezione e la comprensione.

5. La sproporzione flagrante tra la nostra conoscenza approfondita degli atteggiamenti nevrotici del bambino verso l'adulto e il nostro grave disconoscimento degli atteggiamenti nevrotici inversi (150) – che, sotto il paravento di discorsi dotati di pretese scientifiche, può assumere la forma di fantasie autogiustificatrici (210, 103) sulla natura dei bambini – ci ha condotti a sottovalutare sistematicamente e persino a passare sotto silenzio la bilateralità nonché la reciprocità dei rapporti tra adulti e bambini insieme ai comportamenti che generano questi rapporti. Tra le eccezioni degne di nota, citiamo il celebre studio di Ferenczi (186) sulla confusione delle lingue tra bambini e adulti, oltre ad alcuni articoli di Spitz sulla sindrome da istituzionalizzazione precoce e su altri argomenti analoghi (427, 431). Questi lavori hanno aperto una nuova strada, giacché, a differenza di tanti altri, i loro autori si sono rifiutati di ammettere *a priori* che, nel dialogo instaurato tra l'adulto e il bambino, sia solo il bambino a parlare il gergo del processo primario e dell'inconscio (cfr. cap. IV).

6. Se mi rifiuto di considerare il bambino come un lupo mannaro demente, ciò non significa che lo concepisca come un angelo. Ho dimostrato altrove (120) la falsità di queste due fantasie, utili soltanto agli scopi dell'adulto che le ha inventate. Il bebè non è un angelo, è semplicemente un bebè e spetta a noi adulti accettarlo così com'è.

Per concludere, dimostrerò l'importanza delle pulsioni pedofaghe dell'adulto e, insieme, la tenacia con cui persino il ricercatore più *avveduto* ripudia la loro esistenza, citando un lapsus grottesco, commesso proprio da me, poco tempo dopo aver scritto non solo questo studio, ma anche un libro interamente consacrato allo studio dell'influsso che il controtransfert e i pregiudizi del ricercatore esercitano sul suo lavoro scientifico (148).

Il testo dei versi (1215 e segg.) dell'*Agamennone* di Eschilo è perfettamente chiaro: Cassandra vi parla di bambini divorati dal loro padre, Tieste. *Nondimeno* ho affermato – completamente a torto – che Cassandra si riferisce ai bambini di Agamennone, di certo seriamente minacciati ma senza dubbio vivi (149). Me ne sono reso conto solo dopo che il professor Dodds mi ha segnalato l'errore.

Se il mio imperdonabile lapsus, commesso nel momento stesso in cui mettevo in guardia i colleghi psicoanalisti proprio contro questo genere di errori, non basta a provare la realtà delle pulsioni pedofaghe e il rifiuto del ricercatore a tenerne conto, nulla potrà provare simili fatti. L'essenza stessa di ogni ricerca riferentesi all'uomo è la lotta accanita del ricercatore scrupoloso contro il proprio accecamento.

Note

[1] Il disinteresse per questo tema può essere verificato in pieno consultando il repertorio delle opere psicoanalitiche organizzato da A. Grinstein (223).

[2] Cfr. la cospirazione ordita contro il neonato Cipselo del quale era stato predetto che avrebbe detronizzato i Bacchiadi e sarebbe diventato tiranno di Corinto (Erodoto, V, 92).

[3] Uno sguardo ai metodi abortivi inventariati nel mio libro offre le seguenti indicazioni: dodici tribù utilizzano una forma non specificata di "sforzo violento"; venti altre definiscono il tipo di sforzo necessario: ad esempio, "saltare dall'alto"; quest'ultima tecnica, correntemente utilizzata in Europa, è anche quella preconizzata da Ippocrate, il quale, impietositosi di una giovane flautista rimasta incinta, le consigliò di saltare e danzare freneticamente (362).

[4] In *La febbre dell'oro*, Chaplin e il suo compagno di sventura, Big Jim, un enorme bestione irsuto, muoiono di fame in una capanna all'estremo limite dell'Alaska. Durante un'allucinazione provocata dalla fame, Big Jim *vede* la sua vittima – Charlot – nelle sembianze di un galletto saltellante per la stanza; solo *dopo* averlo trasformato in questo modo cerca di ucciderlo e mangiarselo.

[5] L'"analisi" è presa qui nel senso matematico di "calcolo integrale e differenziale".

[6] In una discussione sulla "realtà" dei fenomeni di telepatia (212).

[7] Questo fenomeno e quello della mancata inibizione di tale riflesso devono essere visti alla luce delle teorie di H. Jackson sui meccanismi di dissoluzione e di liberazione (253).

[8] Non posso tener conto qui del fatto che molte specie di pesci divorano i loro piccoli (giacché i pesci non allevano e non conoscono i loro figli). Inoltre, attribuendo il divoramento dei piccoli e l'ingestione della placenta a una sorta di istinto che porterebbe l'animale a divorare tutto ciò che è piccolo e debole, Lorenz (307) si abbandona a un'arbitraria moltiplicazione delle ipotesi.

[9] Lorenz (307) sembra credere che io non abbia qui tenuto conto di questo meccanismo; dal canto mio, credo che lui non abbia letto attentamente questo articolo, dato che in esso mi soffermo più d'una volta su questo meccanismo.

[10] Per il serpente che morde il seno, cfr. (7) e (434) nella Bibliografia generale.

[11] Questa fantasia offre una sorprendente analogia col seguente fatto zoologico: il coccodrillo mantiene le fauci spalancate per permettere a un piccolissimo uccellino di liberargli la bocca e i denti dai detriti di cibo e dai vermi.

[12] L'età normale per lo svezzamento si situava, nella tribù di questa paziente, tra i due anni e i tre anni e mezzo. Essendosi sua madre ammalata, aveva subìto uno svezzamento brusco e prematuro.

[13] Data, forse, l'equivalenza gatto = vagina: si sa che la "gatta" indica, nel gergo corrente, la vagina.

[14] Le manifestazioni e fantasie cannibaliche dell'adulto sono state sistematicamente passate sotto silenzio nella letteratura; prova ne sia il fatto che il *Repertorio* di Grinstein (223) cita in tutto quattro studi sull'argomento, ripartiti sotto due rubriche: "Antropofagia" e "Cannibalismo". Indicazioni complementari, riguardanti il "sadismo orale" ecc., rimandano a lavori che trattano essenzialmente di fantasie cannibaliche infantili o analizzano le fonti infantili di queste pulsioni cannibaliche.

[15] La mitologia greca abbonda di indicazioni in questo senso: Dioniso divorato dai Titani e che si comporta lui stesso da cannibale nel suo ruolo di adulto "omofago" (fantasia reattiva); Pelope, cotto da suo padre e la cui scapola viene mangiata da Demetra che,

molto depressa per la perdita della figlia, prova desideri cannibalici scatenati dalla depressione; i figli di Tieste, cucinati e serviti al loro padre, durante il funesto banchetto, che li mangia "senza saperlo"; l'assassinio del giovane Iti commesso dalla madre, la vendicativa Prone, che ne cuoce la carne e la serve al di lui padre Tereo; il sacrificio cannibalico di un bambino a Zeus Liceo, ecc.

[16] Parimenti, come ha sottolineato molto opportunamente Lowie (314), l'animale, che non può capire il significato di "genitore", non è in grado di commettere incesto. Stando così le cose, si sono nondimeno trovati degli scienziati – fino ad Aristotele che, pure, era non solo un grande filosofo ma anche un notevole naturalista e un osservatore, in particolare, del comportamento animale – capaci di imputare agli animali l'"orrore" dell'incesto! La stessa obiezione vale per la teoria di Melanie Klein che attribuisce al bambino pulsioni "edipiche" nel suo primo anno di vita. Infatti, perché un bambino possa provare pulsioni "edipiche" (che devono essere ben distinte dalle pulsioni "sessuali" o "aggressive") deve, com'è ovvio, capire innanzitutto il senso del rapporto di parentela (141); proprio per questo, Freud, con la sua infallibile sicurezza di tocco e acutezza di visione, situa la genesi delle "pulsioni" edipiche nel corso del terzo o del quarto anno di età, quando il bambino è ormai capace di dare un *significato* reale ai termini di "padre" e "madre".

Capitolo sesto

Rappresaglie omosessuali contro il padre: Edipo (1960)

Alcuni aspetti correntemente misconosciuti del mito di Edipo mi hanno indotto a vedere nella fantasia edipica non soltanto l'assassinio del padre e l'accoppiamento sessuale con la madre ma anche una specifica vittoria omosessuale riportata sul padre trasformato in femmina (112). Sosterrò questa ipotesi mediante l'analisi di un sogno in cui traspariva, in una forma appena velata, il tema dello scontro tra David e Golia e in cui la vittoria omosessuale era chiaramente evidente, malgrado un'inversione d'affetto nella scena critica.

Questo materiale clinico mi è stato fornito da un giovane artista di talento, originario di un paese tropicale francofono, dopo alcuni mesi di psicoterapia *vis à vis*, a due sedute settimanali. Era venuto a consultarmi perché sofferente di disturbi sessuali – in particolare, per un'impotenza – sopraggiunti quando si era innamorato di una cugina di secondo grado, la prima donna che avesse davvero amato. Questi disturbi si dissiparono con rapidità non appena prese coscienza delle sue angosce edipiche e della paura di essere affettivamente infedele nei confronti della propria madre.

Sogno

"Sono nella vasca da bagno insieme a un cugino coetaneo. Siamo impegnati in una specie di lotta con uomini più adulti e più forti (o forse sono loro ad attaccarci), tra essi c'è un altro mio cugino, maggiore d'età. Ho la sensazione che io e il cugino nella vasca non abbiamo la nostra età attuale; siamo molto più giovani. Siamo due ragazzi che lottano contro degli adulti e dobbiamo difendere da loro la vasca da bagno. All'improvviso mi abbasso, afferro per le caviglie il nostro cugino maggiore (uno degli assalitori)[1] e, con una mossa brusca, lo sollevo facendolo cadere sulla schiena fuori della vasca. È disteso per terra, supino, completamente immobile. Esco dalla vasca e mi chino su di lui. Sono spaventato perché temo di averlo ucciso".

Associazioni

Prima di procedere all'analisi delle associazioni, è importante notare che, malgrado un'educazione molto accurata, il giovane artista faceva sogni di un tipo abbastanza trasparente, quali si riscontrano comunemente tra i popoli primitivi, i bambini e, talvolta, tra alcuni isterici (103). Certo, gli elementi concreti dei suoi sogni provenivano dal suo mondo civilizzato – vascelli, medici, vasche da bagno, automobili – e le situazioni corrispondevano a quelle che di solito si incontrano negli ambienti evoluti del suo paese (in complesso molto arretrato) o in analoghi contesti europei e americani; nondimeno, per struttura e contenuto manifesto, i suoi sogni erano "primitivi" in quanto desideri e paure vi si dispiegavano quasi apertamente. Inoltre, come taluni miei pazienti amerindi (99, 103, 108, cap. XV), il giovane era capace di fornire senza fatica e abbastanza rapidamente associazioni significative afferenti ai suoi sogni e di afferrarne il contenuto latente con un minimo aiuto da parte mia. Richiamerò a questo proposito la teoria di Róheim (391) secondo la quale il Super-Io (censore del sogno) del primitivo è discontinuo e lacunoso, insieme a quell'altra teoria, vero luogo comune etnologico, secondo cui il primitivo non distingue il sogno dalla realtà in modo così netto come un Occidentale. Se Kroeber (275) ha ragione di affermare che le civiltà evolvono, in linea generale, verso un maggiore realismo, credo sia utile precisare che tali presunte civiltà avanzate, anche se stabiliscono a livello *logico* una rigorosa distinzione tra realtà e immaginario, nella *pratica* si ostinano, tuttavia, a scambiare per realtà le fantasie collettive e a trattare la realtà come se fosse fantasia.

a. *Il cugino attaccato e apparentemente ucciso* era stato oggetto di un attacco ludico, di carattere nettamente sado-castratore, da parte del paziente pur essendo, quest'ultimo, un ragazzetto al termine del periodo di latenza mentre la vittima era già un giovane adolescente. I due ragazzi stavano facendo il bagno nudi nella loro piscina privata e stavano in piedi vicino al bordo, quando il paziente afferrò bruscamente il pene eretto del cugino maggiore mettendosi a correre intorno alla piscina e trascinando la vittima dietro di sé. Siccome il più piccolo non lo mollava, il maggiore non poteva difendersi senza farsi male ed era dunque obbligato a trottare dietro il piccolo aggressore sino a quando quest'ultimo non si fosse deciso ad abbandonare la presa.

b. La vasca fornì due associazioni. Essa fu innanzitutto paragonata alla piscina, cioè al luogo in cui era avvenuta la scena sadica che ho appena descritto. Poi il paziente si ricordò che da bambino, quando faceva il bagno in questa piscina o vi giocava intorno, aveva qualche volta spiato, attraverso una fessura di una cabina, le grandi natiche nude di una delle domestiche indigene della famiglia. Durante tutta l'infanzia, queste natiche enormi lo affascinavano ed eccitavano al punto tale che si rifiutava, talvolta, di *farsi lavare* fino a quando non gli veniva fatto vedere il vasto sedere di quella donna. Quando gli domandai se la forma della vasca da bagno gli ricordasse qualcosa, rispose senza esitazione che gli faceva pensare all'apparato genitale femminile. Gli mostrai allora il ruolo che svolgevano i residui diurni nella formazione dell'immagine della vasca da bagno. Il suo medico gli aveva infatti ordinato dei semicupi per curare un'uretrite aspecifica accompagnata da una prostatite cronica, ma non aveva potuto conformarsi a tale prescrizione perché nel suo appartamentino c'era solo la doccia. Qualche settimana prima, questa stessa doccia era stata il luogo di un intenso atto sessuale, pienamente consumato con insolito successo, tra lui e quella cugina che si era proposto di sposare al più presto (sarebbe poi effettivamente diventata sua moglie).

c. *Il grande che attacca il piccolo*. – Quando gli fu segnalato questo aspetto del sogno, il paziente rispose spontaneamente che si trattava di suo padre – uomo di alta statura, massiccio e corpulento – che sembrava attaccarlo nel momento in cui si trovava vicino, o dentro, alla madre. Questa associazione si spiega con il comportamento della genitrice, donna assai seduttiva, che aveva fatto del figlio un alleato contro il marito, nonché un complice della sua relazione più o meno scoperta con un altro uomo, esigendo inoltre dal ragazzo di essere messa a conoscenza delle sue numerose avventure sessuali adolescenziali. Di fatto, aveva sottilmente ridotto il figlio a un *gigolo*, mantenuto in parte con il denaro che stornava all'insaputa del marito. Il tema dell'aggressione paterna, evocata in collegamento con quella del *grande che attacca il piccolo*, aveva già nutrito sogni più antichi e più espliciti, fornendo materiale per il panico fantasmatico che il paziente provava da bambino quando era sveglio e cosciente. A tal proposito, il paziente mi chiese perché, in questo sogno, avesse trasformato il padre nel suo cugino maggiore. Gli ricordai allora che, nella seduta precedente, mi aveva raccontato di essersi sempre rifiutato (con grande scandalo della propria famiglia, autoritaria e tradizionalista) di chiamare "zio" e "zia", gli zii e le zie; si ostinava infatti a chiamarli per nome come se fossero dei cugini e non gli zii, mescolando in tal modo le generazioni anziché distinguerle. Per ragioni tecniche mi astenni tuttavia dal ricordargli che anche la madre, quando lo trattava più o meno come un amante, minimizzava lo scarto generazionale. Si sarebbe potuto interpretare nello stesso senso il comportamento di uno zio della sua fidanzata che aveva indugiato in carezze verso quest'ultima, quasi seducendola quando la giovane era solo una bambina di dieci o undici anni: anche questo rappresentava una fusione delle generazioni. Noto che questo incidente aveva subito inquietato il paziente, che vedeva giustamente in questo trauma la causa della iniziale incapacità della fidanzata a raggiungere l'orgasmo.

d. *L'atto di rovesciare un avversario più forte, attaccandolo per le caviglie* fu subito visto dal paziente come un mezzo per sottolineare la differenza di corporatura tra l'assalitore e la sua vittima, e fu spontaneamente associato da lui al gesto di afferrare il pene del cugino.

e. *Il timore di aver ucciso il cugino* fu esposto con tono di autogiustificazione, come prova che non aveva avuto l'*intenzione* di uccidere il suo assalitore. Quando gli feci rilevare che non v'era alcun motivo "razionale" per supporre che una semplice caduta avesse causato la morte dell'assalitore e che la *paura* di averlo ucciso tradiva perciò, in realtà, il suo *desiderio* di ucciderlo (desiderio di cui si era pentito a cose fatte) il paziente invocò con collera improvvisa diverse precedenti aggressioni da parte di questo stesso cugino. Tendendo bruscamente la mano, mi mostrò una cicatrice sul palmo, segno di una ferita infertagli con un chiodo dal cugino durante una zuffa scherzosa che aveva preceduto l'episodio del pene. La ferita del palmo prodotta dal chiodo gli ricordò un film di Cocteau in cui qualcuno tenta di conficcare un chiodo in un pezzo di legno, dalla parte della capocchia anziché da quella della punta... Una scena, questa, che il paziente assimilò spontaneamente a pulsioni omosessuali. Le altre associazioni fornite su questo argomento non saranno citate qui, essendo estranee al nostro contesto. In breve, il paziente si rivelava altrettanto incapace, quanto un primitivo, di distinguere il sogno dalla realtà, citando un atto di aggressione, commesso nella vita reale, come giustificazione dell'assassinio di suo cugino, compiuto in sogno.

f. *La posizione della vittima*. – Domandai al paziente (che, come artista, era capace di analizzare i gesti e le posture[2]) di descrivere minuziosamente la posizione della figura distesa sulla quale, in sogno, si era chinato con tanta sollecitudine. Con un'espressione di profonda sorpresa, dichiarò che il cugino era disteso sul dorso, apparentemente morto, con le cosce divaricate *come una donna pronta a farsi penetrare e che sembrava non avere un pene*. Giunto a questo punto, gli ricordai innanzitutto il chiodo con cui suo cugino gli aveva ferito il palmo, poi l'associazione spontanea, suscitata da questa evocazione, riguardo al significato "omosessuale" del chiodo che viene conficcato per la testa (il glande?) e, infine, la giustificazione dell'assassinio *sognato* in base alla ferita *reale*, inflitta mediante un chiodo. Questa interpretazione parziale fu subito accettata dal paziente.

Interpretazione del sogno

"Quando Lei si trovava vicino alla mamma (o dentro = vasca da bagno), il papà commise un'aggressione omosessuale contro la Sua persona. Lei si vendica uccidendolo e trasformandolo in femmina: privato del pene quest'uomo rimane disteso supino nella posizione di una donna che sta per essere penetrata".

La giustezza di questa interpretazione venne confermata nel corso della seduta successiva.

Sogno

"Ci sono tre grossi escrementi nella tazza del W.C. Sono vivi; non potrei spiegare bene perché sapessi, nel sogno, che erano vivi, ma non c'era alcun dubbio che lo fossero. Poi, senza che nemmeno qui possa spiegarmi il perché, i grossi escrementi passarono dal vaso del W.C. nel lavabo. C'erano anche pezzettini di escrementi per terra, forse quelli grossi avevano divorato i piccoli nel passaggio dal W.C. al lavabo".

Associazioni

Questo sogno turbò così profondamente il paziente che le sue prime associazioni furono tutte consacrate a chiarirne il contenuto manifesto: egli cercò invano di stabilire perché "sapesse" che gli escrementi grossi erano vivi, come si fossero trasferiti dal W.C. al lavabo ecc. Spiegò poi che il divoramento degli escrementi piccoli da parte di quelli grossi era un atto particolarmente aggressivo. Quando gli dissi che forse bisognava vedervi qualche riferimento al cannibalismo e, più particolarmente, alla pedofagia (cap. V)[3], il paziente, stupefatto, esclamò che questa interpretazione si accordava perfettamente con quanto egli sentiva. Aggiunse che gli escrementi grossi forse erano di un adulto corpulento, senza dubbio quelli di suo padre, allora, che era un uomo panciuto[4]. Un breve scambio di osservazioni lo portò a concludere che gli escrementi piccoli erano i suoi. Interrogato poi sui clisteri che gli venivano fatti da bambino, di nuovo rispose con stupore che spesso, in effetti, gli avevano praticato clisteri, da lui detestati e temuti. Aggiunse poi spontaneamente che i piccoli escrementi, nel sogno divorati da quelli più grossi, somigliavano ai pezzettini fecali espulsi dopo i clisteri. Proposi un accostamento tra i clisteri e i massaggi prostatici che, a scopo diagnostico, aveva appena subito a causa delle perdite uretrali: di colpo, il paziente allora si ricordò che il padre, essendo medico, gli aveva praticato più volte dei massaggi prostatici perché aveva contratto una blenorragia durante la pubertà.

Paradossalmente, parecchi mesi più tardi, quando ci sforzavamo di scoprire le cause dei suoi recenti accessi di gelosia del tutto gratuiti (141), il paziente si mise ad evocare, per la prima volta, i lati buoni della personalità di suo padre. Così, fu condotto a riconsiderare la sua prima interpretazione simbolica del chiodo che, nel film di Cocteau, viene conficcato per la testa: "Quando ne abbiamo parlato la prima volta, Le ho detto che questo modo di conficcare un chiodo (che, me ne rendo conto, simbolizza il pene) mi sembrava una specie di "inversione", come un qualcosa di "invertito", dunque di "omosessuale". Tuttavia è proprio la testa del pene che forma l'estremità penetratrice. Di conseguenza, conficcarlo dalla parte della testa non è un'inversione, almeno nella misura in cui il chiodo rappresenta il pene". Sorprende che questa osservazione sia stata fatta in un momento in cui la sua gelosia si era placata, mentre affioravano alcuni sentimenti antichi e positivi, non contaminati da elementi nevrotici, verso il padre che non aveva smesso di criticare fino a quel momento.

Discussione

Miti greci relativamente antichi mettono in correlazione il destino di Laio e lo stupro di Crisippo (un sostituto di Edipo). Laio poi ripeterà questa aggressione sessuale sul proprio figlio – stavolta a livello simbolico – trapassandogli le caviglie con un chiodo. Come rappresaglia di questi due atti di aggressione omosessuale contro-edipica (complesso di Laio), Edipo uccide il proprio padre e lo evira simbolicamente, riportando su di lui una vittoria omosessuale (112).

Nel primo sogno qui riferito, il paziente – che nel sogno rappresenta se stesso come un fanciullo – respinge vittoriosamente i tentativi del cugino, più adulto e più grosso di lui (cugino = zio = padre), di dare l'assalto alla vasca da bagno (vagina = ventre materno = semicupio = doccia = luogo della scena d'amore appassionata e finalmente condotta a buon fine con la cugina, da lui un tempo identificata inconsciamente con la madre). Il paziente, piccolo David, respinge trionfalmente gli attacchi del grande Golia: atterra il suo assalitore afferrandolo per le caviglie (così come un giorno lo aveva afferrato per il pene). A questo punto c'è la morte apparente dell'avversario vinto che è steso a terra, privato del pene, nella posizione di una donna sul punto di essere penetrata. Passando dal sogno alla realtà, secondo un procedimento caratteristico del pensiero "primitivo", il paziente giustifica esplicitamente l'assassinio, la castrazione (episodio del pene) e la vittoria omosessuale: esibisce la cicatrice lasciatagli dal chiodo con il quale, una volta, il cugino lo aveva ferito. La natura omosessuale di questa aggressione iniziale traspare nell'associazione che conferisce un significato omosessuale all'atto di *conficcare un chiodo per la testa.*

Dal mito di Edipo ho tratto la conclusione che la vittoria omosessuale sul padre femminilizzato, vittoria giustificata dall'antecedente e simbolica aggressione omosessuale del padre contro il figlio, era parte integrante della fantasia edipica (112). Siffatta ipotesi è confermata in pieno da questo sogno straordinariamente trasparente. Ho anche concluso che l'effettivo scioglimento dei legami e dei conflitti edipici implica una vittoria omosessuale fantasmatica sul padre. Queste due conclusioni sono confermate dal fatto che il sogno sia sopraggiunto in una fase del trattamento in cui il paziente aveva riacquistato la propria potenza sessuale anche nei rapporti intimi con la cugina-fidanzata (rapporti che erano stati compromessi, all'inizio, dalla tendenza inconscia a identificare la ragazza con la propria madre). Per la prima volta in vita sua, infine, il paziente si era rivelato capace di una vera maturità amorosa che esigeva (culturalmente) di essere coronata con un matrimonio sinceramente desiderato.

L'intervento del sogno in questo preciso momento aveva come causa immediata uno sgradevole ritorno dei disturbi descritti prima – uretrite aspecifica e prostatite cronica benigna – sequele di molti episodi pregressi di blenorragia. Il ricorso ai cugini (= zii) come simboli della situazione edipica era sovradeterminato: andrebbe associato, da una parte, con le esperienze edipiche della cugina con il proprio zio e, dall'altra, con l'identificazione un tempo compiuta dal paziente tra la cugina e la madre-tabù (ma assai seduttiva) oltre che, soprattutto, con l'aspra e antica inimicizia tra la famiglia del paziente e quella della cugina-fidanzata (inimicizia aggravata da pregiudizi relativi a sottili sfumature del colore della pelle). Di conseguenza, la famiglia della ragazza non soltanto si opponeva drasticamente al matrimonio, ma non lo salutava nemmeno. All'epoca in cui il mio paziente aveva fatto questo sogno era accaduto che, essendosi la ragazza dichiarata risoluta a sposarlo contro la volontà dei propri genitori, il comportamento di questi ultimi verso il giovane era diventato addirittura apertamente offensivo.

Ci rimane ancora da esaminare un aspetto molto curioso del nostro materiale: il cugino maggiore ferisce alla mano il paziente, il quale si vendica sia nella vita reale, afferrando il pene del proprio aggressore, sia in sogno, afferrandogli le caviglie. Da un punto di vista realistico, un individuo gracile e di bassa statura può attaccare un nemico più forte di lui (o di respingerlo) a condizione di colpirlo in una parte vulnerabile del corpo (il pene) o di trarre partito dalla sua piccola statura per fargli perdere l'equilibrio afferrandolo per le caviglie. Nel nostro caso, questi attacchi sono presentati come altrettanti atti di rappresaglia per la mano trafitta (ferita): di qui l'analogia col mito di Edipo.

Soltanto uno studio dedicato completamente alla questione potrebbe dar conto di ciascuna delle varianti conservate dalla tradizione greca riguardo alla traumatizzazione[5] delle caviglie di Edipo, e di ciascuna delle molte ipotesi, sia antiche sia moderne, che tentano di spiegarla. Mi limiterò dunque a sottolineare alcuni aspetti.

1. Secondo Lévi-Strauss (285), il nome del nonno di Edipo, Labdaco, potrebbe significare "lo Zoppo", quello di suo padre, Laio, "il Mancino"; infine, Edipo significherebbe "Piedi gonfi". Accolgo le prime due etimologie con riserva, giacché il significato di parecchi nomi propri della mitologia greca rimane controverso. Lévi-Strauss attira anche la nostra attenzione su talune somiglianze tra Edipo e diversi personaggi zoppi o afflitti da una deambulazione incerta, che compaiono nei miti di certi indiani Pueblo.

2. Erodoto (V, 92) parla di una ragazza, chiamata Labda (la Zoppa), appartenente al clan dei Bacchiadi, oligarchi di Corinto, che a causa della sua infermità non riuscì a sposarsi all'interno del clan e fu data in moglie a un uomo di Petra. Se non fosse stato per la sua infermità, questa ragazza avrebbe sposato un parente, magari uno zio, come tante altre ragazze dell'aristocrazia. In quelle circostanze dovette invece contrarre un matrimonio insolito, *ipogamico* ed *esogamico* al tempo stesso. Quando l'oracolo predisse che avrebbe generato un figlio capace di strappare il potere ai Bacchiadi e di diventare tiranno della città, dieci giovani del clan furono incaricati di uccidere il bambino. Ma avendo quest'ultimo sorriso loro, nessuno ebbe il coraggio di ucciderlo e, conformemente alla predizione, questo bambino divenne Cipselo, tiranno di Corinto.

3. Il mito di Giasone, sebbene meno impressionante, è ugualmente pertinente: Esone, padre di Giasone, fu detronizzato dal fratellastro Pelias, che tentò anche di disfarsi del nipote. Giasone fu salvato da amici e un oracolo avvertì Pelias di diffidare di un uomo che portasse un solo sandalo. Quando Giasone ritornò in patria, calzando un solo sandalo, Pelias, per sbarazzarsi di lui, lo spedì in cerca del Vello d'oro. In seguito, Pelias morì non per mano di Giasone, ma vittima delle macchinazioni di Medea, moglie di Giasone. Il dettaglio del sandalo è difficile da chiarire: un uomo che calza un solo sandalo è "zoppo", necessariamente; ma noi sappiamo anche che certi Greci andavano in battaglia calzando un solo sandalo, per avere una presa migliore sul suolo.

4. Attaccare qualcuno afferrandolo o ferendolo alle caviglie è una pratica corrente nella tradizione greca: a) Secondo una delle versioni del mito di Efesto, mentre questi difendeva la propria madre Era, Zeus lo afferrò per il piede e lo gettò fuori dall'Olimpo (*Iliade*, I, 591 e segg.). In un'altra versione, fu Era stessa, accorgendosi di aver generato uno storpio, a gettarlo fuori dell'Olimpo (*Iliade*, XVIII, 395 e segg.). b) Nelle *Trachinie* di Sofocle (v. 777), Eracle, impazzito di dolore a causa della tunica di Nesso, afferra per le caviglie Lica, il messaggero che gliel'ha innocentemente consegnata, e lo scaglia con violenza contro una roccia.

5. Si conosce persino un esempio di aggressione reciproca riguardante le caviglie. Nell'*Iliade* Achille trascina dietro il suo carro il cadavere di Ettore, attaccato per le caviglie trapassate in un punto davanti al tendine di Achille.

Murray (346) documenta una tradizione più antica e più barbara secondo cui Ettore sarebbe stato trascinato *ancora vivo* dietro il carro del vincitore, e cita, a sostegno della sua ipotesi, la testimonianza di Sofocle (*Aiace*, v. 1031), quella di Euripide (*Andromaca*, v. 339) e soprattutto quella di Virgilio, il quale dice (*Eneide*, II, 273) che le caviglie di Ettore suppliziato *si gonfiarono (tumentia)*. Per converso, Achille, il cui tallone era proverbialmente vulnerabile, fu ucciso da una freccia (= chiodo) scoccata dal fratello di Ettore, Paride. Caviglia per caviglia: la simmetria è notevole. E la catena continua: Paride viene abbattuto dalla freccia avvelenata di Filottete, il quale aveva avuto per anni il piede incancrenito a causa del morso di un serpente o per una ferita che si era prodotto accidentalmente con una delle sue frecce[6]... Si può anche rilevare l'accostamento comico che sembra fare lo Pseudo-Luciano, nel suo *Okypous* (piedi veloci), tra un atleta (diventato podagroso) somigliante ad Achille (che però non è designato nell'*Iliade* con questo epiteto) ed Edipo dai piedi gonfi. Questi pochi fatti, ai quali si potrebbe aggiungerne molti altri dello stesso tipo, provano che, per ragioni ancora sfuggenti, le caviglie hanno un importante valore simbolico, ancorché incomprensibile, nel pensiero mitologico greco.

Anche se molto suggestivi, questi materiali guadagnerebbero molto se potessero appoggiarsi su di un'indagine clinica più approfondita, condotta in parallelo a un'esaustiva esplorazione filologica del problema della caviglia traumatizzata all'interno della tradizione greca. In mancanza di questo, essi ci autorizzano solo a considerare l'equazione "caviglia = pene" come altrettanto naturale di quell'altra equazione simbolica che non ci preoccupiamo di contestare "serpente = pene".

Dal punto di vista metodologico, si concluderà che lo studio psicoanalitico dei miti e di altri dati etnologici è in grado di richiamare l'attenzione dello psicoanalista clinico sull'esistenza di modelli e processi intrapsichici che incontrerà, prima o poi, in un contesto terapeutico: questo prova ancora una volta il valore clinico degli studi di "psicoanalisi applicata".

Note

[1] Si, veda, più avanti, l'equazione: caviglia = pene.

[2] L'osservazione seguente mi sembra chiarire un aspetto del processo di sublimazione: in alcuni mesi di trattamento, la rappresentazione del corpo umano si modificò sensibilmente nei disegni di questo paziente. Mentre nei disegni pre-terapeutici i corpi dei personaggi sembravano privi di tono muscolare, afflosciandosi e crollando come pupazzi di neve o figure di cera esposte al sole, negli abbozzi successivi manifestarono un evidente incremento del tono anche quando si trattava di figure in posizione di riposo. I disegni post-terapeutici erano persino caratterizzati da contorni particolarmente vigorosi.

[3] Ricordo che il sacrificio cannibalico di bambini a Zeus Licio comportava, in particolare, la consumazione dei loro *intestini* (65, vol. I).

[4] Taluni malati assimilano il volume degli escrementi a quello dell'addome, dell'ano o delle natiche, e la quantità di urina al volume della vescica o del pene (143).

[5] Uso di proposito questa formulazione, giacché Giovanni di Antiochia (frgm. 8, C. Muller, *Fragmenta Historicorum Graecorum*, vol. IV, p. 545) (255) dice che i piedi di Edipo furono semplicemente compressi in un pezzo di legno scavato.

[6] La parola greca *tóxon* (arco) ha dato luogo al nostro "tossico".

Capitolo settimo

Crimine nevrotico e comportamento criminale (1951)

L'interpretazione e il trattamento psicoanalitico del comportamento criminale sono di solito meno soddisfacenti di quelli del comportamento nevrotico. Questa situazione sorprenderà coloro i quali, conformemente alla teoria corrente, considerano la nevrosi, la criminalità e la perversione come altrettanti mezzi di cui dispone l'organismo per alleviare le tensioni e le angosce interiori, in una sorta di tentativo malcongegnato di autoterapia.

La nostra parziale incomprensione della dinamica del comportamento criminale non è dovuta soltanto al fatto che le terapie psicoanalitiche di criminali sono rare (sebbene si debba riconoscere che l'insufficienza delle osservazioni cliniche sulle quali si potrebbero fondare solide conclusioni teoriche ostacola notevolmente ricerche di questo genere). La mia ipotesi di base è che tale incomprensione provenga essenzialmente da una deplorevole confusione tra gli *atti* criminali isolati e la *condotta* criminale abituale, i quali costituiscono due ordini di fenomeni nettamente distinti. Preoccupati di formulare una teoria "generale" della criminalità, gli psicoanalisti e gli psichiatri hanno riunito una massa notevole di dati clinici concernenti la dinamica di atti illegali isolati, commessi da individui di solito rispettosi delle leggi, per poi estendere le conclusioni teoriche ottenute in questo modo al criminale abituale, allo scopo di analizzare la "criminalità in generale". In breve, si sono abbandonati a estrapolazioni abusive applicando a un insieme di fenomeni le conclusioni tratte da un altro insieme, e questo senza mai cercare di dimostrare che le connessioni postulate tra questi ordini di fenomeni non erano affatto fortuite e puramente apparenti, ma necessarie e autentiche.

Questa confusione riguarda probabilmente le scotomizzazioni inconsce del ricercatore, tanto più restrittive e ingannatrici in quanto si presentano come comprensione (*insight*) empatica. Il ricercatore che si sforza di afferrare la struttura delle motivazioni sottesa alla criminalità abituale, in effetti reagisce ai materiali fornitigli dal soggetto con un'eco emanante dal proprio inconscio nonché falsa e caricaturale, nel nostro caso, giacché il settore del suo inconscio che "reagisce" al comportamento del criminale abituale è un segmento del suo Es, mentre a torto egli vede in tale segmento la controparte della struttura motivazionale che sottende il comportamento del criminale abituale.

L'ipotesi centrale di questo scritto è che la tendenza a esagerare la somiglianza superficiale tra l'atto illegale isolato commesso dal cittadino medio rispettoso delle leggi, normale o nevrotico, e la criminalità abituale del delinquente di professione conduce a uno scacco logico poiché la somiglianza tra i due fenomeni è solo apparente. Ogni tentativo di assimilarli misconosce che l'uomo indotto a commettere un solo crimine è radicalmente diverso dal criminale abituale sotto ogni punto di vista.

Lungi da me il voler resuscitare il mito, ridicolmente "naïf", del "criminale-nato", concezione completamente fallace che ripudio in modo categorico. In effetti:

1. Solo un tipo di speculazione genetica, come quella da me definita *pseudobiologia phantastica*, può sostenere il *mito* del "criminale-nato" quando in India intere tribù o gruppi religiosi (thugs) vengono designati come "tribù criminali";

2. Solo un tipo di speculazione genetica che pure partecipa a una *pseudobiologia phantastica*, anche se di orientamento lamarckiano, può postulare l'*esistenza* del "criminale-nato". Infatti, mentre all'inizio della conquista dell'Inghilterra da parte dei Normanni, l'uomo che abbatteva un cervo nelle foreste del re era autore di un crimine maggiore, per cui incorreva nella mutilazione, al giorno d'oggi la legge inglese fa del bracconaggio un delitto minore. Inversamente, atti che una volta non ricadevano sotto il rigore della legge sono ora puniti con estrema severità. Forse su questo punto mi si opporrà la mia stessa tesi, secondo cui il sintomo nevrotico, la perversione e l'atto criminale, al fine di alleviare l'angoscia, devono manifestarsi, *per principio*, sotto forma di comportamenti culturalmente devianti o espressamente antisociali (cap. III). Non insisto nemmeno a credere nella giustezza dell'ipotesi che assegna un significato clinico controllabile alla proposizione sussidiaria – valida soltanto a condizione di non degenerare in una formula dogmatica – secondo cui la nevrosi, la perversione e la criminalità sono fenomeni che, in una certa misura, si escludono reciprocamente. Solo in questo senso fenomenologico *strettamente limitato* appare legittimo postulare una connessione tra *l'atto* criminale isolato e il *comportamento* criminale abituale.

Per quanto siano reali, né le affinità fenomenologiche né quelle funzionali, soggiacenti a questi due tipi di atti (ambedue con il ruolo di alleviare l'angoscia), ci illuminano sugli aspetti strutturali dei modelli di comportamento illegale e non giustificano che si postuli *a priori* una somiglianza fondamentale tra la dinamica del crimine occasionale e quella della criminalità abituale.

Dinanzi all'abbondanza di testimonianze empiriche che smentiscono l'identità tra gli atti criminali isolati e la criminalità abituale, la persistenza di questa confusione è sorprendente. Gli autori di crimini violenti, soprattutto coloro che commettono gli assassinii più "rivoltanti" (parricidi, infanticidi), sono notoriamente detenuti modello e sono suscettibili di riabilitazione mentre il volgare borseggiatore è raramente recuperabile. La legge lo sa bene e alcuni tribunali tengono conto di questa constatazione quando infliggono l'ergastolo ai multirecidivi magari anche per reati relativamente minori. Gli psichiatri sono dunque i soli a rimanere ostinatamente attaccati al mito di una fondamentale somiglianza tra il crimine isolato e la delinquenza abituale.

L'atto criminale isolato

Includo in questa *denominazione* due forme di comportamento illegale:

1. Gli atti criminali davvero unici, premeditati o meno, come le penose tragedie di persone normali che, sotto la spinta di un impulso, uccidono un nemico o violentano una ragazza da loro corteggiata, ecc.
2. Gli atti illegali occasionali dei nevrotici, come i furti dei cleptomani, che sono spesso privi di ogni senso pratico e talmente egodistonici da comportare spesso fenomeni di amnesia selettiva.

Gli individui che commettono l'uno e/o l'altro di questi atti, sono spesso nevrotici che, soffrendo di una profonda angoscia diffusa, non dispongono delle armi – dei sintomi – necessarie per controllare efficacemente e definitivamente tale angoscia. Questi tipi di atti illegali possono essere considerati sintomi supplementari, e quindi una eruzione di forze pulsionali che, come è stato dimostrato da Freud (201, 204), diventano mostruose *sotto l'azione della rimozione.*

In quanto manifestazioni di un temporaneo venir meno della forza della rimozione – proprio questo è il loro carattere principale – tali atti appartengono evidentemente alla categoria dei sintomi nevrotici e non a quella dei crimini; perciò la loro interpretazione non esige uno studio minuzioso della struttura del carattere, ma soltanto un'interpretazione dell'economia intrapsichica del soggetto e della costellazione delle forze dinamiche che si compensano reciprocamente, assicurando così l'equilibrio tra l'Es, l'Io e il Super-Io.

La criminalità abituale

La criminalità abituale – ivi compresa la criminalità "decente" di quelle persone di cui Blackstone diceva che è un bel farabutto chi fa tutto ciò che non è vietato dalla legge – non implica un'eruzione pulsionale momentanea e non testimonia dunque né l'incapacità di rimuovere, né, forse, quella di sublimare. Bisogna dunque vedervi la manifestazione di una struttura caratteriale la cui armatura (377) è costituita soprattutto da difese eccessive e troppo "zelanti" nel rimuovere le pulsioni *sane* del soggetto. Questa teoria presuppone che le difese stesse del soggetto abbiano, nella fattispecie, un carattere criminale.

Il sintomo dominante del nevrotico "criminale" occasionale è strettamente legato al suo problema nevrotico fondamentale. Di conseguenza, i suoi "atti criminali" occasionali sono dovuti a temporanei indebolimenti dei suoi meccanismi di difesa (rimozione), i quali non sono fondamentalmente criminali. Questi indebolimenti si producono quando i sintomi nevrotici comuni del soggetto si mostrano incapaci di controllare in modo permanente il carico di tensione e di angoscia generato dal suo conflitto fondamentale che può essere edipico, aggressivo o di altra natura.

A differenza del nevrotico "fuorilegge", il criminale abituale "risolve" (soggettivamente) una volta per tutte il suo conflitto fondamentale.

Raramente, se non mai, è tradito dai meccanismi di rimozione e da altre difese che stringono in un'autentica morsa le sue pulsioni e i suoi conflitti ripudiati.

In questi soggetti, il sistema di difesa si è integrato così bene, per sedimentazione, nella struttura del loro carattere da arrivare a ricoprire completamente pulsioni e conflitti originari fino a renderli inaccessibili (irriconoscibili) al soggetto stesso e a chiunque esiti ad impegnarsi in una lunga se non interminabile analisi del soggetto criminale. Mentre i sintomi isterici rivelano il conflitto iniziale che li sottende attraverso gli stessi mezzi adoperati per dissimularlo, il comportamento del criminale abituale non si presta a un'interpretazione diretta. Infatti, il rapporto tra il suo comportamento e il suo conflitto soggiacente è poco visibile, sovente ancor meno visibile di quello tra il conflitto latente dell'ossessivo e i suoi sintomi manifesti. Nel caso del criminale abituale, il carattere *sconveniente* e *vistoso* dei suoi sintomi costituisce in realtà uno dei principali ostacoli al disvelamento e all'interpretazione del suo conflitto fondamentale, giacché non soltanto la sintomatologia non rivela niente dei suoi rapporti col conflitto stesso, ma giunge talora persino a oscurare completamente questi rapporti.

Riconosco volentieri che si tratta di una concezione puramente teorica. Nondimeno, dal momento stesso in cui il problema del "crimine" è studiato nel quadro dell'ipotesi di una differenza fondamentale tra il nevrotico che viola la legge e il criminale abituale, la sola interpretazione logicamente possibile è proprio quella che ho appena enunciato.

Esiste almeno un fatto, troppo spesso trascurato dalla psichiatria criminologica, che illumina in modo singolare la struttura reale delle condotte criminali. Il fatto è il seguente: nelle nevrosi ossessive complesse il sistema dei sintomi può anche non avere alcun rapporto *apparente* col conflitto fondamentale. Eppure una veduta d'insieme – una "fotografia aerea" – della *totalità* di questi sintomi permette di scoprire, se non il conflitto fondamentale stesso, almeno il tracciato schematico dei processi psichici che hanno provocato la formazione di questi sintomi i quali, considerati isolatamente e superficialmente, sembrano privi di rapporti con la vera natura del conflitto fondamentale.

Penso qui al caso sorprendente del criminale abituale che, per raggiungere un obiettivo "moderatamente" biasimevole, non esita a ricorrere a mezzi che lo portano a commettere un crimine la cui gravità è sproporzionata rispetto allo scopo iniziale. È il caso di certi assassinii "fortuiti" commessi nel corso di una rapina (caso dello svaligiatore che uccide il poliziotto che vuole arrestarlo) o di quegli assassinii commessi per impedire la scoperta di un semplice reato. Questi eccessi possono riprodursi persino nelle prigioni; si vedono ad esempio prigionieri, che scontano solo una lieve pena, commettere omicidi durante un tentativo di evasione. Si è sbagliato, secondo me, nel vedere in simili atti la presenza di meccanismi autopunitivi, vale a dire di manifestazioni marginali del bisogno di espiazione o di testimonianze di un masochismo morale.

Infatti, questo tipo di comportamento rivela un processo che corrisponde quasi punto per punto a quello che, nell'infanzia, ha permesso al criminale di superare il suo conflitto fondamentale elaborando un sistema di sintomi (quelli della criminalità) che sono, insieme, più perniciosi sul piano etico e più pericolosi su quello pratico di quanto non lo sarebbe stato l'*acting out* delle fantasie legate a quel conflitto. Vediamo criminali che commettono un delitto piuttosto di cedere al desiderio di masturbarsi o, come Hitler, scelgono di scatenare una guerra mondiale piuttosto che accettare le loro pulsioni omosessuali passive.

Se queste considerazioni sono giuste, l'espressione: "psicopatico preda delle sue pulsioni" è ingannevole, la formula corretta sarebbe "psicopatico, preda delle sue difese". La carriera di questi malati si svolge a ritroso – ma è davvero così? – rispetto a quella degli individui dei quali Thomas De Quincey (74) dice ironicamente che, avendo cominciato con un assassinio sono capaci di tutto e possono diventare benissimo, alla fine, borsaioli, ubriaconi e persino bestemmiatori! Questa iperreazione a ogni crisi o tensione, questo ricorso al cannone quando sarebbe bastato il coltello – e ciò vale sia per quanto riguarda i mezzi impiegati nel perpetrare il crimine che per gli sforzi necessari a sfuggire al castigo – rivelano a lettere di fuoco la tara caratteriale tipica del criminale abituale e dello "psicopatico criminale". Essi non affrontano più il loro conflitto iniziale ma la serie, costantemente rinnovata, dei conflitti secondari suscitati da difese eccessive, innalzate contro il conflitto fondamentale che in se stesso, talvolta, è finanche relativamente benigno.

In questa prospettiva, il criminale abituale non suscita più ammirazione: non appare più come ideale dell'Io negativo, non è più quel superuomo sovranamente libero di soddisfare ogni suo minimo impulso, ma, al contrario, come una caricatura del puritano e del fanatico, un "santo mancato", un "santo a rovescio", personaggio pericoloso, le cui difese, come quelle del criminale, sono aggressive e talmente eccessive, rigogliose e incongrue che finiscono per mascherare l'infima ghianda conflittuale da cui è scaturita la potente quercia della sua "santità".

Per qualcuno la figura del santo prova che sotto certi aspetti l'uomo partecipa di un'essenza "divinamente sovrumana", mentre per altri la figura del criminale ha fatto nascere l'immagine dell'uomo "diabolicamente sovrumano". Forse che le persone con i paraocchi non considerano l'esistenza del santo e del criminale come la prova vivente delle insufficienze della teoria psicoanalitica la quale studia ciò che è umano e soltanto (?) umano?!

In prima approssimazione e con specifico riferimento al comportamento illegale, la differenza tra nevrosi, perversione e criminalità abituale può essere formulata nel modo seguente:

1. Nella nevrosi l'essenza del conflitto è la lotta tra le pulsioni e i meccanismi di difesa, in particolare le forze della rimozione. Isolati o ripetuti, gli atti criminali dei nevrotici riflettono dunque un indebolimento momentaneo dei meccanismi di difesa. Dato che provocano quasi automaticamente reazioni autopunitive e espiatorie destinate a calmare il Super-Io, si può concludere che il ritorno – la ricomparsa – del rimosso è scatenato, per lo più, dal masochismo morale del soggetto. Le difese sono o non sono radicate nella struttura del carattere, a seconda che si tratti di nevrosi sintomatica o di nevrosi caratteriale. Al contrario di quanto si osserva nella criminalità abituale, infine, nella nevrosi caratteriale è la pulsione in se stessa ad essere criminale e non la reazione di difesa a questa pulsione.

2. Nelle perversioni, il conflitto si situa essenzialmente tra le pulsioni pregenitali e le pulsioni genitali, essendo le prime utilizzate – talora in maniera masochistica – come difese contro le seconde. La "criminalità" del perverso è dunque, talora, soltanto una questione di definizione o di convenzione sociale (è il caso dei rapporti omosessuali fra gli adulti) o anche una conseguenza dello scatenamento di pulsioni aggressive pregenitali (delitti sessuali sadici); infine, può anche trattarsi di un tentativo del tutto inefficace di sottrarsi alle conseguenze di un atto sessuale illecito (assassinio del partner, compiuto allo scopo di sfuggire al castigo che colpisce lo stupro o la pedofilia). Solo questo ultimo tipo di comportamento perverso presenta una vera analogia (anche se parziale) con la criminalità abituale.

3. Nella criminalità abituale, il conflitto che interessa la società nasce dal bisogno dell'individuo criminale di mantenere e proteggere i meccanismi di

difesa eccessivi, radicati nella struttura del suo carattere, da pulsioni diverse e spesso "normali". Di più: le difese erette dal criminale abituale contro le sue pulsioni sono criminali per loro natura intrinseca; a lui e alla società, sul piano pratico, creano problemi infinitamente più gravi di quelli che potrebbero scaturire dall'*acting out* delle sue pulsioni. Solo per questo aspetto il criminale abituale assomiglia al perverso che uccide per dissimulare (anche solo temporaneamente) un atto sessuale che è, in se stesso, assai meno grave del crimine destinato a cancellarne le tracce; ma differisce dal perverso per il fatto che il suo Super-Io ha subìto una modificazione strutturale destinata ad assicurare, contro ogni pressione istintuale, la conservazione delle sue difese criminali.

Si può persino rendere sintonico con l'Io e con il Super-Io un comportamento criminale predatorio, presentandolo come un mezzo per guadagnarsi la vita – e quindi per soddisfare l'istinto di conservazione – in una maniera conforme all'ideologia del gruppo o sotto-gruppo al quale si appartiene. Ciò permette anche di spiegare perché si osservino tanto raramente vere e intense reazioni autopunitive o masochistiche (si tratta qui di masochismo morale) nel criminale abituale.

Ho cercato di porre le basi per una distinzione tra il nevrotico "fuorilegge", spesso tradito dal venir meno delle sue difese sintomatiche, e il criminale, le cui difese (criminali) sono, al contrario, "zelanti", e la cui analisi e il cui trattamento devono avere quindi soprattutto per oggetto queste difese ipertrofiche, autentica corazza caratteriale. Ho anche spiegato lo scacco terapeutico – particolarmente vistoso nel caso di criminali abituali – di quei "detectives dell'inconscio" i quali pretendono di fare opera "psicoanalitica" senza tener conto del fattore caratteriale. In breve, ho tentato di introdurre la criminalità nel campo di indagine della psicoanalisi vera e propria, che è volta a conoscere ciò che è universalmente umano. Infine, e questo è stato il mio intento principale, ho voluto formulare le basi teoriche della concezione empirica di Freud, secondo la quale la nevrosi, la perversione e la criminalità sono, per loro stessa natura, fenomeni distinti.

Capitolo ottavo

La delinquenza sessuale delle ragazze in una società "puritana"* (1964)

Introduzione

Ci proponiamo qui di studiare il problema della delinquenza sessuale giovanile dal punto di vista di una scienza sociale di orientamento psicoanalitico. L'angoscia suscitata da questo tipo di problema ha influenzato così profondamente le prospettive teoriche e terapeutiche attuali che il nostro compito primario sarà quello di sottoporre a un rigoroso esame la definizione e il trattamento "scientifici" dei giovani delinquenti, facendo riferimento alla *Wissenssoziologie* della psichiatria, cioè a quella scienza che si fonda, insieme, sulla storia e sulla sociologia, per tentare di spiegare e di comprendere le teorie e le pratiche della scienza psichiatrica esaminando il suo inserimento nella cultura da cui è uscita e la sua articolazione con quest'ultima (127).

Per evitare ogni apparenza di polemica *ad hominem*, taceremo i nomi degli autori dei quali contestiamo le idee; tuttavia è il caso di precisare che la maggioranza dei lavori che implicitamente critichiamo sono l'opera di ricercatori capaci e coscienziosi, la cui parola fa testo in materia di delinquenza giovanile. Più precisamente, le due osservazioni che vengono riportate – quella di "Hilda" e quella di "J" – furono presentate da ricercatori competenti e sperimentati, nel corso di un colloquio consacrato alla delinquenza sessuale femminile giovanile. Riteniamo che l'analisi di ciò che la nostra cultura, rappresentata qui dalla scienza che essa produce, pensa di queste ragazze e fa per loro ci permetterà di conoscere meglio le origini e le funzioni di questa forma di delinquenza.

* Il termine "delinquenza" è impiegato dall'Autore più in senso psicopatologico e sociologico (comportamenti "abnormi" e "devianti") che *criminologico* (azioni o intenzioni *delittuose*).

Considerazioni metodologiche

Affinché la discussione degli aspetti socio-culturali della cosiddetta delinquenza sessuale femminile giovanile sia feconda, è necessario chiarire innanzitutto l'esatta natura dei rapporti tra spiegazione socio-culturale e spiegazione psicologico-psicoanalitica di un dato comportamento.

Di solito si crede che il sociologo e lo psicologo si disputino sistematicamente il diritto di decifrare alcuni fenomeni di cui offrono, in realtà, spiegazioni del tutto divergenti ma che stanno tra di loro in quel rapporto di complementarità definito da Heisenberg (92, 134; cap. XVI), grazie al quale sono ambedue capaci di interpretare un evento in modo esauriente e soddisfacente. Allo stato attuale è possibile esprimere sia in termini socio-culturali che psicologico-psicoanalitici, indifferentemente, il carattere ineluttabile di questo o quell'atto umano (133).

Il secondo punto che esige un chiarimento concerne l'illusione, molto diffusa, secondo cui l'individuo nevrotico, psicotico o delinquente è un essere difficile da comprendere. Si tratta, in realtà, di individui infinitamente più semplici, meno finemente differenziati, più dipendenti da altri che l'individuo normale, e dal carattere più scialbo, dall'immaginazione più smorta, meno originali, meno individualizzati. L'illusione che ne fa degli esseri complicati, sino al punto da apparire incomprensibili, dipende dal nostro rifiuto di imparare a conoscerli in funzione di un appropriato sistema di riferimenti (109; cap. II). Un esempio familiare ci aiuterà a comprendere il grado di confusione provocato immancabilmente da ogni tentativo di studiare un fenomeno in margine al sistema di riferimenti che gli è proprio: ammettiamo che qualcuno mi abbia regalato un *cane* persuadendomi che si trattava di un *gatto*; finché insisterò a considerarlo un *gatto* il suo comportamento mi rimarrà del tutto incomprensibile; ma nel momento in cui mi sarò reso conto che il sedicente *gatto* è solo un *cane*, il suo comportamento mi diventerà comprensibile, prevedibile e controllabile. Una delle ipotesi chiave di questo saggio si fonda su di una proposizione analoga, e cioè sulla convinzione che una parte notevole delle nostre opinioni e dei nostri atteggiamenti verso i delinquenti discende dallo stesso errore di percezione consistente nel prendere un cane per un gatto.

Talune delle concezioni "scientifiche" a noi più care riguardo ai bambini in generale e ai bambini difficili in particolare, partecipano, sfortunatamente, di un analogo errore di percezione. Il bambino è fonte di turbamento per l'adulto, poiché ha un contatto diretto col proprio inconscio, poiché è spontaneo nelle sue reazioni, ricco di immaginazione e di emotività, integro nell'intelligenza e nel cuore. Il ricercatore, essendo un adulto, elabora quella che considera in modo compiacente un'autentica "psicologia infantile" ma che, troppo spesso, è solo una codificazione di quanto, come adulto, *desidera* credere riguardo ai bambini e agli adolescenti, conformemente alla massima di Giulio Cesare secondo la quale gli uomini prestano fede soltanto a ciò che essi desiderano ritenere vero. Più precisamente, numerose scoperte oggettive fatte dagli esperti sui *bambini* – cioè su organismi umani biologicamente incompleti – si rivelano come scoperte scientifiche riguardanti certi tratti *puerili* che la nostra cultura *inculca* e persino *impone* ai bambini. Gli adulti insegnano ai bambini ad essere *puerili* secondo un modello specifico, culturalmente determinato, e fregiano poi col nome di "psicologia infantile" lo studio dei *prodotti* di questo puerilismo suscitato artificialmente (120).

Solleveremo un ultimo problema, di ordine metodologico, strettamente connesso al precedente, riguardo alla tendenza tanto diffusa tra gli adulti occidentali a misconoscere le qualità dei giovani e soprattutto la loro capacità di sublimazione, com'è provato dal seguente episodio.

Osservazione 1. – Molti anni fa, nel corso degli esami trimestrali dell'Università dove insegnavo, detti un voto al di sotto della media all'atleta-vedette dell'Università; e ciò mi valse una serie di telefonate angosciose da parte del preside, del direttore sportivo e di altri. In seguito a queste comunicazioni, convocai il giovanotto nel mio studio e gli dissi: "Certamente Lei sa che il mio telefono ha continuato a squillare in Suo favore e Lei ritiene senza dubbio che quelle persone Le vogliano bene, mentre io Le voglio male. Io penso invece che i Suoi veri nemici siano *loro*, e non io. Non sono forse convinti che, in quanto atleta, Lei può essere solo un imbecille capace di ottenere la promozione soltanto con la forza dei Suoi bicipiti?! Per parte mia, La stimo intelligente come gli altri e penso che possa ottenere la promozione con la Sua testa. Non terrò dunque conto dei voti che ha avuto in questo trimestre, giacché non sono veramente i *Suoi* voti, ma quelli dei suoi protettori e consiglieri. Ora, ritorni a casa e si metta seriamente al lavoro. Offra a se stesso questa *chance* alla quale ha diritto". Alla fine del trimestre il ragazzo ottenne un "buono" del tutto meritato.

Accentuazione erronea e accentuazione selettiva

Gli esseri umani possiedono poteri distruttivi multipli. Solo alcuni di questi atti distruttivi sono chiamati "delinquenti", "antisociali" o "anormali". Molte altre forme di comportamento *obiettivamente* distruttive o autodistruttive sono molto valorizzate, ricevono un riconoscimento sociale e conferiscono a coloro i quali le attuano più prestigio che biasimo. Ad esempio, è certo che, a cominciare da Caino, gli assassini hanno massacrato, nel complesso, meno innocenti di quanti non ne abbiano uccisi i valorosi eroi di qualsiasi guerra di piccolo o medio formato, e che, da quando Giuda si impiccò, si sono avuti meno veri suicidi che casi di persone le quali, con la piena approvazione della società, hanno condotto esistenze di mortificazione e di pretesa rinuncia che, tutto sommato, costano infinitamente più care alla società dei puri e semplici suicidi. Simbolo vistoso di queste esistenze davvero insensate, il Malese in preda all'*amok* che, cercando una morte gloriosa, si scatena contro i suoi simili e uccide una buona dozzina di innocenti prima di essere abbattuto anche lui (15). Questi sono fatti provati; ma troppo spesso ci rifiutiamo di ammettere i fatti obiettivi, statisticamente controllabili, quando vanno contro i nostri pregiudizi. Si prenda un esempio particolarmente pertinente: si parla tanto delle fantasie di distruzione corporea esistenti all'interno dei bambini – o in Melanie Klein? – rivolte contro la madre incinta o contro i futuri fratelli e sorelle; delle pulsioni cannibaliche infantili verso il seno materno, dell'odio omicida verso il padre, e così via. Tuttavia, la storia delle civiltà reca testimonianza di innumerevoli casi di donne che hanno subìto violenze abortive, non dai loro bambini, ma dagli adulti (117), come Cambise che diede un calcio nel ventre della sua sorella-sposa incinta (236), e di innumerevoli casi di bambini che hanno fatto le spese delle pulsioni cannibaliche dei loro genitori; e ciò non soltanto presso gli aborigeni australiani (390), ma, in tempi di carestia, anche nella maggioranza dei paesi cosiddetti "civilizzati"; e molti sono i casi di padri che hanno sacrificato i loro bambini a Moloch o li hanno semplicemente uccisi, come talora un gatto uccide una figliata di gattini. Non abbiamo forse deciso di dimenticarci della circostanza che, molto prima di essere ucciso da Edipo, Laio aveva tentato di assassinare il figlio appena nato (112)? In confronto a questa abbondanza di atti di aggressione effettiva perpetrati contro i bambini, il numero delle donne incinte fatte abortire dai loro bambini, di genitori mangiati o di padri uccisi dai loro figli appare certamente trascurabile.

Queste osservazioni non implicano affatto una messa in questione della realtà psichica e dell'importanza funzionale delle pulsioni e delle fantasie edipiche, delle pulsioni cannibaliche e dei desideri di distruzione corporea, di certo universalmente diffusi e profondamente determinanti, come afferma Freud – e con lui tutti coloro i quali, compreso chi scrive, aderiscono alla tradizione analitica classica. Proponiamo soltanto di abbandonare l'indifendibile luogo comune pseudopsicoanalitico secondo cui "la realtà non è analizzabile" e, proprio in nome del nostro legittimo interesse per le fantasie infantili, di prestare attenzione a certe forme di comportamento *adulto* che rivelano le tendenze distruttive e seduttive inconsce dei genitori[1].

Parimenti, possiamo costatare con sorpresa che se molti lavori trattano del fenomeno del transfert, sono rari quelli che si occupano del contro-transfert, nonostante quest'ultimo meccanismo sia più importante del primo, tanto dal punto di vista scientifico quanto da quello terapeutico, giacché tutte le informazioni ottenute attraverso l'analisi del transfert possono essere fornite dall'analisi di *altri* materiali, mentre l'analisi del contro-transfert ci introduce in regioni inaccessibili per altre vie (148).

Proprio in virtù di un identico errore di accentuazione selettiva affrontiamo i problemi della delinquenza sessuale da un punto di vista del tutto diverso da quello da cui guardiamo ai problemi dei soggetti nevrotici, psicotici o aggressivi.

Vedremo una prova manifesta di questa diversità di atteggiamento nel fatto che le due notevoli osservazioni – quella di "Hilda" e quella di "J" – presentate nel corso di un convegno, contengono pochissime informazioni sui genitori delle due malate, sebbene sia pratica comune includere una documentazione *completa* e *dettagliata* sui genitori dei soggetti aggressivi, nevrotici o psicotici.

Se, nel caso di Hilda, le informazioni sulla madre possono sembrare, di primo acchito, relativamente abbondanti, un esame più approfondito rivela che si tratta quasi esclusivamente di avvenimenti precedenti la nascita di Hilda e che non sappiamo nulla sull'atteggiamento della madre verso le questioni sessuali durante gli anni cruciali della *vita* di Hilda. Quanto al padre di J., ignoriamo tutto di lui e siamo ridotti a chiederci che tipo d'uomo sia questo padre capace di rompere il naso alla propria figlia[2]!

Non è lecito vedere in queste curiose omissioni le risultanti significative di certi pregiudizi che deformano la percezione dell'analista o dell'indagatore più coscienzioso? (148)

Da un punto di vista superficiale si potrebbe sostenere, a rigore, che queste gravi lacune sono unicamente il risultato del pregiudizio, sistematicamente favorevole, di ogni adulto verso i genitori, i quali, in quanto genitori, gli sembrano avere più spesso ragione che torto. Non è raro incontrare questo pregiudizio nel caso in cui il bambino è il solo ad essere in trattamento; certamente perché è più facile concentrare le responsabilità sulla testa dell'individuo in trattamento che fargliele condividere con degli assenti, il cui comportamento rimane fuori dal campo di osservazione e di interpretazione del terapeuta o del ricercatore.

In realtà, questo pregiudizio affonda le sue radici nelle parti più profonde di noi stessi e giunge persino a influenzare il nostro lavoro terapeutico con gli adulti. Uno sguardo anche frettoloso alla letteratura psicoanalitica rivela la nostra tendenza ad analizzare più attentamente i conflitti *edipici* del malato che i suoi problemi *contro-edipici*, sebbene sia proprio la risoluzione dei suoi conflitti *contro-edipici*, in ultima analisi, che permette all'adulto di comportarsi da buon genitore.

È superfluo rinnovare qui la nostra analisi, tanto storica che funzionale, della sorprendente indifferenza dello psicoanalista verso i problemi contro-edipici; un atteggiamento, questo, che giunge sino a scotomizzare gli innumerevoli episodi contro-edipici e manifestamente pedofili contenuti in quei frammenti del mito di Edipo riguardanti gli avvenimenti anteriori alla nascita di questo eroe tragico (112).

Basti per il momento sottolineare la nostra premura di mettere in evidenza il ruolo svolto dagli errori genitoriali nella genesi delle nevrosi e delle psicosi e la nostra curiosa inclinazione a minimizzare il ruolo delle pulsioni contro-edipiche nella genesi delle delinquenza sessuale. Chiunque abbia avuto fra le mani un certo numero di osservazioni di delinquenti sessuali non può fare a meno di chiedersi se l'illusione prefreudiana del bambino, visto come un cherubino immune da ogni desiderio sessuale o edipico, non stia per essere soppiantata dall'illusione opposta che considera il genitore purificato da ogni desiderio sessuale o contro-edipico, in modo da eludere la necessità di stabilire imbarazzanti correlazioni tra il carattere sessuale dell'*acting out* del bambino e le pulsioni contro-edipiche dei genitori.

Osservazione 2. – Un adolescente delinquente, normale sul piano sessuale ma molto aggressivo, si lamentava dell'insistenza con cui la madre, una vedova seduttiva, lo costringeva a svolgere il ruolo di *cavalier servente* quando cenavano da soli al ristorante. La cartella clinica del ragazzo registrava i rimproveri della madre che lo accusavano di corteggiarla in pubblico. Le informazioni ottenute nel corso dell'analisi dimostrarono inequivocabilmente che era la madre, e non il figlio, a prendere l'iniziativa della seduzione e che le accuse della donna rappresentavano soltanto la proiezione dei propri desideri contro-edipici sul figlio.

In sintesi, abbiamo dimostrato in questa prima parte che vedevamo la delinquenza sessuale in una prospettiva sbagliata, capace di indurci in errore, nella misura in cui essa attribuisce un'importanza esagerata alle manifestazioni sessuali, passando quasi sotto silenzio i sintomi non sessuali, e, per giunta, insiste sui problemi edipici del bambino, trascurando di metterli in rapporto con le pulsioni contro-edipiche dei genitori, che, tutto sommato, sono la causa della comparsa della sindrome edipica nel bambino o nell'adolescente.

Questioni di definizione

La nosologia psichiatrica moderna ricorre a un certo numero di termini tecnici di base che rappresentano altrettante definizioni sintetiche. L'etichetta tecnica "Delinquenza sessuale (femminile) giovanile" non fa eccezione a questa regola. Una formula di questo genere, quando pretende di funzionare come una definizione, intralcia pesantemente ogni ulteriore ricerca, dal momento che la definizione, in se stessa, smette di essere adeguata. L'esempio classico di un errore semantico di questo tipo è fornito dalla celebre "confutazione" della concezione freudiana dell'isteria, avanzata da un medico viennese il quale sosteneva che gli uomini non potrebbero soffrire di isteria perché non possiedono utero (*hystera*).

A noi sembra che sarebbe ora di contestare il valore dell'espressione nosologica "delinquenza sessuale femminile giovanile" in quanto definizione. Di queste quattro parole una sola ("delinquenza") è valida dal punto di vista socio-culturale o psicologico-psicoanalitico. Le altre tre costituiscono termini impropri che oscurano, anziché chiarire, la natura della sindrome così designata.

Per facilitare la nostra dimostrazione, cominceremo coll'analizzare l'aggettivo "sessuale", che, sotto l'apparenza di una semplice qualificazione neutra, viene ad essere in realtà la parola chiave di questa definizione. Dimostreremo che questo aggettivo prende in questo contesto una connotazione del tutto scorretta e persino tendenziosa.

A. "*Sessuale*"

È *falso* affermare che queste ragazze si rivoltano *per* godere piaceri sessuali proibiti; nel loro sistema di mezzi e di fini il coito non è concepito come un *fine*, ma come il *mezzo* per raggiungere certi fini; e questi fini, rispetto ai quali il sesso è un mezzo, sono, in realtà, non sessuali, quando non sono chiaramente masochisti e/o aggressivi: così, l'uso che queste ragazze fanno dei loro organi e delle loro funzioni sessuali costituisce esso stesso un pericoloso svilimento, una tragica negazione della sessualità, nello stesso modo in cui usare un violino come randello costituisce non solo una degradazione dello strumento, ma anche dell'individuo che lo adopera come un'arma.

La giovane delinquente che fa un uso masochistico o aggressivo delle sue risorse sessuali non utilizza soltanto la sua sessualità come mezzo per raggiungere un fine *non* sessuale, ma si rivela anche, proprio con questo gesto, una puritana inconsapevole e fuori strada, in rivolta contro ogni sessualità autentica e adulta: non si trova in una condizione delinquenziale soprattutto *a causa* della sessualità quanto, piuttosto, *contro* quest'ultima, da lei stessa insudiciata compulsivamente perché temuta come e forse più di quanto non faccia la sorella, puritana nevrotica.

B. "*Femminile*"

Se le cose stanno così, logicamente, siamo indotti a contestare l'uso del termine "femminile". Associato all'aggettivo "sessuale" (utilizzato in modo improprio, come abbiamo visto), questo termine sembrerebbe sottintendere che si tratti di autentiche donne, nella piena accezione socio-psico-fisiologica della parola. Della donna, in realtà, queste ragazze hanno soltanto l'appartenenza al genere biologico femminile; detto altrimenti, sono "donne" solo nella misura in cui una lesbica "mascolina" è nondimeno una donna dal punto di vista anatomico. Più precisamente:

1. La giovane delinquente non è "donna" *sul piano sociale*, giacché il suo comportamento si discosta persino da quelle poche norme ragionevoli ancora in vigore nella nostra società sessualmente aberrante;
2. non è "donna" sul *piano psicologico* giacché incapace di amare da donna adulta e di provare le componenti psicologiche dell'attività sessuale normale oltre che dell'orgasmo;
3. non è "donna" nemmeno sul *piano fisiologico* giacché non ha orgasmo; è di solito incapace di godere completamente il piacere fisiologico e non desidera affatto avere bambini, o, se lo desidera, concepisce la gravidanza come un gesto di rivolta.

Osservazione 3. – In un istituto medico-pedagogico, gli allievi in terapia erano condotti a gruppi all'edificio psichiatrico. Un giorno, le ragazze che erano appena arrivate all'edificio psichiatrico si rifiutarono di raggiungere i loro rispettivi psichiatri e vennero tutte insieme nel mio studio a lamentarsi delle "restrizioni abusive" imposte dalle autorità scolastiche ai loro giochi erotici e ad altre attività parasessuali. Le ascoltai attentamente e spiegai che non avevo niente contro il vero atto amoroso; inoltre domandai se erano disposte a impegnarsi anche affettivamente con i rispettivi partners sessuali prendendo in considerazione l'idea di diventarne le mogli e le madri dei loro figli. Esse fecero a gara per protestare, tutte in coro, sostenendo di essere troppo giovani per spingere le cose così "lontano". Dissi, allora, che non si poteva viaggiare con un piede in una Cadillac e l'altro in una carrozzina per bambini; che mi sarei fatto volentieri portavoce e sostenitore dei loro diritti di *donne* non appena avessero smesso di comportarsi da *bambine* ma che, nel frattempo, non intendevo affatto chiedere alle autorità scolastiche di trattare da *donne* individui che chiedevano soltanto di restare *bambini*. Con mia grande sorpresa, un profondo silenzio calò subito nella sala; alcune acconsentirono pensosamente e tutto il gruppo mi ringraziò, lasciando lo studio senza dire una parola. Questo episodio merita di essere ricordato quando discutiamo dell'atteggiamento da adottare verso le ragazze delinquenti: in definitiva, il mio intervento si era limitato a contrapporre a una sessualità infantile, utilizzata come *mezzo distruttivo*, una sessualità adulta, finalizzata a *scopi creativi*; inoltre sottolineava che non agivano come donne, nonostante ne possedessero l'età e se avessero accettato di assumersi i diritti e i doveri inerenti a questa loro condizione cronologica, ma come bambine.

C. "*Giovanile*"

Le considerazioni precedenti ci portano a esaminare il problema dell'impiego grossolanamente scorretto, quasi fantasmatico, del termine "giovanile". Nel quadro della nosologia abituale, si utilizza la parola "giovanile" in modo del tutto arbitrario e si è pronti a manipolarne il senso alla maniera di Humpty Dumpty, ovvero secondo le necessità del momento.

In teoria, il termine "giovanile" è un concetto *legale*, annesso dalla psichiatria col pretesto di considerazioni biologiche. È un concetto sbagliato, tanto in psichiatria quanto nella rieducazione terapeutica.

1. L'argomento biologico soggiacente al concetto giuridico di "età giovanile" dipende da una pura e semplice *pseudologia phantastica*. Il fatto che le delinquenti "giovanili" non sono affatto "giovanili", sul piano sessuale, è implicitamente riconosciuto da una legge americana che autorizza il matrimonio delle diciottenni senza bisogno del consenso dei genitori, sebbene il matrimonio richieda infinitamente più saggezza e maturità intellettuale degli amplessi occasionali delle delinquenti "giovanili". Il fatto che, negli U.S.A., parecchi Stati del Sud autorizzino il matrimonio a un'età molto più precoce di quelli del Nord, confinanti con loro, deve forse obbligarci a concludere che i giovani del Sud sono costituiti diversamente, dal punto di vista biologico, rispetto ai loro coetanei del Nord?

2. La trasposizione del concetto di "età giovanile" dall'ambito della giurisprudenza a quello delle scienze sociali è inaccettabile, a meno di dimostrare che, *in una prospettiva socio-culturale*, l'adolescente più colto è, nondimeno, *necessariamente* e *inevitabilmente* inferiore, in un senso socio-culturalmente significativo, all'adulto più rozzo, o anche all'adulto medio, e che la società pretende di non esigere dai giovani alcuna funzione socio-culturalmente valida. Per quanto riguarda la prima proposizione, se la società si guarda dal mettere in discussione le scoperte matematiche di prima grandezza realizzate da adolescenti che si chiamano Pascal o Evaristo Galois, e se accoglie con riconoscenza le poesie dell'adolescente Rimbaud e le opere del bambino Mozart, nondimeno trascura il fatto che "il valore non dipende dal numero degli anni", giacché questa stessa società ha trattato Galois (grande appassionato di duelli e prostitute) e Rimbaud (*beatnik* del XIX secolo) come delinquenti giovanili e non avrebbe concesso il diritto di voto a Pascal o a Mendelssohn, persone ragionevoli e mature se mai ve ne furono.

Per quanto riguarda la seconda proposizione, la società non affrancò Luigi II di Borbone, principe di Condé, dalla tutela paterna né lo autorizzò a incontrare la donna amata, pur avendogli prima ordinato di mettersi alla testa di un pugno di soldati male armati per mettere vittoriosamente in rotta, a Rocroy, le migliori truppe del re di Spagna. La società considera i diciottenni abbastanza maturi per il servizio militare, per imparare quanto *dulce et decorum est pro patria mori* e per ottenere, magari, una medaglia al valore, ma non riconosce loro il grado di maturità richiesto per partecipare all'elezione del più umile impiegato municipale (cantoniere, stradino) né permette la loro candidatura a una di queste alte funzioni: nemmeno l'esercito americano, in cui l'adolescente presta servizio come soldato scelto, gli riconosce l'età per prendere le decisioni sessuali che lo riguardano personalmente senza prima parlarne con il cappellano o con i suoi ufficiali.

Per quanto concerne la sessualità, di certo si obietterà che la teoria di un periodo di sterilità adolescenziale contesta patentemente queste considerazioni (342). Se risultasse provata l'esistenza effettiva di questo periodo di sterilità, noi vedremmo in questo fenomeno la prova che la natura offre all'adolescente la possibilità di amare come donna prima di dovere imparare ad amare come madre.

Il problema della pretesa incapacità della giovane adolescente di svolgere il suo ruolo di donna, sia sul piano biologico che socioculturale, assume una nuova dimensione quando ci interroghiamo sulla delinquenza giovanile di una ragazza quattordicenne come la Giulietta di Shakespeare. Sarebbe sbagliato replicare che Giulietta è un personaggio immaginario giacché il pubblico dell'epoca elisabettiana, avido di realismo, avrebbe ben presto cacciato dal palcoscenico *Romeo e Giulietta* se l'esperienza quotidiana non gli avesse insegnato che le quattordicenni possono essere – e spesso sono – vere donne dal punto di vista affettivo, capaci di essere spose amorose e fedeli in una società che le autorizza e persino le incoraggia a sviluppare la loro sensibilità femminile. Tutta l'eloquenza di Shakespeare non sarebbe bastata per "imporre" il personaggio di Giulietta come ragazza capace di provare una vera passione amorosa, se l'epoca elisabettiana – e il Rinascimento in generale – non avesse conosciuto numerose ragazze che erano effettivamente autentiche donne. Se non fosse stato così, Shakespeare sarebbe stato costretto a dare vent'anni alla sua Giulietta, e non quattordici, giacché quello stesso pubblico elisabettiano che ammetteva volentieri l'intervento del fantastico – spiriti e fantasmi – non avrebbe accettato l'assurdo: per esempio, bambine di dieci anni che agissero da donne adulte.

Perché la Giulietta di Shakespeare *non* è una delinquente giovanile, mentre quella di Leonardo Bernstein, in *West Side Story*, lo è? Questa è una domanda fondamentale e la sua risposta comporta, a mio avviso, una condanna senza appello del nostro atteggiamento verso l'adolescenza.

Prenderemo in esame, innanzitutto, l'aggressività dell'adolescente in generale. In una conferenza pronunciata a Tulsa-Oklahoma, dinanzi alla *County Mental Hygiene Society*, affermavo che l'adolescente è un idealista e si batte per il gusto di battersi, lottando giusto per lottare, se non gli viene offerto niente di valido da conquistare o difendere. Mi propongo ora di dimostrare che i giovani scapestrati di ambo i sessi sono *distruttivi* perché non offriamo loro nulla di più *creativo* ed esaltante da difendere se non il football, le case popolari, le assicurazioni sulla vita e la pseudoideologia all'acqua di rose del "quadro" di qualche grande industria, avido di prestigio. L'impoverimento assoluto dell'adulto occidentale in materia di ideali – l'ideale è fede vera, impegno totale – ha fatto del mondo in cui viviamo una terra inospitale, quasi inabitabile per l'adolescente che, contrariamente all'adulto, è un essere integro, non ancora impigrito intellettualmente e nemmeno sofferente di una degenerazione cardiaca adiposa. Il giovane reagisce alla carenza morale, etica, profondamente affettiva e intellettuale con una violenza molto più intensa di quella dell'adulto, giacché soffre maggiormente il bisogno di assaporare le gioie e i dolori più nobili che fanno di un essere umano qualcosa di superiore ad un uomo nel senso tassonomico del termine. In certi casi, la delinquenza stessa è solo una manifestazione di poteri creativi contrastati, inibiti nella loro maturazione e nel loro dispiegarsi. Un editto dell'imperatore Han Wu Ti (140 a.C.) non raccomanda forse ai suoi ministri di nominare a posti di responsabilità uomini brillanti, anche se instabili e di temperamento caparbio, giacché "i lavori eccezionali esigono uomini eccezionali" e, se ben condotto, "un cavallo ombroso e ribelle può diventare un animale di grande valore"? Un proverbio ungherese dice la stessa cosa con altre parole: "Più turbolenta è la fermentazione del mosto, più qualità avrà il vino" (14, 90).

I nostri giovani non sono "giovanili" perché la *biologia* ha decretato così. Sono giovanili perché li abbiamo *deliberatamente ridotti a uno stato infantile*, perché abbiamo scoraggiato le loro aspirazioni a una vera maturità che confonderebbe la nostra compiacente pseudomaturità. Sono delinquenti perché gli obiettivi che proponiamo loro sono terribilmente "piatti, stantii, sterili". Uccidono da mascalzoni, per due dollari e una bottiglia di cattivo whisky, perché non gli offriamo l'occasione di battersi da eroi e per la vera libertà... quella dell'Atene di Pericle.

Durante l'ultima guerra mondiale, i giornali americani riferivano con compiacimento – credendo di scoprirvi tutta una filosofia della democrazia – che un soldato americano, al quale avevano chiesto perché combattesse, aveva risposto semplicemente "Per la torta di mele della mamma!". Come ex ufficiale della riserva della marina da guerra oltre che come coscritto volontario – semplicemente, persino, come uomo – questa dichiarazione mi appare stomachevole. Ritengo infame il non aver detto ai soldati di una *democrazia* la vera ragione per cui si battevano; più infame ancora è l'aver allevato una generazione di americani in modo tale che, arrivati all'età adulta, non sono capaci di sapere da soli perché si battono, *senza che venga loro suggerito da qualcuno*. Di certo, Eschilo a Maratona o Socrate – l'oplita ateniese che con le sue smorfie oltraggiose irrideva il nemico vittorioso di Beotia; ultimo ad abbandonare il campo di battaglia di Delio dopo l'annientamento fulmineo delle proprie schiere – non si battevano per la torta di mele della mamma, non avevano bisogno di sentirsi insegnare che lottavano in difesa della democrazia e che quest'ultima meritava il fatto di venire uccisi per amor suo (120). In breve, le nostre delinquenti sessuali giovanili:

1. *Non* sono femminili (se non anatomicamente) per colpa nostra.
2. *Sono* giovanili solo perché così le chiamiamo e, in tal modo, impediamo loro di accedere a una vera maturità, perfettamente compatibile con l'adolescenza biologica.
3. *Non* si abbandonano a una vera attività sessuale, ma utilizzano la loro sessualità come *mezzo* per un fine aggressivo o masochistico e in un modo che costituisce in se stesso un attacco all'autentica sessualità, alla sessualità adulta.
4. *Sono* delinquenti – in modo pseudosessuale e sadomasochistico, al tempo stesso – perché non abbiamo permesso che raggiungessero un livello di sviluppo compatibile con una vita sessuale normale, implicante l'amore, e perché non abbiamo dato loro l'occasione di lottare per qualcosa di più nobile ed elevato delle competizioni sportive o degli obiettivi economici più meschini.

In altre parole, *abbiamo la "delinquenza sessuale femminile" che abbiamo fabbricato e quindi meritiamo di avere.* Una società che svaluta la maturità, degrada l'amore, scredita il coraggio, denigra tutte le aspirazioni elevate, assegnando a se stessa ideali dozzinali e obiettivi fasulli, non deve aspettarsi niente di meglio che avere, come figli, dei mascalzoni o dei conformisti timorati e, come figlie, delle puttane o delle bacchettone. I malati siamo *noi*, loro presentano soltanto i nostri sintomi; se loro hanno la febbre, siamo noi a diffonderne il virus; siamo noi quelli disorientati e in preda a molteplici angosce: loro sono soltanto i nostri "folli per procura", il capro espiatorio dei peccati che commettiamo o delle nostre omissioni (120).

La scelta del sintomo

La conclusione alla quale siamo giunti, cioè che il bambino o l'adolescente si fa interprete della malattia dei genitori (ha i sintomi specifici corrispondenti all'immaturità latente e alla malattia psichica genitoriale), induce a interrogarci sulla "scelta" dei sintomi. Il termine "scelta" è messo tra virgolette per indicare che tale libertà di scelta, accordata al bambino nella determinazione del sintomo, è solo apparente. Tenteremo di spiegare come i sintomi della giovane delinquente siano dettati dal contesto familiare e perché la sua malattia si manifesti, di preferenza, con la violazione dei tabù *sessuali* più sacri anziché con altre forme di cattiva condotta.

Si tratta, evidentemente, di un problema di portata generale, da noi già affrontato dettagliatamente in due altre pubblicazioni (120, cap. III): così, questa parte del nostro studio verterà esclusivamente sulla "scelta" della sessualità come mezzo preferenziale di formazione dei sintomi. Prima di tutto conviene prendere in considerazione un punto importante. Come abbiamo detto altrove (120), nei bambini e negli adolescenti ospedalizzati o incarcerati noi siamo soprattutto attenti a scorgere i disturbi sessuali poiché, nella nostra società, le manifestazioni aggressive dell'adolescente sono considerate dall'adulto infinitamente meno inquietanti della minima manifestazione a carattere sessuale, soprattutto nel caso di una ragazzina. Quest'ultima potrebbe essere sull'orlo della schizofrenia, potrebbe mostrarsi violentemente aggressiva e sottrarsi, tuttavia, all'ospedalizzazione se fosse inibita sessualmente, mentre una ragazzina più attiva sessualmente, sebbene meno gravemente colpita sul piano psichico, ha tutte le probabilità di essere ospedalizzata o chiusa in un centro di rieducazione poiché il suo comportamento turba l'adulto *molto di più* che non il comportamento del soggetto aggressivo o schizoide.

Tuttavia, pur tenendo conto di questa scelta preliminare, oltretutto arbitraria, dei nostri malati, dei nostri *studenti difficili* e degli ospiti dei nostri centri di rieducazione, rimane il fatto che le ragazze sono particolarmente portate a commettere un *passaggio all'atto* sessuale.

Esamineremo ora proprio questo fenomeno sovradeterminato.

1. Abbiamo già menzionato la relativa mancanza di immaginazione del nevrotico; questa stessa povertà d'immaginazione si manifesta nella formazione dei sintomi. È presente infinitamente meno originalità e immaginazione nella elaborazione del sintomo più singolare che nella creazione dell'aforisma più breve, della canzone popolare più ingenua o di un epigramma poetico di due versi. Se il minimo dettaglio del sogno di un nevrotico può obbedire a una sovradeterminazione estremamente complessa nonché presentare una condensazione (196) e una polivalenza sorprendenti, i lavori di Sachs (411), Kris (270), Kubie (276) e di chi scrive (135) sembrano aver provato a sufficienza che la più piccola ma autentica produzione artistica obbedisce a una sovradeterminazione ancora più complessa, a una condensazione più folgorante e a una strutturazione più elaborata. Questo fatto dovrebbe bastare a spiegare, in se stesso, perché il nevrotico si affretti a prendere in prestito i sintomi che la sua cultura gli mette gentilmente a disposizione. È superfluo aggiungere che questa sollecitudine della ragazza delinquente a "soddisfarci", accettando i sintomi che le mettiamo a disposizione in modo compiacente, è un segno preciso della sua malattia. Come l'ubriacone acconsente volentieri a servirsi del violino come se fosse una clava, dimostrando in questo modo di

essere totalmente negato per la musica, così la delinquente è pronta ad adoperare il suo sesso come uno strumento di distruzione, dimostrando in questo modo di non essere abbastanza femminile da resistere alla tentazione di fare un cattivo uso della propria sessualità.

2. Da vent'anni a questa parte insisto sistematicamente sul fatto che la scelta del sintomo è negativamente determinata dalle norme sociali (cap. III). L'elemento di rivolta presente in ogni deformazione della personalità (257, 258) esige, per manifestarsi, ed anche per alleviare l'ansia soggiacente, un sintomo che rompa un rigoroso tabù sociale (cap. III). Il grado di proibizione che pesa su questo sintomo – che va dall'atto leggermente asociale, dalla semplice ossessione superstiziosa (115) sino all'aperta rivolta e al "negativismo sociale" – dà una misura adeguata del ruolo svolto dalla ribellione nell'insieme del quadro clinico (cap. I). E siccome nella nostra società la sessualità è proprio la forma di cattiva condotta femminile più severamente sanzionata – come sa bene ogni ragazza – è inevitabile che la cattiva condotta sessuale sia il sintomo più eclatante della rivolta femminile, quello che assume tutte le caratteristiche del "sintomo di allarme" mediante il quale l'individuo attira l'attenzione della società sul proprio stato anormale (133). In altre parole, istituendo – peraltro molto chiassosamente – un feroce tabù sull'attività sessuale dell'adolescente, noi gli suggeriamo automaticamente il mezzo più efficace per esasperare l'adulto. Infatti l'adulto che chiede alla ragazzina di non avere un'attività sessuale, con ciò stesso le rivela il tallone d'Achille della mentalità adulta e la invita, letteralmente, a colpirlo[3] ma non sarà meno pronto a condannarla se per caso si conformasse al suo suggerimento implicito. In breve, è chiaro che il "sesso come sintomo" viene proposto all'adolescente dalla società stessa, anche se sotto forma di suggerimento negativo, che verrà da lei immediatamente accettato perché corrisponde al proprio negativismo sociale.

3. La società suggerisce alla ragazza la scelta della cattiva condotta sessuale come sintomo principale anche nelle due forme seguenti:

a. Attraverso "modelli di cattiva condotta" che, secondo Linton (297), sembrano dire al "deviante": "Non farlo, ma se lo fai, ecco come devi fare". Nel *Faust* di Goethe (atto I, scena XIX), Valentino dice alla sorella Margherita: "Visto che sei puttana, tanto vale che tu lo sia fino in fondo", sebbene sia chiaro che Margherita non è affatto una puttana ma una ragazza innocente, teneramente innamorata di un essere tormentato e irresponsabile come Faust. Coloro che si sono occupati dei problemi della delinquenza sessuale delle fanciulle hanno spesso colto simili "direttive implicite", sprezzanti e ingiuste insieme, impartite dai genitori a fanciulle tutt'altro che scostumate. Giudicando come grave crimine, come peccato mortale, anche un solo atto sessuale praticato da qualche ingenua fanciulla malata d'amore, trattando questa stessa fanciulla come traviata e svergognata, simili genitori letteralmente costringono la figlia a diventare quello che loro pensano già sia. Questa interpretazione è pienamente corroborata dall'analisi assai pertinente di Sperling (426) che considera il trauma come un ordine e, inversamente, l'ordine come un trauma.

Un esempio ci aiuterà a chiarire questo punto.

Osservazione 4. – L'analisi di un giovane di 18-19 anni affetto da una forma di grave delinquenza doveva rivelare che il soggetto in questione si sentiva *costretto* ad agire da delinquente perché la madre – infallibile per definizione – insisteva sulla sua indegnità, donde, per lui, l'obbligo assoluto di dimostrare che aveva ragione lei. Nel corso del trattamento, contribuiva con perspicacia all'analisi dei suoi misfatti e accettava volentieri l'interpretazione che gli veniva proposta, ma a ogni tentativo di farlo confrontare con le sue evidenti qualità e con gli atti ragionevoli da lui compiuti sempre più spesso, reagì per molto tempo con la fuga, saltando la seduta successiva con l'analista (120).

b. La società che impone alla fanciulla malata dei "modelli di cattiva condotta", assurdi e contrari alle esigenze della realtà, con ciò stesso le suggerisce dei mezzi di rivolta, giacché lei attinge da questi stessi modelli quanto le serve per ridicolizzarli, riducendoli *all'assurdo.* Cercheremo ora di dimostrare che la giovane delinquente sessuale è, in sostanza, una *caricatura della puritana patologica*, come si presume debba essere e come si sente obbligata a essere.

La delinquente sessuale come caricatura della puritana

Per situare la discussione del meccanismo di *reductio ad absurdum* presente nella delinquenza sessuale, ricorderemo che, secondo la meditata opinione di eminenti autorità in materia, le norme sessuali della nostra società lasciano immensamente a desiderare, tanto dal punto di vista etico quanto dal punto di vista del buon senso e del semplice realismo[4]. Meno evidente è il fatto che, malgrado le formulazioni delle leggi che vi si riferiscono, la società, in generale, interviene in modo più violento nelle pratiche eterosessuali che nelle perversioni. Ne è un esempio, molto convincente a nostro avviso, l'atteggiamento dei gestori di alberghi che si rifiutano normalmente di affittare camere a coppie eterosessuali chiaramente non sposate, ma non esitano ad accettare coppie manifestamente omosessuali; e i giochi eterossessuali dei bambini non sono forse più severamente puniti della masturbazione?

I due casi successivi ci forniscono degli esempi di pressione sociale esercitata contro l'eterosessualità normale che implica scelte oggettuali mature:

Osservazione 5. – Una ragazza di vent'anni, di temperamento generoso e sensuale, che viveva in una cittadina di provincia rigorosamente benpensante, dichiarò che le norme locali la spingevano letteralmente ad adottare costumi leggeri: "Se esco sempre con lo stesso uomo, la gente mi attribuisce subito un legame con lui; ma se ogni sera esco con un uomo diverso, non offro più il pretesto a questo tipo di supposizione. Siccome la mia anima e il mio corpo reclamano un uomo, sono costretta a mostrarmi poco esigente e ad adottare costumi "facili", sebbene, in fondo al mio cuore, io desideri amarne uno solo". Sposatasi in seguito con un uomo tenero e appassionato, ma tormentato e difficile, questa ragazza si rivelò una sposa fedele; e questo ci convincerà della sincerità e della lucidità della sua dichiarazione appena riportata.

Osservazione 6. – Una maestra di una cittadina di provincia espresse preoccupazioni analoghe: si sentiva obbligata ad assumere un'aria di santità, a frequentare assiduamente la chiesa e a partecipare a tutte le attività civiche; solo così poteva poi permettersi di raccattare soldati di passaggio e di far l'amore con loro, giacché nessuno poteva rimproverarla di adempiere ai suoi doveri di volontaria U.S.O. (assistenza sociale) accogliendoli in casa propria. In compenso, se fosse uscita regolarmente con lo stesso uomo, l'avrebbero subito sospettata di "immoralità" e, secondo i termini del suo contratto, l'ombra dello scandalo ne avrebbe comportato il licenziamento immediato.

La tesi centrale del nostro studio si può formulare così: la delinquente sessuale femminile manifesta la sua delinquenza sul piano sessuale mediante un *acting out* che, se bene esaminato, appare quasi servilmente conformista e convenzionale.

Questa tesi è pienamente confermata dalle osservazioni, importanti perché assai tipiche, della stragrande maggioranza di queste ragazze, fatte nel corso del colloquio di cui ho parlato prima. Nessuna delle due giovani delinquenti, oggetto di queste osservazioni, si interessava al coito in se stesso, a quell'intima comunione di due esseri, a proposito della quale i Mohave dicono che "il corpo dell'uno fa l'amore con il corpo dell'altro e l'anima dell'uno con l'anima dell'altro" e di cui definiscono in questo modo gli effetti psicologici: "Si riconoscono sempre quelli che hanno fatto l'amore la notte precedente dal loro contegno fiero e dai loro occhi scintillanti" (101). Questa filosofia o psicologia mohave dell'atto sessuale è proprio agli antipodi della nostra, che afferma che dopo il coito l'animale è triste[5].

È chiaro che parecchie delinquenti sessuali non ricercano affatto il coito, che spesso condannano. Esse desiderano soltanto farsi accettare dagli uomini – e, eventualmente, notare dalle donne – anche se devono pagare questo riconoscimento con un'abbietta sottomissione sessuale. Va da sé che le ragazze “serie” fanno la stessa cosa… ma con più discernimento e discrezione, e senza mai abbandonare la loro libertà di scelta.

La validità di questa ipotesi è ampiamente confermata dal fatto che le osservazioni che formano la materia di questo saggio non ci dicono nulla sulla capacità orgastica di “Hilda” e di “J.”. Siccome non può trattarsi di una dimenticanza, siamo inclini a pensare che per i ricercatori sociali – persone intuitive ed esperte a cui dobbiamo la raccolta di queste informazioni – appariva del tutto pacifica l’incapacità di queste due ragazze, come quella di altre nella loro stessa condizione, di provare persino un semplice spasmo fisiologico, per non parlare di un orgasmo nella pienezza psicofisiologica del termine – mentre le ragazze normali hanno, nello stesso tempo, orgasmi vaginali (fisiologici) e orgasmi psicologici. Ciò che sappiamo nel meccanismo della frigidità femminile (75, 240) ci indurrebbe a pensare che Hilda e J. siano, in realtà, infinitamente *più* puritane delle ragazze “serie” e che giudicherebbero se stesse “cattive” se si lasciassero andare al piacere, a meno di non venir *violentate*, cioè scaricate di ogni senso di colpa e rese, così, *manifestamente* innocenti.

La nostra argomentazione esige la prova inconfutabile della validità dell’ipotesi da noi stessi avanzata, secondo cui il sentimento di colpa di certe donne, collegato all’*atto d’amore* in quanto tale, è spostato sull’*orgasmo*, in conformità alla famosa massima: “Un gentiluomo può fare quel che gli piace, a condizione di farlo senza piacere”.

Ciò spiega il curioso atteggiamento di quelle donne – e sono molte – che, se si rassegnano volentieri a subire un atto sessuale del tutto impersonale e che non dà loro alcuna gioia, lo fanno tuttavia, quasi sempre, con spirito di penitenza e auto-avvilimento.

Osservazione 7. – Una giovane donna, di intelligenza brillante e di facili costumi, passava da un uomo all’altro, in cerca di quello che le avrebbe fatto scoprire l’orgasmo. Ma quando un uomo interessante, profondamente innamorato di lei, la portò al culmine del piacere, si affrettò a rompere la relazione con lui.

Osservazione 8. – Una donna di mezza età, molto intelligente, era stata cresciuta da una madre che aveva orrore di tutto quanto, da vicino o da lontano, riguardasse il sesso. Questa donna non aveva mai intrattenuto rapporti sessuali con un uomo diverso dal marito, da cui aveva avuto parecchi figli. Durante l’analisi, la paziente dichiarò che sarebbe stata costretta a interrompere del tutto i rapporti coniugali dal momento in cui sua madre fosse morta, altrimenti “mia madre scoprirebbe che ho rapporti con mio marito e poi anche che la odio”. Quando le fu fatto osservare che, madre di parecchi figli, non sarebbe potuta passare per vergine agli occhi di sua madre, l’ammalata capì subito che cercava di nascondere alla madre non l’odio provato nei suoi confronti né i rapporti sessuali con il proprio marito (sesso = rivolta) ma il fatto, infinitamente più scandaloso, di ricavarne piacere, dato che le *piaceva* far l'amore, raggiungendo l'orgasmo spesso e volentieri.

Osservazione 9. – Una paziente di circa quarant'anni, donna intelligente e attiva nelle opere di carità, fu sposata per molti anni a un uomo quasi impotente a cui era rimasta fedele sino alla morte di lui. Poco tempo dopo la sua vedovanza, un amico di famiglia fece l'amore con lei e le procurò un orgasmo di tale intensità che singhiozzò convulsamente per parecchi minuti. Ma quando quest'uomo, sinceramente innamorato di lei, le chiese di rivederla, rispose: "Mai più, perché l'uomo che continuasse a darmi un piacere così violento diventerebbe il mio padrone, io sarei la sua schiava e finirei con il trascurare i miei doveri più *elevati* nei confronti dei figli e delle organizzazioni caritatevoli di cui mi occupo".

Osservazione 10. – Una giovane donna soffriva di angoscia acuta e di un'agorafobia paralizzante, in seguito ad un incidente automobilistico che aveva provocato una prolungata invalidità professionale nel marito, scialbo personaggio mai stato molto capace né in amore né negli affari. Quando il marito si ristabilì abbastanza da riprendere l'attività sessuale, la moglie scoprì di essere ormai incapace di raggiungere l'orgasmo; fu presa dal timor panico di diventare definitivamente "scatenata" e si sentiva minacciata di una disintegrazione affettiva totale, soprattutto nella sala d'aspetto dell'analista. Dopo nove mesi di trattamento, fece un sogno: cadeva all'indietro in mezzo alla strada, le gonne volavano e scoprivano la sua bella biancheria.

Le sue associazioni ideative rivelarono la paura di diventare, in un futuro molto prossimo, sessualmente "scatenata" e magari di darsi finanche alla prostituzione, se si fosse lasciata andare, godendo tra le braccia del marito quasi impotente. Il suo analista – a quell'epoca solo un candidato analista – le suggerì che correva davvero simili rischi se si *rifiutava* di placare le sue tensioni sessuali, negandosi i piaceri che potevano procurarle i rapporti coniugali seppur solo parzialmente soddisfacenti. L'indomani entrò nello studio con il volto raggiante e le sue prime parole furono: "Oh! Sono stata presa questa notte! Mio Dio! Come sono stata posseduta!". Questo episodio comportò la scomparsa quasi immediata – che si sarebbe rivelata totale e permanente – della sua frigidità orgasmica e dell'agorafobia, una notevole attenuazione delle sue angosce e una guarigione così rapida che l'analista di controllo invitò il candidato analista a por fine all'analisi molto prima del previsto. Aggiungiamo che, in questo caso specifico, la decisione del controllare si rivelò del tutto giustificata, giacché, attraverso un concorso imprevisto di circostanze, la risoluzione completa del transfert poté essere messa alla prova un anno più tardi, in una situazione potenzialmente difficile e tesa.

In altre parole, l'atteggiamento negativo di molte donne verso il piacere erotico e, più in particolare, l'impotenza orgastica di parecchie delinquenti sessuali denotano la loro tendenza a considerare il coito non come un piacere di tipo creativo, ma come una soddisfazione di tipo amaramente masochistico. In questo sono simili a taluni eretici i quali sostengono che l'uomo deve umiliarsi dinanzi alla divinità sprofondandosi nella degradazione e nell'immoralità. Sono ugualmente numerose le delinquenti sessuali che fanno l'amore non per *ottenere un piacere*, ma per *provare la loro depravazione*; i loro atti sessuali sono altrettanti "sintomi di allarme", destinati a informare la società del loro disturbo affettivo e del loro stato di avvilimento e disprezzo di sé.

La presenza di elementi masochistici soggiacenti a un tale atteggiamento non sarebbe esagerata e la concomitante presenza di elementi sadici, lungi dall'escluderla, ne fornirebbe, al contrario, una prova supplementare, giacché il masochista riesce sempre ad agire da masochista e ad esprimere il proprio disprezzo di *sé in maniera tale da colpire sfavorevolmente gli altri*.

Per usare un'immagine, diremo che il masochista ama sprofondare nel fango, ma solo *dopo essersi assicurato che anche il suo prossimo ne verrà sporcato*. Questa è la ragione per la quale capita spesso che l'auto-disprezzo della ragazza delinquente si tramuti in resistenza al trattamento.

Osservazione 11. – Una ragazza di quattordici anni, figlia adottiva, era diventata una delinquente inveterata a partire dall'età di dodici anni. Nel corso del trattamento dichiarò che si rifiutava di cooperare in quanto non meritava di essere aiutata poiché la sua indecenza era la più abominevole esistente al mondo. Si trattava, beninteso, di una resistenza sovradeterminata: se fosse riuscita a spingermi a *minimizzare* la sua condotta sessuale, avrebbe potuto, da una parte, interpretare le mie parole come un nuovo "ordine" di darsi a una qualche forma di prostituzione e, d'altra parte, prendendo due piccioni con una fava, avrebbe provocato l'interruzione del trattamento, raccontando ai genitori adottivi, persone assai puritane, che la stavo incoraggiando a intraprendere la via del vizio. Noteremo senza alcuna sorpresa che, malgrado la loro situazione economica molto prospera, i genitori di questa ragazza trovarono necessario, *dal punto di vista finanziario*, mettere fine al trattamento nel momento stesso in cui ella rinunciò a correre dietro agli uomini; così, come era da aspettarsi, la ragazzina si trovò incinta qualche settimana dopo il suo ritorno a casa. I genitori non potevano tollerare la sua guarigione (120).

Un'altra forma aberrante di conformismo ci è offerta dalla scostumatezza apparentemente non conformista di numerose ragazze delinquenti. Noi sappiamo che la licenziosità sessuale è determinata, in buona misura, dalla ricerca cieca di una relazione edipica; il cuore della giovane delinquente appartiene al padre, conformemente alla ben nota equazione simbolica: "L'uomo (papà) = tutti gli uomini" (116). La ragazza che offre il suo corpo a tutti gli uomini e il suo cuore a nessuno non fa altro che sottomettersi con abietto compiacimento alle esigenze contro-edipiche dei genitori. In realtà, capita spesso di vedere genitori straordinariamente fieri della popolarità della figlia – debitamente accertata dal numero dei suoi incontri pubblici – opporsi con tutte le forze alla possibilità che ella si impegni affettivamente con un solo uomo, per la sedicente paura che arrivi ad andare a letto con lui, ma, in verità, perché considerano un autentico tradimento l'amore della loro figlia per l'"intruso".

Questo atteggiamento genitoriale, molto diffuso, è all'origine di una situazione paradossale poiché, ai nostri giorni, è cosa comune vedere l'adolescente "serio" manifestare la sua rivolta contro l'influenza dei genitori "innamorandosi" e fidanzandosi a un'età straordinariamente precoce.

L'irrimediabile degradazione inerente al coito con un essere spregevole o con un partner casuale è anch'essa una manifestazione indiretta e una formulazione masochistica di puritanesimo. Infatti, il processo di degradazione sessuale descritto da Freud (199), ma *solo per gli uomini*, agisce anche nella ragazza delinquente, sebbene la rapida emancipazione e mascolinizzazione delle donne siano responsabili, certo in buona parte, del carattere sempre più manifesto di questo processo nella ragazza americana moderna. Se vi fu un tempo in cui soltanto le principesse godevano del privilegio di assegnare qualche bel domestico alla loro camera da letto o di fuggire con un violinista zigano, la ragazza borghese oggi frequenta abitualmente giovani traviati o beatniks nel fiore dell'età. In breve, a causa della loro crescente mascolinizzazione, molte ragazze moderne diventano sempre meno capaci di procurarsi il piacere in maniera appropriata, con voluttà, senza angoscia, in uno spirito di dignità e di rispetto di sé. Troppo spesso queste ragazze possono impegnarsi in rapporti sessuali soltanto se la punizione "appropriata" è inerente all'atto stesso o almeno se esso comporta qualche elemento di degradazione. Questa è la ragione per la quale scelgono un partner spregevole, un ambiente inopportuno; fanno l'amore in condizioni che implicano grandi rischi di scandalo, si rifiutano di prendere le più elementari precauzioni contraccettive, si danno a partners capaci di contagiarle con malattie "vergognose" oppure scelgono apertamente uomini che le trattino con disprezzo.

Osservazione 12. – Un giovanotto, la cui analisi volgeva al termine e che si mostrava già capace di vere relazioni oggettuali, raccontò con autentica angoscia che la sua amica l'aveva più volte minacciato di abbandono immediato se avesse dato segno di innamorarsi di lei, aggiungendo: "Tutto quello che le interessa è di essere *posseduta* per bene, ma non ci tiene affatto ad essere *amata*".

Accettando nel senso più letterale che "il prezzo del peccato è la morte", queste ragazze provano il bisogno di trasformare tale massima in quella che Merton definisce una "profezia che si autorealizza" (339), dato che associano per necessità due termini: piacere e castigo. Una delle pazienti di Laforgue non ebbe tregua finché non ebbe contratto quella che lei chiamava la sua "Trinità": la blenorragia, la sifilide e l'ulcera [molle] (281). Altre ragazze obbediscono a esigenze analoghe trascurando di prendere misure contraccettive, donde la necessità di aborti ripetuti (140). Il fenomeno nevrotico della "profezia che si autoadempie" può essere anche interpretato nei termini del trauma considerato come un ordine, conformemente alla dimostrazione di Sperling (426), ma è necessario aggiungere che questa forma di distorsione patologica dei rimproveri sopravviene solo quando l'esigenza è in se stessa non funzionale e irrazionale e fa appello all'autorità consacrata. Le esigenze razionali, suscettibili di integrarsi all'ideale dell'Io (che dev'essere distinto dal Super-Io) provocano di rado, o non provocano mai, reazioni di pseudo-sottomissione pervertite sino a tal punto.

Seduzione o disponibilità

Siccome un tratto culturale o un tipo di comportamento relativamente secondario, talora permettono di esplicitare un orientamento, un valore o un conflitto essenziale, sembra utile sollevare qui il problema (certo marginale, ma importante) – del carattere provocatorio dell'abbigliamento della ragazza delinquente (dimostreremo che esso – in accordo con la nostra ipotesi – è soltanto uno dei sintomi del puritanesimo aberrante e occulto di queste giovani).

L'intero problema sta nella gonna di Hilda, una gonna che fasciava così strettamente il suo corpo che bisognava cucirla *su di lei*! In pratica, questo significa che questo capo di vestiario, destinato ad "abbellire" Hilda e a suggerire la sua grande disponibilità, rendeva, in realtà, il suo corpo non disponibile e inaccessibile. La stessa cosa vale per il "collant" della *beatnik* e per i pantaloni da torero, esageratamente aderenti, che sono l'uniforme di tanti delinquenti. In questo contesto, sottolineeremo soprattutto il fatto che la *correlazione negativa* tra l'*apparenza* di una disponibilità e la disponibilità *effettiva* determinata dal tipo di abbigliamento, è caratteristica dell'abbigliamento femminile *in generale*. Non esiste artifizio cosmetico o di abbigliamento, adoperato dalle donne per attirare gli uomini ed aumentare il proprio *sex appeal*, il quale non abbia l'effetto pratico di ridurre la loro disponibilità reale. Le pettinature e i *maquillage* elaborati esigono di essere protetti, mentre le guaine racchiudono il corpo femminile in una vera e propria armatura. Numerose delinquenti lo sanno e utilizzano sistematicamente la "necessità" di proteggere la bellezza del loro trucco e del loro abbigliamento come scusa per respingere le *avances* maschili.

Su di un piano più sottile, l'abbigliamento *sexy* e di cattivo gusto della delinquente la protegge efficacemente dai pericoli di un legame affettivo, giacché il vestirsi in modo tanto bizzarro respinge subito ogni uomo capace di amare da uomo, cioè in grado di dare e ricevere vero amore. L'uniforme delle delinquenti svolge una funzione di "filtro psicosociale", nella misura in cui impedisce a queste ragazze l'accesso a uomini davvero adulti sul piano affettivo e dei quali potrebbero innamorarsi, attirando, al contrario, soltanto uomini incapaci di amare o di offrirsi all'amore dell'altro.

Infine – e non è la cosa meno importante – è possibile dimostrare (131) che nell'uomo, come nella donna, ogni tentativo eccessivo o bizzarro di adornare o decorare il proprio corpo è motivato da un sentimento profondo di indegnità.

Gli eccessi nell'abbigliamento o nel trucco compiuti dalla donna costituiscono una difesa da stati di angoscia legati al suo complesso di castrazione, uno dei cui sintomi principali è la credenza inconscia che i suoi organi sessuali siano difettosi e disgustosi come pure tutto il corpo (131).

Gli eccessi nell'abbigliamento compiuti da un uomo sono più di natura socioculturale che idiosincrasica. Per molteplici ragioni, la società sceglie di investire certi uomini di una somma smisurata di potere carismatico e della perfezione ad esso correlata. Come Lowie ha osservato a fondo, l'uomo non saprebbe fare totalmente a meno della ragione, pur adoperando quest'ultima con "parsimonia fanatica" (313). Uomini siffatti – che la società ha deciso di trasformare in divinità, così come furono deificati alcuni imperatori romani – accettano volentieri lo splendore dell'abbigliamento come insegna del prestigio guadagnato, che contribuisce a far loro dimenticare, per un attimo, di essere soltanto comuni mortali[6].

In questo senso, gli eccessi femminili in materia di vestiario rappresentano, tutto sommato, una compensazione per l'assenza del pene, mentre l'eccessivo splendore dell'abbigliamento maschile è una maschera che permette a un uomo, che è soltanto un uomo ed è soggetto alle imperfezioni della natura umana, di incarnare un essere soprannaturale perfetto, l'"ideale del gruppo" come lo ha definito Róheim (390).

Gli eccessi nell'abbigliamento compiuti dall'uomo e dalla donna hanno in comune il fatto di promettere a un essere umano più di quanto non sia dato avere. Il portare vestiti che esprimono una promessa tanto impossibile ha d'altronde come scopo principale quello di inibire in altri ogni esigenza relativa alla realizzazione di tali promesse. Così come è proibito sfidare l'Ombra di Allah sulla terra, il Sovrano dell'Universo e il Re dei Re a dar prova della loro onnipotenza, parimenti un *maquillage* elaborato, una guaina stretta e delle gonne cucite addosso servono spesso a giustificare il rifiuto di tradurre la promessa di disponibilità effettiva, che rivelerebbe i difetti del corpo e l'insufficienza funzionale di questa falsa Venere universale che la ragazza delinquente tenta di incarnare.

Infine osserveremo che al giorno d'oggi gli eccessi nel vestiario volti a suggerire una falsa disponibilità non sono più appannaggio esclusivo della ragazza delinquente. Un tempo si poteva distinguere a colpo d'occhio la donna o la ragazza rispettabile dalla ragazza di strada. Cinquant'anni fa era persino possibile distinguere, guardando due giovani donne ugualmente "rispettabili", la giovane sposa dalla ragazza, giacché quest'ultima era vestita senza alcuna ricercatezza, quasi sempre con tinte pastello, non portava gioielli né esibiva alcun *maquillage*. Ma i tempi sono davvero cambiati, giacché, oggi, le donne o le ragazze cosiddette virtuose hanno preso in prestito dalle donne "di piccola virtù"[7] non soltanto i loro segreti di seduzione relativi all'abbigliamento ma persino le loro ricette di bellezza corporea. Questo processo è soltanto uno dei molti aspetti di una sorta di osmosi culturale tra classi distinte, caratteristica delle società in via di disintegrazione, dove, come ha mostrato Sorokin, le classi superiori tendono ad appropriarsi di taluni tratti culturali e modelli di comportamento delle classi inferiori (425).

Queste considerazioni toccano direttamente il problema dell'abbigliamento eccessivamente "sexy" della ragazza delinquente. Siccome le mode di questa frazione della popolazione femminile che "mette in mostra" apertamente le proprie grazie, vengono subito adottate dalle donne "rispettabili", la donna che rifiuta deliberatamente tale "rispettabilità" è costretta a rinnovare di continuo il suo armamentario di provocazione "sexy" e deve cercare mezzi sempre più eccessivi per proclamare al primo venuto la propria disponibilità assoluta, anche se, mentre suggerisce la sua eminente disponibilità funzionale, la rende, di fatto, indisponibile fisicamente.

Una curiosa variante di questo stesso processo viene offerta dall'ostentata sciatteria, dall'assenza di *maquillage* e dai capelli lunghi, fatti crescere "per reazione", della giovane *beatnik* che presenta un aspetto molto più smorto di quello di un'insignificante signorina d'altri tempi. Possiamo quindi concludere che manca una correlazione immediata, predeterminata e fondamentale tra la vera disponibilità e l'abbigliamento provocatorio e privo di restrizioni. La moda, determinata culturalmente e in continuo cambiamento, decide soltanto quale tipo di abbigliamento è momentaneamente incaricato di indicare che chi lo utilizza si definisce sessualmente accessibile e cerca di rendere manifesta tale definizione alla metà maschile della popolazione mediante artifici nel vestire, i quali rappresentano una vera forma di metacomunicazione nel senso più stretto del termine.

Allo stato attuale è evidente che – nonostante la sciatteria dell'una (in teoria poco attraente) e la volgarità provocante del vestito attillato dell'altra, dalle quali è possibile distinguere la ragazza "seria" da quella delinquente, la fanciulla perbene da "quella che ci sta" – perseguono entrambe l'identico fine: attrarre l'uomo, suggerendogli (nel primo modo o nell'altro) di essere disponibili per il denaro, l'avventura, il grande amore o il matrimonio. Ma se la ragazza "seria" manifesta una solida sicurezza, la sorella delinquente è assai poco sicura di sé, essendo qui, in ultima analisi, la loro differenza essenziale. Proprio per questo la ragazza delinquente gioca al rialzo sulla sua disponibilità, poi, a giochi fatti, acconsente di soddisfare i desideri del proprio partner *ma non i propri* (come abbiamo già visto), dato che, in quanto puritana traviata, è frigida e incapace di abbandonarsi al piacere e all'amore.

Implicazioni terapeutiche ed educative

Va da sé che le tensioni e le pressioni sociali all'origine delle distorsioni psicopatologiche della personalità determinano anche la natura delle forme specifiche di nosologia psichiatrica e le pratiche teoriche e terapeutiche delle quali questa società stimola l'elaborazione da parte dei suoi uomini di scienza (cap. I, 127, 133). Noi disponiamo di esempi sorprendenti che illustrano questo processo.

In linea generale, la più avanzata teoria psicoanalitica delle nevrosi e delle psicosi riconosce esplicitamente che (*a*) l'avversario principale dell'analista non è l'Es del malato, ma il suo Super-Io e che (*b*) la principale componente pulsionale di una malattia psichica non è la sessualità adulta, ma l'amalgama della sessualità pregenitale e delle tendenze aggressive.

Questi fatti sono misconosciuti non soltanto dai profani, ma anche da certi psicoanalisti non sufficientemente preparati. Conformemente ai pregiudizi culturali della società a cui appartengono, tendono a considerare le pulsioni come una sorta di mostruosi tranelli (103) e tacciono sistematicamente sull'esplicita dichiarazione di Freud (204), secondo cui le pulsioni che osserviamo durante il lavoro analitico sono soltanto i prodotti miseramente snaturati della rimozione e non le pulsioni naturali nella loro libertà originaria[8].

Il profano, in particolare, si ostina a credere che la psicoanalisi si occupi esclusivamente dei problemi creati dalla sessualità anziché di quelli che nascono dall'aggressività umana e che snaturano o almeno inibiscono lo sviluppo normale della sessualità genitale.

Un'analoga distorsione della dottrina psicoanalitica coinvolge l'importante scoperta freudiana intorno al ruolo dell'apprendimento (collegato al principio di realtà) come difesa dalle esigenze pulsionali: l'investimento del mondo esterno svia talvolta l'attenzione dalle pulsioni interne.

Sotto l'influenza di questa paura delle pulsioni – che, in larga misura, ci è imposta dalla nostra cultura – taluni hanno interpretato la pertinente osservazione di Freud come se volesse dire che l'apprendimento esigeva la frustrazione della pulsione. Questa distorsione inammissibile della teoria freudiana è contraddetta da certe esperienze che provano in modo inconfutabile che l'apprendimento può aver luogo, ed effettivamente ha luogo, anche nei topi, in assenza di ogni frustrazione o ricompensa (442). Basta introdurre nella teoria psicoanalitica la distinzione di Tolman, semplicemente sensata, tra apprendimento e comportamento oltre che tra l'apprendimento latente e quello manifesto, per disfarsi una volta per tutte di questa deformazione del pensiero di Freud.

Queste distorsioni della vera teoria psicoanalitica, ripudiate da ogni analista ragionevole, hanno tuttavia trovato un appoggio culturale sufficiente a dar vita al singolare concetto nosologico dello "psicopatico, preda delle sue pulsioni", sebbene sia facile provare che questi individui sono, in realtà, preda del loro Super-Io e non delle loro pulsioni (cap. VII). Inoltre, questi individui che sono comunemente ritenuti intenti a perpetuare un paradiso istintuale infantile, si giocano, in realtà, la loro vita da adulti secondo la *concezione infantile* del comportamento adulto (118). Lo psicoanalista che attribuisce le nevrosi e le psicosi a distorsioni causate dal Super-Io, e la maggioranza delle forme di delinquenza e di psicopatia a distorsioni imputabili alle pulsioni, commette un errore di metodo. Tale errore consiste nel ritenere *qualitativa* la differenza puramente *quantitativa* osservabile tra il ruolo dell'aggressività (manifesta) nella delinquenza, da una parte, e nelle nevrosi e psicosi dall'altra. Ammesso questo, il contrasto tra le nevrosi-psicosi e la delinquenza mostra chiaramente di essere di ordine *quantitativo* e non qualitativo. Tale interpretazione del contrasto tra queste due forme di disturbi psichici non è affatto in contraddizione con l'osservazione di Freud, secondo cui la delinquenza è per certi aspetti l'inverso della nevrosi, giacché il Super-Io – fattore eziologico in queste due forme di distorsione della personalità – può benissimo suscitare, nelle nevrosi e nelle psicosi, alcuni tipi di conflitto e una sintomatologia del tutto diversi dai conflitti e dalla sintomatologia osservabili nei casi di delinquenza.

Le inaccettabili teorie pseudopsicoanalitiche che abbiamo tentato di confutare nei paragrafi precedenti sono state elaborate sotto l'influsso di alcuni pregiudizi culturali. Riteniamo che tali deformazioni teoriche siano responsabili, in larga misura, dell'insufficienza oltre che dell'incompetenza delle pratiche terapeutiche da esse derivate. Tutto questo non ci sorprende, avendo visto che le medesime tensioni sociali che agiscono all'interno di una data cultura e che suscitano deformazioni personologiche caratteristiche di tale cultura, determinano anche le teorie scientifiche (psichiatriche), insieme alle procedure terapeutiche ed educative altrettanto specifiche di questa stessa cultura. Nel caso delle giovani delinquenti sessuali, questo pregiudizio culturale è all'origine dell'illusione che fa di queste puritane inconsapevoli delle edoniste mosse dal principio del piacere e che attribuisce una sessualità provocante a simili pregenitali animate, in verità, dalle sole pulsioni sadomasochistiche.

Secondo una delle ipotesi di base di questo studio, gli atti sessuali della ragazza delinquente costituiscono dei "sintomi-schermo" (111), come li abbiamo chiamati altrove, i quali, proprio perché sconvolgono l'adulto, stornano la sua attenzione dalle angosce *reali* di queste ragazze. Nella prospettiva culturale, l'elemento di "scandalo" contenuto in questi sintomi è così violento da agire sull'osservatore che, dimentico di essere psicoanalista, ragiona come un comportamentista ingenuo, alla Watson o alla Guthrie. Lo stesso fenomeno si osserva in rapporto alle perversioni. Alcuni anni fa, parlando dinanzi all'American Psychoanalytic Association, avevo sostenuto che, nei termini della teoria psicoanalitica classica, una perversione non è soltanto una forma di attività sessuale aberrante, oggetto di un tabù sociale dal punto di vista *psicomotorio*, ma, innanzitutto, un atteggiamento psicologicamente aberrante e ritardato, segno di immaturità *psicologica* verso l'atto genitale e verso il partner; questo tipo di deviazione si può osservare anche nei *rapporti coniugali apparentemente più normali da un punto di vista psicomotorio:* penso, ad esempio, a certe fantasie nevrotiche o a certe sostituzioni immaginarie (attraverso cui uno dei partners sostituisce l'altro con qualcuno più desiderabile).

La cattiva condotta sessuale ostentata dalla ragazza delinquente, conforme al suo ruolo di sintomo-schermo da noi riconosciuto, ipnotizza letteralmente psicoterapeuti ed educatori, i quali sono portati a vedere la ragazza delinquente proprio come vuole essere vista: una "macchina dell'Es" allo stato selvaggio anziché una puritana il cui Super-Io "sta dando i numeri". In tal modo concentrano tutti i loro sforzi sul controllo dei sintomi d'allarme (che, come abbiamo visto, sono soltanto "sintomi-schermo"), mancando di affrontare i veri problemi di queste ragazze. Ciò spiega perché ci ostiniamo a trattare problemi, che esigono un *insight* analitico molto approfondito, mediante la segregazione monacale, le docce fredde, i tranquillanti, e perché rafforziamo nella giovane delinquente la sua paura e il suo disprezzo della sessualità, svalutandola, se possibile, ancor di più.

Il governatore Alfred E. Smith ha dichiarato un giorno che il rimedio ai mali della democrazia non stava nel dare *meno* democrazia, ma nel darne *di più*. Lo stesso principio – *mutatis mutandis* – dev'essere applicato alla riabilitazione della delinquente sessuale. Non ci salta in mente di considerare un nevrotico misofago come un vorace buongustaio: cerchiamo, al contrario, di persuadere questo mangiatore coatto di porcherie che il nutrimento proprio dell'uomo non è l'immondizia, ma un cibo sano e saporito; in ogni caso, non lo incoraggiamo a diventare anoressico. Ora, non tendiamo forse a fare esattamente il contrario con la ragazza delinquente?

Dobbiamo prefiggerci come obiettivo terapeutico di restituire alla ragazza delinquente, immersa nel disprezzo di se stessa, il sentimento della sua dignità personale e la stima di sé, affinché giunga a considerarsi degna di avere rapporti amorosi adulti e di conoscere il vero amore. Ci sforzeremo di sostituire al suo timore nevrotico della genitalità psicosessuale un'aspirazione alla genitalità adulta. In breve, dobbiamo elevare le sue aspirazioni, renderla esigente in materia d'amore e di piacere, persuadendola che merita e può raggiungere una genitalità adulta. Non ci accontenteremo di intervenire sulla sua licenziosità sessuale né di condannarne la frigidità e il masochismo. Più necessario ancora è convincerla che simili atti sono ostacoli quasi insormontabili perché impediscono all'individuo di sviluppare la sua personalità genitale adulta, di liberarsi dalle ambivalenze e dalle angosce inerenti allo stato di immaturità pregenitale. Dobbiamo inibire in lei la possibilità di esteriorizzarsi psicologicamente in atti pregenitali, non perché tali atti ci disturbino o ci sconvolgano, né perché costituiscano dei "peccati", ma perché le impediscono di conoscere il piacere e la gioia legittima della genitalità e dell'amore adulto, al quale ogni essere umano ha diritto.

Io credo nella *vis medicatrix naturae* così come nel desiderio intrinseco all'uomo di raggiungere la maturità e la felicità; sono convinto, perciò, che non possiamo guarire i disturbi psicologici dell'uomo senza assicurarci l'aiuto della sua aspirazione alla sanità. So per esperienza che i malati reagiscono all'inizio con sorpresa, poi con speranza e con una determinazione senza precedenti a superare il loro male, quando si suggerisce loro che le gioie della maturità sono più piene, più ricche di quelle di una perpetua immaturità.

Osservazione 13. – L'ammalata già ricordata (osservazione 10), che recuperò la sua capacità orgastica quando le fu detto che il modo migliore per frenare i suoi impulsi sessuali disordinati era quello di accettare i suoi rapporti coniugali legittimi, reagì con grandissima sorpresa all'idea che le gioie della maturità *superavano* quelle dell'immaturità. Questa idea ebbe per lei il carattere di una rivelazione, probabilmente perché, come tanti altri malati, era stata mantenuta sistematicamente allo stadio infantile da genitori che l'avevano egoisticamente persuasa che la vita adulta era soltanto fatica e rinuncia (120). La seduta nel corso della quale le fu esposta questa tesi per la prima volta, segnò una svolta decisiva nel suo trattamento.

Osservazione 14. – Un'ammalata che era riuscita molto bene nella vita e godeva di una prosperità molto evidente, manifestava una netta tendenza a "soddisfare i suoi desideri" pur evitando sistematicamente di impegnarsi a fondo, sia dal punto di vista intellettuale che da quello affettivo. Ogni volta che l'analista le rimproverava di non fermarsi su ciò che la vita offre di meglio, reagiva con una vera emozione, con intuizioni nuove e feconde. In altre parole, ogni confronto con la *possibilità* di ottenere soddisfazioni *adulte* scatenava un nuovo balzo in avanti verso la guarigione.

È importante sottolineare in modo del tutto esplicito che la delinquente alla quale si propone l'ideale di una genitalità adulta, una genitalità libera da ogni senso di colpa, *non* reagisce esigendo su due piedi una "dimostrazione di laboratorio"; parimenti, il rapporto di transfert non ne è affatto influenzato sino al punto di prendere una intensità incontrollabile; abbiamo il sospetto che apprensioni di questo tipo assalgano il medico e l'educatore, giustificando la loro scarsa sollecitudine nell'invocare l'ideale di una genitalità adulta per aiutare la giovane delinquente a superare la tendenza a manifestazioni pseudo-sessuali. In realtà, il paziente (sia quello delinquente sia quello che non lo è) reagisce quasi sempre al tentativo di esaltare le sue aspirazioni sessuali con una *diminuzione* delle esigenze legate al transfert e con un *aumento* del suo investimento nella realtà. Questa scoperta non ci sorprende affatto, giacché la teoria psicoanalitica ci insegna che una personalità a massima componente genitale comporta la capacità di raggiungere una soddisfazione genitale massima e rapporti oggettuali pienamente soddisfacenti.

Dobbiamo precisare che ogni tentativo di esaltare le aspirazioni di queste ragazze può aver successo soltanto se gli analisti e gli educatori sono assolutamente sinceri? Sebbene siano profondamente disturbate, queste ragazze non sono obbligatoriamente ottuse e riusciranno molto bene a scoprire se l'analista è un ipocrita che offre loro un impossibile specchietto per le allodole, o se le crede davvero capaci e degne di raggiungere una vera maturità. Soprattutto, non mancheranno di sentire se l'analista ha un atteggiamento davvero obiettivo, se è animato soltanto dalla volontà di aiutarle, o se, vantando i meriti di una vera genitalità, è mosso oscuramente da un desiderio inconscio di seduzione (manifestazione di un contro-transfert non risolto).

1. Il fenomeno chiamato convenzionalmente "delinquenza sessuale giovanile femminile" è il prodotto di certe tensioni specifiche, proprie della società in cui viviamo.

2. Queste stesse tensioni sociali determinano la nostra concezione deformata della natura di questo tipo di deviazione e, più specificamente, la nostra incapacità di percepire la personalità di queste ragazze, che noi prendiamo comunemente per delle "macchine dell'Es" scatenate, mosse unicamente dal principio del piacere, mentre sono, in realtà, delle puritane patologiche e masochistiche.

3. I metodi e le procedure terapeutici ed educativi dedotti da questa concezione sbagliata della delinquenza, sono destinati al fallimento, giacché poggiano sulle apparenze comportamentistiche e non sulle realtà psicoanalitiche.

4. Al posto del problema della ragazza delinquente, bisogna affrontare quello del suo analista o dell'educatore che, in sintonia con le loro ansie culturalmente determinate e da analizzare come tali, trattano una *malattia im-*

maginaria piuttosto che i veri problemi della ragazza delinquente, la quale traduce in comportamenti pseudosessuali alcune problematiche di natura non sessuale.

Note

[1] La nostra incapacità a comprendere le motivazioni inconsce di atti manifesti, è rivelata dal fatto di interpretare il gesto di autoaccecamento di Edipo unicamente come atto di autocastrazione simbolica, peraltro spostata verso le parti superiori del corpo, anziché vedere in esso anche – e forse soprattutto – un atto di autopunizione motivato da una scotomizzazione che aveva impedito a Edipo di riconoscere i propri genitori, sebbene fosse un "esperto" nell'arte di svelare la vera identità di individui il cui aspetto era stato trasformato dall'età. Non aveva forse rivelato le sue qualità di "esperto" nell'arte del disvelamento risolvendo l'enigma della Sfinge, il quale esigeva di riconoscere nel bambino che si muove carponi, nell'adulto che cammina su due gambe e nel vecchio che arranca aiutandosi con una terza gamba (il bastone) un medesimo e unico individuo? D'altronde, la natura stessa dell'enigma, imperniato su questioni di *gambe*, permette di associarlo ad Edipo dai *piedi gonfi* (130).

[2] In molte società primitive l'adultera viene punita con il taglio del naso.

[3] Questa manovra è assai comune: ho già dimostrato (105) che le ingiurie tipiche utilizzate in una data cultura rivelano le pressioni e le tensioni proprie di tale cultura, mentre le ingiurie inventate e impiegate da un individuo svelano le paure del loro autore. La maledizione abitualmente adoperata dai Sedang Moï – "Che ti possa mangiare una tigre!" – non ha alcun senso a New York. Parimenti, Róheim (390) fa osservare che l'insulto più sanguinoso tra i Somali – "Ma va' a coricarti con tuo padre!" – turba ben poco un Arabo, spesso dedito ad attività omosessuali.

[4] Nel corso di una conversazione, uno dei maestri incontestati dell'antropologia contemporanea – uomo di moralità irreprensibile – mi disse di non aver mai conosciuto, nonostante tutte le sue letture ed esperienze sul terreno, una società primitiva in cui norme e costumi sessuali sono tanto insensati quanto nella nostra.

[5] Nel fatto che la massima latina (mai citata *completa*) *esenti* l'uomo dal rispettare questa regola, vedremo una conferma della tesi da noi sostenuta, secondo cui la nostra società è talmente puritana da *trasformare* nel suo contrario una massima riguardante le gioie della sessualità umana.

[6] In compenso, vicino all'eroe romano accolto in trionfo nella sua città, si trovava sempre uno schiavo incaricato di ricordargli che restava pur sempre un uomo, un essere mortale ancorché ricolmo di onori.

[7] Questa frase un po' sorprendente si trova nelle *Mémoires* (59) di Elisabetta di Gramont, figlia del duca di Gramont e più tardi sposa del duca di Clermont-Tonnerre. In questa stessa opera riferisce di aver colto l'osservazione di un giovane aristocratico il quale suggeriva ai propri amici di abbandonare un ballo dell'alta società e di recarsi *chez Maxim's* poiché le *debuttanti* emanavano un cattivo odore. Ancora più esplicita la dichiarazione di una giovane e assai intelligente americana che aveva condotto una vita piuttosto dissoluta in un certo periodo della sua adolescenza: "All'età di diciannove anni avevo un amante che mi portava a far visita a delle prostitute nere; queste donne erano gentili con me e io devo loro tutto quanto conosco in materia di igiene femminile". All'inizio del

secolo, una giovane aristocratica originaria dell'Europa centrale domandò al marito, poco tempo dopo il loro matrimonio, di insegnarle le tecniche delle grandi cortigiane, di cui ammirava il fascino e la pulizia, in materia di cura del proprio corpo.

8 Altrettanto assurdo sarebbe il tentativo di elaborare un'immagine di "Uomo naturale" partendo dallo studio degli sventurati deportati nei campi di concentramento nazisti al momento della loro liberazione.

Capitolo nono

Una teoria sociologica della schizofrenia (1939)

> Non mi rendevo conto che vi potessero essere tante cose nella nostra cultura (Mbrieng, il mio *migliore* informatore sedang).

Secondo Henri Poincaré (371), ogni fenomeno che ammette una spiegazione ne ammetterà numerose altre ugualmente soddisfacenti. Esaminerò qui il problema della schizofrenia da un punto di vista esclusivamente sociologico e proporrò *una* teoria sociologica di questa psicosi. Ho proprio detto *una* teoria e non *la* teoria, giacché altre spiegazioni sociologiche della schizofrenia sono ugualmente possibili.

Se è vero che considerando un problema da un punto di vista restrittivo, ci si possono lasciare sfuggire taluni dettagli importanti, in compenso si è quasi sicuri, così facendo, di mettere in luce fatti e correlazioni finora non evidenziati e che rischia di misconoscere colui il quale studia questi stessi fenomeni dal punto di vista cosiddetto "normale". Inoltre, restringendo il campo d'osservazione, si limita il numero dei concetti di base necessariamente non definiti, la cui moltiplicazione sfocia spesso in un insieme di postulati assolutamente incoerente e incompleto (in senso matematico). Infine, Émil Meyerson (340), per giustificare le spiegazioni parziali, sostiene che ogni spiegazione completa di un fenomeno equivale a negare la sua esistenza riducendolo interamente ad altri.

In questo studio mi occupo di schizofrenia come disturbo esclusivamente funzionale, appartenente a un tipo di disturbi che soltanto esperienze di laboratorio accuratamente congegnate riescono a provocare in un animale, mentre si manifestano "in modo spontaneo" nell'uomo che vive in una società e possiede una cultura. Questa constatazione mi conduce ad esplorare i rapporti tra i disturbi funzionali e i fattori socioculturali.

Nella versione originale (1939) di questo studio, avevo dovuto consacrare molto spazio alla confutazione di un certo numero di errori molto di moda a quell'epoca. Ho qui considerevolmente abbreviato queste polemiche e, se ho giudicato opportuno ricordarle, almeno brevemente, l'ho fatto soltanto per mostrare quante opinioni assurde possono formarsi intorno a questo argomento.

1. Malgrado un'importante elaborazione teorica e un certo numero di esperienze, i tentativi miranti a provare che tutti i disturbi psichiatrici sono dovuti a fattori organici e/o congeniti incorrono sempre nel verdetto scozzese "non provato". Recentemente si è cercato di riproporre questa teoria invocando l'incidenza statistica più o meno costante dei disturbi psichiatrici in tutte le società come prova dell'eziologia organica o congenita della malattia mentale (168), oppure come prova di una predisposizione organica ad essa. È evidente che questa teoria presuppone implicitamente l'*identità* genetica e costituzionale di tutte le nazioni e delle razze, mentre ciò è manifestamente falso, giacché, per citare un solo dato, la distribuzione del gruppo sanguigno 0 differisce da una razza all'altra. Ho proposto altrove (123) una spiegazione molto più semplice: una società perde la propria capacità di sopravvivere allorché la percentuale di individui che soffrono di disturbi mentali legati ai difetti di questa società o di questa cultura raggiunge il punto di saturazione (cap. X).

2. Secondo un'altra teoria, fortunatamente caduta in desuetudine, i disturbi funzionali sarebbero dovuti all'usura della vita moderna (ora, lo Pseudo-Ippocrate aveva già descritto questo tipo di disturbo molto prima che etnologi e psicologi si mettessero a raccogliere sul terreno i materiali empirici attestanti l'esistenza di questi disturbi funzionali nei primitivi).

3. Altrettanto fuori moda, la teoria – secondo la quale i disturbi funzionali osservabili nei primitivi sono dovuti alla "inferiorità" di queste razze – è infirmata da tutte le scoperte empiriche della psicologia comparata.

4. Avendo verificato che l'incidenza costante dei disturbi funzionali, in alcune società primitive, è elevata[1] quanto quella presente nella società moderna, si è talvolta preteso che numerosi malati primitivi, condannati a restare anormali per tutta la vita, verrebbero guariti da uno psichiatra se solo vivessero nella nostra società. Questa spiegazione è insostenibile poiché non tiene conto del fatto che più di un malato primitivo, non avendo un ospedale psichiatrico in cui rifugiarsi, è votato a soccombere rapidamente ai pericoli di un ambiente ostile.

Insomma, i disturbi funzionali sono altrettanto comuni nella società primitiva che nella società moderna. Una sola distinzione fondamentale sussiste: la quasi totale assenza di schizofrenia nelle società realmente primitive. A mia conoscenza, Seligman (415) fu il primo a segnalare questo fatto. È vero che già nel 1938 Laubscher (283) aveva diagnosticato numerosi casi di schizofrenia tra i Tembou, tuttavia un esame attento del suo libro e del suo film mi aveva condotto a mettere in dubbio, fin dal 1939, talune sue diagnosi. Inoltre, fatto di importanza fondamentale, nell'epoca in cui Laubscher aveva studiato i Tembou, essi erano già sottoposti ad un processo di acculturazione violento e oppressivo. I materiali venuti alla luce dopo la pubblicazione dell'opera di Laubscher, del resto eccellente e precorritrice in questo campo, corroborano la mia posizione iniziale, secondo cui la vera schizofrenia ("nucleare") non viene mai osservata nelle popolazioni non soggette ad una brutale acculturazione. La presenza di autentici casi di schizofrenia nelle cosiddette regioni sottosviluppate, testimoniata da recenti indagini sul terreno, è perfettamente prevedibile nei termini della mia teoria, dato che, ai giorni nostri, pochissime tribù sono abbastanza primitive e isolate da sfuggire alle pressioni violente e massicce dell'acculturazione (133). Alla luce della mia teoria originaria, posso oggi – 1970 – predire che la schizofrenia sarà, per un certo periodo, uno dei disturbi funzionali più diffusi in quelle società ancora primitive fino a poco tempo fa, le quali stiano adesso subendo rapide trasformazioni culturali e sociali.

Beninteso, la parola "primitivo" deve intendersi nella sua accezione più stretta. Un arabo, un indù o un contadino malese può essere anche illetterato, può vivere quasi altrettanto "primitivamente" di un papuano, continuando tuttavia ad appartenere a una cultura avanzata. Il grado di evoluzione di una civiltà non è in funzione del grado di sviluppo culturale dei suoi membri meno evoluti, quale che sia la loro incidenza numerica in rapporto al resto della popolazione. In America sono i migliori universitari, e non i rozzi montanari del Kentucky, in Polinesia sono i grandi saggi, e non i pescatori ignoranti, che riflettono il grado di sviluppo di queste civiltà. Questa considerazione è di importanza capitale, giacché, come vedremo in seguito, una delle cause della schizofrenia è proprio questo scompenso tra la complessità di una cultura e le limitazioni inerenti al "campo" degli spiriti migliori che ad essa partecipano.

Allora che cosa, in una cultura e nel suo grado di sviluppo, è così funzionalmente legato alla presenza o all'assenza della schizofrenia? Né il "temperamento" di una cultura (197) né il carattere etnico dei suoi rappresentanti appartengono ai fattori determinanti. Ancora quarant'anni fa, la schizofrenia era rara tra i Kirghisi della regione di Astrakan (popolazione nettamente estroversa) quanto tra i Calmucchi (420), loro cupi e introversi vicini. La presenza o l'assenza della schizofrenia sembra dunque funzionalmente legata al *solo* sviluppo della cultura, sebbene la sua frequenza possa essere messa in correlazione con altri fattori culturali (cap. X).

Debbo innanzitutto precisare che cosa intendo con il termine "sviluppo" di una cultura. In prima approssimazione definirei la cultura come la somma di tutte le tecniche che non sono biologicamente trasmissibili. *Queste tecniche non sono giustapposte a caso*; formano un tutto strettamente embricato, organizzato secondo certi assi concettuali generali (capp. II, XVI) che ne costituiscono lo "scheletro" o il "modello" (34). Nella composizione di questo scheletro non entra nulla di tangibile, come i mestieri. Si tratterà piuttosto di una specie di planimetria concettuale, cui si attengono imprenditore e muratore in tutte le tappe della costruzione. In termini antropomorfici, questo scheletro è la personalità di una cultura; in termini teorici, è la struttura delle sue invarianti.

Proprio perché queste tecniche costituiscono una totalità strutturata, la presenza della tecnica A esclude, in generale, quella della tecnica "non A" e implica, persino esigendolo, l'intervento di altre tecniche – B, C,... – che le sono funzionalmente apparentate[2]. Sebbene si possa parlare a tal proposito di "organizzazione", preferisco il concetto di *causalità simultanea* – formulato da J. Petzold – il quale postula la coerenza delle strutture "spaziali".

Allo scopo di capire la schizofrenia, analizzerò innanzitutto l'importanza della ricchezza *dei tratti culturali di una cultura (teoricamente calcolabile) e poi l'importanza della* complessità *organizzativa di simili tratti all'interno di questa stessa cultura.*

Ricchezza dell'inventario culturale

Ogni cultura può essere scomposta in tratti, o elementi, culturali. Il fatto che taluni di questi tratti possano essere inoltre scomposti in tratti più semplici è relativamente poco importante. Il punto essenziale è che un tratto culturale può essere scomposto solo in alcuni tratti culturali più semplici e in *nient'altro*. Ogni cultura è composta da un certo numero di questi tratti, organizzati in strutture che conferiscono loro un significato contestuale.

Una delle due differenze fondamentali tra "alta" cultura e "bassa" cultura è quella riconducibile alla differenza di numero dei tratti culturali che le costituiscono. Se la cultura A contiene x tratti, la cultura B, y tratti e la cultura C, z tratti, e se $x > y > z$, allora queste tre culture, per quanto riguarda la ricchezza dei loro inventari, ammetteranno un ordine crescente e uno solo: C, B, A. L'inventario esaustivo di una cultura non può essere realizzato, probabilmente, ma qui si tratta di un'impossibilità puramente tecnica, dando in pratica per scontato che la cultura francese, ad esempio, è più ricca di tratti rispetto a quella malese e quest'ultima, a sua volta, è più ricca della cultura tasmaniana.

Innanzitutto tenterò di interpretare il problema della schizofrenia proprio in funzione di questa definizione della ricchezza culturale.

Cultura-e-società costituiscono un ambiente di natura molto speciale, ma pur sempre un ambiente che, proprio come quello fisico, esige uno sforzo di orientamento da parte dell'individuo. Per orientarsi efficacemente nell'ambiente fisico, così come in quello culturale, l'individuo ha bisogno non soltanto di un buon numero di attitudini innate ma anche dell'apprendimento. Tuttavia, si può imparare ad orientarsi in un ambiente dato solo se quest'ultimo presenta un certo grado di coerenza logica; ovvero se possiede come suo tratto caratterizzante l'esistenza di talune regolarità. Ciò semplicemente significa che non si potrebbe imparare a nuotare in un'acqua la quale fosse un giorno più leggera dell'aria e l'indomani vischiosa come le sabbie mobili. Persino la sopravvivenza dei virus più semplici dipende dalla presenza di certe regolarità nel loro ambiente. In breve, l'organismo estrapola a partire da esperienze passate – sia biologicamente (sebbene in modo non lamarckiano), sia per mezzo di un "apprendimento" – in direzione di eventuali esperienze future: esso "fa" predizioni e agisce conformemente a queste ultime.

Il numero di leggi fisiche che l'uomo deve apprendere per potersi orientare nel mondo è singolarmente piccolo. Il bambino impara molto presto che sollevare una pietra implica uno sforzo e che non può vedere nulla in una camera buia; da questo conclude che sollevare un tavolo o trovare la strada in una foresta a mezzanotte comporta analoghe difficoltà. In altri termini, il bambino si affida alla costanza delle leggi fisiche. La stessa cosa vale per la pianta.

L'orientamento è molto più difficile nell'ambito socio-culturale, e ciò a dispetto del fatto che la cultura comporta un'organizzazione specifica – una struttura – la quale implica l'esistenza di certe regolarità nella cultura e nei processi culturali; regolarità non soltanto accessibili all'osservazione empirica, ma spesso anche formulate in modo esplicito[3]. L'amico che incontro per strada non ha l'abitudine di rispondere con un pugno al mio saluto. Su regolarità di questo ordine noi tutti facciamo assegnamento per il nostro orientamento culturale.

Sfortunatamente, il numero di tratti e regolarità socioculturali è molto elevato. Basterebbe che mettessimo insieme tutti i regolamenti, le leggi, le ordinanze e i costumi ai quali è sottoposto un cittadino di Bordeaux o di Chicago, aggiungendovi una lista dei suoi doveri religiosi insieme a un esemplare del galateo vigente nell'una o nell'altra città, e avremo ottenuto un'opera ben più cospicua di quella che trattasse dell'universo fisico in tutti i suoi aspetti. Ciò sembra indicare che l'orientamento in qualsiasi cultura è molto più difficile dell'orientamento nell'ambiente fisico, ma anche che è più difficile orientarsi in seno a una cultura ricca di tratti, come la cultura francese, che in seno a un ambiente culturale più semplice, povero di tratti, come quello dei Sedang della penisola malese. Ora, secondo la mia ipotesi di base, proprio questa *difficoltà di orientamento* provoca i disturbi funzionali nell'uomo, in possesso di una cultura, e ne impedisce l'insorgenza spontanea nell'animale, privo di questa facoltà. A fini pratici, la constatazione che non esistono vere schizofrenie nelle società primitive – salvo quando queste ultime sono sottoposte ad un'acculturazione brutale che comporta, necessariamente, una moltiplicazione dei tratti senza una coordinazione *immediata* dei nuovi elementi con quelli preesistenti – ci permette di concludere che deve esserci un rapporto funzionale tra l'elevata frequenza della schizofrenia nelle culture evolute e i problemi di orientamento. Esamineremo questa spiegazione (solo parziale, beninteso) sulla base, innanzitutto, della partecipazione dell'individuo alla propria cultura.

Le capacità dell'uomo non sono illimitate. Il fisico più brillante può ignorare quasi del tutto la filologia e la giurisprudenza. Ciò conduce al fatto, perfettamente dimostrabile, che tutte le razze possiedono press'a poco lo stesso grado di intelligenza.

Tuttavia, per rispondere a coloro che continuano a sostenere, ancora nel 1970, un'opinione contraria, sono pronto a formulare il mio punto di vista in modo più sfumato, sebbene io sia in netto disaccordo, per quanto mi riguarda, con le loro vedute. Supponiamo – unicamente a fini argomentativi – che la razza bianca sia più intelligente di quella boscimana. Questa ipotesi non permette di postulare una relazione semplice e diretta tra il grado di sviluppo di una cultura, e l'intelligenza "innata" dei *portatori* di questa cultura, per la semplice ragione che perfino un australiano o un boscimano può imparare a vivere nella società moderna. Si è dunque costretti ad ammettere che, indipendentemente dalla differenza tra l'intelligenza dei "bianchi" e quella dei boscimani, quest'ultima non è così importante come la differenza tra la cultura moderna e la cultura boscimana. Ne consegue che il biologo più brillante partecipa alla cultura moderna in misura minore rispetto a quella in cui un boscimano intelligente partecipa alla cultura boscimana (e questo è scontato per ogni etnologo che abbia lavorato sul campo). È raro trovare un informatore indigeno di media intelligenza che non sia capace di fornire indicazioni abbastanza soddisfacenti su tutti gli aspetti importanti della sua cultura e forse persino sui suoi aspetti relativamente secondari. In compenso, chiunque studi la cultura francese si vedrà spedito ad ogni pie' sospinto dallo specialista. Inoltre, sebbene le culture indigene abbiano anch'esse i loro specialisti (sciamani, fabbri, ecc.), la totalità del loro sapere non è *interamente* fuori dalla portata dell'indigeno medio. Chiunque conosca la storia della scienza, sa che certi uomini, come Aristotele, hanno abbracciato l'insieme delle conoscenze della loro epoca. L'ideale umanistico – che fu anche degli Enciclopedisti e, più tardi, del "Genio universale" – è oggi scomparso, semplicemente perché esso è divenuto ormai irrealizzabile. Il numero dei tratti culturali che compongono la civiltà moderna si è accresciuto assai più rapidamente delle capacità mentali della razza "bianca" durante il medesimo lasso di tempo.

Una delle differenze fondamentali tra il primitivo e l'uomo moderno è la conoscenza molto ampia che il primo ha della propria cultura tribale, mentre l'uomo moderno conosce solo un segmento ristretto della propria. Questo stato di cose si esprime anche sul piano sociale (vedere più avanti la discussione sulle cerimonie di iniziazione).

Nella mia maniera di formulare questo problema ho applicato la definizione di Mach, secondo la quale ogni esperienza consiste nel mantenere costante un numero *n* di fattori e nel farne variare un altro o parecchi altri. Così facendo, non credo di aver semplificato eccessivamente il problema.

Esaminerò ora lo sviluppo e la socializzazione del bambino dapprima nella società primitiva, poi in quella moderna. Ogni bambino primitivo possiede un padre e una madre biologici. Il fatto che la cultura indigena riconosca questa parentela biologica o, al contrario, pretenda (394) di negarla, non cambia in nulla la situazione, importa soltanto il fatto che ci sono sempre un uomo e una donna verso i quali il bambino ha certi doveri e dai quali può attendersi certe cure. L'insieme di questa serie di obbligazioni reciproche può esprimersi attraverso l'analisi funzionale dei rapporti di parentela. Malinowski e molti altri hanno insistito sull'importanza di questo gioco di obbligazioni reciproche (326). Oltre ai suoi genitori biologici, il bambino primitivo ha talvolta anche un'altra serie di genitori, verso i quali ha certi obblighi e dai quali può attendersi certe cure analoghe a quelle implicite nel rapporto genitore-figlio. Linton (302) attribuisce molta importanza al fatto che, in numerose comunità primitive, il bambino piccolo può, quando ha fame, rivolgersi a un numero abbastanza vasto di donne dalle quali può ragionevolmente sperare di essere allattato. Presso i Mohave (95), la nonna materna di un lattante orfano di madre subisce un trattamento galattopoietico, spesso efficace persino se ha superato la menopausa, il quale le permette di allattarlo. Inoltre, in numerose comunità primitive è il fratello della madre (lo zio materno) a detenere l'autorità effettiva. Tutto ciò concorre ad una dispersione precoce dei legami libidici e anche degli antagonismi (86) che caratterizzano in modo quasi esclusivo i rapporti tra genitori e figli nella nostra società occidentale. Se si ammette che la libido e l'aggressività del bambino non sono illimitate, si capisce perché, in molte società primitive, non si trova questo groviglio di sottocorrenti cariche di affettività caratteristico della famiglia moderna composta da un piccolo numero di individui strettamente apparentati[4]. Proprio questa dispersione affettiva evita la formazione di conflitti intensi e rende comprensibile l'atteggiamento generalmente aperto e ragionevole di molti bambini primitivi nei confronti degli estranei, senza che sia necessario attribuire loro virtù nascoste. Dal punto di vista funzionale, il bambino primitivo spesso non ha una sola madre (o un solo padre) ma una madre numero 1, numero 2, numero 3 (o un padre numero 1, 2, 3, e così via…). Questa osservazione conferisce un nuovo significato ai cosiddetti sistemi "classificatori" di parentela dove si utilizza uno stesso appellativo – "madre" – per indicare la madre, la sorella e persino la cugina della madre. Credere che l'indigeno sia *incapace* di distinguere la madre numero 1 (biologica) da quella numero 2 e numero 3 (zia e cugina materne), significherebbe considerarlo infinitamente più ingenuo di quanto sia in realtà. Questa terminologia implica soltanto una similitudine tra i rapporti che il bambino intrattiene con i differenti membri di questa classe di individui riuniti sotto il termine comune (a connotazione relazionale) di "madre". Tutto quanto è stato detto a proposito delle "madri" è vero anche per i "padri", per i "fratelli" e così via. *Nessuna estrapolazione interviene in questo genere di situazione.* Il bambino non "generalizza" dalla madre numero 1 alla madre numero 2 ecc. Egli percepisce il suo rapporto con la classe di individui da lui designata con il nome di madre a un bassissimo livello di astrazione. Proprio come accade anche da noi, solo nei casi patologici l'antagonismo contro la madre numero *x* si estende a tutte le altre madri.

La socializzazione consiste in un progressivo sciogliersi dei legami tesi e caricati di aggressività tra il bambino e i membri della sua famiglia ristretta (biologica). Ora, abbiamo visto che questo tipo di rapporto è abbastanza raro nella società primitiva. Ne risulta che il bambino stabilisce in un'età relativamente precoce moderati rapporti – positivi o negativi – con una porzione importante di individui che compongono il suo universo sociale, trovandosi di conseguenza ben preparato, almeno sul piano affettivo, ad assumere ben presto le proprie responsabilità come membro effettivo del gruppo. In altre parole, conosce molti individui, tanto affettivamente che intellettualmente, giacché il suo universo sociale non è mai stato limitato, come è invece il caso dei bambini occidentali, alla cerchia ristretta dei genitori e degli amici intimi. Probabilmente sta proprio qui la spiegazione di quella obbedienza quasi automatica al costume, la quale lascia tanto perplessi gli etnologi. Nell'ambito delle conoscenze concrete, il bambino primitivo apprende molto presto i rudimenti della maggior parte delle tecniche, delle pratiche e delle ricette tradizionali. A 5 o 6 anni le bambine sono già delle perfette donne di casa e a dodici anni, i bambini hanno magari una o più spedizioni guerresche al loro attivo. Anche l'adolescente primitivo è orientato in maniera più o meno completa e soddisfacente in tutti i settori del suo ambiente socioculturale. Egli è pronto a diventare, sia affettivamente che intellettualmente, membro delle tribù a tutti gli effetti. Ciò potrebbe anche spiegare perché, in molte società semplici, l'età della maturità legale sia tanto bassa. Certo, il bambino può acquistare un ulteriore sapere supplementare (proprio come si può scoprire qualche nuovo aspetto di un percorso già familiare a forza di passarci e ripassarci) e può annodare nuovi legami affettivi; ma le conoscenze acquisite in seguito, questo è il punto essenziale, sono già implicitamente contenute nella mappa cognitiva – nel senso di Tolman (442) – del territorio socioculturale che ha imparato a conoscere molto presto nel corso della sua esistenza. Il rifiuto di questa interpretazione comporta l'abbandono di tutte le teorie che postulano l'esistenza di modelli culturali e di una coerenza strutturale di tutte le culture.

Ora, in termini metaforici, nessun uomo può conoscere più di, diciamo, mille piante di cocco, una per una. Se queste mille piante sono sparpagliate sull'isola abitata dalla sua tribù e ne costituiscono l'unica vegetazione, basta che egli conosca *ciascuna* di queste piante, per sapere anche tutto quello che c'è da sapere su questa regione così poco alberata. Se alla pianta di cocco si sostituisce l'*elemento culturale*, e alla regione geografica il *territorio socio-culturale*, si dà un significato concreto alla tesi enunciata prima, secondo cui l'adolescente primitivo è pienamente orientato in seno a quello che costituisce attualmente, e forse costituirà per sempre, il suo universo. In *questo universo* non potrà mai essere disorientato. Potrà conoscerne un settore meglio di un altro ma, se dovesse un giorno abbandonare all'improvviso il suo mestiere di fabbro e diventare vasaio o lasciare il villaggio natale per andare a vivere in uno vicino, potrà adattarsi immediatamente (a un livello molto basso di astrazione e di estrapolazione) alla nuova situazione, *sufficientemente* simile al suo ambiente originario da non scatenare in lui quella forma di disforia che scaturisce dal disorientamento. Si potrebbe evidentemente supporre che i riti di iniziazione, i quali comportano spesso dure prove fisiche, provochino sconvolgimenti psicologici profondi nell'individuo che ad essi è sottoposto. I fatti non sembrano sostenere una tale ipotesi, giacché se vi è sconvolgimento, quest'ultimo non comporta apparentemente alcun *disorientamento culturale* nell'iniziato[5]. In generale, lo *status* sociale è definito molto chiaramente nelle società primitive; i doveri e gli obblighi sono più o meno ben noti a *tutti* i membri della tribù. Il fatto di assumere un nuovo *status*, o di passare a una nuova classe d'età, non produrrà alcun disorientamento (36). Si obietterà forse che il rituale iniziatico comporta spesso la rivelazione di "segreti" ai nuovi iniziati. Sfortunatamente per questa argomentazione, tali "segreti" sono spesso di natura essenzialmente *negativa*. Un esempio tipico di questo genere di segreti ci è fornito da alcuni indiani della costa nord-occidentale degli Stati Uniti, presso i quali il grande segreto rivelato all'iniziato è che *non vi sono segreti*. L'iniziato potrà magari essere sconvolto da questa rivelazione, ma non disorientato.

Non c'è affatto bisogno di negare che il passaggio dalla condizione di adulto a quella di anziano raramente avviene senza scosse persino nelle società primitive. Secondo Linton (300), ecco come l'indiano comanche affronta questa situazione: se è stato un guerriero scadente, si sentirà sollevato dal fatto di poter diventare ciò che la cultura comanche esige da lui: un anziano dolce e saggio; se si è fatto onore in combattimento, accederà al rango degli anziani abbastanza circonfuso di gloria da potersi adattare al suo nuovo *status* senza troppa amarezza; solo il guerriero mediocre manifesterà il suo risentimento diventando uno stregone e, spinto dall'invidia, attenterà magicamente ai giovani guerrieri che incominciano a farsi onore sul campo di battaglia. Insomma, nella società comanche, come in molte altre società primitive, i diritti e i doveri delle varie classi d'età sono così diversi e ben conosciuti che quasi ogni individuo è certo di trovare almeno una fase dell'età adulta confacente al proprio temperamento. Per chi non trova nulla, rimane ancora la risorsa – da noi esaminata più avanti – di diventare sciamano (cfr. anche cap. I).

Una delle caratteristiche più importanti della vita primitiva è l'assenza di quel "rifiuto di diventare grande" così comune nella nostra società e tanto ammirevolmente descritto nel romanziere Peter Mendelssohn. Tra i primitivi si insegna con insistenza al bambino, fin dalla sua più tenera età, quali sono i vantaggi dello stato adulto. Questo fatto è reso manifesto dalle implicazioni sociali dei tabù alimentari in vigore presso gli Arunta. I bambini arunta sono sottoposti ad un certo numero di tabù alimentari (439). Se li trasgrediscono, non vedranno comparire i segni somatici di quella maturità fisica che, appunto, li libera da tali sgradevoli restrizioni (i seni della ragazza non aumenteranno di volume, il sistema pilifero del ragazzo – barba e peli pubici – non crescerà) e rimarranno eternamente sottoposti a questi tabù. Anche se Mead (333) ha segnalato che a Samoa "il bambino deve guardarsi dal comportarsi in un modo superiore alla sua età", non menziona comunque alcun "rifiuto di diventare grande". A parte certi *status* speciali, come quello che i Tanala (296) riservano al transvestito e disponibile per chi sia sessualmente inadeguato o quello dello sciamano in varie culture (133), la società primitiva dispone di ben poche posizioni marginali dedicate a quanti volessero permanere in una condizione infantile.

Eppure, l'età in cui il bambino primitivo viene iniziato è di solito un'età critica. Infatti, l'iniziato non accede soltanto ad una nuova e più ampia vita sociale, ma anche il suo corpo, in piena pubertà, manifesta esigenze nuove – sessuali o di altro genere – di modo che l'adolescente deve adattarsi non soltanto a un nuovo *status* sociale, ma anche ad una nuova organizzazione fisiologica (147). Tuttavia, nemmeno la maturità sessuale comporta *alcun disorientamento* (da non confondere con una *paura* socialmente prescritta o puramente nevrotica), giacché la maggioranza della tribù non ha il mito della cicogna – o altri simili – *ad usum Delphini*. Ciò spiegherebbe in parte l'essenza di un periodo di latenza presso numerosi primitivi nei quali il passaggio dall'erotismo infantile all'erotismo adulto avviene generalmente senza ostacoli psicologici.

Questa constatazione ci conduce a prendere in esame anche la verginità e la continenza. Róheim (392) riferisce che gli Australiani considerano una vergine un essere *alknarintja* – demoniaco, selvaggio, non addomesticato e quasi sacro (nel senso in cui lo intende Durkheim, cioè: sacro e pericoloso); bisogna dunque che ella sia deflorata (e in taluni gruppi, violentemente deflorata) perché possa diventare membro di diritto della tribù. Tra i Mohave (85), parimenti, soltanto dopo il matrimonio i gemelli cessano di essere visitatori di passaggio e diventano uomini come tutti gli altri. In questo senso, la continenza – religiosa o di altro genere – può interpretarsi come una fissazione ad uno stadio di infantilismo non socializzato. Ho dimostrato altrove (83) che l'incesto è proibito poiché compromette la coesione sociale. Questa concezione è abbastanza vicina a quella di Freud e di Zuckerman (472) che fa della sessualità il fondamento della vita sociale. Di fatto, una ipervalorizzazione della verginità sembra incompatibile con l'esistenza di riti di pubertà; sembra quasi che la deflorazione sancisca, a livello motorio, ciò che i riti puberali sanciscono a livello endocrino: l'accesso a una sessualità adulta.

In nessuno stadio della sua esistenza il primitivo rischia di rimanere disorientato, almeno fino a quando non venga lacerato troppo brutalmente il tessuto della sua cultura e si attenti al destino della sua tribù. Presso molti primitivi il bambino è, almeno intellettualmente, un "piccolo uomo" il quale, in ragione della struttura relativamente semplice del suo ambiente culturale, può, in tutta sicurezza, estrapolare dal familiare a ciò che è meno familiare. Di fatto, perfino il suo comportamento giovanile è spesso considerato innanzitutto come un comportamento adulto *incompleto* (150).

Questa situazione ha chiaramente così pochi rapporti con quella dominante tra noi che una breve e parziale enumerazione delle differenze basterà per i nostri scopi. Nella nostra società non v'è dispersione dei legami libidici e degli antagonismi, ma, al contrario, limitazione ad una cerchia ristretta di genitori e di amici intimi. La diffusione affettiva sopraggiunge soltanto tardivamente e la socializzazione si accompagna a numerosi sconvolgimenti. Di qui, probabilmente, il proverbio francese: "non si può piacere a tutti ed anche al proprio padre". Al bambino moderno viene insegnato ad adattarsi ad esigenze e privilegi ristretti, specifici e spesso persino idiosincrasici. Le sue numerose "zie" agiscono verso di lui non come una *classe* di zie, ma come un gruppo eteroclito di individui, sebbene il linguaggio suggerisca una identità relazionale *inesistente*. Si insegna così bene al bambino ad *essere* un bambino che egli fatica non poco a *smettere* di essere un bambino. La puerilità è artificialmente prolungata dai genitori troppo teneri o troppo tirannici, i quali, gli uni come gli altri, temono di vedere diventar grande il loro "bebè". Questa è la ragione per la quale tra gli schizofrenici esiste una grande percentuale di "bambine pure e remissive" e di "cocchi della mamma". L'incidenza della verginità, sia maschile che femminile, è molto più elevata tra gli schizofrenici che nel resto della popolazione.

Infine, per incoraggiare il prolungamento della puerilità al di là della stretta durata normale, si dipinge sistematicamente la vita adulta come fatta di dolore, oltre che di fatica estenuante, e l'infanzia come un'età dell'oro (120). A quanti schizofrenici e adolescenti suicidi non si è mormorato che "il toro nero della vita ti sventrerà fin troppo presto". Il rifiuto di crescere è un tratto particolarmente caratteristico della nostra società, al punto tale che la maggior parte di coloro i quali *non hanno vissuto* tra i primitivi sono ben lontani dal sospettarlo.

L'artificio che rende la maturità legale sempre successiva a quella sessuale e intellettuale, è collegato strettamente alla complessità della vita civilizzata, anche se questo ritardo talvolta si manifesta proprio nei settori più arretrati di una società complessa – per esempio, nell'Irlanda rurale (19, 20). L'età a cui si accede al rango di membro effettivo di una comunità, apparentemente, è in funzione della complessità totale di questa cultura. Sin quando non accedono alla maturità legale, il bambino e l'adolescente vengono preparati non alla vita ma all'esercizio di un mestiere. Ciò spiega perché le nazioni occidentali mostrino una normalità relativa nell'ambito professionale e una spaventosa puerilità in tutto ciò che riguarda la vita e i problemi sociali più vasti.

Il problema delle complessità strutturali

Questo problema è legato solo empiricamente alla "ricchezza" differenziale di una certa cultura in rapporto ad un'altra. In teoria, è possibile immaginare una cultura a struttura complessa e tuttavia povera di tratti culturali, così come una cultura a struttura semplice ma ricca di tratti culturali. Tutto questo è possibile a dispetto del fatto che la fonte della ricchezza di tratti di una cultura è proprio il contesto multiplo in grado di conferire a ciascun tratto (cap. XVI) una varietà di significati, i quali ultimi sono anch'essi, a loro volta, dei tratti culturali[6].

Analizzerò adesso la natura e la complessità della civiltà occidentale. Il primitivo *può* essere cosciente dell'organizzazione generale del suo ambiente socioculturale e di fatto lo *è*; ciò accade precocemente poiché questo ambiente è strutturato in modo tale da lasciarsi comprendere nella sua *totalità* a un livello relativamente basso di astrazione, attraverso un processo di estrapolazione dal familiare al meno familiare; e dico espressamente *meno familiare* piuttosto che *sconosciuto*.

L'uomo moderno deve fronteggiare una situazione ben più ardua. È molto difficile scoprire nella sua globalità il modello di base americano che sottende un ambiente socioculturale complesso e capace di contenere strutture tanto diversificate: dalle grandi università alle etnie analfabete (Cajuns), dalle lussuose proprietà dei quartieri residenziali di New York ai tuguri di Chicago e alle fattorie dello Wyoming. Per l'osservatore superficiale questi sottogruppi della vita americana hanno poco in comune; in termini matematici si dirà che sono invarianti soltanto sotto alcuni aspetti. È dunque impossibile estrapolare efficacemente a partire da uno qualunque di questi modelli secondari verso altri modelli… soprattutto quando ci si colloca al basso livello di astrazione che è quello di cui è capace l'uomo comune. Così, questo modello generale – e molto astratto – non potrebbe essere espresso mediante un'azione drammatica capace di fornire materia ad un'opera letteraria; ciò spiega perché il "grande romanzo americano" non è stato ancora scritto e non lo sarà probabilmente mai[7]. Infatti, affinché il modello americano *generalizzato* giungesse ad emergere da un conglomerato di aneddoti disparati, dovrebbe raggiungere un livello di astrazione che lo renderebbe inadatto a servire come materiale letterario (fosse anche a una "grande" letteratura). Una organizzazione così complessa non si manifesta a livello pittorico, obiettivo (equivalente dei modelli meccanici nella teoria fisica classica), ma soltanto a livello delle unità inferenziali astratte e degli schemi concettuali (che corrisponderebbero a ciò che Bridgam (51) chiama modelli matematici). Nello stesso senso, per la prima teoria quantistica l'elettrone *era* una palla di elettricità mentre oggi – 1939 – *è* un'equazione differenziale (Dirac).

Vorrei suggerire, a questo proposito, che la grandezza della tragedia antica dipende direttamente dalle dimensioni ristrette della città greca e dalla relativa semplicità della sua organizzazione che poteva riflettersi tutta in un'azione drammaturgica coinvolgente un pugno di personaggi. Per seducente che sia non posso approfondire questa ipotesi nel presente contesto.

Quanti di noi cercano ancora di orientarsi attraverso la folta giungla della cultura moderna, avendo come unico punto di riferimento il modello socioculturale del quartiere in cui sono cresciuti, mentre nessuno si sognerebbe di intraprendere un viaggio da Parigi a Vienna (Austria) avendo come unica carta geografica una mappa delle strade di Vienna (Isére)? Infatti, la mappa di Vienna (Isére) è tracciata ad un livello di astrazione molto basso e non appena cercassimo di fare un'estrapolazione, partendo da questa carta, per orientarci sull'intera Europa, ci ritroveremmo di certo fuori strada. Di converso, la mappa dell'Europa è tracciata a un grado di astrazione molto più alto e solamente gli elementi più salienti della pianta di Vienna (Isére) vi figurano. Sfortunatamente, durante tutta la sua esistenza, l'uomo comune si vede imporre la nozione che la sua città natale è l'ombelico dell'universo. Di qui la sua pretesa di comprendere l'universo in funzione di questo ipotetico "ombelico", anziché cercare di raggiungere un grado di astrazione più elevato che gli permetterebbe di scoprire la struttura complessiva di questo universo, del quale questo ombelico è soltanto una sottostruttura, un segmento funzionale. Un esempio tratto dall'ambito giuridico chiarirà il problema: la Costituzione degli Stati Uniti d'America è il modello che sottende non soltanto quella di ciascuno stato federato ma persino le ordinanze dei sindaci, e così via. Ogni legislazione, sia essa legge federale o solo legge statale, così come ogni ordinanza amministrativa, sono abrogate automaticamente quando la Corte Suprema le dichiara incostituzionali. Dire che una legge è incostituzionale equivale a dire che essa è, per certi aspetti fondamentali, *non* invariante in rapporto alla Costituzione. Ora, sebbene le cose stiano così, sfido l'estrapolatore più abile e l'avvocato più sottile a ricostruire la Costituzione degli Stati Uniti, unicamente per *estrapolazione*, partendo da un'ordinanza municipale riguardante la nettezza urbana, giacché questi due testi non sono a un medesimo livello di astrazione. Sfido anche questo avvocato a ricostituire per estrapolazione le leggi dello Stato della Virginia riguardanti la repressione del vagabondaggio, partendo unicamente da quelle dello Stato di California riguardanti gli incendi dolosi, e ciò nonostante il fatto che questi due testi di leggi si collochino a un medesimo livello di astrazione. In compenso, ogni buon etnologo può, partendo dal resoconto dettagliato di *una sola* cerimonia importante, costruire un ritratto relativamente fedele del resto di questa cultura e inferirne le strutture principali, senza ricorrere né a dati comparativi né alle proprie conoscenze generali dell'area culturale in questione[8]. In questo caso, un ragionamento per estrapolazione è di solito sufficiente, giacché le culture primitive sono sintetizzate a un livello d'astrazione abbastanza basso.

In breve, il primitivo conosce la disposizione di tutti gli alberi contenuti nella sua isola che ha alberi *radi*, mentre l'uomo moderno conosce, tutt'al più, la disposizione di tutti gli alberi di un'area limitata del suo continente ricoperto da *folte* foreste. Il primitivo può dunque percorrere completamente la sua isola senza sentirsi mai disorientato; l'uomo moderno può a mala pena uscire dal suo quartiere senza rischiare di perdersi.

Ma c'è di più. L'uomo moderno non è sicuro nemmeno quando sta tappato dentro il suo quartiere; il progresso verrà a cercarlo persino nella sua fattoria del Cantal, nella sua sontuosa proprietà di Neuilly o in fondo al suo laboratorio...Infatti, il quartiere in cui è cresciuto non è più quello in cui egli vive "ancora" attualmente. La radio, i problemi sociali, le complicazioni internazionali penetrano insidiosamente al di là degli alti muri che cingono il suo giardino; i cartelli indicanti "proprietà privata" non possono nulla contro questa subdola invasione. L'uomo moderno vive su di una scala mobile: non può mantenere la propria posizione costante in rapporto ai *muri* se non correndo rapidamente all'indietro e modificando di conseguenza la propria posizione in rapporto ai *gradini* della scala. La scala mobile del primitivo progredisce, al contrario, assai meno velocemente. Sia che lo chiamiamo "progresso" sia che lo chiamiamo "radicalismo", esiste un processo di cambiamento dinamico che né l'individuo né la nazione e nemmeno le forze congiunte del mondo intero potrebbero contrastare. Insorgere contro questi cambiamenti non è più ragionevole e più efficace di quanto lo fossero le proteste elevate da Voltaire (in nome della "Ragione"!) contro il terremoto di Lisbona (450).

Possiamo rifiutarci di riconoscere il cambiamento avvenuto nel nostro "quartiere"; possiamo continuare ostinatamente ad estrapolare dal quartiere, quale l'abbiamo conosciuto nel 1916, a quello del 1970[9]. Ed anche quando l'abbiamo lasciato per andare a vivere in un altro quartiere, possiamo persistere a estrapolare dal nostro vecchio quartiere al nuovo. Se viviamo in una cultura semplice, il cui ritmo di cambiamento è relativamente lento, avremo delle possibilità di "cavarcela", procedendo in questo modo; ma nella cultura moderna non ci rimane che diventare schizofrenici. Il rifiuto di datare e, in termini generali, di identificare con vari strumenti l'ambiente socioculturale, o di altro genere, in cui viviamo (rifiuto associato alla tendenza di orientarsi in questo ambiente attraverso un'estrapolazione, a basso livello di astrazione, che parte dall'ambiente originario), testimonia una valutazione scorretta della realtà che può avere conseguenze disastrose. Nella nostra civiltà complessa e cangiante, si paga questa valutazione scorretta della realtà con la schizofrenia.

Il problema della schizofrenia come "psicosi sociale" è tutto contenuto nel seguente aneddoto: un centro di ricerche che desidera mandare una spedizione scientifica al Polo Nord invia preliminarmente una missione di ricognizione, incaricata di assicurarsi delle risorse naturali del paese che sarà attraversato dalla spedizione. Avendo percorso 800 Km in direzione nord, i membri della missione tornano indietro e presentano un rapporto statistico circostanziato secondo cui, *procedendo per estrapolazione* dalla loro concreta esperienza di viaggio, la spedizione troverà un'osteria ogni 500 metri fino al Polo Nord.

Ogni caso di schizofrenia di cui sono venuto a conoscenza – implicitamente o esplicitamente – conteneva segni manifesti di disorientamento in un ambiente socioculturale in via di mutazione. È in questo modo che ho potuto aiutare un oligofemico catatonico a orientarsi in seno alla società, insegnandogli *innanzitutto* a orientarsi nell'universo sociale limitato costituito dalla corsia in cui si trovava ospedalizzato; ciò gli permise alla fine di lasciare l'ospedale e di riprendere una vita indipendente dopo anni di ricovero (91). Alla luce di queste considerazioni, gli studi fatti a Chicago sulla distribuzione differenziale della schizofrenia nelle zone urbane stabili o disorganizzate acquistano un significato nuovo (179). Parimenti, se si ammette con Linton (295) che la guerra del 1914 aveva creato una nuova sottocultura (la cultura delle trincee), si possono considerare in una prospettiva nuova le guarigioni quasi miracolose di numerosi soldati schizofrenici attestate da Nolan D.C. Lewis (292); guarigioni che intervennero immediatamente dopo la firma dell'armistizio del 1918. Infatti, con la fine dello stato di guerra, l'area socioculturale in cui questi soldati erano incapaci di orientarsi era semplicemente scomparsa. Anche Dhunjibhoy (155) già dal 1930 indicava che, almeno fino a quell'epoca, solo gli Indù vissuti oltremare o in seno a comunità indiane fortemente europeizzate, erano colpiti dalla vera e propria schizofrenia. Nel quadro di riferimento in cui ci collochiamo, le nevrosi di guerra, da prigionia, da migrazione e altre dello stesso tipo possono essere tutte considerate come prodotti di un orientamento scorretto.

Sebbene la schizofrenia sia provocata da tentativi inefficaci di adattarsi ad un ambiente in via di trasformazione, questo ambiente in se stesso non potrebbe essere la *causa* della schizofrenia. Esso può provocare soltanto un tipo speciale di adattamento. Di regola, si può predire la natura dell'adattamento di cui si rivelerà capace un individuo solo se si è in grado di valutare correttamente le sue capacità di astrazione.

Probabilmente mi si obietterà che – secondo la scuola di Kretschmer – la personalità schizoide è assai meticolosa e molto portata alla teorizzazione. Si tratta, allora, di sapere con precisione *a quale livello* si svolge questa riflessione teorica. L'estrapolazione è certamente un processo teorico, ma non è quello che conviene applicare a un ambiente culturale complesso, in corso di trasformazioni rapide. Questa propensione a teorizzare alla quale si riferisce la scuola di Kretschmer, sempre abbastanza imprecisa nella sua terminologia, è, a mio avviso, nient'altro che la tendenza dello schizofrenico a estrapolare (e *unicamente* a estrapolare). Si può anche obiettare che lo schizofrenico è spesso molto intelligente. Se non lo fosse, non tenterebbe di teorizzare (estrapolare) e non cercherebbe di utilizzare mappe cognitive per orientarsi. Ciò che importa nel presente contesto, è il fatto che le sue "carte" sono scadute o inutilizzabili perché rappresentano un altro territorio. Persone ritenute stupide riescono talora a sfuggire alla schizofrenia, o mettendosi una benda sugli occhi per non vedere che il mondo intorno a loro è cambiato o fermando ogni passante per chiedergli la strada. Basta pensare a questo proposito alla estrema "disponibilità" dei maniaco-depressivi i quali reagiscono senza discernimento a *tutti* gli stimoli provenienti dal loro ambiente. In termini più semplici, diremmo che l'individuo dotato di una cosiddetta "intelligenza" media, il quale non abbia imparato a valutare la realtà in modo obiettivo e non sia più abituato a maneggiare le grandi astrazioni, si trova nella stessa situazione di un barbiere esperto a cui venga richiesto di radere una statua di marmo con un comune rasoio. La cosa non è possibile, sebbene tutto il nostro sistema sociale si sforzi di farci credere che lo sia. C'è qualche cosa di radicalmente falso nel modo di percezione della realtà da parte di una società, i cui giornali riportano in prima pagina il "Trionfo di Épinard nel Gran Premio" e relegano in fondo a pagina 2 una carestia in India che ha fatto 20.000 morti. Allora affermo che la civiltà moderna *non soffre tanto della dittatura e delle rivoluzioni quanto di una forma di schizofrenia socio-politica ed economica*[10], dovuta ad una mancanza di realismo e ad estrapolazioni affrettate.

Nelle pagine precedenti ho potuto dare l'impressione di considerare il primitivo come totalmente orientato nel suo ambiente, almeno per tutto quanto riguarda le cose della vita pratica. Ciò non è rigorosamente esatto; il disorientamento del primitivo riguardo ad un certo segmento della sua realtà totale fornisce finanche l'indicazione principale sulla natura della schizofrenia. Persino nella vita primitiva si realizzano situazioni che non si lasciano immediatamente e totalmente comprendere per estrapolazione o per sola analogia. Questo è per esempio il caso del "movimento" delle stelle e del sole, delle fasi della luna e, in generale, di tutto quell'ordine di fenomeni che il primitivo iscrive nella categoria del sovrannaturale poiché trascendono l'ambito nel quale può totalmente orientarsi per sola estrapolazione. Proprio in questo senso Senofane (466) ha potuto dire che l'uomo forgia gli dèi a propria immagine e somiglianza. L'ordine "naturale" dell'organizzazione tribale arriva fino a includere, come Durkheim (166) ha dimostrato, gli animali, i vegetali, persino esseri e oggetti inorganici, finanche lo stesso *pantheon*. Questo tipo di estrapolazione è all'origine del totemismo, della dottrina della partecipazione mistica e di molte altre modalità di pensiero primitive e arcaiche.

Di tanto in tanto, tuttavia, anche il primitivo è consapevole del fallimento di questo modo di pensare e sente di non essere interamente orientato in seno al mondo sovrannaturale. Ho fatto notare altrove (80) che i Sedang si rendono benissimo conto che l'oracolo può sbagliare. Eppure continuano a praticare la divinazione "perché essa ci rassicura". Nello sforzo di adattarsi a questo mondo sovrannaturale, il primitivo elabora una serie di rituali, di credenze, di modalità di ragionamento (socialmente accettabili eppure irrealistiche) che lo spingono a credersi perfettamente orientato in questo mondo. Ora, le modalità di pensiero e di ragionamento che Storch chiama *primitivo-arcaiche* (438) *e che scopre anche nella schizofrenia, appartengono tutte a questa classe di pseudo-orientamento (socialmente stabilito) in un mondo sovrannaturale*. Tutta la mia teoria e l'essenza della mia argomentazione si basano su questa constatazione. Come è stato sottolineato da Kroeber (272), il primitivo non è *sempre* prelogico. Egli agisce in maniera perfettamente oggettiva quando è alle prese con problemi ordinari che è capace di risolvere. Soltanto in situazioni che comportano una certa quantità di stress (o di disorientamento) egli giunge ad agire e ragionare prelogicamente, cioè con l'aiuto del "processo primario" freudiano.

All'inverso, Lévy-Bruhl ha ripetutamente sottolineato che anche l'uomo moderno, talvolta, agisce e ragiona in maniera prelogica. A giudicare dagli esempi da lui citati, sembra avere almeno implicitamente affermato che, anche nel caso dell'uomo moderno, questo pensiero prelogico affiora soltanto in situazioni gravi, capaci di provocare fenomeni di disorientamento e di stress emotivo.

Le stesse considerazioni valgono per l'analisi fatta da Freud (203) delle similitudini fra condotte primitive e condotte nevrotiche. Gli esempi primitivi che egli invoca appartengono soprattutto all'ambito dei tentativi culturali di manipolare efficacemente il sovrannaturale cioè il dominio nel quale il primitivo è disorientato. Se il comportamento schizofrenico e il contenuto dei sogni sono dei ritorni all'"arcaico", allora il segmento del comportamento arcaico culturalmente determinato, al quale regredisce lo schizofrenico, è già in se stesso una regressione, scatenata dal disorientamento, dall'arcaico ai processi primari infantili. Non c'è, infatti, niente di nevrotico o di schizoide nella maniera di procedere del Micronesiano, quando si fabbrica delle vere carte geografiche con dei bastoncini, e dell'Indiano di California, quando raccoglie ghiande, giacché né la geografia né la raccolta delle ghiande comportano serie difficoltà di orientamento.

Nel quadro di riferimento in cui ci collochiamo, i meccanismi e, in termini generali, la sintomatologia della schizofrenia possono essere interpretati come altrettanti tentativi (individuali o collettivi) di adattarsi ad un ambiente in cui ci si trova disorientati e di neutralizzare la disforia che scaturisce da questo disorientamento.

C'è, innanzitutto, lo sforzo di negare questo stato di disorientamento; lo sforzo di rimuovere questo sentimento di essere perduti nel vasto mondo al di fuori degli alti muri che hanno protetto il nostro giardino chiuso. Come un uccello allevato in gabbia, lo schizofrenico è disorientato non appena mette piede fuori; così egli cerca disperatamente di rientrare a forza nella gabbia in cui è vissuto nel 1916, la quale non esiste più nel 1970, e di qui scaturisce la sua regressione ai modelli del 1916: la regressione propriamente schizofrenica verso i modelli infantili.

Al fine di attuare questa regressione, lo schizofrenico dovrà innanzitutto escludere dal suo mondo conscio ogni stimolo suscettibile di ricordargli che egli è nel 1970 e non nel 1916. Anche la sua reazione agli stimoli – in modo particolare a quelli che sono indicativi della data reale – andrà scemando. Inoltre, persino gli stimoli che continuano a provocare in lui una reazione non sono valutati in termini adulti e non suscitano dunque reazioni adulte. Ormai questi stimoli suscitano una reazione infantile, giacché egli li interpreta e li valuta in termini infantili (cap. II). Col tempo gli stimoli suscettibili di essere da lui accettati in termini adulti si fanno sempre più rari. Ciò spiega perché, dal momento in cui si manifesta, la schizofrenia è caratterizzata da una diminuzione del tasso di assorbimento degli stimoli nuovi e delle conoscenze nuove. Lo schizofrenico è ben presto ridotto ad operare unicamente con ricordi e stimoli suscettibili di essere interpretati in termini infantili, e persino di essere deculturati (cap. II). Sebbene alcuni schizofrenici non abbiano un vero e proprio delirio sistematizzato, il loro modello di comportamento è tuttavia perfettamente strutturato nella misura in cui è *sistematicamente* irrealistico e infantile. Lo schizofrenico è sistematico anche nella sua maniera di ostinarsi a considerare l'estrapolazione come il solo mezzo di comprendere il mondo. Si concluderà dunque che lo schizofrenico attribuisce più importanza a un *metodo* che a un *sistema*: ciò spiega in parte, d'altronde, la meticolosità di molti schizoidi.

Il confronto tra l'ostinazione dello schizofrenico a utilizzare un solo metodo (attualmente del tutto inadeguato) per esplorare e sistematizzare le conoscenze, metodo che sfocia in una visione profondamente scompaginata del mondo (in un sistema delirante), e la versatilità del paranoico per il quale tutti i metodi sono buoni, purché portino acqua al suo mulino (purché alimentino il tema centrale del suo delirio), questo confronto fa risaltare utilmente il contrasto tra i due atteggiamenti.

C'è senza dubbio un rapporto tra l'adozione di un solo ed unico (e infallibile) metodo di esplorare e di percepire il mondo, e la relativa intelligenza del giovane schizofrenico. Il bambino intelligente intuisce molto presto la diversità del suo ambiente, ma questa percezione gli è data prima che egli disponga di un metodo capace di fargli esplorare, sistematizzare e valutare la realtà. Per fronteggiare questa situazione difficile, che provoca in lui una sorta di vertigine intellettuale, ricorrerà al solo metodo di cui dispone: il metodo (infantile) della estrapolazione. Un bambino più ottuso e più estroverso reagirà forse a questo disorientamento con una psicosi maniaco-depressiva, che non è un metodo "privato" ma un'alternanza di esplosioni di stati affettivi soggettivi: proprio mediante questo "metodo" egli attribuirà una (pseudo)-struttura alla realtà esterna al fine di renderla (pseudo)-comprensibile.

Quasi altrettanto importante è il fatto che, nei paesi "civilizzati", il bambino viene preparato alla vita professionale ma non alla vita *tout court*. Una specializzazione siffatta – questo restringimento del campo d'interesse e questa formazione limitata per cui l'estrapolazione costituisce un metodo di "indagine" adeguato – gli insegna che *a certe condizioni* si può maneggiare (un *segmento* di) realtà mediante una sola estrapolazione. Si sentirà autorizzato da questa constatazione ad applicare tale metodo al mondo *intero*.

Per un individuo, sfortunatamente, una cosa è considerare il mondo in una prospettiva specifica per elaborare, a un elevato grado di astrazione, uno schema concettuale corrispondente a questa prospettiva; tutt'altra cosa è una estrapolazione puntuale, a un livello molto basso di astrazione e partendo dal solo segmento di realtà che gli è familiare, estesa al resto del mondo.

Nell'ambito del comportamento questo tipo di estrapolazione provoca la formazione di *stereotipie*. Elementi disparati vengono assimilati gli uni agli altri mediante identificazioni; l'insieme è "compreso" a un livello infantile e suscita reazioni grossolane – del genere "tutto o nulla" – inoltre queste ultime sono, nel migliore dei casi, di numero molto ridotto. Si comprenderà meglio questo punto in funzione della distinzione tra sensibilità e comportamento epicritici (differenziati), da una parte, e sensibilità e comportamento protopatici (indifferenziati), quali si osservano nelle nevrosi e nelle psicosi, dall'altra parte. Questa distinzione è chiaramente riflessa nell'esempio seguente offerto da Bleuler (42): un malato al quale si domandava di suonare il piano abbassò docilmente le mani sulla tastiera, ma ritrasse le dita all'ultimo momento: sottomissione protopatica, rifiuto epicritico. Esaminerò in seguito il rapporto tra questo genere di comportamento e i fenomeni dell'ambivalenza.

Il quadro clinico del pensiero e del comportamento autistici dà l'impressione, spesso sbagliata, di un impoverimento della vita intellettuale e di una diminuzione della massa di affetto. Il paziente sembra aver ristretto il proprio universo al segmento di realtà in cui può ancora orientarsi. Nel suo ritrarsi dal mondo, egli abbandona *apparentemente* uno dopo l'altro gli avamposti che si mostrano indifendibili. Metaforicamente parlando, si infligge il supplizio della pelle cruda di un bue appena scuoiato. Sembra quasi che si sia cucito dentro questa pelle la quale, restringendosi mano a mano al calore del sole, lo riduce ad una massa inerte di vita patologicamente vegetativa. Egli sembra aver limitato il mondo in cui "vive" a un solo punto senza volume e senza "contenuto" in seno all'aggregato spazio-temporale multidimensionale[11].

Considero sbagliata questa interpretazione tradizionale. Lo schizofrenico deteriorato reagisce al mondo esterno limitando il proprio *comportamento* ad alcune reazioni rudimentali: digestione, evacuazione, respirazione. Il funzionamento del suo apparato sensoriale è, anch'esso, infantile e indifferenziato: continua a percepire la realtà ma lo fa ormai in modo infantile, vale a dire, spogliata di ogni valore e sfumatura. Quando parlo, riferendomi a lui, del tasso decrescente di penetrazione degli stimoli nel suo "organismo totale", voglio dire soltanto che il numero di stimoli *differenziati* è diminuito sebbene il campo di realtà da cui *emanano* questi stimoli non sia *affatto* diventato più ristretto. In termini metaforici, il paziente continua a vedere, ma là dove prima vedeva cavalli, uomini, tavoli ecc., ora non vede più che "oggetti". Ancor meno vede il cavallo n. 1, il cavallo n. 2… il cavallo n. n. Tutt'al più egli vede *un* cavallo, e questo cavallo è per lui l'equivalente di tutti gli altri cavalli. Parimenti, *tutte* le ombre sono malefiche, *tutti* i vegetali sono commestibili…

Sebbene abbia assimilato, prima di ammalarsi, conoscenze concrete e ricevuto impressioni normali quanto un uomo normale, i suoi ricordi sono attualmente agglutinati in un numero ristretto di grandi categorie, proprio nello stesso senso in cui si parla, in termodinamica, di "tutte le molecole di ossigeno" in un modello di gas. Questa coalescenza non implica che "tutto si aggreghi in una sola massa" ma soltanto che, secondo la sua "teoria" – e la sua "esperienza" – di schizofrenico, "tutti i cavalli sono uguali".

Lo schizofrenico agglutina anche le sue nuove sensazioni, essendo incapace di valutarle correttamente. Nessuna nuova impressione è sufficientemente differenziata da poter imporre alle sue reazioni una organizzazione conforme ad una linea di condotta coerente o una struttura alla sua personalità. Inoltre, tutte le sensazioni sembrano avere uguale forza e valore; tutti i ricordi sembrano essere ugualmente significativi. Il suo universo comprende sempre il medesimo numero di elementi "assoluti", ma questi ultimi si condensano gradualmente in classi sempre meno numerose.

Alla fine, quando il numero delle classi è ridotto a due soltanto, il paziente giunge a vivere in un mondo di reazioni rudimentali, del tipo "tutto o nulla".

Inoltre, gli elementi che compongono queste due classi sono di uguale forza e per giunta così intimamente mescolati che il mondo diventa tanto omogeneo quanto lo spirito che lo contempla.

Questa constatazione si lascia facilmente tradurre in linguaggio fisico. Consideriamo, per il momento, gli elementi del mondo come molecole, e la massa di affetto come l'energia cinetica totale dell'insieme di queste molecole. Immaginiamo che vi sia un recipiente pieno di acqua nel quale si versa inchiostro rosso… o anche acqua calda. Avviene la mescolanza: il colore o la temperatura del liquido diventa omogeneo. L'insieme raggiunge uno stato di entropia. Tuttavia il contenuto molecolare ed energetico totale del sistema rimane costante. È stato dunque questo *sistema* (e non l'*energia*) ad aver subìto una degradazione e una disorganizzazione tali da diventare ormai incapace di produrre lavoro[12]. Non si può più riorganizzarlo ("vagliarlo", restituirgli una non omogeneità) senza aggiungergli dell'energia.

Solo quando sarà ridiventato omogeneo potrà nuovamente produrre lavoro.

Il confronto tra questi due processi è più che un abile gioco di parole. Emil Meyerson (340) aveva già stabilito una relazione tra l'involuzione progressiva dell'intelligenza – quella tendenza alla "identificazione" progressiva di ogni cosa –, da una parte, e la seconda legge della termodinamica (legge dell'entropia), dall'altra.

Le considerazioni precedenti gettano anche una luce nuova su ciò che alcuni si ostinano a chiamare i "successi" del trattamento mediante insulina ed elettrochoc. Secondo me, ogni choc, quale che sia la sua natura, non fa altro che turbare l'omogeneità del mondo esterno-interno dello schizofrenico. Un'analogia chiarirà il mio pensiero. Quando il meccanismo di un battellino-giocattolo a motore, che galleggia in una bacinella d'acqua, si arresta, il battellino si ferma. Se allora si dà uno scossone brusco alla bacinella, il battellino si rimette in moto – per arrestarsi di nuovo non appena le leggere onde che l'urto ha impresso all'acqua si sono calmate – e ciò a dispetto del fatto che le singole molecole d'acqua continuino a circolare (movimento browniano). Soltanto, esse non giungono a "mettersi d'accordo" sulla direzione da adottare tutte insieme. Infine, e soprattutto, lo choc non *riaggiusta* il meccanismo del battellino e non crea alcuna struttura permanente – la quale è, per definizione, non omogenea; esso si limita ad apportare al sistema una energia che viene prontamente dissipata. Per ritornare ai trattamenti insulinici o all'elettrochoc, è certo che, quali che siano i loro effetti, questi ultimi non potrebbero essere effettivamente *strutturanti*. Nel migliore dei casi, essi rompono l'omogeneità del sistema abbastanza a lungo da permettere ad alcune strutture anteriori, segmentarie e più o meno scadute, di ricostituirsi momentaneamente e di mettersi a funzionare come strutture. Se i trattamenti di choc (fisici, chimici o psicologici), hanno una grande utilità, quest'ultima dipende dal fatto che taluni pazienti, inaccessibili ad altri mezzi, diventano accessibili a una vera e propria terapia fino a quando durano le onde provocate dallo choc. In altri termini, ogni choc, qualunque esso sia, non può avere altro effetto che quello di rendere il paziente (momentaneamente) *accessibile* a una terapia – *curabile* –, ma lo choc non è *in se stesso* un mezzo terapeutico nel senso stretto del termine.

In un altro senso, la schizofrenia è un adattamento alla solitudine. Taluni schizofrenici deteriorati possono essere rappresentati quasi come dei "sistemi chiusi" nel senso fisico del termine. E tuttavia la solitudine non basta, *in se stessa*, a produrre questa psicosi; soltanto talune forme di *adattamento alla solitudine* conducono alla schizofrenia. Notiamo innanzitutto che la solitudine dello schizofrenico è artificiale. Inoltre, questa solitudine è già un adattamento al terrore provato dal paziente dinanzi ad una vita più ricca – e, di conseguenza, assai più complicata e più stancante –, che conduce inevitabilmente l'organismo a fondersi con l'ambiente fisico; una vita il cui termine è dunque la morte. Lo schizofrenico, in verità, non fa che anticipare la morte: la fugge tanto disperatamente che prima ancora di accorgersene è ritornato a uno stato quasi inorganico[13]. Per non essere ucciso dalla vita – da questa vita della quale Claude Bernard ha detto "che era la morte" – pretende di non essere mai nato (338). Tutto ciò, beninteso, deve intendersi in senso metaforico, ma per poco che ci si senta in vena di filosofare nello spirito del XVIII secolo, si potrebbero forgiare alcuni aforismi caustici sul fatto che il nostro corpo è circondato e incastrato in strati di cellule morte, ogni contatto diretto, *non-organizzato*, con l'ambiente circostanze essendo sinonimo di morte.

Questo tipo di adattamento si osserva correntemente nell'ambito politico e socioeconomico, dove infierisce la puerilità. All'epoca dei bombardieri (1939!), gli Inglesi si ostinavano a ringraziare la Provvidenza di aver dato loro la Manica, sebbene quest'ultima avesse cessato di rappresentare una diga naturale capace di proteggere la loro torre d'avorio dall'invasione. L'aristocrazia francese, che prima della rivoluzione aveva spirito vivo ed aperto alle idee nuove, si ripiegò su se stessa tra il 1814 e il 1830. L'isolazionismo americano non è mai stato tanto vigoroso quanto negli anni che hanno immediatamente preceduto la Seconda Guerra mondiale, cioè in un'epoca in cui il mondo era divenuto un tutto funzionale.

Questo tipo di adattamento non è soltanto puerile ma anche arcaico, persino dal punto di vista filogenetico. Esso assomiglia all'incistamento dei microrganismi allorquando l'ambiente diventa loro sfavorevole. Ricorda anche l'ibernazione dell'orso, i meccanismi di difesa di certi animali dei quali si dice che "fanno il morto", e infine ricorda quella attenuazione delle interazioni tra l'organismo e l'ambiente che avviene durante il sonno normale. Spinto all'estremo, questo tipo di adattamento può fallire nel suo vero scopo. L'estinzione progressiva del dipneusto ha fornito la materia di un brillante romanzo biologico (421).

I risultati di questo tipo di adattamento rassomigliano manifestamente alla schizofrenia. L'anossiemia – la diminuzione del tasso di assorbimento di ossigeno – può anch'essa provocare sintomi che assomigliano a quelli della schizofrenia (332).

Parimenti, se i sogni – che, come già osservarono Ippocrate (238) e Aristotele (22), sono i prodotti di uno spirito ritiratosi momentaneamente dal gioco d'interazione con la realtà – si esprimessero sotto forma di atto, il comportamento risultante assomiglierebbe sorprendentemente al quadro clinico del comportamento schizofrenico. Quanto al livello sociale, due esempi dovrebbero bastare. L'uomo tende a conformarsi tanto alle esigenze dell'individuo più forte quanto a quelle della comunità. Knupf (264) ha osservato tra i babbuini che i maschi più deboli si proteggono da quelli più forti mediante una esposizione sessuale (pseudo-omosessuale), una prostituzione determinata dalla paura, una *catatonia* e una *flexibilitas cerea*. Per quanto riguarda talune ideologie sovrannaturalistiche, siccome la loro evidente somiglianza con il delirio schizofrenico è già stata discussa prima, la ricordo qui solo come promemoria.

Le forme di adattamento come quelle appena descritte, finalizzate a conservare la vita, costringono l'organismo a modificarsi sotto *parecchi* aspetti allo scopo di mantenere costante un piccolo *numero* di funzioni (la vita). Parlo qui, evidentemente, del principio di omeostasi enunciato da Cannon (55); principio che, come è stato mostrato da Wardlaw (456), discende direttamente dalla terza legge della termodinamica.

Tuttavia, non sono affatto sicuro che il principio di omeostasi, così formulato, sia direttamente applicabile all'"organismo totale" nello stato *normale*. A mio avviso, l'omeostasi normale non cerca di conservare costante (nel senso ristretto del termine) *nessuna cosa*. Essa cerca piuttosto di *contenere* entro certi limiti – o poli – *le variazioni* di stato, pur suscitando e favorendo i cambiamenti all'interno di questi *limiti*, giacché il *processo*, proprio come l'*esperienza* di vivere, consiste precisamente in questi cambiamenti controllati[14].

La famiglia moderna propone una forma interessante di protezione contro il disorientamento. In America, negli anni '30, il 75% degli schizofrenici e il 45% delle schizofreniche non erano coniugati. Questo scarto tra le due percentuali si spiega col fatto che le donne si sposano di solito più presto degli uomini e vivono in un mondo meno diversificato. La famiglia moderna non è altro che un egoismo a due, un'esistenza pantofolaia e completamente puerile che si può far cambiare tanto lentamente quanto lo si desidera. Troppo spesso è un'oasi di puerilità stagnante in seno ad un mondo adulto in piena trasformazione. Non è affatto così, invece, nelle società primitive, come Malinowski (326) ha opportunamente dimostrato. Infatti, la famiglia primitiva comprende di solito tutti i parenti e, fino a poco tempo fa, formava un'organizzazione complessa ma anche – tenuto conto della condizione primitiva di queste società – perfettamente efficace.

Affronterò ora il problema dell'ambivalenza, che può, anch'esso, essere interpretato come un problema di orientamento o, piuttosto, come un sintomo di disorientamento. Ho esaminato in precedenza la coesistenza, nella schizofrenia, di un'obbedienza (indifferenziata) e di una disobbedienza (differenziata) simultanee. Bleuler (42) ha dimostrato che le pulsioni contrarie erano spesso provate in forma allucinatoria, come ordini provenienti dall'esterno. Il paziente non sa semplicemente come agire – e d'altronde se ne preoccupa molto poco. Talora, si lamenta persino che gli si impedisca di fare ciò che desidera. Non è affatto falso – sebbene nettamente insufficiente – dire che questa reazione anormale richiama il nostro modo di esteriorizzare, nell'ambito della "morale" o della "fede", un ordine di cose considerato "divino", "naturale" o "legale". Le osservazioni di Bleuler non soltanto concordano con la mia teoria dell'equivalenza degli stimoli che si aggregano in un piccolo numero di categorie; esse avrebbero persino potuto essere predette a partire dalla mia teoria. Lo schizofrenico percepisce simultaneamente tutti gli aspetti di un problema. Se egli vuole e, nello stesso tempo, non vuole fare qualcosa, il mondo intero si troverà diviso in argomenti pro e contro il compimento di questa cosa. Le osservazioni di Bleuler corroborano anche il mio punto di vista quando nota che lo schizofrenico "flirta" con il suo interlocutore: egli finge di ripiegarsi su se stesso al solo scopo di stimolare sottilmente l'osservatore. Il suo comportamento è dunque per molti aspetti simile a quello di quelle sedicenti "ragazze per bene", che corteggiano un uomo permettendogli di corteggiarle. Il suggerimento avanzato di Lundborg (319), secondo cui il paziente desidera muoversi, ma non lo può – e secondo cui, di conseguenza, la sua situazione rassomiglia a una sorta di *miotonia* – presuppone anch'esso il principio di un' equivalenza di tutti gli stimoli, di tutti i ricordi che il paziente non è capace di unificare in una struttura coerente, capace di consentire un'azione precisa.

Una prova supplementare è fornita dal comportamento bizzarro dello schizofrenico a livello, insieme, simbolico ("insalata di parole")[15] e motorio (aprassia). Entrambe le forme di comportamento ricordano i disordinati movimenti "browniani" delle molecole in un liquido apparentemente immobile. E non bisognerà nemmeno dimenticare le sagaci osservazioni di William A. White sul problema dell'attenzione fluttuante dello schizofrenico. Lo schizofrenico – si potrebbe dire – non sa più a quale santo votarsi, giacché tutti i santi sono ormai equivalenti: San Taddeo non è più il patrono delle cause perse né sant'Antonio quello degli oggetti smarriti. Questa concezione dinamica della falsa psicastenia dello schizofrenico ci obbliga a distinguere bene tra diversi sintomi alternativi che possono dunque comparire in uno stesso stadio della malattia e le sequenze sintomatiche che si aggiungono nel corso della sua evoluzione.

È anche di grande interesse il fatto che taluni tratti particolarmente caratteristici del comportamento schizofrenico riproducono talune pratiche culturali fondamentali; gli esempi abbondano. Siccome non posso citarli tutti, ho preso come paradigma di questo tipo di similitudine una particolarità del modo in cui si esprime uno schizofrenico: al posto di "brutto", dirà volentieri "non bello" e invece di "bello", dirà persino "non-non brutto". Moltissime lingue differiscono da quelle indoeuropee nel modo di rispondere a una domanda formulata in maniera negativa. Per esempio, se si domanda a un Sedang *sposato*: "Tu non sei sposato?", egli risponderà: "No" (sottinteso: non è vero che non ho una moglie); mentre noi probabilmente risponderemmo "Sì" (sottinteso: ho una moglie). Il greco letterario classico presenta una netta preferenza per la forma negativa – es., "E l'eroe non si mostrò incurante delle esortazioni di Apollo" – anche quando la metrica non richieda affatto questa formulazione. Il malese classico gioca con il positivo e il negativo in un altro modo: alla formula attiva "vedo un cavallo", preferisce quella passiva "un cavallo è veduto da me". Gli inglesi hanno una netta tendenza a esprimersi mediante meiosi formulate negativamente: *not half bad* (non è mezzo cattivo) per dire "è buono". L'*argot* americano usa spesso la doppia negazione: *I ain't done nothing* (non ho fatto nulla), espressione scorretta che dubito fortemente sia dovuta soltanto all'ignoranza delle regole grammaticali.

Un altro problema essenziale è quello del negativismo *attivo* dello schizofrenico, giacché proprio questo negativismo permette all'osservatore di valutare obiettivamente la coscienza vera che il paziente ha della realtà e il suo stato di orientamento in seno a tale realtà. Lowie (315) ha descritto brillantemente il negativismo attivo, culturalmente prescritto, di quei guerrieri crow, detti "Cane-pazzo-che-vuole-morire" (in seguito ad una delusione qualsiasi). Siccome questi guerrieri fanno *sistematicamente* il contrario di ciò che si ordina loro è possibile farli danzare dicendo loro "non ballare!", e impedire di precipitarsi al galoppo su di un gruppo gridando loro: "Schiacciaci!".

Non agiscono tuttavia al contrario quando nessuno se lo aspetta da loro – per esempio, quando una bella donna, desiderosa di fare l'amore con uno di questi eroi votati alla morte, scivola nottetempo nella sua tenda. Sarebbe interessante mettere alla prova l'orientamento "assoluto" dello schizofrenico attivamente negativista vietando, per esempio, l'uso dei gabinetti a colui che si è sistematicamente rifiutato di servirsene. Ciò permetterebbe di stabilire se è davvero disorientato oppure se "fare dell'opposizione" appartiene al *rituale* (nel senso figurato) dell'essere pazzo. Sarebbe anche un mezzo per verificare la giustezza dell'interessante suggerimento di Anton (16), il quale propone di vedere nel negativismo ciò che io vedo nelle reazioni bizzarre (129): una difesa contro la suggestionabilità.

Meno di un anno dopo aver scritto queste righe, è accaduto che io abbia potuto osservare un adulto schizofrenico non deteriorato il quale, sebbene non avesse di certo mai letto il mio articolo, impiegava *spontaneamente* questa tecnica di suggestione negativa allo scopo di controllare il comportamento sistematicamente negativistico di un giovane schizofrenico che, in qualche modo, era il suo protetto: gli ordinava di fare ciò che il giovane non avrebbe dovuto fare, ma che di solito faceva, vietandogli tutto quanto avrebbe dovuto effettivamente fare. Il risultato era che, almeno in questo ambito, il giovane si rivelò perfettamente controllabile (91). Una dozzina di anni più tardi, anch'io ho applicato questo stesso metodo a un'indiana, temporaneamente psicotica ed estremamente negativista, appartenente ad una tribù in cui è attestata la presenza del modello di condotta "al contrario" (es., *Cane Pazzo*). Anche questa donna si rivelò perfettamente controllabile quando le si ordinava di fare l'*opposto* di ciò che si voleva facesse effettivamente (cap. XV).

Ugualmente, i padroni di cani e i genitori sanno che, se si chiama un cane o un bambino per lavarli, questi non soltanto si rifiutano di venire ma fuggono, per giunta, cosa che dimostra un negativismo attivo. Il meccanismo della suggestionabilità – e della resistenza del soggetto alla propria suggestionabilità – potrebbe anche verificarsi tra gli Ainu in preda all'*imu* (461) e tra i Malesi in preda al *latah* (445). Queste sindromi sono entrambe caratterizzate da una ecolalia e da una ecoprassia positive (o negative). Sarebbe interessante vedere come reagirebbero queste persone a suggerimenti o a modelli di condotta che ripugnassero loro fortemente. Non si è mai prestata sufficiente attenzione all'elemento di ribellione che entra in ogni negativismo attivo (cap. III). Quanto alla suggestionabilità negativa (quale è, per esempio, l'impotenza della notte di nozze), essa si osserva, sembra, abbastanza di rado nelle culture primitive.

La tendenza dello schizofrenico a distruggere il lavoro che ha appena condotto in porto è interessante, sia biologicamente che culturalmente. La distruzione gratuita è, dal punto di vista filogenetico, un tratto fondamentalmente primitivo nell'uomo, così come nella scimmia o in altre specie. Si tratta, da un lato, di un tratto che evoca talune pratiche primitive, come il gesto del vasaio che scheggia volontariamente il vaso appena terminato, o quello della donna navajo che lascia volontariamente un lieve errore negli ultimi fili della bella coperta che ha tessuto, allo scopo di assicurare alla sua anima una uscita fuori della splendida trama; si può pensare anche ai *potlatchs* distruttivi e ad altre manifestazioni di questo genere, il cui equivalente clinico è quello che ho l'abitudine di chiamare il "99-per-centismo".

La cultura determina quale comportamento sia "corretto" (senza essere tuttavia, per questo, necessariamente normale). Il comportamento "scorretto" (sebbene talora normale) deve dunque essere valutato anch'esso in termini culturali. Quando facciamo la punta a un bastone, *di norma* dirigiamo il coltello lontano da noi, mentre il Sedang fa *di norma* il contrario e dirige il coltello verso di sé. Non esiste un modo "naturale" di eseguire la maggior parte delle nostre azioni quotidiane. In questo senso ben ristretto, il comportamento dello schizofrenico può essere considerato come una semplice alternativa al nostro comportamento. Ma il solo fatto che certe attività schizofreniche si ritrovino a stadi culturali più primitivi non potrebbe autorizzarci a vedere nel primitivo un pazzo in libertà. Come ha scritto giustamente Porteus (373): l'Australiano ha mostrato una capacità così eccezionale di affrontare un ambiente inospitale che, se fosse capace di maneggiare con eguale maestria materiali della civiltà moderna, diventerebbe signore del mondo interno.

Riassumendo, lo schizofrenico non vive unicamente, come si è preteso, di stimoli emananti dal livello viscerale e non reagisce unicamente a questo ordine di stimoli. Egli è cosciente della realtà e interessato almeno a ciò che accade nel suo piccolo quartiere fittizio. In questo senso, Bleuler (42) ha ragione di rimproverare a Kraepelin d'avere troppo insistito sull'isolamento dello schizofrenico. La reazione di quest'ultimo è caratterizzata da un'esitazione così prolungata da poter essere considerata alla stregua di una reazione assurdamente differita che, alla fine, contrasta con i suoi scopi nella misura in cui non si compie mai.

Il suo sistema delirante è incoerente soprattutto perché fondato soltanto sul processo di estrapolazione. Nei termini di tale sistema, egli organizza il proprio mondo orizzontalmente, mentre il sistema nervoso dell'uomo opera generalmente per astrazione secondo strati successivi, dunque verticalmente. Nello schizofrenico, non esiste dunque più somiglianza tra la struttura delle operazioni effettuate dal suo sistema nervoso e la struttura (delirante) dell'immagine schizofrenica del mondo.

In questo contesto, la parola chiave è "operazione" e questa parola non figura nell'aforisma che Korzybski (268) e i suoi discepoli non smettevano di ripetere. Infatti, la struttura del sistema nervoso *non potrebbe essere* strutturalmente analoga a una rappresentazione delirante o persino realistica del mondo.

In breve, lo schizofrenico ragiona per estrapolazione a partire dalla realtà, ma non si dà più la pena di sottoporre i risultati delle proprie estrapolazioni alla prova della *realtà*. I sentimenti di irrealtà che sopravvengono sono dovuti in parte a questo scarto e in parte al fatto che lo schizofrenico giunge a fondersi così strettamente con l'ambiente fisico che la linea di separazione tra l'osservatore e l'oggetto osservato perde ogni importanza (148).

La teoria del disorientamento è compatibile col punto di vista sostenuto da Bleuler (42), la quale afferma che nello schizofrenico c'è un'incomprensione del mondo esterno strettamente legata al problema del negativismo.

Tuttavia, ciò che importa è che, per fraintendere il mondo esterno, bisogna innanzitutto rimanerne coscienti. Così, non mi si potrà accusare di aver eluso un problema cosiddetto essenziale: "Il paziente percepisce gli stimoli senza reagirvi oppure non li percepisce affatto?".

Dove si situa la frattura? Tra il focolaio e la caldaia o tra la caldaia e il pistone? Enunciato in questi termini, il problema è insieme privo di senso e non suscettibile di essere studiato obiettivamente. A partire dai dati osservabili, dai quali discende questo falso problema, sono giunto a chiarire i termini di un altro problema, fondamentalmente diverso: quello della dedifferenziazione progressiva delle reazioni e degli stimoli; problema che ammette una soluzione operativa nel senso sperimentale del termine.

Le considerazioni precedenti non sono necessariamente applicabili anche alle schizofrenie paranoidi o alle "parafrenie"[16], la cui essenza mi sembra essere di altra natura. Il problema sollevato da questi tipi di disturbi psicologici è al di là dei limiti del presente studio.

Ricordo che la teoria sociologica della schizofrenia da me proposta qui non è che una delle tante ugualmente accettabili. L'ho scelta perché la sua utilizzazione soddisfaceva il *criterio della comodità* (H. Poincaré, 372) e perché non contiene alcun concetto che non possa essere dotato di un significato operativo.

Nel prossimo capitolo (cap. X) si troverà *un'altra* teoria sociologica della schizofrenia che risponde anch'essa al criterio della comodità posto da Poincaré e che pure si fonda su concetti suscettibili di essere dotati di significato operativo.

Note

[1] Tra i Sedang, il 5% della popolazione è gravemente nevrotico o psicotico.

[2] Parimenti è difficile che una tribù sia nello stesso tempo matri- e patri-lineare. D'altra parte una tribù che fabbrica vasellame conosce di solito anche la tecnica di cottura degli alimenti in recipienti di terracotta.

[3] Non terrò conto per il momento del fatto – evidente – che talune di queste verbalizzazioni sono manifestamente false e talora persino deliberatamente speciose.

[4] Non c'è affatto bisogno di precisare che questo stato di cose non implica per nulla l'assenza del complesso edipico.

[5] Per una discussione di alcuni degli effetti traumatici dei riti di iniziazione si veda (120).

[6] Una buona analogia ci è offerta dalla diversità di significato che può rivestire una parola a seconda dei contesti in cui essa figura.

[7] Alcuni anni dopo la comparsa di questo articolo, Sinclair Lewis ha espresso in pubblico la stessa opinione.

[8] Per esempi molto validi di questo tipo di ricostruzione e di estrapolazione, si veda (148).

[9] Ho preso in prestito da A. Korzybski (268) questa utile tecnica di datazione (*ma niente altro*).

[10] Parecchi anni dopo la pubblicazione di questo articolo, A. Stevenson ha utilizzato esattamente la medesima espressione, per descrivere lo stato del nostro mondo, in occasione di un discorso pronunciato come candidato alla presidenza degli Stati Uniti. La sua *boutade* ha fatto fortuna, mentre la mia conclusione ragionata è passata inosservata. Siccome non sono Cyrano di Bergerac, mi rifiuto di dire: "È giusto e io l'approvo sulla soglia della mia tomba. Molière ha del genio e Cristiano era bello" – poiché questo mi accade fin troppo spesso.

[11] "Aggregato" è inteso qui in senso matematico.

[12] Il lavoro è prodotto dal passaggio di calore (energia cinetica) da un corpo caldo a un corpo freddo.

[13] Questa interpretazione, proposta a un agorafobico schizoide, ha prodotto un miglioramento tanto improvviso quanto durevole.

[14] Ero arrivato a tale conclusione già all'epoca in cui scrivevo questo studio (1939), ma alcune necessità esterne mi impedirono di includerla nel testo.

[15] Quando analizzai parecchie "insalate di parole", annotandole *verbatim*, mi accorsi che era talvolta possibile ricomporre, vagliando accuratamente le parole e senza mutare il loro ordine temporale, due o più enunciati relativamente coerenti i cui elementi costitutivi si erano apparentemente aggrovigliati. Questa constatazione tende a infirmare la teoria di Ehrenwald (169) riguardo all'origine "eteropsichica" di almeno una parte delle produzioni verbali e dei deliri dello psicotico.

[16] Metto questo termine tra virgolette poiché non sono affatto certo dell'esistenza delle "parafrenie" in quanto entità cliniche autonome.

Capitolo decimo

La schizofrenia, psicosi etnica o la schizofrenia senza lacrime (1965)

Non si può guarire una malattia psichica – nevrosi o psicosi – fintanto che il medico soffre del medesimo male del suo paziente e fintanto che l'ambiente socioculturale in cui si svolge la cura, pur proclamandosi desideroso di vincere il male, favorisce indirettamente la formazione e lo sviluppo dei suoi principali sintomi. Ora, la psicosi più diffusa nella società moderna è la schizofrenia, rivelatasi tanto refrattaria ad ogni trattamento da far concludere a taluni che essa ha un'origine organica. La fisiologia, la biochimica e l'istologia hanno buone spalle, ed è sempre facile spiegare in termini di invisibile e di ignoto ciò che si preferisce non affrontare. Sfortunatamente per queste spiegazioni un poco speciose, sembra che la schizofrenia cosiddetta "nucleare" non si osservi mai tra le popolazioni rimaste *autenticamente* primitive, ma appaia non appena esse sono soggette a un violento processo di acculturazione e oppressione (cap. IX).

Considero la schizofrenia quasi incurabile, non perché essa sia dovuta a fattori organici, ma perché i suoi sintomi principali sono sistematicamente mantenuti in vita da taluni dei valori più caratteristici, più potenti – ma anche più insensati e disfunzionali – della nostra civiltà. Inoltre, dal momento stesso in cui lo psicoterapeuta accetta i valori e i modelli di comportamento proposti dalla sua cultura, diventa incapace di accostare con un vero spirito di oggettività il problema della schizofrenia e quello del suo trattamento, giacché i suoi pregiudizi e le sue scotomizzazioni etnocentrici e culturali sono capaci di ostacolare la sua attività terapeutica, non meno di quanto lo faccia la relazione di controtransfert. La formazione dello psicoterapeuta – sia egli psichiatra o psicoanalista – rimane incompiuta fino a quando non abbia smesso di scotomizzare non soltanto i suoi conflitti soggettivi ma anche quelli oggettivi della società di appartenenza. Prendiamo l'esempio limitato ma concreto del conflitto edipico: egli dovrà non soltanto prendere coscienza dei propri problemi edipici soggettivi, ma anche giungere a discernere, tra i molteplici aspetti della realtà sociale, quelli che, in quanto elaborazioni di strutture edipiche, favoriscono sistematicamente la nascita e lo sviluppo di difficoltà edipiche nell'individuo, e gli permettono di utilizzare i materiali culturali come sintomi. Infatti, il nevrotico o lo psicotico possono appropriarsi, a scopi sintomatici, di qualunque tratto culturale – valore, dogma, costume, e persino gli affari correnti – senza doverne modificare le manifestazioni esterne (cap. II), e ciò sino al punto di rendere talora molto azzardato ogni tentativo diagnostico. Infatti, quando un tratto culturale non ha subìto alcuna deformazione apparente, è spesso difficile stabilire se, nel caso specifico, venga utilizzato in maniera normale o patologica, cioè come sintomo. In certi casi, quando vi è una flagrante e persino grottesca inappropriatezza nell'utilizzazione del tratto culturale, si può arrivare a rendersi conto che non si tratta di un comportamento culturale ordinario – buono, cattivo o neutro – ma proprio di uno sfruttamento sintomatico di un tratto culturale. Ho citato altrove (cap. I) il caso di quel meticcio indiano il quale, per sfuggire alla presa di coscienza del proprio conflitto edipico, aveva abilmente, sebbene inconsciamente, trasposto il proprio odio per il padre (indiano) e il proprio amore per la madre (bianca) in un violento pregiudizio tanto contro la razza indiana quanto contro il meticciato. Il carattere grottesco del pregiudizio razziale di un meticcio indiano rendeva molto facile, in questo caso, formulare la diagnosi; ma se il paziente fosse stato un americano bianco, l'elemento idiosincrasico inerente al pregiudizio razziale sarebbe stato più difficile da scoprire, semplicemente perché il pregiudizio razziale, in America, ha il rango di un "valore" culturale come, d'altra parte, in molti altri paesi (ivi compresi, oggi, i paesi "antibianchi").

La diagnosi corretta è infinitamente più aleatoria quando si incontrano forme maggiormente insidiose di sfruttamento sintomatico di un tratto culturale. Possono essere necessari mesi di trattamento prima di accorgersi che l'estrema generosità di un paziente dissimula un profondo sentimento di colpa che cerca di placare *imponendosi delle ammende* travestite da doni. Ugualmente, l'esagerata sollecitudine, con cui un mio paziente cercava di essere utile a tutti, non era vera filantropia ma un'abile manovra per assicurare la sua influenza sugli altri rendendosi indispensabile; per analogia, il comportamento sessuale dello stesso paziente (ingegnere elettronico), in apparenza molto tenero e tecnicamente efficace, dissimulava una concezione fin troppo particolare della donna, da lui riconosciuta soltanto come una macchina complicata... Era fiero della propria capacità di "far funzionare" questa macchina; fiero di sapere quali bottoni spingere, quali manopole ruotare, quali leve azionare per scatenare il sottile meccanismo d'innesco dell'orgasmo che, fatto significativo in questo caso particolare, era sempre clitorideo e mai vaginale.

La corrispondenza dei sintomi nevrotici ai dogmi sociali può essere utilizzata molto bene a scopi di resistenza. In una società puritana, sarà piuttosto faticoso far riconoscere da una paziente che il suo modo di essere non è affatto casto ma semplicemente fobico rispetto alla realtà sessuale[1]; così come si faticherà a fare ammettere a una paziente mohave che non è semplicemente sensuale ma ninfomane. Ho citato altrove (cap. VIII) il caso di una quattordicenne ossessionata dal sesso, la quale aveva fondato la sua resistenza al trattamento sullo sfruttamento dei princìpi puritani, appoggiandosi sull'argomento dalla propria immoralità – che, secondo lei, la rendeva indegna di essere aiutata – e rifiutando così di cooperare con lo psicoterapeuta per alcuni mesi.

Nevrosi e psicosi comportano uno sfruttamento sistematico dei tratti culturali a scopi psicopatologici (sintomatici). Di conseguenza, le tecniche diagnostiche più moderne rimangono inefficaci nelle mani di psicologi e psichiatri inclini a misconoscere che una grave malattia mentale può nascondersi dietro una bella facciata culturale e utilizzare i tratti culturali in modo adeguato, quanto alla forma, ma sintomatico, quanto alla sostanza e alla funzione. Il trattamento stesso sarà particolarmente arduo quando psicoterapeuta e malato condividono valori, credenze e pratiche sociali disfunzionali per propria natura nonché quando il quadro sociale in cui si iscrive la situazione terapeutica favorirà comportamenti fondamentalmente *dereistici*. Per questo motivo è più difficile diagnosticare un pregiudizio razziale idiosincrasico a carattere nevrotico in un abitante del sud degli Stati Uniti che in un nativo della Nuova Inghilterra. Ancor più, un pregiudizio razziale (soggettivo) nevrotico non potrebbe essere trattato con successo da uno psichiatra che ne *sia* a sua volta prigioniero. Infine – e soprattutto – è più facile trattare un pregiudizio di origine nevrotica nel Vermont che in Alabama, giacché il clima sociale del Vermont, contrariamente a quello dell'Alabama, non presenta una natura tale da comportare in modo sistematico questo stesso tipo di pregiudizio.

Ora, proprio questo tipo di difficoltà viene sollevato dalla diagnosi e dal trattamento della schizofrenia, giacché essa costituisce la psicosi etnica tipica delle società civili complesse ed anche la psicosi in esse più frequente.

Definisco come psicosi o nevrosi etnica ogni disturbo psichico che presenta i seguenti caratteri:

1. Il conflitto che sottende la nevrosi o la psicosi investe anche la maggioranza degli individui normali: il conflitto del nevrotico o dello psicotico è semplicemente più violento di quello degli altri; il paziente è dunque *come* tutti gli altri, ma lo è *più* intensamente degli altri.

2. I sintomi caratteristici della nevrosi o psicosi etnica non sono improvvisati. Essi non sono inventati dal malato: gli sono forniti "belli e fatti" dal suo ambiente culturale e rappresentano, proprio nel senso in cui l'intende Linton (297), dei "modelli di cattiva condotta". Sembra quasi che la società dica al nevrotico o allo psicotico in potenza: "cerca di non essere pazzo, ma,

se devi esserlo, manifesta la tua pazzia in questa o quella maniera e non in un'altra. Se ti allontanerai da questo comportamento, non ti considereremo pazzo ma criminale, stregone o eretico" (cap. XIII).

Un buon mezzo per determinare se una nevrosi o psicosi è etnica (e non idiosincrasica), è il gran numero di casi in cui la diagnosi di un tipo di disturbi psichici comporta sia le etichette "borderline", "ambulatoriale", "di tipo misto", sia una formula diagnostica composita, ad esempio: "schizofrenia paranoidea, ebefrenica o catatonica", ecc. Inoltre, le diagnosi composite tendono a "gonfiare" la percentuale dei nevrotici e degli psicotici etnici. Al tempo di Charcot, si faceva correntemente diagnosi di isteria, giacché questa era la nevrosi etnica tipica dell'epoca, la *nevrosi alla moda* cioè il modo "conveniente" di essere anormale. Siccome le persone disturbate hanno la tendenza a manifestare i loro conflitti interni nelle forme prescritte dalla società, la maggioranza dei nevrotici dell'epoca di Charcot si comportava istericamente, mentre oggi è di comune osservazione che nevrotici non gravi si comportano a intermittenza da "schizofrenici" o, perlomeno, come "personalità schizoidi".

L'individuo affetto da disturbi psichici tende a conformarsi rigidamente alle norme di un comportamento "appropriato al folle", vigenti nella società in cui vive: il Malese trova nella sua cultura tanti motivi che lo incitano a correre l'*amok* (464)[2], comportamento a cui l'Americano o l'Europeo quasi mai fanno ricorso. Devo precisare che il termine *amok* è preso qui in senso stretto, cioè nella sua accezione sociologica e psicologica, e non come viene adoperato da certi giornalisti a proposito di quell'ex-militare psicotico che, come hanno scritto, si mise a correre l'*amok* nelle strade di Camden, in New Jersey. L'essenziale, in questo caso, è di sottolineare bene la distinzione tra il carattere idiosincrasico della crisi di questo americano e il carattere socialmente strutturato del comportamento apparentemente simile – ma soltanto in apparenza – del malese.

Tale distinzione implica infatti una differenza psicologica fondamentale tra il caso di questo americano e il caso dei corridori di *amok* malesi.

Il Malese corre l'*amok* per molteplici ragioni: perché si sente disperatamente oppresso e umiliato, perché ne ha ricevuto l'ordine da un superiore gerarchico, per ragioni politiche o militari (15), perché desidera mettere fine ai propri giorni in un'esplosione di gloria del genere *Crepuscolo degli dei* – o anche perché è malato, febbricitante, delirante, ecc. In una certa misura, egli è precondizionato dalla sua cultura a reagire con una crisi di *amok* (cap. I) – forse a sua insaputa ma di certo in modo semiautomatico – quasi a qualunque tensione violenta, interna o esterna. Nello stesso senso, l'uomo moderno occidentale è condizionato dalla sua cultura a reagire ad ogni stato di stress (cap. IX) con un comportamento apparentemente schizofrenico – con sintomi schizofrenici – e ciò anche quando il suo conflitto idiosincrasico reale non è affatto di tipo schizofrenogeno. Agisce così perché il segmento etnico della sua personalità contiene conflitti di tipo schizofrenogeno culturalmente strutturati.

Discuteremo in seguito il ruolo svolto da questi conflitti nella formazione della sindrome generale della schizofrenia.

Essere pazzo – condizione che rappresenta uno *status* sociale come un altro (cap. XIII) – in maniera prevedibile e quasi prescritta dalla società presenta almeno due vantaggi pratici:

1. Il malato è sicuro di essere trattato da psicotico e non da criminale, stregone, eretico o ribelle (cap. XIII).
2. Non è costretto a inventare i propri sintomi (cap. I); vantaggio molto reale in quanto le persone preferiscono ricordare, per lo più, quanto già sanno. Ciò è particolarmente vero nel caso del nevrotico o dello psicotico, la cui malattia implica un impoverimento e una sdifferenziazione della personalità[3].

Alcuni psicoanalisti, attualmente, riformulano in termini di schizofrenia le prime diagnosi di isteria presentate da Freud; è molto probabile che la generazione successiva alla nostra agirà nello stesso modo nei confronti delle diagnosi di schizofrenia proposte da noi. In realtà, numerosi pazienti che sembrano comportarsi così *non sono* fondamentalmente schizofrenici; spesso si tratta solo di persone disturbate che assumono in modo compiacente ma inconscio la maschera dello schizofrenico perché questa condizione è quella che corrisponde meglio delle altre al loro conflitto etnico – piuttosto che idiosincrasico – e perché proprio questo attendiamo da loro sul piano sociale e psichiatrico.

Questa ipotesi spiega il fallimento dei tentativi di scoprire *la* base organica della schizofrenia, i quali non possono avere successo, pur ammettendo che la schizofrenia sia effettivamente una malattia organica, giacché molti malati diagnosticati come tali non sono veri schizofrenici ma soltanto persone che presentano *un* comportamento schizofrenico. Non si dovrebbero dunque prendere sul serio le affermazioni di coloro che pretendono di avere scoperto un "siero schizofrenogeno" per la semplice ragione che taluni dei pretesi schizofrenici dai quali è stato prelevato questo siero non sono veri schizofrenici ("nucleari"), ma malati che manifestano i sintomi della schizofrenia inculcati loro e che ci si aspetta da loro. Se, punto dalla "mosca dell'organicismo", decidessi di mettermi alla ricerca delle cause organiche della schizofrenia, io procederei in tutt'altra maniera; non prenderei certamente un gruppo di schizofrenici diagnosticati come tali allo scopo di determinare se essi presentano tutti, o in maggioranza, uno stesso tipo di deficienza organica o uno stesso "siero". Ma, seguendo il cammino inverso, prenderei in esame tutti i malati che presentano una data deficienza organica e cercherei in seguito di stabilire quanti di loro sono *anche* schizofrenici. Per esempio, non tenterei di determinare quanti schizofrenici presentano una reazione attenuata alle iniezioni di estratti tiroidei, ma quanti, tra coloro che presentano una tale reazione, sono davvero schizofrenici.

Parimenti, mi fiderei più volentieri dei tests diagnostici se, nei settori di comportamento considerati fondamentali, questi tests non dessero risultati quasi identici *per tutte* le forme di schizofrenia. Sono particolarmente scettico riguardo al celebre criterio del "disordine del pensiero" formulato da David Rapaport, in quanto questa non è altro che una maniera erudita ma nient'affatto specifica, secondo me, per dire che il malato è "pazzo". Se, come sembra evidente, la nevrosi e la psicosi comportano una depersonalizzazione e una sdifferenziazione dell'individuo, i nevrotici e gli psicotici manifesteranno per forza un certo grado di "disordine del pensiero". Dopotutto, il disordine ideativo e il pensiero dereistico che lo accompagna figurano tra i sintomi, culturalmente prestrutturati, imposti dalla nostra società non soltanto a individui disturbati e sotto stress ma anche all'insieme dei suoi membri.

Mi si obietterà che, nella misura in cui deve esserci un adattamento del sintomo al conflitto soggiacente, l'isterico non può trovare sollievo in sintomi esclusivamente schizofrenici, *imposti* o almeno *proposti* dall'esterno. A questa obiezione ho già risposto sottolineando che, nella nostra società, i conflitti dello schizofrenico differiscono da quelli delle persone cosiddette normali non per la loro natura ma soltanto per la loro intensità. La personalità etnica dell'uomo moderno è fondamentalmente schizoide e rimane tale anche quando, in seguito a un trauma idiosincrasico (cfr. cap. I), egli diventa isterico o maniaco-depressivo. Proprio in virtù del principio di corrispondenza tra sintomo e conflitto, il malato dovrà elaborare *non soltanto* sintomi che si adattano alla sua *isteria idiosincrasica* ma *anche* sintomi schizoidi o schizofrenici corrispondenti ai suoi *conflitti etnici*.

C'è di più: radicati nel nucleo stesso della personalità e rinforzati dalle pressioni socioculturali, i sintomi etnici non sono soltanto sovrimposti ad una sintomatologia isterica o di altro tipo, ma possono persino *strutturare* un insieme di sintomi differenti, di carattere fondamentalmente isterico, in un modello (*sindrome*) schizofrenico. Di fatto, questa teoria si applica particolarmente bene all'isteria; essa spiega anche, almeno in parte, perché certi psicoanalisti moderni si intestardiscano ad affermare che i primi isterici trattati da Freud erano in realtà schizofrenici. Si sa, infatti, che un'isteria monosintomatica può mascherare una schizofrenia latente, essendo talora difficile tracciare dei confini netti tra la "bella indifferenza" e il comportamento "come se" dell'isterico, rispetto all'indifferenza (ipotonia) e alla teatralità dello schizofrenico.

Penso anche che una delle ragioni per le quali è così difficile guarire taluni pazienti diagnosticati come schizofrenici, dipenda dal fatto che lo psicoterapeuta si accanisce a trattare la facciata *schizofrenica* e manca di affrontare il male sottostante, per esempio l'isteria. L'osservazione che segue sembra suscettibile di confermare questa ipotesi: allo stadio prodromico della schizofrenia, come anche talora allo stadio della guarigione, il paziente si comporta occasionalmente da psicopatico (nel senso in cui questa sindrome è stata definita nel capitolo II) o, più di rado, da isterico. Sembra quasi che gli *aspetti idiosincrasici* del conflitto si manifestino precisamente nel corso di queste tappe di transizione e diventino difficili da scoprire dal momento in cui il paziente comincia a "stabilizzare" la propria malattia (così come il proprio statuto sociale di "pazzo") sul modello della schizofrenia, cioè della psicosi etnica più comune e più caratteristica della nostra società.

Suggerirei di vedere in questa strutturazione dei sintomi isterici o maniaco-depressivi sul modello della psicosi etnica dominante, cioè della schizofrenia, un sintomo restitutivo o almeno un tentativo di adattamento ad un modello di cattiva condotta socialmente prescritto, nello stesso senso in cui, presso taluni popoli, lo sciamanismo rappresenta un analogo processo restitutivo (cap. I). In breve, il paziente che si acconcia con la maschera della schizofrenia, invece di accontentarsi di essere un isterico o un maniaco-depressivo culturalmente "eccentrico", mostra di essere conformista, giacché essere schizofrenico rappresenta la maniera "conveniente" di essere pazzi nella nostra società. Va da sé che questo adattamento al modello schizofrenico è, come abbiamo già detto, molto facilitato dalla struttura fondamentalmente schizoide della personalità etnica dell'uomo moderno. La funzione quasi restitutiva dell'adozione del modello schizofrenico da parte del paziente moderno e la sua tendenza a "stabilizzare" il male – a renderlo cronico e maligno – dipendono, secondo me, dal fatto che questo modello è radicato nel carattere etnico ed è rinforzato dalle pressioni sociali. Questa interpretazione è corroborata da talune particolarità della "bouffée délirante" così diffusa nelle società primitive, la quale, pur presentando alcune analogie con l'agitazione schizofrenica e potendo costituire una manifestazione schizofrenica idiosincrasica, ha come sua particolarità quella di risolversi in fretta, spesso senza l'intervento di una manovra terapeutica efficace. Ciò è dovuto al fatto che, nelle società primitive, il modello schizofrenico non è riconosciuto come "modello di cattiva condotta" (= essere pazzo) e non può dunque né stabilizzare né rendere croniche talune esplosioni idiosincrasiche di questo genere (vedi sotto). Queste considerazioni spiegano anche perché le *bouffées* deliranti somigliano tanto alle manifestazioni isteriche (*il* disturbo etnico di numerose società primitive) e perché le *bouffées* deliranti si producono tanto spesso *in pubblico* e in forma altamente esibizionistica, proprio come le crisi isteriche, anziché manifestarsi lontano dal gruppo attraverso un asociale ritiro in se stessi. Penso dunque che, in questi casi, il conflitto schizofrenico idiosincrasico e la sintomatologia schizofrenica siano strutturati dal disturbo etnico caratteristico dei primitivi, l'isteria, e modellati su di esso. Ciò permette un'abreazione rapida e massiva che interviene proprio all'inizio, nello stadio prodromico della malattia, contribuendo a impedire una stabilizzazione maligna del disturbo nella forma di una schizofrenia cronica.

La nostra interpretazione è confermata indirettamente da quella che viene di solito definita "schizofrenia temporanea del combattente", malattia propria del soldato moderno, spesso difficile da distinguere dalla "bouffée délirante". Come osservato già molto tempo fa dal grande psichiatra ed etnologo W.H.R. Rivers (385, 386), l'uomo moderno non riceve nessuna *formazione guerriera* (tutt'altra cosa da una *formazione militare*) non disponendo, pertanto, di difese adeguate (inculcate per via culturale) capaci di fargli superare la paura in combattimento[4].

Per questa ragione il trauma del combattimento è di tipo idiosincrasico e si manifesta, risolvendosi prontamente, con un'abreazione vissuta nella forma "primitiva" di una *bouffée* delirante della durata di "tre giorni" che non rischia di stabilizzarsi, salvo in rari casi, nella configurazione del modello schizofrenico.

Si concluderà che, *come regola generale*, un'affezione psichica diventerà cronica e maligna soltanto se verrà a modellarsi sulla nevrosi o psicosi etnica dominante (schizofrenia, isteria o altro).

Una tale concezione non è incompatibile con la teoria psicoanalitica classica e non ha nulla di più rivoluzionario della celebre osservazione di Osler secondo cui, "la sifilide è il grande impostore", capace di contraffare una quantità di altre malattie. Nella *nostra società*, la schizofrenia è, nello stesso tempo, il grande impostore e la grande impostura. Essa può camuffarsi come isteria monosintomatica o persino assumere forme di comportamento psicopatico, in particolare immediatamente prima o dopo una crisi schizofrenica acuta. Essa fornisce anche i sintomi (le maschere) a una quantità di altri disturbi psichici, che, nella nostra civiltà, prendono semplicemente in prestito i sintomi dalla malattia "di moda"; nel caso specifico, della schizofrenia[5].

Come inculcare il modello schizoide

Adesso dimostrerò come e in qual modo l'uomo moderno apprende a essere schizoide al di fuori dell'ospedale psichiatrico e, di conseguenza, schizofrenico all'interno delle sue mura. Esaminerò uno dopo l'altro i modelli schizofrenici più comuni e caratteristici della nostra società; dimostrerò inoltre che essi sono valorizzati, ovvero attivamente ospitati e nutriti, dalla civiltà moderna.

Il distacco, la riservatezza, l'iporeattività

Questi atteggiamenti assumono un valore esemplare nella nostra società. Sono pure tanto caratteristici della sintomatologia schizofrenica che Angyal (13) ha potuto parlare di "bionegatività schizofrenica". Oggigiorno non si ottiene la considerazione altrui né si avanza nella società se non a condizione di mostrarsi freddamente impersonali e obiettivi, di ritenere "l'Io come odioso", di evitare "la prima persona singolare", di guardarsi da ogni manifestazione di emotività, *nihil admirari*, dato che il modello ideale è rappresentato dall'impassibilità del diplomatico, del giocatore di poker professionista o del *manager* che mostra al mondo una "faccia di marmo". Il prestigio di una gelida impassibilità è tale che persino le persone più sensibili ed emotive fanno mostra di un disprezzo profondo dell'altrui affettività[6]. Sarà utile confrontare questo atteggiamento con quello diametralmente opposto, prevalente tra i Mohave che disprezzano i Bianchi proprio a causa della loro riservatezza e perché questi ultimi furono i soli a non versare una lacrima durante i funerali di Maravilye, eroe culturale della tribù (133).

L'astro su cui si orienta la nostra società – chiamata da La Barre (277) "Cinosura sociale" – è una stella polare incarnata da un personaggio dall'interiorità glaciale che non emana nessun calore umano e nemmeno ne tollera la presenza negli altri. La maggioranza dei pazienti che curiamo in analisi sono incapaci di amare ma molti di meno sono quelli che sopportano di essere amati: "Ogni uomo capace di innamorarsi di me è un imbecille" – mi diceva una paziente – "poiché ama una donnaccia buona a nulla". Un'altra mia paziente aveva accettato di diventare l'amante di un uomo soltanto a condizione che non si innamorasse di lei e avesse nello stesso tempo altre amanti, per mettersi al riparo dal rischio che l'uomo si impegnasse *affettivamente* con lei. Dietro questa maschera di sovrana indifferenza si nasconde sempre un profondo sentimento di insicurezza e di disprezzo di sé. Uno degli uomini più stimabili che mi sia stato dato di conoscere mi ha detto un giorno con melanconia: "Invidio la vostra capacità di amare e la vostra capacità di soffrire...Io sono freddo come un pesce". Un poema in prosa scritto in francese da un giovane poeta straniero inizia con queste parole: "Ho sempre sofferto di non poter soffrire".

Manca a questi esseri, occasionalmente suscettibili di violenti soprassalti passionali, l'emotività costante, positiva, moderata e mai eccessiva delle persone normali. Il soggetto inibito conosce solo lo stupore catatonico o l'agitazione catatonica, congelata e quasi decerebrata, che oggigiorno fa mostra di sé persino nelle strade.

Nella società occidentale, questa iporeattività, questa carenza affettiva e questo rifiuto di ogni impegno emotivo rappresentano, come modelli di comportamento, il mezzo più sicuro per ispirare il rispetto e suscitare l'emulazione (anche se si manifestano sotto l'apparenza di una violenta agitazione catatonica, *anch'essa priva* di vera affettività). In entrambi i casi promana un lezzo sgradevole che evoca in modo singolare quei reparti psichiatrici per casi cronici in cui la società relega gli schizofrenici "spenti".

L'assenza di affettività nella vita sessuale

È anch'essa caratteristica delle civiltà moderne e di coloro che sono in rivolta contro di esse; va sempre più diminuendo lo scarto tra i gruppi che si dichiarano puritani e quelli esibizionisti che ostentano una presunta mancanza di inibizione. Il puritanesimo dei primi è solo un'etichetta prestigiosa, una "denominazione d'origine controllata" incollata su una bottiglia vuota. Pur fornicando come i membri dei gruppi che si vogliono "liberi", i puritani si negano nel modo più assoluto alle implicazioni affettive della sessualità. Quanto ai membri dei cosiddetti gruppi disinibiti, fanno la stessa cosa quando si abbandonano, per principio, a un'attività sessuale disordinata. Entrambi i gruppi sono capaci soltanto di fornicare, *non di fare l'amore*. Altrove (143) cito il caso di quella paziente che aveva vergogna non di andare a letto con il marito, ma di godere tra le sue braccia e di attribuire un'importanza affettiva a questo godimento. Ugualmente interessante è il caso di una ragazza la quale ruppe con l'uomo che per primo seppe darle un orgasmo *eterosessuale*, poiché considerava peccato non tanto l'abbandonarsi a sangue freddo e con assoluta frigidità ad amanti occasionali, ma il godere pienamente e il provare gli inevitabili sommovimenti affettivi[7]. Infine, si considererà come caso estremo quello di una schizoide che, al di fuori del coito, perdeva la sensazione dei propri organi sessuali e persino quella della propria esistenza; così ella si prese tre amanti: l'uno lavorava di giorno, l'altro di notte, il terzo faceva da cerniera. Ogni giorno faceva il giro dei suoi amanti, passando da un letto all'altro e fornicando quasi venti ore su ventiquattro, al solo scopo di sfuggire a quella sensazione di morte. Non si potrebbe certo parlare, in questo caso, di una sessualità ricca di valore affettivo!

Quanto alla cosiddetta "delinquente sessuale giovanile", la sua fondamentale asessualità e persino antisessualità è già stata discussa in profondità (cap. VIII), ed è quindi inutile ritornarci sopra.

La mancanza di appetito sessuale degli schizofrenici e la loro incapacità di amare sono cose arcinote: la percentuale di verginità tra di loro è molto più alta che tra la popolazione normale, di età, educazione e ambiente sociale corrispondenti. Ritengo dunque che, col pretesto di inculcare ai loro membri i princìpî del puritanesimo – o dell'antipuritanesimo –, tanto le società occidentali quanto i gruppi contestatori che in esse si sviluppano insegnano ai loro membri a dissimulare sotto un'etichetta dotata di risonanza morale – "antica" o "nuova" – e di "valore" sociale riconosciuto, la loro incapacità di amare e di far l'*amore* (*che è tutt'altra cosa dal fornicare*). Questo sintomo è proposto altrettanto ostentamente allo schizofrenico quanto all'isterico, al maniaco-depressivo o allo psicopatico. Ne traggono specificamente partito la ninfomane e l'"atleta sessuale" (nel senso di Kinsey) che soffrono proprio di un'incapacità ad amare e di provare un piacere amoroso pieno e profondo.

La frammentazione e il coinvolgimento parziale

Sono anch'essi sistematicamente favoriti dalla nostra società. La maggioranza delle nostre attività quotidiane, segmentate fino all'estremo, esigono poco coinvolgimento totale da parte nostra o addirittura nessuno. Gli affari sono affari – le rivolte sono rivolte – e non tollerano di essere mescolati con l'amicizia e l'amore, anche se a volte ne assumono le apparenze[8]. Alcuni anni fa, la televisione americana consacrò un *reportage* sensazionale ai metodi singolari di talune grandi industrie le quali, come graziosa attenzione, procuravano squillo d'alto bordo ai clienti di provincia. Oso sperare che il cliente sapesse apprezzare nel suo giusto valore questa "delicata attenzione", ma non posso fare a meno di pensare che sarebbe stato molto sorpreso e sconvolto se il vice-presidente della società, in segno di affezione personale, gli avesse offerto la propria moglie o la propria figlia, come avrebbe sicuramente fatto ogni Esquimese bene educato. Nessun dubbio può esservi che un pegno di amicizia tanto personale sarebbe stato ritenuto imbarazzante[9]. L'uomo moderno che entra in una tabaccheria per comprarsi un pacchetto di sigarette, intende concludere nel modo più rapido la transazione e si risentirà con il negoziante che tentasse di scambiare con lui qualche parola amichevole, giacché questo comportamento abuserebbe del suo tempo e gli farebbe correre il rischio di un coinvolgimento. Due minuti più tardi avrà perfino dimenticato con chi – uomo o donna – ha avuto a che fare. La nostra società favorisce lo sviluppo degli affari – o delle azioni "di massa" – ma compromette l'espansione dell'uomo, giacché circoscrive sempre più strettamente il campo dei suoi principali scambi affettivi. Immaginiamo un professore di greco che esponesse davanti all'associazione dei genitori di una cittadina di provincia la teoria (implicita) di Platone, la quale esige che il professore sia innamorato dei propri allievi (maschi): la scena non sarebbe priva di spunti divertenti! Lungi da me l'aderire all'opinione di Platone. Tuttavia, nel bene o nel male, i Greci erano incapaci di ammettere, e ancor più di approvare, rapporti umani frammentari e impersonali. Il giuramento di Ippocrate lo testimonia (239, 26 segg.), giacché mostra chiaramente la necessità, da parte sua, di mettere in guardia il medico dalla tentazione di allacciare un commercio amoroso con le sue pazienti. Dubito che il più brillante tra i Greci dell'epoca classica fosse in grado di concepire la situazione psicoanalitica nella sua relativa impersonalità, giacché in essa v'è qualcosa di radicalmente contrario alla concezione dei rapporti umani e delle relazioni sociali vigenti nella cultura greca pre-platonica. D'altronde – e il fatto merita di essere posto in rilievo – fintanto che nella nostra società i rapporti umani sono rimasti calorosi e diretti, si faticava ad ammettere che lo psicoanalista non facesse l'amore con le proprie pazienti[10], e le allusioni maliziose ai presunti legami amorosi fra psicoanalista e cliente erano moneta corrente. Se questa fonte di aneddoti sembra oggi essersi esaurita, ciò non dipende dal fatto che i nostri contemporanei ne abbiano riconosciuta l'infondatezza, ma dal fatto che la riservatezza affettiva di cui essi fanno prova nella loro vita quotidiana rende loro meno incomprensibile la riservatezza *professionale* dello psicoanalista.

Per evitare ogni malinteso, preciserò ancora una volta che l'obiettività dello psicoanalista, associata a una reale benevolenza e al rispetto dell'individualità del malato, costituisce la *conditio sine qua non* della terapia psicoanalitica. Sostengo soltanto che né Socrate né Avicenna avrebbero potuto creare tale metodo, concepibile solo da un uomo appartenente a una società strutturata intorno a un nucleo di rapporti impersonali e frammentari. Ciò vuol dire che fino a quando vi furono degli schiavi e nessuno (se non, forse, Euripide) contestò la legittimità di questa istituzione, nulla spinse gli scienziati a inventare una macchina a vapore destinata a fornire energia meccanica. Difatti, la macchina a vapore inventata da Erone, Greco di Alessandria, finì con il rimanere un semplice giocattolo o un oggetto di curiosità (410); e vi furono persino dei filosofi i quali rimproverarono Archimede di aver degradato la sua scienza, mettendola al servizio della difesa della patria. Coloro i quali hanno condannato Edward Teller, non hanno agito diversamente[11].

Il ruolo sociale preponderante assegnato ai rapporti impersonali e segmentari, orientati verso obiettivi precisi e assoggettati a criteri di efficacia, basta a spiegare dove e come lo schizofrenico impari l'arte di sottrarsi ai coinvolgimenti.

Il dereismo

Il dereismo deforma radicalmente la realtà allo scopo di costringerla ad adattarsi a un modello fittizio, elaborato a partire da esigenze e da bisogni soggettivi o culturali (o persino a partire dalle allucinazioni dei drogati). Il motto di Cesare, *Homines id quod volunt credunt*, vale per l'uomo in generale e non soltanto per lo schizofrenico o per una certa società o un certo periodo storico. L'intelligenza serve a poco contro la tendenza a prendere i propri desideri e i propri deliri per realtà; di norma interviene solo per fornire scuse ingegnose a una condotta non intelligente. I brillanti Ateniesi, rifiutandosi di credere che i Macedoni di Filippo stessero per invadere la Grecia – ma via, non oserebbero! – non erano né più né meno irrealistici dei membri del Congresso americano i quali, una settimana prima di Pearl Harbor, votarono con *un solo voto di maggioranza* il rinnovo della legge sulla coscrizione obbligatoria. Tutto ciò nonostante gli avvertimenti prodigati da Demostene agli Ateniesi e da Roosevelt agli Americani. Il dereismo non ha dunque nulla di *specificamente* schizofrenico: fa quasi parte integrante della natura umana. Il suo solo elemento espressamente schizofrenico – la scissione soggiacente a questo disordine – non può essere compreso se non in funzione di quanto segue.

Cancellazione della frontiera tra il reale e l'immaginario

Dal punto di vista storico-culturale, l'esistenza di questa frontiera è una scoperta relativamente recente. Nella maggioranza delle società primitive, il sogno è fondamentalmente consustanziale alla realtà. Secondo padre Dupeyrat (165), buon psicologo pratico ed eccellente etnologo, i nuovi convertiti papua e melanesiani si ostinano a confessare il peccato di adulterio anche quando l'hanno commesso soltanto in sogno. Questa concezione del sogno è estremamente comune nei primitivi; se ne trovano innumerevoli esempi nelle opere di Lévy-Bruhl e in numerose monografie dell'etnografia classica. Essa non sembra meno diffusa tra i filosofi, molti dei quali sottoscrivono il proverbio tedesco: "Ciò che non deve essere, non può essere". Quando gli si fece osservare che, a dispetto delle sue teorie, certe cose si ostinavano ad esistere, Hegel non rispose forse: "Tanto peggio per la realtà!"? Di fatto, il primitivo agisce con realismo durante la maggior parte del tempo, ma ciò che importa è che *non sa* di agire secondo una modalità realistica quando medica una ferita e in modo dereistico quando si sforza di guarire una malattia offrendo un sacrificio agli dèi. I Greci, tra i primi a distinguere il reale dall'immaginario come categorie della mente, continuarono tuttavia – ciò vale, in particolare, per Platone – a considerare come reali certi fantasmi a cui erano affezionati e come fantasie quelle realtà che non volevano accettare…proprio come noi! Del resto, dopo aver fatto quella scoperta capitale non ne seppero trarre le conseguenze: al disvelamento doloroso della *differenza* tra sogno e realtà reagirono innanzitutto con l'idealismo platonico e poi con uno "smarrimento spirituale" (345). Si negarono alla coscienza acquisita su questa distinzione primaria per cadere in uno sfrenato oscurantismo mistico.

Il fatto importante è che il primitivo, non distinguendo il reale dall'immaginario e non riconoscendoli come categorie distinte, non può essere considerato come un vero schizofrenico quando, sognato un adulterio, se ne accusa davanti al confessore, dato che sogno e realtà sono consustanziali tanto per lui che per la società alla quale appartiene. Come l'Indiano lengua citato da Grubb (225), può credere di essere stato derubato della zucca, pur riconoscendo senza esitazione che al momento del presunto furto il ladro si trovava a chilometri distanza e la zucca in giardino, tranquillamente al suo posto; può fare ciò senza percepire nessuna contraddizione o scissione interna, mentre l'uomo occidentale alle prese con una contraddizione di questo tipo cercherà ad ogni costo di darle una giustificazione razionale. Si deve dedurne che, se la nostra società è *meno* schizofrenica della società primitiva, i suoi membri lo sono, in compenso, *di più*, giacché una scissione come quella che abbiamo testé evocato intacca la personalità etnica dell'uomo occidentale, mentre lascia intatta quella del primitivo: ho così potuto provare che ogni vera psicosi provoca un danno alla personalità etnica (cap. I). Del resto, perché sorprendersi dell'esistenza di una scissione della personalità tra i membri di una società che, pur pretendendo di distinguere il reale dall'immaginario, ammira Carrell, per il suo misticismo, nonché Newton e Millikan, per i loro puerili opuscoli teologici? E cosa dire di quelle due riviste americane che esaltano Edward Teller, pur rimproverandogli di essere agnostico? Trent'anni fa uno psicologo ha scoperto che i più mistici tra gli scienziati erano i fisici e i meno mistici gli psicologi e gli psichiatri. Ma noi abbiamo cambiato tutto questo! Prima che Freud inventasse l'istinto di morte, la maggior parte degli psicoanalisti era ostile alle speculazioni sull'occulto; una volta ammessa l'esistenza di tale istinto, tanto Freud stesso, nei suoi studi sulla telepatia, quanto taluni dei suoi discepoli, nei loro diversi lavori, si dimostrarono favorevoli all'ipotesi di una percezione extra-sensoriale. Viene davvero da chiedersi se i più grandi scienziati non siano proprio i meno capaci di ammettere che taluni enigmi dell'universo sfuggono loro – sì, anche a loro – e i più sordi alle esortazioni di Mosé Maimonide: "Insegna oggi anche alla tua lingua a dire: 'non lo so'". Vi sono pochi segni più convincenti di vera maturità nella capacità di sospendere il giudizio e di tollerare la propria mancanza di onniscienza. Numerosi sono gli scienziati – persino i massimi – ai quali manca questo dono e che si riducono a colmare le lacune del loro sapere succhiando dai propri gomiti la "Saggezza" mescolata al latte di uccello aristofanesco. Triste spettacolo è quello di uno scienziato che si dedica al commercio ambulante della "saggezza"; Freud è proprio l'ultimo da cui ci si sarebbe potuto aspettare una cosa simile, dato che più di ogni altro si è dedicato a chiarire la differenza tra il reale e l'immaginario oltre che a metterci in guardia contro il pericolo di oscurare questa frontiera tanto labile.

La nostra società pseudo-razionale esige che ci rassegniamo a questa scissione schizofrenica e che conserviamo il nostro equilibrio, un piede nel cervello elettronico e l'altro nella chiesetta all'angolo dove si predica il rinnovamento delle fede... se non tra gli ectoplasmi di una riunione spiritistica. La concezione primitiva, secondo la quale proprio il magico ratifica e conferma il reale, è psicologicamente assai meno nociva di quella che vuole che l'ipotesi della telepatia sia corroborata dalla statistica o, più precisamente, dagli statistici.

L'infantilismo

È anch'esso profondamente radicato nel nostro modello socioculturale. Si sa che gli schizofrenici – e perfino taluni schizoidi – non dimostrano la loro età: soltanto dopo la guarigione, quando c'è, essi riacquistano un aspetto corrispondente alla loro età reale. La nostra società dedica un culto davvero feticistico all'aspetto giovanile: alcuni scienziati americani di reputazione mondiale si abbigliavano, ancora di recente, come studentelli: giacca sportiva, capelli a spazzola e berretto nello stesso stile; così come certi studiosi francesi assumono arie da "figli dei fiori". Imponenti matrone, dalla circonferenza debordante come quella della leggendaria quercia di Saint Louis, si vestono e si atteggiano come liceali; ai raduni degli impiegati o nei convegni dei veterani dell'American Legion, attempati uomini d'affari si scatenano come ragazzini sbronzi che hanno saccheggiato la cantina di papà. Ho chiamato "adolescenza onoraria" questo comportamento autodistruttivo.

Un'ulteriore manifestazione di puerilità della nostra società può essere riconosciuta nella tendenza a idolatrare qualche Ercole dal cervello di gallina, a malapena capace di colpire una piccola palla con un grosso bastone o di pedalare su di una bicicletta. *Niente tasche in un sudario* (331), il romanzo, che vorrebbe essere radicale, del romanziere "ribelle" Horace McCoy, costituisce, sotto questo profilo, un documento davvero sbalorditivo. Il suo eroe, un giornalista con la pretesa di essere un intellettuale raddrizzatore di torti, intraprende una "crociata" per risanare una città in cui infierisce la corruzione politica e l'odio razziale. Raggiunge il proprio scopo non, come si potrebbe credere, denunciando la collusione tra la polizia e i criminali o le pratiche del Ku Klux Klan che, alle sue adunanze, castra uomini appartenenti alla minoranza oppressa: niente di tutto questo! Risveglia la "coscienza sociale" della città dimostrando che la squadra locale di baseball (professionistica), idolo morale dei giovani, è completamente corrotta, si lascia comprare da scommettitori professionisti e, per denaro, perde intenzionalmente partite che avrebbe dovuto vincere. Il lato più tragico della storia è che lo stesso McCoy sembra convinto, come i suoi concittadini, che la "turpitudine morale" di un giocatore di baseball sia una cosa molto più grave della corruzione politica e della castrazione di uomini appartenenti alla minoranza oppressa.

Da questo incitamento sistematico a pensare, sentire e agire come bambini di dieci anni alla regressione fetale dello schizofrenico non c'è che un passo… e soltanto il primo passo costa qualcosa. In questa prospettiva, vi è una differenza piccolissima, tanto sul piano etico quanto sul piano psichiatrico, tra un sistema totalitario che riduce l'uomo allo stato di *adulto stupido* e un sistema democratico *difettoso* che ne fa un *bambino precoce*.

Ma nessuno dei paesi cosiddetti civilizzati si preoccupa di avere degli adulti intelligenti e maturi, giacché niente è più difficile da governare che degli adulti intelligenti; ora, proprio questa circostanza dovrebbe costituire una ragione supplementare per cercare con tutti i mezzi di plasmare cittadini adulti nel senso migliore della parola, giacché il fine ultimo dello Stato non è di produrre – come Sparta (Plutarco, *Paragoni tra Licurgo e Numa*, IV, 364) – cittadini in serie che si lasciano agevolmente governare, ma quello di insegnare ai cittadini a governarsi da soli. Infatti, soltanto una collettività formata da uomini adulti e intelligenti sarà capace di autogovernarsi.

La fissazione e la regressione

Sono i mezzi con cui si accede allo stato di puerilità e di infantilismo così tanto onorevoli nella nostra società. Si può anche rimanere bambini o regredire allo stato di poppanti, giacché entrambe queste alternative sono socialmente approvate e alimentate da un traboccare di pseudo-sentimentalismo e da molteplici variazioni sul tema generale dell'amore materno. In questo modo, nella società moderna si vede un vero e proprio "culto della personalità" innestarsi sulla "Festa della mamma", che altro non è se non l'istituzionalizzazione di quel sentimentalismo lacrimevole mirabilmente commercializzato in milioni di pacchetti dono. In breve, poco importa se la Ragione si arresta sulla soglia della villa di famiglia o intorno a qualche sacro Ombelico dell'Universo. I risultati sono gli stessi!

Se l'uomo moderno adotta sistematicamente atteggiamenti infantili e si ostina a considerare i propri desideri come realtà, ciò dipende dal fatto che egli è stato condizionato in questo senso dal suo ambiente. Avendolo debitamente convinto della necessità di *dare* una giustificazione alla sua esistenza – come se la vita non avesse in se stessa la propria giustificazione –, gli si ingiunge di rimettersi, per questa giustificazione, a coloro che hanno un telefono rosso collegato direttamente con la verità eterna, con quella attualmente alla moda.

Peggio ancora: gli stessi splendidi Ateniesi, quando ebbero la fortuna di avere Pericle come primo magistrato, non poterono tollerarlo che a condizione di raffigurarselo sotto i tratti di un capo carismatico capace di salvarli dagli artigli di Ade e dalle sue coorti, mentre coloro i quali gli erano ostili si crogiolavano nella fantasia di essere una minoranza oppressa da un tiranno. In queste condizioni, è davvero miracoloso che un Pericle riesca, malgrado tutto, a farsi eleggere di tanto in tanto, magari solo per cattive ragioni, e più miracoloso ancora il fatto che un simile uomo acconsente ad assumere il ruolo di primo magistrato di un asilo infantile politico.

A questo proposito, tanto vale precisare che, al contrario delle interpretazioni correnti, considero il dirigente carismatico non come una *imago* paterna onnisciente e onnipotente ma una *imago* materna; ciò semplicemente perché, una volta superato lo stadio orale della primissima infanzia, il bambino normale si distacca rapidamente dalle fantasie di onniscienza per procura. Quando raggiunge lo stadio edipico tende a essere ossessionato dal padre, tiranno castratore; e così esigerà di venire rassicurato dall'uomo politico a caccia di voti chiedendo a quest'ultimo di fare il pagliaccio, di incarnare un padre bonaccione, incompetente e rimbambito, impegnato a sprecare il tempo sui fumetti e la cui stessa incapacità garantisce che mai si trasformerà nel padre castratore edipico.

Pericle fu più volte costretto a sostenere questa parte degradante dinanzi all'assemblea di Atene – ad esempio, quando dovette umiliarsi, piangendo e supplicando, perché gli Ateniesi risparmiassero la sua amante Aspasia. Nelle società ossessionate dalla paura del padre tirannico, come Atene o gli Stati Uniti[12], più il candidato alle elezioni è intelligente e più dovrà dispensare sorrisi e battute, fare il pagliaccio, presentarsi come un pantofolaio, baciare i bambini, camuffarsi con penne di indiano e soprattutto limitare i suoi discorsi all'affermazione rassicurante che è favorevole al baseball e alla maternità oltre che contrario al peccato, per non rischiare di riportare una sonora sconfitta alle urne.

Ma c'è di più: uno dei miei colleghi europei si stupiva un giorno del fatto che, in questa America sempre più matriarcale, nessuna donna fosse mai stata eletta alla presidenza. Tuttavia questo fatto si spiega facilmente: in una società matriarcale che, temendo la tirannia sopra ogni altra cosa, è giunta a "disinnescare" l'immagine paterna – a renderla inoffensiva –, è la madre fallica il vero castratore fantasmatico, quella "Mom" il cui carattere distruttivo è stato ripetute volte denunciato dagli psichiatri americani più accorti. Nessuna donna sarà dunque portata alla presidenza fintanto che l'America, pur temendo la tirannide, non cesserà di accrescere il potere della donna, fino a farne la despota, la sanguisuga, la castratrice per eccellenza! Una società profondamente patriarcale può, di tanto in tanto, tollerare una donna come Capo di Stato – persino una donna tirannica come fu la regina Semiramide che, si dice, inventò la castrazione (11). Ma nessuna società matriarcale si arrischierà a rimettere il potere esecutivo direttamente nelle mani di una donna. Tra i Greci dell'epoca pre-ellenica (137), così come tra gli Irochesi, gli Hopi o i Khasi[13], la donna ha potuto essere la sola depositaria e la sola fonte legittima del potere, ma erano gli uomini a esercitarlo in suo nome. Tutto questo non ha niente a che vedere con una inferiorità reale o fittizia della donna, ma si riferisce semplicemente a un fatto psicologicamente verificabile, e cioè che la madre castratrice è una fonte di terrore nevrotico più intensa del padre castratore, senza dubbio perché la figura della madre castratrice è radicata nelle profondità di quella che L.S. Kubie chiama la "memoria viscerale"; memoria preverbale delle angosce del lattante ancora dipendente in modo assoluto dalla madre.

Che il vero statista, presentandosi alle elezioni, sia costretto a rappresentare la parte della madre onnisciente, allo scopo di rassicurare quelli rimasti fissati allo stato infantile dell'onnipotenza per procura o, al contrario, a impersonare il padre pantofolaio, inoffensivo e inefficiente, al fine di placare le paure di quanti sono fissati allo stadio edipico, non è il punto essenziale; qui importa che in entrambi i casi lo statista sia obbligato a far brillare e commercializzare un aspetto della sua "personalità" rappresentante solo una facciata convenzionale e del tutto non pertinente dal punto di vista funzionale. Talvolta gli capita persino di dover svolgere i due ruoli simultaneamente: Roosevelt era diventato un maestro nell'arte di rappresentare alternativamente ora la madre onnisciente, per soddisfare coloro che reclamavano un dirigente carismatico, ora il padre bonaccione e inoffensivo, per rassicurare quelli ossessionati dalla paura edipica del tiranno; ad esempio nel corso delle trasmissioni televisive chiamate "chiacchierate vicino al caminetto", ...e tutta questa commedia solo per riuscire ad essere eletto *nonostante* l'autentica grandezza della sua personalità degli inizi. Talvolta ci sono delle eccezioni ma molto rare, in verità[14].

La depersonalizzazione

Va di pari passo con la frammentazione e l'infantilismo. Il bambino molto piccolo è incapace di percepire una persona nella *sua totalità*: la madre nebulosa e fantasmatica è per lui soltanto un prolungamento del seno materno che, esso sì, è sperimentato nella sua realtà (133, 142, 146). Ora, chiunque non riesca a percepire l'altro come personalità totale, invariante nel tempo (145), non può nemmeno percepire se stesso nella propria totalità.

Perché sorprendersi, allora, se Freud ha visto soprattutto pazienti affetti da nevrosi sintomatiche, mentre gli psicoanalisti degli anni '30 e '40 hanno incontrato soprattutto persone con nevrosi del carattere e quelli di oggi trattano coloro che dubitano profondamente della propria identità insieme a quella del mondo esterno (142, 146)? Queste incertezze e questi dubbi sono mantenuti in modo sistematico dalla società. Una definizione chiara (qualunque ne sia l'oggetto, persino e soprattutto quando si tratta di *definire* il *se stesso*) presuppone infatti la presenza di tratti caratteristici evidenti con nettezza, da una parte, e di uno stabile sistema di riferimenti, dall'altra. Tale definizione esige che un cavallo sia un cavallo, che un tavolo sia un tavolo, ma non che essi siano *anche* qualcos'altro. Un esempio preso quasi a caso chiarirà questo punto: si osserva oggi una femminilizzazione degli uomini e una mascolinizzazione delle donne. Mi è capitato più di una volta, passeggiando per Boulevard Saint-Michel o Saint-Germain, o nelle strade del Greenwich Village a New York, di individuare da lontano una *coppia indifferenziata*, senza riuscire a stabilire chi fosse l'uomo e chi la donna fin quando non giungevano a pochi passi da me. In questo caso, manifestamente, si trattava di un fenomeno di *sdifferenziazione* riguardante un tratto fondamentale, analogo a quello che costituisce, come non ho smesso di ripetere, una delle caratteristiche fondamentali della malattia psichica. La differenziazione (cap. IX) è la prima condizione che deve essere soddisfatta da ogni sistema energetico perché possa produrre lavoro. Questa regola è altrettanto valida in sociologia che in termodinamica (148). Quando questa perdita di differenziazione riguarda un tratto così fondamentale come l'identità sessuale, la malattia è molto grave, *ipso facto*. Tuttavia alcuni scienziati – e stilisti – di oggi[15] esaltano proprio una sdifferenziazione di questo tipo.

Per ritornare alla sdifferenziazione progressiva dell'uomo e della donna – entrambi dotati della stessa importanza e meritevoli di un'identica considerazione sociale – questa tendenza priva il "soggetto" da definire di talune sue caratteristiche chiave e mina proprio le basi della sua identità mentre, al tempo stesso, sottrae all'osservatore una quota importante degli elementi che costituiscono il suo quadro di riferimento, inducendolo quindi a dubitare finanche della propria identità.

Per un mio paziente, allevato da una madre violenta e autoritaria insieme ad un padre debole e passivo, i termini "maschile" e "femminile" avevano perduto la loro connotazione ordinaria. Per lui, la madre era "maschile" e il padre "femminile". A un certo stadio dell'analisi, dovevo continuare a fargli questa precisazione: "Quando dice "maschile", vuole dire maschile come sua madre o nel senso abituale?" Peggio ancora, questo paziente era giunto a non sapere letteralmente se fosse un uomo o una donna. Quando faceva l'amore con la sua compagna, le posizioni e le interferenze fantasmatiche erano tali per cui interpretava quello che in senso oggettivo era un atto eterosessuale come se fosse un rapporto tra lesbiche, durante il quale la sua amante svolgeva il ruolo della "tribade" *maschile* e lui stesso quella della lesbica *femminile*. La confusione identitaria non saprebbe spingersi più lontano (142, 146). La società aggrava ancora di più questa depersonalizzazione, esigendo dall'individuo che si mostri impassibile e riservato, si comporti in maniera impersonale, rimanga in disparte, si adatti alle norme di comportamento del cittadino medio, adotti un atteggiamento neutro e così via – esigenze, queste, formulabili nel modo seguente: "Poco importa chi tu sia o ciò che tu sia *veramente*. Cerca soltanto di comportarti secondo quanto ci si aspetta da te; evita di farti notare essendo *te stesso... cioè differente*"[16].

Negli anni Trenta, quando il nuovo capo del Ku Klux Klan (un dentista, se non sbaglio) si vantò di essere "l'uomo più medio d'America", un giornalista statunitense, vissuto in Francia per molto tempo, esclamò: "Mai un francese avrebbe rivendicato una simile qualifica... anche se lo fosse stato effettivamente... Ancor meno se ne sarebbe vantato!".

Parallelamente alla perdita di una vera identità e ai tabù che proibiscono ogni reale originalità, si osserva un grossolano sfruttamento commerciale del "marchio depositato" non funzionale e puramente esteriore, com'è il caso di quei segni distintivi rappresentati, ad esempio, dal seno esplosivo di Jayne Mansfield, dalla chioma di Veronica Lake, dai proverbiali "quattro centesimi di mancia" di John D. Rockefeller o dal celebre sorriso di Eisenhower. Seguendo un identico processo, un paziente rifiuterà di separarsi da un maglione, da un cappello o da una cravatta, completamente consunti ma esibiti come il suo"marchio depositato", proprio perché soltanto questo "marchio", puramente esteriore, lo differenzia dagli altri membri della folla anonima. Ha bisogno di tale "marchio" perché non gli resta nessun brandello di personalità che lo distingua e poiché ha persino perduto il senso della propria identità. A volte non sa nemmeno più se è reale, persino per se stesso. Tutto questo non ci stupisce di certo in una società che disprezza e inibisce in via sistematica tutto quanto costituisce nell'uomo la sua unicità creativa, la sola significativa dal punto di vista funzionale, sostituendola con la valorizzazione di tutto ciò che è in-significante sul piano funzionale: il "marchio depositato" o "l'imballaggio caratteristico".

Nella società moderna, la vera individualità – il più prezioso e, socialmente parlando, il più valido di tutti gli aspetti dell'essere umano – è fonte di difficoltà anziché di soddisfazioni; lungi dall'essere ricompensata, è penalizzata.

Detto di passaggio: numerosi "ribelli", che credono di dar prova di individualità comportandosi in modo aberrante, sono dei conformisti "fuori contesto", incapaci di affermarsi per se stessi ma solo in opposizione al loro ambiente. Il beatnik di San Francisco agisce secondo una modalità conforme all'immagine che si è fatto del buddista zen giapponese; colui che vive al Greenwich Village si prende tanto sul serio nel ruolo del giovane comunista russo quanto il suo omologo moscovita in quello del giovane capitalista americano. Tutto ciò attiene al conformismo e all'anticonformismo puri e semplici (cap. III e XIII). L'individualità reale, in senso stretto, non ha niente a che vedere con queste cose, non essendo accettata né ricompensata nella maggior parte delle società. Per questa ragione sono rari coloro i quali osano essere *se stessi*.

Tuttavia, solo a condizione di realizzare pienamente se stesso l'uomo sarà davvero utile alla società. Inoltre, non potrà raggiungere questa compiuta realizzazione personale se non con l'aiuto della società: Mozart non può costruirsi il pianoforte con le proprie mani né Pasteur l'apparecchiatura di laboratorio; ma è proprio il pianoforte che permette a Mozart di essere se stesso, ovvero un musicista; ed è quel laboratorio che mette Pasteur nella condizione di poter essere se stesso, vale a dire uno scienziato.

Se la società penalizza, disprezza o, nel migliore dei casi, fa commercio di tale caratteristica dell'uomo, quest'ultimo perde ogni possibilità di acquisire il senso del *Sé* insieme a quello della propria continuità temporale, oltre che il sentimento autentico della propria esistenza e della realtà. La depersonalizzazione è dunque appena un passo al di là del sacrosanto "ideale medio" nutrito dal signor *Come tutti*; essa si avvicina pericolosamente alle estreme e catastrofiche conseguenze dello scopo ricercato. Ogni società sana incoraggia nell'individuo il senso del *Sé* – del *se stesso* – così come la certezza intorno alla propria identità e realtà, oltre che su quelle altrui. Questa semplice constatazione basta a spiegare il miracolo, del resto assai poco miracoloso, dell'Atene di Pericle, della Firenze dei Medici, della Francia del XVII e XIX secolo oltre che dell'Inghilterra elisabettiana (120). Proprio la frustrazione dello sforzo di individualizzazione e la penalizzazione della sua unicità conferiscono una qualità davvero da incubo allo sterile grigiore di Kalamazoo, in Michigan, di Minsk o delle Verrières di Stendhal[17]. In ultima istanza, tutto questo sfocia nel duplice orrore dei campi di concentramento per i dissidenti (per coloro che persistono ad affermarsi come individui, rifiutandosi di essere solo dei semplici ingranaggi di una macchina) e dei reparti per malati cronici negli ospedali psichiatrici (dove la società relega tutti coloro nei quali ha spento ogni velleità di realizzarsi come esseri umani).

Siccome ho sostenuto (cap. I) che ogni gruppo etnico possiede la propria nevrosi (o psicosi) privilegiata, non insisterò sul fatto che anche la società occidentale è detentrice del suo tipico "disturbo" etnico *privilegiato*. Non è l'esistenza stessa di un disturbo etnico in seno alla società occidentale a preoccuparmi, ma che tale disturbo sia la schizofrenia anziché l'isteria, una disfunzione psicologica relativamente benigna, molto comune nel secolo scorso tra di noi così come oggi lo è in numerosi gruppi primitivi. Sebbene l'isteria sia senza dubbio una nevrosi, essa non disorganizza l'Io in modo radicale né compromette le basi relazionali dell'uomo nei confronti del proprio simile e della società, come invece accade nella schizofrenia. Una società, la cui nevrosi etnica caratteristica è l'isteria, può spesso fiorire e funzionare abbastanza normalmente seppur meno bene di una società quasi priva di tendenze nevrotiche. Per contro, una società la cui psicosi etnica è la schizofrenia funziona, per forza di cose, molto al di sotto del suo potenziale ottimale. In alcuni casi, può persino perdere la capacità di sopravvivere, crollando a velocità superiore di una società in cui la percentuale delle nevrosi relativamente benigne abbia raggiunto la soglia di saturazione (anche se, toccato questo punto, diventerà molto probabile la proliferazione di psicosi maligne) (123).

Quando si farà la storia della malattia mentale, sono convinto si arriverà a provare, alla fine, che le società dal funzionamento ottimale, come l'Atene preplatonica, hanno conosciuto soltanto disturbi etnici benigni (come l'isteria), mentre le società in declino (Sparta, dal IV secolo a.C.; Roma, nel periodo peggiore della sua decadenza) hanno sofferto di psicosi etniche gravi (come la schizofrenia).

Almeno una cosa è certa: la *percentuale crescente* di nevrosi latenti gravi (in particolare, le psicosi) nei sistemi sociali condannati a scomparire è tra i fatti storici più misconosciuti (139). Solo una revisione profonda della cultura occidentale e una ristrutturazione radicale della nostra società, modellate su principi umani ispirati dalla ragione e dal buon senso, potranno impedire la catastrofe.

La nostra società dovrà smettere di favorire in tutti i modi lo sviluppo della schizofrenia di massa, oppure cesserà di esistere. Se c'è ancora tempo per recuperare la nostra salute mentale, la scadenza è comunque vicina. Dovremo riconquistare la nostra umanità nel quadro stesso della realtà, oppure perire.

Note

[1] Sono rari gli ellenisti capaci di rendersi conto che Ippolito non è casto né, addirittura, troppo casto – così come Euripide ha voluto rappresentarlo – ma semplicemente soffre di una fobia nevrotica estesa alla sessualità in generale. Un ellenista mohave o tahitiano non si sarebbe sbagliato su questo punto.

[2] Crisi di follia furiosa e omicida.

[3] Esiste maggiore originalità in un aforisma di La Rochefoucauld o in un epigramma di Simonide che nelle più stravaganti divagazioni degli schizofrenici; lo ricordino i poeti e gli artisti che ricercano l'insolito ad ogni costo (135): Villon non è un grande poeta *a causa* della sua nevrosi ma *nonostante* essa. Parafrasando i consigli di Baudelaire (30) a un giovane poeta che gli domandava se l'oppio sarebbe riuscito a trasformarlo in un poeta migliore, mi sentirei di dire: né l'oppio né la follia possono portare alla luce nell'uomo quello che già non possiede.

[4] In 35 anni di ricerca etnopsichiatrica, non ho mai incontrato nella letteratura etnologica, o altrove, un solo caso di "nevrosi di guerra" (schizofrenia temporanea del combattente), debitamente documentata in una tribù guerriera primitiva e nelle condizioni di combattimento aborigene; ciò a prescindere dal fatto che, tra gli Indiani delle Pianure, il codardo poteva sempre rifugiarsi nel ruolo marginale del travestito (cap. I).

[5] Fenomeni analoghi si osservano anche nell'ambito artistico: all'epoca di Berlioz, Chopin, Schumann e Liszt, l'artista più gelido e maggiormente sprovvisto di emotività doveva farsi passare per romantico e passionale, mentre oggi il musicista più emotivo e veramente appassionato, si sentirà costretto ad esprimersi con una musica freddamente meccanizzata che potrebbe anche essere composta su misura da un computer IBM (135).

[6] Violento e sentimentale – persino dedito alle lacrime – quando è ubriaco, l'Americano prova solo un virtuoso disprezzo per chi si dimostri emotivo da sobrio. Negli anni

Venti, abbiamo potuto vedere la troppo esaltata *Action française* accanirsi a ridicolizzare il "violoncello di Briand". La strana figura dell'*Uomo nuovo* – disincarnato ed emotivamente freddo, ideale impassibile dell'intelligèntsia russa, essa stessa così profondamente emotiva e passionale – è stata mirabilmente analizzata da Alain Besançon (40). Poche persone si rivelano più violentemente emotive nella vita reale dei teorici della "acèdia" contemporanea; a buon intenditore...

[7] Ella si affrettò anche a sbarazzarsi del suo pappagallo non appena sentì che cominciava ad affezionarsi a lui.

[8] I negozi di quartiere americani pubblicizzano spesso la gentilezza delle loro intenzioni nei confronti del cliente: "Drogheria dell'amicizia" o "Per servirvi con un sorriso". Sembra che anche in Francia si stia arrivando a questo punto: le transazioni quotidiane implicanti rapporti umani cominciano a perdere anch'esse la loro tonalità affettiva. Insegne pubblicitarie, come quelle americane segnalate sopra, riflettono atteggiamenti psicologici profondi. Un mio paziente valutava le "buone" o "cattive" disposizioni verso di lui, da parte di amici e colleghi, unicamente dall'espressione del viso, cioè dalla presenza o dall'assenza di un sorriso, la sola manifestazione di simpatia alla quale era disposto ad accordare fiducia (cap. IV). Da un certo punto di vista, qui ci si imbatte in quella che Mauss chiama "espressione obbligatoria dei sentimenti". Il "sorriso sociale" dell'americano è, infatti, l'equivalente preciso del *Tränengruss* – del "saluto con lacrime" degli indigeni australiani.

[9] In un passo rivelatore, Plutarco (*Erotikon*, 760 B) nota che, seppure alcuni Greci non esitavano a concedere le mogli al tiranno, nessuno di loro faceva lo stesso con le proprie giovani amanti. Nulla chiarisce in modo più crudo la natura dei rapporti coniugali nella società dorica. Al contrario, mi sembra che ad Atene le relazioni tra i coniugi fossero meno degradate di quanto non si creda di solito. Nella *Lisistrata* di Aristofane, gli uomini, a cui erano stati negati i favori coniugali, desiderano ardentemente fare l'amore con le proprie mogli e non con prostitute, giovinetti o gitoni. Alla fine del *Convivio* di Senofonte, gli uomini sposati, dopo aver appena assistito ad una danza potentemente sensuale, ritornano a casa per placare il desiderio tra le braccia delle mogli mentre i celibi giurano di sposarsi al più presto. Per una discussione meglio approfondita di questo particolare, si veda (147).

[10] In un paese relativamente sottosviluppato, dove i rapporti affettivi giocano ancora un ruolo di primo piano, gli inservienti di una clinica psichiatrica causavano parecchi grattacapi agli analisti perché si ostinavano a spiare dai buchi delle serrature e dagli spioncini, ben convinti che avrebbero finito per scoprire il medico tra le braccia della sua paziente.

[11] Nessuno sembra condannare i fisici russi che hanno reso lo stesso servizio al proprio paese.

[12] Persino lo storico più convenzionale e più conservatore riconosce che una parte importante della Costituzione americana è consacrata a rassicurare coloro i quali temono una "tirannia" federale. La paura panica della tirannia ad Atene è stato oggetto di discussioni approfondite da parte di Andrewes (12) e di Forrest (189).

[13] Tra i Khasi, matrilineari, il latte è considerato un escremento (226).

[14] L'elettorato americano conobbe il suo giorno di grandezza e di gloria quando conferì il governo a Truman, per il suo coraggio e il suo parlar franco. Gli Ateniesi e gli Inglesi conobbero il loro quando scelsero di seguire Temistocle, i primi e Churchill, i secondi, anche se entrambi promisero solo "sangue, sudore e lacrime".

[15] Si veda, per esempio, l'analisi erudita, ma molto speciosa, dell'amor cortese fatta da Nelli (350) e le stupefacenti conclusioni che egli ne trae per quanto riguarda la nostra cultura. Si veda anche la nuova moda delle borsette per "uomini".

[16] *Mutatis mutandis*, il ribelle è sottoposto alle medesime esigenze.

[17] In questo non v'è contraddizione. La critica del XIX secolo fatta da Stendhal è insieme il prodotto e la gloria del XIX secolo. Il XX secolo è incapace di produrre una simile critica, nello stesso tempo costruttiva e affermativa.

Capitolo undicesimo

Riflessioni etnopsicoanalitiche sulla stanchezza nevrotica (1966)

L'argomento che mi propongo di affrontare è la funzione psicosociale della stanchezza e lo sfruttamento di questo stato nelle società arcaiche e primitive.

Questo modo di trattare il problema mi è imposto da considerazioni di ordine pratico. La diagnosi di stanchezza nevrotica esige innanzitutto l'eliminazione di ogni causa organica. Ora, l'etnologo è raramente medico e il medico etnologo non dispone di un laboratorio nella foresta. Inoltre, il fatto che un soggetto sia nevrotico non prova che la sua stanchezza sia, anch'essa, necessariamente nevrotica. D'altronde è talora difficile differenziare una stanchezza nevrotica da una tendenza depressiva, soprattutto quando non si parla alla perfezione la lingua del malato. Infine, il primitivo spesso non considera la propria stanchezza come sintomo di malattia; dunque non consulterà né lo sciamano né il medico occidentale. Questi fatti spiegano l'assenza quasi assoluta di dati concreti nei testi etnologici e negli studi di medicina tropicale o semplicemente esotica. Di conseguenza, sembra necessario affrontare il problema degli stati di affaticamento innanzitutto nel quadro delle situazioni psicosocioculturali.

Prestigio dell'energia

Irrequieti e sovraeccitati come siamo, ci immaginiamo che l'energia sia dovunque considerata una virtù accessibile a tutti. Tuttavia, mi sembra che, in Omero, soltanto Atena sia chiamata "l'instancabile"; Zeus stesso si assopisce. Un proverbio arabo afferma che è meglio stare seduto che in piedi, meglio disteso che seduto, meglio ancora addormentato che disteso, addirittura meglio morto che addormentato. L'iperattività è talvolta considerata pericolosa e poco augurabile. I Mohave, grandi lavoratori, ritengono che l'iperattività – il lavoro intenso e prolungato – finisca con lo spossare non soltanto gli uomini ma finanche gli dèi. Il loro eroe culturale, Mastamho, sfinito dal lavoro, si trasforma in una folle e catatonica aquila pescatrice che, infestata dai pidocchi e in stato stuporoso, si nutre dei rifiuti alimentari degli altri uccelli (133, 271). Non conosco la spiegazione ufficiale della formula di saluto dei Pashtun dell'Afghanistan: "Che tu possa non essere mai stanco!". Forse, in questo modo, si augura all'interlocutore di non doversi mai sovraffaticare. I Melanesiani di Dobu segnalarono a Fortune (192) un lavoratore compulsivo che consideravano anormale. Viceversa, l'inattività può godere di enorme prestigio. Penso all'immobilità dello yogi indiano, all'indicibile pigrizia e all'indifferenza di Damsan, eroe dei Rhadé (409), tuttavia capace di prodezze incomparabili; penso anche al prestigio conferito al mandarino cinese dall'inattività fisica, evidenziata dalle sue unghie mai tagliate.

Anche un'attività normale sembra talora esigere una preparazione speciale. Sono stati i primitivi a scoprire stimolanti come il caffè, il tè, la kava, il maté, la cola, la coca. Una giovane sedang moï del Vietnam del sud mi spiegava perché portava sull'avambraccio destro – braccio di lavoro! – una spirale di ottone pesante più di un chilo: questo braccialetto "rinforzava" il suo braccio. Le risorse normali del corpo non sembrano dunque bastare; e tuttavia, come molti agricoltori primitivi, i Sedang sono costretti a fornire un lavoro sostenuto per molti giorni soltanto quattro o cinque volte l'anno; parimenti, un tempo, essi erano obbligati alla servitù di un lavoro coatto (della durata di dieci giorni) solo una volta l'anno. Ciascuno di questi periodi era seguito da una festa e da una bevuta "per ripagare l'anima dello sforzo sostenuto".

Formule di lavoro

La formula del lavoro intensivo, protratto, quotidiano ed esteso a tutti è storicamente nuova e, malgrado la sua lunga "domesticazione", dubito che l'uomo vi si sia ben adattato, giacché questa formula non esiste presso i primitivi. Certi cacciatori si impegnano in attività violente, ma di breve durata; gli agricoltori primitivi lavorano sodo soltanto periodicamente. I primi a lavorare in modo monotono, intensivo e continuato, sono stati, credo, gli schiavi dell'antichità: coloro che soffrivano nelle miniere d'argento di Laurio, nelle miniere di rame d'Egitto, o nelle grandi aziende agricole, minerarie e industriali di Roma… E ne morivano! Vi sono persino variazioni razziali per quest'aspetto. Gli Spagnoli, obbligando i loro schiavi indiani delle Antille a lavorare letteralmente "come negri" – razza più robusta e meglio adattata ai tropici -, riuscirono a spopolare queste isole. Dal punto di vista termodinamico, il Cinese è una "macchina" molto efficace: converte un cucchiaio di riso in una quantità di energia maggiore di quella che potrebbe produrre un Bianco. Anche tra gli animali si osservano fatti analoghi. Una zebra addomesticata è incapace di fornire la stessa quantità di lavoro *intenso* prodotto da un cavallo, appartenente a una specie selezionata a questo scopo ormai da molto tempo. L'alce, sebbene più grande e più forte della renna, è quasi inutilizzabile come animale da tiro; il suo metabolismo lo predispone a un surriscaldamento che può essergli fatale (229). Il ghepardo, pur essendo il più rapido dei quadrupedi, è colto da una crisi cardiaca se lo si obbliga a correre molto velocemente per più di dieci minuti.

Dobbiamo dunque considerare la possibilità che il lavoro intenso, sostenuto e protratto tutto l'anno sia incompatibile con la realtà della fisiologia umana. La stanchezza *nevrotica* potrebbe dunque essere benissimo – *almeno parzialmente* – una difesa (talora *anticipatoria*) da questo tipo di esigenza. Potrebbe essere non il risultato della quantità di lavoro effettivamente fornito, ma una *anticipazione difensiva delle prevedibili conseguenze* della quantità di lavoro che viene richiesta secondo questa formula. Pur essendo sicuramente parziale, credo che questa spiegazione sia non di meno valida e non debba quindi essere mai perduta di vista.

L'inattività sembra essere socialmente considerata soltanto sotto tre aspetti: come dovuta a una stanchezza reale, risultante da un'attività intensa; come dovuta a una malattia evidente e, infine, come il risultato di una pigrizia "innata". La sola altra alternativa è l'inattività prestigiosa degli asceti e il privilegiato dolce far niente di coloro che sono abbastanza ricchi da non dover lavorare. Il mio migliore informatore Sedang, Mbrieng, un uomo magro e astenico, era considerato un pigro; lui stesso si considerava tale e se ne vergognava, così come si vergognava della sua povertà che era dovuta alla sua scarsa attività. Era tuttavia un informatore infaticabile, capace di lavorare *intellettualmente* otto ore al giorno per sette giorni alla settimana.

Mi propongo ora di affrontare il problema dello sfruttamento della stanchezza reale e della produzione intenzionale di un tale stato di stanchezza a fini socioculturali o psicologici, o per entrambi gli scopi.

La *stanchezza dovuta a uno sforzo reale* può talora servire come alibi. Dato che il lavoro della donna è abbastanza sostenuto, sia presso i Sedang sia presso certe tribù delle Filippine (28), il suo sonno è così pesante che talora ella non si dà nemmeno la pena di svegliarsi completamente quando il marito la penetra. Se, durante l'assenza del marito, un uomo approfitta di questa abitudine della donna per penetrarla surrettiziamente, ella può sostenere che, stordita dal sonno, non si è resa conto che l'uomo non era suo marito… alibi perfetto per un piacere vietato.

La *stanchezza deliberatamente provocata* è frequente, persino nelle società cosiddette civilizzate. I "casti" sportivi si estenuano per controllare le loro pulsioni sessuali; essi sostengono, a torto naturalmente, di "sublimarle" in questo modo. Le casalinghe nevrotiche alleviano le loro angosce a furia di frenetici colpi di scopa… Una donna, sofferente di una grave stenosi mitralica, affaticava brutalmente il suo cuore; puliva la sua grande casa da cima a fondo ogni volta che era presa dall'angoscia. L'estenuante affaticamento volontario si manifesta talora anche nella religione. I grandi giochi atletici della Grecia avevano un carattere religioso; ci si estenuava a servizio di una divinità. Al momento della pubertà, le ragazze mohave (271) devono fornire un lavoro *inutile* – devono raccogliere delle foglie – allo scopo di *diventare* lavoratrici. In numerose società i danzatori rituali, "posseduti", ballano fino a crollare del tutto sfiniti.

Questi stati di sfinimento *provocato* devono essere considerati come stati di *semiubriachezza* – tanto più perché la stanchezza è proprio un'autointossicazione biochimica e tale affaticamento appartiene alla classe delle spossatezze *piacevoli*. Se questo modo di considerarle è valido, non sarebbe utile ritenere questo genere di fatica come una sorta di *tossicomania*? Esiste una sorta di parallelo: taluni eschimesi cercano di far contenti i bambini *tenendoli appesi per il collo* in quanto pensano che l'ipossia così prodotta sia per loro gradevole (194)[1]. Perciò paragonerò questa "tossicomania da fatica" al sonno beato del poppante che rappresenta, secondo Ferenczi (183), uno stato di "ebbrezza" alimentare. Si potrebbe persino prendere in considerazione l'esistenza di una categoria generale di piaceri determinati semplicemente da un cambiamento radicale del funzionamento fisiologico: appettito-sazietà, veglia-assopimento, ecc. Ancora più nettamente: eccitazione sessuale-appagamento postcoitale.

Stanchezza spiegabile e stanchezza inspiegabile

Taluni primitivi, quando si sentono stanchi dopo aver dormito bene, attribuiscono questo affaticamento alle avventure delle loro anime che hanno vagabondato durante il sonno; è dunque l'anima a soffrire la fatica. Anche gli sciamani – che inviano lontano le loro anime quando dormono o le fanno stancare molto durante le crisi sciamaniche – si svegliano prostrati (133).

Questi fatti ci riconducono al senso psicologico della *stanchezza ricercata*, già accennato nei paragrafi precedenti. Modellato sul fenomeno paradigmatico della stanchezza postcoitale, il suo scopo principale sembra essere quello di ottenere il piacere conseguente al venir meno dell'eccitazione. Sembrano infatti esservi dei nevrotici per i quali l'orgasmo non è che un sonnifero; il loro scopo principale è la gradevole stanchezza dello stato postcoitale. Il piacere dell'orgasmo è per loro soltanto un "premio" (o una spesa!) supplementare, colto al volo (o perduto). L'équipe di Dement (73) ha scoperto che il *sonno riposante* esige il sogno, e perciò sarei incline a considerare il sogno come un "premio" perfettamente paragonabile a quello dell'orgasmo. Si sognerebbe dunque per potersi distendere *in seguito* nel sonno. Questa spiegazione sembra trarre le ultime conseguenze della tesi freudiana secondo cui il sogno è il guardiano del sonno. Collegando questa teoria all'esistenza di fantasie ipnoinducenti che aprono la strada al sonno e alla definizione del sogno come soddisfacimento del desiderio, potremmo considerare i sogni fatti durante il sonno come altrettanti meccanismi ipnopompi o come, piuttosto, dispositivi *ipnostabilizzatori* che si producono nel momento stesso in cui, *senza* questo sogno stabilizzatore, ci sarebbe il risveglio[2]. Osservo di sfuggita che esistono due specie di sonniferi nel senso più ampio del termine: quelli che fanno sognare perché si possa dormire e quelli che fanno dormire affinché si possa sognare. Si dovrebbe dunque scegliere il sonnifero da prescrivere al paziente in funzione dei suoi bisogni psichici: in funzione delle cause psicologiche dell'insonnia.

La *stanchezza provocata come atto di ascetismo* è già stata brevemente menzionata a proposito degli atleti "casti". Un giovane nero americano, di robusta costituzione e in perfetta salute, si sentiva prostrato ed era diventato impotente. Si spossava *metodicamente* assumendo tre o quattro dosi piene di lassativo al giorno, senza averne il minimo bisogno. Era una manovra nevrotica e ascetica: egli ricercava *inconsciamente* lo sfinimento e l'impotenza. Ho potuto persino analizzare un caso in cui gli *eccessi* sessuali erano un mezzo per stancarsi e per rendersi temporaneamente "casto". Si trattava dunque di una pratica ascetica all'inverso ispirata da due equazioni simboliche: corpo uguale pene, stanchezza uguale impotenza ("castità"). La stanchezza reale dovuta a sforzi normali e legittimi, del resto, diminuisce *ben poco* la potenza sessuale che, invece, viene ad essere ridotta *soprattutto* nella stanchezza nevrotica. Questo può essere finanche uno dei moventi del "bisogno" di stanchezza nevrotica. Infatti, il nevrotico astenico sembra voler provare una stanchezza "piacevole" di tipo postcoitale, proprio attraverso una deviazione che evita il premio (o la dissipazione) "intermediario" dell'orgasmo. In simili casi, si può anche parlare di *astenia anticipatoria*: a fianco della fatica nevrotica, che anticipa quella sperimentabile *se* si fosse eseguito lo sforzo richiesto dalle prescrizioni prestazionali della nostra società, si trova una stanchezza che anticipa quella postcoitale e persino lo sfinimento conseguente all'eccesso sessuale. Quest'ultima categoria di stanchezza si avvicina dunque all'ascetismo, all'afanisi, all'anedonia e alla "bella indifferenza" dell'isterico, così mirabilmente descritta nel mito rhadé di Damsan (409): il protagonista non voleva nemmeno darsi la pena di andare a letto con le due affascinanti spose e ricercava un paradiso puramente autarchico e narcisistico, attraverso la sua completa immobilità.

Benefici secondari della stanchezza nevrotica

1. La fuga dalla realtà si osserva a Bali, dove, secondo la Mead, le persone imputate di gravi crimini talvolta si addormentano sul banco degli accusati. Barchillon (26) descrive in modo ammirevole la fuga nel sonno in certi tipi di nevrosi.

2. La stanchezza utilizzata come *occasione* per manifestare un comportamento nevrotico "giustificabile" è paragonabile, anch'essa, allo stato di ebbrezza, considerato come circostanza attenuante (alibi). Infatti, il Super-Io, l'ideale dell'Io e, in parte, l'Io sono proverbialmente "solubili in alcol"; la stessa cosa accade nella stanchezza estrema e nevrotica, il cui scopo inconscio potrebbe benissimo essere l'espressione ("giustificabile") di certe tendenze nevrotiche interdette. Nella misura in cui gli effetti dell'astenia nevrotica si apparentano all'invalidità cronica, la stanchezza può anche "giustificare" le manifestazioni di una passività e di una dipendenza patologiche. L'astenia, per giunta, appare come un alibi e un ricatto: "Se non lavoro, ciò non dipende dal fatto che sono pigro ma da quello di essere già esausto", per cui "fai il mio lavoro, te ne prego, sono troppo stanco per eseguirlo io stesso". Voglio qui ricordare un motto di spirito tedesco: "Adoro il lavoro! Passerei volentieri tutti i miei giorni a guardare gli altri lavorare". Infine, la stanchezza nevrotica – al pari dell'ascetismo – implica spesso anche la manifestazione mascherata di una grande ostilità verso coloro i quali hanno diritto di contare sull'aiuto dello "stanco". Essendo sempre stanchi o diventando degli eremiti preoccupati unicamente della propria salute, i nevrotici immobilisti ledono le loro famiglie e persino la società, che ha diritto, anch'essa, al loro lavoro.

Stanchezza nevrotica e sublimazione

Freud precisa che per coloro i quali sono capaci di sublimare le proprie pulsioni aggressive, il lavoro è un piacere creativo. Ciò implica che la stanchezza nevrotica rappresenti esplicitamente un fallimento della sublimazione dell'aggressività. Quando una qualsiasi occupazione non rappresenta una *vera* sublimazione, quando essa non è che un *acting out*, la stanchezza che inibisce questa attività è una semplice formazione reattiva. Essa è paragonabile allo svenimento del sadico latente (che non sa di esserlo) alla vista del sangue. Questo svenimento inibisce, evidentemente, la sua capacità di precipitarsi sul ferito per ucciderlo, ma gli impedisce anche di soccorrerlo[3].

La stanchezza nevrotica permetterebbe all'individuo l'evitamento di sentimenti di colpa in grado di provocare in lui un'attività non equivalente a una vera sublimazione della sua aggressività ma che rappresenterebbe soltanto un *acting out* mascherato. Come formazione reattiva, inoltre, essa permette la manifestazione dell'aggressività inconscia (nella forma di un'aggressività passiva) contro coloro che la stanchezza nevrotica stessa priva dei benefici a cui hanno diritto.

Questa configurazione potrebbe essere stata benissimo un movente della stanchezza, unicamente fisica, del mio informatore sedang, Mbrieng: quando si temeva per la vita della moglie, ormai sul punto di partorire il suo quinto o sesto figlio, per un tempo abbastanza lungo egli si rifiutò di promettere un sacrificio agli spiriti, sostenendo che la crisi non era abbastanza grave per ipotecare le già magre risorse familiari. Questa spiegazione non convinse la figlia dodicenne che faceva da levatrice alla madre: l'indomani ebbe una crisi isterica così distruttiva da rompere un buon numero di utensili domestici. La sostituzione di questi oggetti, insieme all'indennizzo dei danni causati agli altri abitanti della grande casa comune, pesò considerevolmente sul bilancio familiare.

Riconosco di aver avanzato una nuova teoria della stanchezza nevrotica; la ritengo plausibile senza però *considerarla completa*. Essa sembra accordarsi non soltanto con i rari dati etnologici a nostra disposizione, ma anche con quel poco che sappiamo di questa sindrome a livello clinico. Spero che almeno una parte di questa teoria apporterà qualcosa di valido alla comprensione di una nevrosi siffatta, conosciuta ancora così male.

Sottolineo, infine, che qui parlo soltanto dell'astenia nevrotica, ma non rientra nel quadro della presente disamina quella che potrebbe provocare un tipo di morte psicogena conosciuta come "morte vodù".

Note

[1] Un pervertito aveva l'abitudine di appendersi periodicamente per il collo, giacché in questo modo otteneva un'eiaculazione. Finì coll'impiccarsi accidentalmente.

[2] L'esempio perfetto consisterebbe nella trasformazione di uno stimolo proveniente dall'esterno, e che potrebbe svegliarci, in un materiale "sognabile".

[3] Si v. la fobia del sangue di un indiano dell'Arizona (248) e lo svenimento alla vista del sangue di un servitore dello sceicco Usama, signore siriano del tempo delle Crociate (241).

Capitolo dodicesimo

Il ricatto masochistico. Nota etnopsichiatrica sulla distruzione dei beni nei culti del cargo (1964)

Questo studio riposa su di un postulato fondamentale: se non si può fare una diagnosi psichiatrica di società e culture, è comunque possibile offrire un'interpretazione psicodinamica di alcuni processi sociali, in particolare di quelli non canalizzabili in attività tradizionali perché sono come delle eruzioni massicce che colpiscono la tradizione culturale in modo frontale.

Il mio scopo principale è di chiarire il fatto ben noto – fin troppo noto per richiedere una documentazione ufficiale – che in molti *culti del cargo*, oltre che in certi movimenti apparentati, si anticipa il periodo tanto sperato di gioia e di abbondanza attraverso la distruzione integrale delle risorse già esistenti. Fenomeni simili si sarebbero verificati anche nelle società storiche. Quando il falso messia Sabbatai Zevi (chiamato Shabetai Zevi da sir Paul Rycaut) fece sollevare le comunità ebraiche dell'impero turco, "gli affari furono abbandonati, più nessuno lavorò né aprì la bottega, se non per sbarazzarsi a qualunque prezzo delle mercanzie che ingombravano i magazzini. Chi aveva un surplus di beni domestici cercava di venderli al prezzo che poteva ricavarne" (408).

Questa manovra – che si riteneva affrettasse l'avvento dell'abbondanza mediante un impoverimento volontariamente provocato – è, per esempio, perfettamente paragonabile, dal punto di vista psicologico, a quella pratica degli indiani Crow che, quando vanno alla ricerca di una Visione-che-dà-il-potere, si spacciano per persone indigenti e solitarie allo scopo di *estorcere la pietà* di eventuali protettori sovrannaturali mediante l'ostentazione della loro miseria. Ho discusso altrove (103) abbastanza in dettaglio questa tecnica di ricatto masochistico per doverne riparlare qui.

Mi propongo ora di riportare un esempio clinico riferentesi a un trattamento psicoanalitico, la cui psicodinamica è, per l'essenziale, paragonabile alla tecnica del ricatto masochistico.

Si tratta di un giovanotto sofferente di un'agorafobia totalmente paralizzante insieme a numerose fobie e ossessioni, ad essa collegate, che gli impedivano di guadagnarsi la vita, costringendolo a rimanere dipendente come un bambino; nell'infanzia, era stato terrorizzato spesso dai genitori che, per farsi obbedire, gli dicevano: "Quando saremo morti ti romperai le unghie e ti scorticherai le mani nello scavare la nostra tomba per tirarci fuori". Da bambino e poi da adolescente, essi avevano fatto anche altre cose per mantenerlo in una posizione di dipendenza infantile nei loro confronti, ma rimasero proprio delusi quando, una volta raggiunta l'età per essere un uomo, continuava a mostrarsi fondamentalmente un bambino nonostante le sue evidenti capacità intellettuali.

Nel corso della sua analisi il paziente prese spontaneamente coscienza di questo suo inspiegabile infantilismo: "Se rimango un bambino per sempre, se la mia stessa esistenza continua a dipendere dalla presenza dei miei genitori, posso fermare il cammino del tempo. Restando bambino, impedisco ai miei genitori di invecchiare e di morire. Se sono un bambino dipendente, essi non hanno semplicemente il diritto né la possibilità di abbandonarmi morendo" (si noterà che i genitori avevano essi stessi inculcato a questo paziente la nozione di un'equivalenza tra la loro morte e un abbandono punitivo).

Talune fonti cinesi ci offrono una storia quasi identica, sotto forma di racconto moraleggiante in cui si tratta di una condotta filiale esemplare, conforme all'estremo rispetto che i bambini cinesi devono ai loro genitori.

"Lao Lai Tsu era un uomo del paese Ch'u. Quando raggiunse l'età di 70 anni, i suoi genitori erano ancora in vita. Sempre vestito in maniera buffa (come fanno i bambini), mentre stava per arrivare in salone a portare da bere ai genitori, faceva finta di incespicare, rimanendo steso per terra[1] e lanciando piccole grida simili a quelle dei bambini piccoli. Inoltre, sempre *con l'intenzione di far ringiovanire i vecchi genitori*[2], restava vicino a loro divertendosi con le sue lunghe maniche o giocando con un pollo" (221).

Appare ovvio che il problema reale non è di sapere se Lao Lai Tsu sia esistito davvero o se si sia comportato in questo modo infantile per far ringiovanire i genitori. Importa solo che tale aneddoto sia stato raccolto (o inventato) in Cina e che proprio laggiù sia circolato, diventando oggetto di fede e di ammirazione in grado di suscitare sempre un'eco nell'animo di coloro che lo leggevano o lo ascoltavano. In altri termini, la *popolarità* di questo racconto "edificante" prova che la fantasia secondo cui è possibile per l'uomo ritardare la morte dei propri genitori facendo finta di rimanere un bambino, è non soltanto un prodotto dell'inconscio, ma gli serve come "prova" che le sue fantasie sono difendibili e corrispondono forse alle operazioni della realtà.

Moltissimi sintomi nevrotici partecipano della magia, così come moltissime pratiche magiche partecipano chiaramente della nevrosi (115). Il problema pratico è semplicemente quello di sapere se una certa fantasia particolare compaia a *livello individuale* o appartenga all'*ambito della cultura* e, all'interno di questo ambito, se dipende dalla corrente culturale principale oppure da uno dei suoi bracci morti (115). Ho mostrato altrove (113, cap. XVI) come una fantasia concreta, corrispondente alla sindrome *koro* dei cinesi del sud-est asiatico, potesse, nonostante la sua estrema bizzarria, ritrovarsi in una grande varietà di contesti.

L'antropologia culturale ha molto da guadagnare dallo studio dei più diversi contesti, culturali e individuali, nei quali può manifestarsi un tratto culturale capace di riflettere una fantasia.

Note

[1] Suppongo che, così facendo, egli rovesciasse la bevanda che portava ai propri genitori, frustrandoli "apposta senza volerlo".

[2] Il corsivo è mio.

Capitolo tredicesimo

La diagnosi in psichiatria primitiva: teoria generale della diagnosi (1963)

Mi propongo di fondare una teoria generale del processo diagnostico affrontando il problema *storicamente*, mediante l'analisi della diagnosi "totale", cioè della diagnosi psichiatrica quale interviene nella psichiatria primitiva. Credo che la moderna pratica psichiatrica possa lasciarsi ispirare fruttuosamente da questo contributo alla storia della medicina.

La difficoltà essenziale dell'impresa riguarda l'estrema rarità dei materiali relativi ai metodi diagnostici dei guaritori primitivi. Nei pochi lavori di etnologia che menzionano i disturbi psicologici, il paziente compare – sulla pagina stampata – già rivestito della sua qualità di nevrotico o di psicotico, il suo male debitamente riconosciuto e più o meno completamente diagnosticato, senza che si dica come questo *status* – giacché si tratta proprio di uno *status* – gli sia stato attribuito. Persino i rari psichiatri che hanno studiato le pratiche psichiatriche dei primitivi si sono interessati soprattutto ai metodi curativi e hanno spesso trascurato tutto ciò che riguarda il processo stesso di formazione della diagnosi. Il termine "diagnosi" non figura nell'indice dell'opera di Laubscher sulla psicopatologia dei Tembu (283), e Yap, nel suo eccellente lavoro sul fenomeno del *latah* (468), studia anche lui soprattutto il prodotto "finito", convenientemente etichettato, senza mai dire come il *gruppo* giunga ad etichettare in questo modo l'individuo che soffre di tali crisi. Credo di essere stato quasi il solo ad elaborare sistematicamente il problema della formazione della diagnosi in un sistema psichiatrico primitivo (133).

Certo, potremmo rassegnarci a questo stato di cose e sforzarci di spremere le poche informazioni di cui disponiamo nella speranza di cavarne un qualche significato. Però possiamo anche adottare un procedimento radicalmente diverso, consistente nel tentativo di ottenere una nuova percezione di questa stessa carenza, postulando, ad esempio, che la penuria di materiale non sia dovuta né al caso né all'incompetenza degli osservatori, bensì a un certo numero di difficoltà intrinseche al processo diagnostico, sia primitivo che moderno. Se tale procedimento è valido, l'analisi di queste difficoltà dovrebbe accrescere la nostra comprensione del processo diagnostico a tutti i livelli dello sviluppo culturale, affermando finanche il suo valore in quanto metodo propriamente scientifico. Siccome considero valida solo questa seconda ipotesi, sfrutterò proprio questa penuria di materiali come un fatto ricco in se stesso sia di significati che di implicazioni e non come uno spiacevole ostacolo alla ricerca. Il mio studio è diviso in due parti: nella prima, ricostituisco il processo culturale mediante il quale un individuo acquisisce lo *status* di persona anormale e il processo psichiatrico che gli attribuisce un'etichetta diagnostica; vi esamino anche le difficoltà affettive inerenti all'identificazione e all'etichettamento di una nevrosi o di una psicosi; nella seconda, prendo in esame il problema cruciale, stranamente trascurato, del processo logico che sottende il procedimento diagnostico: il problema consiste nel sapere se si tratti di un processo di *esclusione,* utilizzato in statistica per formare due "popolazioni", una definita come X = A e l'altra (tutto il resto) come Y = non A, oppure di un processo di *enumerazione*: $X_1 = A_a$, $X_2 = A_b$, $Y_1 = B_a$, $Y_2 = B_b$, ecc.

Più semplicemente, cerco di stabilire se – quando si pone la diagnosi di psicosi e forse anche, in modo più specifico, di schizofrenia o di paranoia – tale diagnosi viene formulata partendo dalla proposizione "Il signor X è *no-normale*" o (mi si passi simile barbarismo) a partire da quest'altra "il signor X è *sì-folle*". Anticiperò le mie conclusioni affermando che – contrariamente a quanto in genere ammesso e automaticamente suggerito sul piano linguistico dal termine a-normale – il vero processo diagnostico non consiste affatto in una *determinazione negativa*: il signor X è *no*-normale (deviante), ma in una *determinazione positiva*: il signor X è *sì*-folle.

Per facilitare la mia dimostrazione e non incorrere nel rimprovero di avere introdotto in questa prima parte, di contrabbando e come premessa latente, un punto che sarà dimostrato solo nella seconda, tratterò qui il disturbo psicologico né in termini di "no-normale" né di "sì-folle", ma semplicemente in quanto equivalente logico di quella che in geometria analitica si definisce "singolarità" su di una curva (ad esempio, un massimo, un minimo o una soluzione di continuità di quest'ultima). D'altronde, questa definizione concorda implicitamente con una concezione, oggi generalmente ammessa, che considera il nevrotico e lo psicotico, posti lungo uno stesso *continuum* di comportamento, come *specimina* deformati dell'uomo normale; cioè come individui nei quali alcuni processi intrapsichici, presenti in ciascuno di noi, sono diventati così predominanti da rompere il funzionamento equilibrato della personalità. Questa stessa concezione, del resto, si collega alla mia ipotesi fondamentale secondo cui le "nevrosi" e le "psicosi", dal punto di vista dell'etnologia tradizionale, sono degli "status" e, più in specifico, degli "status acquisiti", proprio nello stesso senso indicato da Linton (297). Per l'etnologo, infatti, il processo attraverso il quale un individuo giunge a essere designato come "nevrotico" o "psicotico" è notevolmente simile a quello mediante il quale egli si vede attribuire qualsiasi altro statuto, mentre per lo psichiatra, sia egli primitivo o moderno, questo processo rappresenta un procedimento diagnostico.

Questa osservazione mi costringe ad ampliare l'analisi di Linton.

Un individuo assume uno "status acquisito" solo quando la società, dopo aver riconosciuto che egli ha effettivamente compiuto certi atti (*conditio sine qua non*), glielo attribuisce o conferisce perché ne ha ormai diritto proprio in ragione di quegli atti. Noto tuttavia che la distinzione tra "status conferito" e "status acquisito" è meno rigorosa in pratica che in teoria. In effetti, persino dell'aristocratico si può dire che *acquisisce* il suo status elevato, anche se, per *acquisirlo*, non debba far altro che prendersi il disturbo di nascere (32).

"Pazzo" costituisce un autentico *status* dal punto di vista etnologico.

L'individuo che manifesta comportamenti ben determinati acquisisce tale *status* che gli viene poi conferito (attribuito) dalla società, la quale, così facendo, gli riconosce di essersi comportato in modo da aver diritto allo *status* di "folle" (etichetta diagnostica), forse anche di "psicotico" o, con maggiore precisione, di "paranoico". Può darsi tuttavia che taluni individui, il cui comportamento corrisponde a una "singolarità" sulla curva, non raggiungano tuttavia lo *status* (l'etichetta diagnostica) di "pazzo" o di "psicotico", mentre altri, i quali si comportano in maniera strettamente identica, riescono a ottenerlo. Altri ancora, infine, il cui comportamento non corrisponde *con precisione* a una ben definita singolarità sulla curva, ottengono nondimeno lo *status* (o l'etichetta diagnostica) di "pazzo", di "psicotico" o di "nevrotico" pur senza averlo meritato. Due esempi ci permetteranno di illustrare questo punto.

Osservazioni 1. – Nel corso di una discussione con un eminente collega psicoanalista affermavo che la condotta di un potente personaggio X ci autorizzava a vedere in lui uno psicopatico. Il mio interlocutore affermava al contrario che questo individuo non poteva essere considerato uno psicopatico, giacché la sua posizione privilegiata gli permetteva sempre – o quasi – di "cavarsela", e di costringere la realtà ad adattarsi al letto di Procuste delle sue esigenze e dei suoi bisogni irrazionali.

Un personaggio storico di questo genere fu Bayan, re (Kha-Khan) degli Avari, il quale, in preda a una megalomania autodistruttiva di carattere nettamente psicotico, sperperò le forze vive del suo popolo in incessanti guerre di conquista, che furono altrettante vittorie di Pirro, e non ritrovò il suo equilibrio psichico che nell'ultima e disastrosa battaglia in cui i Bizantini schiacciarono definitivamente ciò che restava del potente esercito avaro (52).

Osservazione 2. – I Mohave credono che tutti i membri di una certa famiglia siano pazzi, o suscettibili di diventarlo. Così, un membro di questa famiglia, il cui comportamento si avvicini anche soltanto un poco a una certa singolarità sulla curva dei comportamenti specifici della cultura mohave, è subito considerato (diagnosticato) come pazzo, mentre il comportamento strettamente analogo di un individuo non appartenente a questa famiglia è giudicato in modo del tutto diverso (133). Due esempi chiariranno la natura di questo fenomeno:

1. Un uomo considerato spiritoso potrà fare i discorsi più piatti e tuttavia scatenare il riso, giacché si ritiene che egli dica *soltanto* cose spiritose e divertenti.

2. Siccome Beethoven è considerato uno dei più grandi compositori di tutti i tempi, i fabbricanti di dischi non soltanto registrano, ma giungono anche a vendere, talune sue opere (la Sinfonia *Iena*, per esempio) che, scritte in un periodo di sterilità nevrotica, sono manifestamente inferiori a moltissime opere di compositori di minor valore.

Il processo diagnostico

Eviterò, in questa prima parte, ogni allusione al problema della formulazione della diagnosi; in altri termini, non cercherò di determinare se la diagnosi è formulata in forma di "no-normale" o in forma di "sì-pazzo". Questa precauzione creerà sfortunatamente difficoltà di ordine stilistico, giacché è contrario alle abitudini logiche e terminologiche degli etnologi e degli psichiatri lasciare una simile questione in sospeso. Di fatto, il bisogno di considerare questo problema come risolto è così profondamente iscritto nelle abitudini logiche e linguistiche per cui può darsi che io dimentichi, di tanto in tanto, di ricorrere alle perifrasi grazie alle quali mi sarebbe permesso di evitare una presa di posizione prematura. Questa è la ragione per la quale tengo a precisare fin da ora che anche nei passi in cui, per inavvertenza, trascuro di designare il comportamento connesso strettamente alla psichiatria come *"singolarità" della curva di distribuzione del comportamento*, si tratta tuttavia di una "singolarità" nel senso della geometria analitica e non in quello (valutativo) di "insolito" o di "bizzarro" che la parola "singolarità" può assumere nel linguaggio corrente.

Tengo anche a precisare la differenza fondamentale tra il senso che attribuisco a parole come "pazzo" o "demente" e quello che attribuisco a parole come "nevrotico" o "psicotico". Il termine "pazzo" (o "demente") denoterà unicamente lo *status* riconosciuto di coloro il cui comportamento corrisponde a una "singolarità": si tratta dunque di un senso rigorosamente etnologico. Al contrario, uso il termine "nevrotico", come ogni altro termine a connotazione strettamente psichiatrica, nei contesti in cui *criteri psichiatrici obiettivi* permettono di concludere che sono presenti veri fenomeni psicopatologici e senza cercare di stabilire, per il momento, se la società abbia assegnato all'individuo lo *status* di "folle" oppure no. In questa prima parte lascio dunque momentaneamente in sospeso la questione di sapere quale processo di definizione ("no-normale" o "sì-folle") ha motivato le *mie* conclusioni riguardo al carattere psicopatologico dei fenomeni osservati.

Siamo particolarmente male informati – sia quantitativamente che qualitativamente – sulle tecniche e sui criteri diagnostici utilizzati dai primitivi nella fase più importante della diagnosi, consistente nel riconoscere la presenza di una "singolarità" o che è accaduto "qualcosa" di insolito. In compenso, siamo meno sprovveduti per quanto riguarda la *diagnosi differenziale* cioè la denominazione specifica di una condizione definita e *diagnosticata preliminarmente* come singolarità ("qualcosa che non va"). Tuttavia, tanto in psichiatria primitiva quanto in psichiatria moderna la tappa decisiva non è quella della differenziazione tra diverse categorie di disturbi psichici, ma quella tra "salute" e "malattia" nella sfera psicologica, e proprio qui la carenza dei materiali è più sensibile. Questa è la ragione per la quale mi dedicherò essenzialmente, in questa prima parte, a esaminare il processo mediante il quale viene stabilita la presenza di una singolarità.

Preciso subito che una "singolarità" può essere di due tipi. Un tipo di singolarità si iscrive sulla *curva temporale* che traccia le modalità di comportamento dell'individuo nel corso della sua esistenza (cambiamenti della personalità). L'altra si iscrive sulla *curva spaziale* che traccia le modalità di comportamento teoricamente prescritte (consuetudinarie) e/o realmente osservate nella società alla quale appartiene il paziente o nell'insieme del genere umano. Chiameremo "singolarità temporali", le prime e "singolarità spaziali", le seconde[1].

"Una singolarità esiste in me (in te)"

La prima tappa della diagnosi – si tratti di un riconoscimento soggettivo: "in me qualcosa non va", oppure oggettivo: "qualcosa non va in te" – consiste nel postulare che questo "qualcosa" è un fenomeno dell'ordine di una "singolarità".

Questo procedimento presuppone due affermazioni concomitanti: "qualcosa non va" e "questo qualcosa che non va mi (o ti) riguarda". Una tale presa di coscienza esige talora una grande perspicacia, giacché l'uomo si rifiuta fondamentalmente di ammettere che possa sorgere qualcosa di imprevisto, di incomprensibile, di incontrollabile, e farà infiniti sforzi per ridurre avvenimenti nuovi e insoliti (certe singolarità) a semplici variazioni di un tema noto e familiare. Una difficoltà supplementare discende dal fatto che questo qualcosa di insolito si presenta talora al primo sguardo in forma ambigua o mascherata. Ippocrate (238) e Aristotele (22) lo sapevano già, e, mostrando di possedere una intuizione psicoanalitica straordinaria, spiegavano correttamente perché i primi presentimenti di una malattia (organica) *possano* manifestarsi sotto forma di sintomi organici debitamente avvertiti (ma *in sogno*). Questo fatto in se stesso, insieme all'interpretazione che ne danno i Greci, furono poi scoperti una seconda volta da alcuni analisti moderni, come Ferenczi (184) e Bartemeier (27).

A livello logico e tecnico è dunque possibile distinguere le due proposizioni: "qualcosa non va in me" e "qualcosa non va in te", sebbene questa distinzione importante sia sfuggita alla maggioranza dei ricercatori sul terreno. E tuttavia è molto importante dal punto di vista della diagnosi stabilire se il paziente sa che qualche cosa, in lui, non va o se deve apprenderlo da un altro. Ricordo, allo scopo di sottolineare l'importanza di questa distinzione, che il metodo classico di differenziazione tra nevrotico e psicotico era fondato precisamente sull'assenza o la presenza di questa presa di coscienza nel paziente. Questa distinzione, che alcuni credono superata, è certamente troppo generale. Detto questo, essa contiene tuttavia una parte non trascurabile di verità, giacché, a differenza dello psicotico, il nevrotico è almeno capace di procedere ad una sorta di autodiagnosi, concernente proprio la tappa diagnostica cruciale: il riconoscimento del fatto che "qualcosa non va *in me*".

Si può sviluppare l'enunciato (logicamente doppio): "qualcosa non va *in me* (in te)", estraendo da esso le tre tappe seguenti:

a. Qualcosa (di non precisato) non va in me (in te).
b. Qualcosa che compete al *guaritore* non va in me (in te).
c. Qualcosa di ordine *psicologico* che compete al guaritore non va in me (in te).

Riprendiamo in dettaglio queste tre tappe:

a. "Qualcosa (di non precisato) non va in me (in te)" non richiede un particolare commento. Si enuncia una constatazione di fatto (presenza di una singolarità) e si attribuisce questa singolarità a se stessi o all'altro.

b. "Qualcosa che compete al *guaritore* non va in me (in te)" costituisce una proporzione già più complessa. Una tale proposizione si differenzia, per esempio, in: "non ho fortuna" e "soffro di una nevrosi autodistruttiva". Va da sé che questa distinzione è spesso meno netta nelle società primitive che nella psichiatria classica e, pur evidente sul piano logico, è meno assoluta nella prospettiva psicoanalitica.

Il primitivo che si accorga di essere stato bruscamente abbandonato dalla fortuna, forse attribuirà questa singolarità a una perdita di *mana* provocata da un maleficio, da un sortilegio o da qualche altra causa dello stesso ordine, mentre l'improvvisa serie di fallimenti subita da un uomo di affari al quale tutto, fino a quel momento, riusciva bene, sarà considerata – di solito a ragione – come l'irruzione di un bisogno masochistico di fallire (281) o, più precisamente, come segno di una incapacità di sopportare il successo (205). Inoltre, nelle società primitive – che sono, come ha sottolineato molte volte Róheim (389), società a "orientamento terapeutico" – un improvviso declino di fortuna (imputato a pratiche di stregoneria o a una perdita di *mana*) e una malattia organica o psichica appartengono a un solo e medesimo universo concettuale e interessano, allo stesso titolo, il guaritore. Presso i Kikuyu, il guaritore è abilitato non soltanto a curare la malattia, ma anche a stornare la cattiva sorte (*thahu*) che può essere dovuta a una maledizione o a una contaminazione rituale. Stando così le cose, e tenuto conto del potenziale ansiogeno dei rovesci di fortuna, persino quando sono obiettivamente dovuti a qualche calamità naturale, come un'epidemia nel bestiame che colpisce popoli dediti alla pastorizia, rimane il fatto che, fra tutte le società primitive da me conosciute, alcune singolarità di comportamento competono esclusivamente all'arte del guaritore, mentre altre sono di pertinenza del capo della tribù o di un qualsiasi equivalente del tribunale moderno. Di conseguenza, il fatto che una data situazione di stress sia abitualmente assegnata al guaritore – o che quest'ultimo affermi la propria competenza sul problema – costituisce, in se stesso, una tappa o una procedura diagnostica significativa.

c. "Qualcosa di ordine psichico che compete al guaritore non va in me (in te)". Questa è un'importante tappa diagnostica. Ad esempio, un malato che avverte un malessere o un dolore qualsiasi può affermare: "Non si tratta di un sintomo cardiaco, ma di ansia precordiale", o, in un linguaggio più comune, "Non soffro di una malattia fisica comune: sono stato stregato, sono ossessionato dagli spettri, ho perduto la mia anima o una parte della mia anima". La maggioranza dei popoli primitivi distingue d'altronde assai male la malattia organica dalla malattia psichica. Essi tendono ad attribuire maggiormente una dimensione "psichica" alle malattie organiche piuttosto che ricondurre le malattie psichiche a dei correlati organici. Le considerazioni organicistiche di cui lo sciamano mohave Hikye:t sovraccaricava la sua teoria eziologica dei disturbi psichici, dipendevano meno dalle credenze normative della sua tribù che dalle sue prese di posizione idiosincrasiche[2] (133). A livello dei sintomi reali, il paziente primitivo è quasi altrettanto propenso a "psichicizzare" una malattia somatica che a "somatizzare" una malattia psichica.

Assegnare allo psichismo un disturbo che si sta vivendo, costituisce dunque una decisione grave e profondamente ansiogena. Prenderemo ora in esame questa decisione in funzione di due quadri di riferimento del tutto distinti che ne sottolineano, entrambi, l'importanza capitale.

Le resistenze alla presa di coscienza del disturbo psichico

È singolarmente difficile per l'individuo prendere coscienza del fatto che qualcosa, in lui, "non va" – qualcosa che tocca il nucleo del suo Sé (e ancor più difficile è per lui assumere questa presa di coscienza). Come è stato giustamente osservato da La Rochefoucauld "Tutti si lamentano della loro memoria, e nessuno si lamenta del proprio giudizio". Citerei ancora, in tutt'altro spirito ma nel medesimo senso, questo bigliettino di "auguri di guarigione": "Non c'è nulla di psicosomatico nel vostro stato: voi siete malato, malato, malato!".

In breve, ogni debolezza psichica è percepita come la più amara umiliazione, tanto socialmente quanto soggettivamente; e la società non fa grandi cose per alleviare questo sentimento di malessere e di degradazione. Uno psicoanalista eminente, che è anche un grande clinico, un giorno mi ha detto: "Secondo me, 'psicosomatico' è quasi sempre una sciocchezza, un modo di mascherare il fatto che qualcuno ha sbagliato la diagnosi organica". In uno spirito meno severo, menzionerò, come il più bel complimento che mi sia mai stato fatto, questa osservazione rivoltami da uno psicologo: "Nella nostra comunità psichiatrica voi siete il solo analista a non dire di coloro verso i quali prova antipatia che "hanno bisogno di un'altra *tranche* di analisi" oppure che "sono paranoidi". Date loro del "mascalzone", semplicemente, e in buon francese".

La presa di coscienza di un deterioramento nucleare dell'Io è intesa (a livello conscio, preconscio e inconscio), sia da colui che fa la diagnosi sia da chi la riceve, non soltanto come l'enunciato scientifico di una diagnosi, ma anche come una variante pseudo-obiettiva e lambiccata della constatazione sprezzante: "Questo qui è toccato nel cervello!".

Questo malinteso si spiega facilmente, giacché dipende dal fatto che lo psichismo è di solito vissuto come nucleo – come centro – della personalità, mentre taluni atti specifici e persino il corpo nel suo insieme sono percepiti come se occupassero una posizione periferica. Questa percezione significativa affiora talvolta alla coscienza anche nella vita quotidiana.

Osservazione 3. – Un paziente si lamentava del fatto che sua moglie lo tormentava giorno e notte e criticava sistematicamente numerosi suoi comportamenti specifici. Quando le chiese di smettere di tormentarlo, ella replicò furiosa – e assai poco razionalmente -: "Io mi limito a criticare i *tuoi atti*, mentre tu emetti una condanna sulla mia personalità *tutta intera*".

In breve, anche ammettendo che il primitivo abbia una tendenza meno netta dell'occidentale, prigioniero di schemi dualistici, a situare il proprio corpo alla periferia del proprio Sé, rimane il fatto che la malattia organica è percepita, anche in ambiente primitivo, come un danno tutto sommato più periferico del disturbo psichico e dunque meno sconvolgente, tanto per il soggetto quanto per il guaritore. Di qui si può effettivamente concludere che il disturbo psichico è proprio il più angoscioso dei disturbi minaccianti l'individuo.

La malattia mentale, minaccia per il Sé

A. Il comportamento del paziente colpito da un disturbo psichico risveglia nell'osservatore la tentazione penosa e profondamente ansiogena di imitare lo scatenamento pulsionale di cui è testimone, dando libero corso alle proprie pulsioni inconsce e rimosse.

Osservazione 4. – Domandavo un giorno a uno dei miei amici (uomo di intelligenza superiore, che aveva avuto una crisi di schizofrenia paranoide così grave che per un momento si era pensato di sottoporlo ad una lobotomia) se, durante la sua malattia, comprendeva il senso reale della confusa verbigerazione degli altri schizofrenici. Egli mi disse che aveva potuto comprenderlo. Volli allora sapere se, ora che era completamente guarito, poteva ancora comprenderlo.

"Forse potrei" – mi rispose – "ma non mi *permetterei* di comprenderlo per paura di una ricaduta".

Osservazione 5. – Un professore di psichiatria consigliava sempre ai suoi studenti del secondo anno, "di tuffarsi insieme allo psicotico nell'inconscio". Uno dei suoi studenti si rifiutò categoricamente di seguire questo consiglio, dichiarando: "Sono sicuro di poter scendere fino in fondo, ma molto meno di poter poi ritornare alla superficie".

Talune culture primitive considerano evidente il carattere contagioso della malattia psichica.

Osservazione 6. – Secondo i Sedang Moï, il fantasma della follia (*Kiya räjok*), che è un vero e proprio essere sovrannaturale folle o lo spettro di un folle defunto, si avvicina all'individuo e, mettendogli il braccio sulla spalla, cerca di "fare il parente" (*prä hmoy mä*) con lui (76)[3].

Osservazione 7. – In numerose società primitive, lo sciamano corre il rischio di perdere la propria anima quando la spedisce alla ricerca dell'anima smarritasi del proprio paziente. Lo sciamano mohave che invia la propria anima nel regno dei morti perché riconduca quella del suo paziente, adescata laggiù dallo spettro di un parente deceduto, rischia di perdere la propria anima, rischia che i propri parenti deceduti si sforzino di trattenerlo presso di loro (133, 180).

Queste osservazioni e altri fenomeni dello stesso ordine spiegano perché taluni individui detentori di poteri sciamanici si rifiutino di praticare la loro arte.

Osservazione 8. – Talora un Sedang moï, al quale gli dèi del tuono vogliano conferire poteri sciamanici, beve la sua orina per disgustare i propri benefattori suo malgrado e incitarli a riprendersi il loro dono, giacché teme di diventare uno stregone divoratore di anime che i suoi vicini, furiosi e terrorizzati, cercheranno di uccidere o almeno di vendere come schiavo (76).

Osservazione 9. – Quando presentono in sé lo sboccio di poteri sciamanici, taluni giovani mohave sono presi dal panico e, sebbene incapaci di sottrarsi, rifiutano di assumerli e di esercitare la loro arte (133).

Numerose culture primitive considerano la breve crisi psicotica che spesso precede l'acquisto di poteri sciamanici ancor più dolorosa degli attacchi sciamanici successivi. Queste crisi psicotiche iniziali, che sembrano essere manifestazioni della lotta intensa e disperata condotta dall'individuo contro il sovvertimento del proprio Io e il ritorno del rimosso, possono essere accompagnate da allucinazioni terrificanti e da accessi di intensa angoscia. Discuto questi fatti ben noti e debitamente attestati nel capitolo I, così come il singolare fenomeno della loro generale scotomizzazione da parte di autori quali Ackerknecht (3), Honigmann (246) e M. K. Opler (352).

B. Questi sintomi psichiatrici hanno la caratteristica essenziale di divergere più o meno apertamente dalle norme del gruppo, e ciò in una maniera *necessariamente* provocatoria, allo scopo di soddisfare i bisogni negativistici, sia idiosincrasici che sociali, del paziente (cap. III). Questi è dunque, per la società, un "elemento perturbatore" (77) e, come tale, acquisisce una "massa sociale" (84) considerevole – precisamente una massa sociale che non possedeva allo stato normale e dalla quale trae spesso una soddisfazione molto reale. Il drammaturgo viennese Nestroy fa dire a un personaggio melanconico che egli si compiacerebbe assai meno della sua follia se essa non causasse tante noie a chi gli sta intorno. A questo proposito, citerò anche il caso dell'anziana melanesiana, di cui parla Rivers (387), la quale, essendo considerata "morta", doveva essere sotterrata viva e partecipò ai propri funerali – che ne facevano una *vedette* – in uno stato di esaltazione gioiosa e quasi ipomaniacale. Jenkins e Glickman sottolineano il ruolo svolto dalla ribellione in ogni sintomo psicopatologico (257, 258).

Ritorniamo al problema dell'autodiagnosi e, in particolare, a quella tappa decisiva attraversata dall'individuo quando riconosce che qualcosa di nucleare, di centrale, è radicalmente colpito in lui. Importa sottolineare espressamente il carattere doloroso di questa presa di coscienza. Questo dolore è costantemente menzionato dai pazienti in psicoanalisi, i quali si credono disprezzati anche dal loro analista a causa della loro irrazionalità, della loro debolezza e della loro nevrosi.

Come affronta questa percezione traumatizzante il primitivo che riconosce una debolezza funzionale dentro di sé? Consideriamo da vicino il caso di un Sedang Moï il quale, cosciente della propria debolezza funzionale, sembrava, a prima vista, adattarvisi senza eccessive difficoltà, a parte un certo sentimento di umiliazione.

Osservazione 10. – All'epoca in cui lo conobbi (1933-1935), il mio padre adottivo Mbra:o, ex-capo villaggio (*kan pley*), era capo casa (*kan hngi:i*) di una delle più importanti *case lunghe* del villaggio di Tea Ha. Informatore notevole, aveva conservato, malgrado la sua età avanzata (circa 80 anni), una sorprendente memoria. Ora, poco prima del 1933, Mbra:o aveva dato le dimissioni dal proprio ruolo di capo villaggio, dicendo di non sentirsi più qualificato a svolgere questa funzione. Interrogato su questo punto, dichiarò: "In altri tempi, avevo molto 'orecchio' (ragione, discernimento); attualmente ne ho ben poco. Così, mi capita di picchiare mia moglie, che, pure, è una donna per bene e non lo merita affatto" (148).

In apparenza, qui abbiamo solo la dichiarazione di un anziano che ha preso coscienza del declino delle proprie facoltà mentali e dell'instabilità umorale da ciò derivante. La situazione è in realtà infinitamente più complessa, giacché è in gioco l'importante concezione sedang dell'"orecchio", cioè delle funzioni psichiche in generale. Nel pensiero sedang il termine "orecchio" designa anche la ragione e fa parte della seguente serie concettuale: "intendere, comprendere, ragionare", che sembra riflettere un atteggiamento passivo-aggressivo verso la vita (138). A questo atteggiamento si può contrapporre, per esempio, quello dei Mohave che, orientati più positivamente verso l'azione, ammettono volentieri l'esistenza di un'alterazione dell'intendimento, ma tuttavia considerano il mutismo e in generale i disturbi della parola – cioè di un organo di emissione anziché di ricezione – come prototipo dell'alienazione mentale (133); notiamo che quest'ultima concezione è prossima alla nostra tendenza a identificare stupidità e mutismo[4].

Sebbene il vecchio Mbra:o sia in effetti diventato un poco duro d'udito, l'allusione alla sua "perdita d'orecchio" si riferisce, in questo contesto, alla perdita del *discernimento* e non dell'acutezza uditiva. In questo si conforma alla concezione sedang secondo cui i bambini piccoli, i folli, gli imbecilli e gli anziani non possiedono orecchio anche quando hanno l'udito più fine.

C. Ecco dunque la domanda cruciale: in quale misura l'"orecchio" (la ragione) fa parte *integrante* del *Sé*? Al pari di numerose popolazioni primitive, i Sedang credono in un'anima che si può distaccare dal corpo e persino perdersi. Una delle anime maggiori, l'anima delle proprietà e del *mana*, è persino suscettibile di variare notevolmente di dimensioni, giacché si compone in larga parte delle anime delle persone e delle cose che si possiedono in un dato momento. Ecco perché il punto culminante del rituale che sancisce la vendita di oggetti di valore – uno schiavo, un bufalo o un gong – è quello in cui l'anima dell'oggetto venduto viene trasferita dal venditore all'acquirente. Parimenti, colui che cattura uno schiavo vede accresciuta, in proporzione, la propria anima; ma non appena uno schiavo o un bufalo moriranno la sua anima-*mana* viene ad esserne diminuita. Queste credenze sono altrettante variazioni sul tema dell'anima parzialmente o totalmente distaccabile dal corpo (148).

Consideriamo ora la tendenza ad attribuire un'autonomia alle differenti parti del corpo, condivisa dai popoli dell'antichità e dai primitivi. Sebbene abbondino gli esempi, gli scienziati quasi non si sono accorti di questo fatto. Tuttavia l'ingiunzione biblica: "Se il tuo occhio ti ha offeso, strappalo" implica chiaramente un'autonomia dell'organo colpevole. A prima vista, la castrazione dell'uomo colpevole di adulterio, il taglio della mano del ladro, la mutilazione delle gambe imposta alle spose kikuyu fuggitive, lo stupro punitivo delle spose licenziose e persino delle ninfomani "falliche" (133) sarebbero forme di castigo che mirano soltanto a prevenire una ripetizione della colpa[5].

A livello più profondo, queste sanzioni sembrano destinate a castigare l'organo colpevole, giacché in numerose culture esso viene ritenuto implicitamente autonomo e dunque responsabile. Noi diciamo volentieri che "la mano ci prude" per esprimere la nostra voglia di dare un ceffone, o che "abbiamo gli occhi più grandi della pancia". L'analisi degli psicotici conferma questa interpretazione, dimostrando che i loro frequenti atti di automutilazione sono tentativi di espellere l'organo colpevole, la cui attività è percepita come estranea all'Io ed esterna allo schema dell'Io corporeo, oltre che di punirlo come si fa con un servitore ribelle. Questa espulsione dell'organo colpevole al di fuori dell'Io corporeo è molto vistosa nei confronti degli organi sessuali.

Non c'è affatto bisogno di essere psichiatri per osservare che il pene è abbastanza spesso investito di una propria individualità e trattato come un piccolo personaggio familiare, dotato di piena autonomia, a cui si conferiscono nomignoli e vezzeggiativi. Tale fenomeno è del tutto evidente negli adolescenti di entrambi i sessi, i cui organi sessuali – pene e clitoride – sono fonti di sensazioni nuove, spontanee, ben localizzate e, quindi, difficili da integrare nel resto dell'Io corporeo (147). Si ammetterà dunque che, quando il vecchio Mbra:o si lamenta di aver perduto l'"orecchio", implicitamente deplora, in termini culturali e psicologici profondi, non il deterioramento dell'intero suo psichismo ma, in particolare, la "diserzione" di un servitore quasi autonomo. Sono quindi davvero convinto che la capacità di considerare organi e funzioni come componenti non autonomi dell'Io sia un progresso considerevole nella direzione di una vera autointegrazione ed una prova reale di maturità affettiva.

D. La tendenza ad attribuire autonomia ai diversi organi e alle funzioni psichiche sembra avere una doppia origine ontogenetica. A tal proposito si distinguerà l'ambito dei rapporti interpersonali da quello delle immagini intrapsichiche, che servono da modello a questi rapporti.

1. Nel quadro dei rapporti interpersonali, si sa – ed è questa una scoperta fondamentale della psicoanalisi – che il bambino giunge a relazioni personali[6] vere e proprie solo con l'avvento del complesso edipico. Il lattante è altrettanto incapace di percepire la madre nella sua totalità strutturale, in una data fase temporale, quanto di rendersi conto, ad esempio, che la madre gratificante delle due del pomeriggio forma un'unica e medesima persona con la madre frustrante di un'ora più tardi. Nel contesto spazio-culturale la madre è percepita come un oggetto (parziale); la madre è il seno e il seno è la madre. Nel contesto temporale i cambiamenti di atteggiamento della madre – che da "buona" diventa "cattiva" e viceversa – determinano nel bambino la tendenza ad operare una scissione tra la madre "buona" e quella "cattiva" (133, 146). Questi fatti sono relativamente ben conosciuti – o dovrebbero esserlo – anche se la letteratura psicoanalitica si è concentrata, in particolare, sul problema spazio-temporale della madre percepita come oggetto (parziale), anziché su quello, esclusivamente temporale, della successione delle rappresentazioni materne sentite come reciprocamente incompatibili e discontinue.

2. Il modello intrapsichico – che serve da *precursore* al modello interpersonale, parziale e male articolato, della madre – è stato curiosamente negletto anche se questi due modelli sono, in effetti, così strettamente apparentati che sembrano formare un tutto. Credo di essere stato il solo ad aver sottolineato che, nel lattante, il periodo degli oggetti (parziali o male articolati) coincide con quello dell'iniziale mancanza di coordinazione degli organi e dei sensi, nonché con quello del sentimento difettoso della propria continuità nel tempo (133, 142, 146).

Questa incapacità di percepire un'immagine totale si colloca sia nello spazio che nel tempo. Nella dimensione spaziale, il difetto di integrazione e di coordinazione, muscolare e sensoriale, la percezione soggettiva dell'autonomia degli organi e dei sensi, impediscono al lattante di elaborare una rappresentazione *completa* della madre. Nella dimensione temporale, la sua ridotta capacità di attenzione continuativa e l'incapacità di stabilire una connessione tra due percezioni o avvenimenti separati da un certo intervallo, gli impediscono di riconoscere l'identità della madre come dotata di una continuità temporale persistente pur attraverso i cambiamenti d'umore e di comportamento di questa donna.

Periferizzazione, eziologia e diagnosi

A livello dei processi primari e affettivi del pensiero (vicino a quella "mentalità prelogica" descritta da Lévy-Bruhl e tanto ingiustamente trascurata oggi), il primitivo che riconosce nella "singolarità" un disturbo psicologico indirizzato a colpire il proprio Io, non giunge ad assumere questa percezione se non a condizione di restringerne implicitamente la portata. "Sono pazzo" costituisce, infatti, una presa di coscienza talmente penosa e ansiogena che egli non potrebbe fronteggiarla se la sua cultura non gli fornisse nello stesso tempo i mezzi per riconoscere ed espellere il disturbo in maniera quasi paranoide.

Dopotutto, gli psichiatri moderni più avvertiti (127) si compiacciono volentieri di forme di pensiero analoghe. In due penetranti studi, Scheflen (413, 414), uno psicoanalista dallo spirito rigorosamente scientifico, procede a un confronto illuminante tra la "teoria microbiologica" e la "teoria del deficit", da un lato, che interverrebbero nell'eziologia delle malattie organiche e, dall'altro, varie spiegazioni psicodinamiche della "malattia psicologica". In particolare, si sforza di dimostrare attraverso quale grossolano processo di reificazione il nostro pensiero eziologico, con pretese scientifiche, giunge a trattare come *sostanze*, semplici indicatori concettuali quali l'"amore materno". Secondo Scheflen, questa forma di ragionamento psichiatrico discende direttamente dalla formazione medica (organicistica) dello psichiatra. Per parte mia, andrei ancora più in là: l'introduzione di concetti e convenzioni del pensiero organicistico in quello psicodinamico, attraverso il metodo fallace dello spostamento della concretizzazione, è molto facilitato dal bisogno di negare la possibilità di un autentico deterioramento delle fondamenta del Sé. Si tratta di una manovra di autodifesa, giacché, dal momento in cui si ammette la possibilità di tale deterioramento, si è costretti a riconoscere che esso può colpire chiunque, persino lo psichiatra[7].

Di solito, il paziente primitivo, come altrettanto spesso il suo omologo moderno, sottopone ai guaritori non soltanto la descrizione dei propri mali, ma anche un'autodiagnosi fatta di testa propria, già bell'è pronta e più o meno completa, che comporta implicazioni eziologiche del tutto esplicite: "Sono stato stregato", oppure: "Dottore, dipende da qualcosa che ho mangiato". Il guaritore primitivo conferma o modifica questa autodiagnosi, il più delle volte guardandosi bene, soprattutto quando si tratta di un paziente psichiatrico, di contestare l'affermazione centrale, vale a dire che vi è davvero "una malattia"; o, se la contesta (133), lo fa solo per quanto riguarda l'autodiagnosi specifica e non l'implicita constatazione ad essa soggiacente: "C'è una singolarità ed è di pertinenza del guaritore". Anche da noi accade la stessa cosa: il medico generico che non trova tracce di affezione organica, dopo aver effettuato un esame, tende tuttavia ad accettare l'affermazione implicita del paziente di essere, in ogni caso, "ammalato". Egli fa quindi una diagnosi di ipocondria e indirizza il malato, che si dice e si vuole "organicamente" ammalato, da uno psichiatra.

La tentazione del guaritore di accettare, così com'è, l'affermazione del paziente che si dice di "soffrire di una singolarità di pertinenza del guaritore" è tanto forte che lo sciamano Ahma Humare, poco vanaglorioso di carattere, si fece tuttavia titolo di gloria del seguente *exploit* diagnostico, che secondo lui costituiva uno degli avvenimenti più importanti della sua carriera.

Osservazione 11. – Egli fu consultato da una donna di età matura che, in base alla scomparsa delle mestruazioni e a certi sogni, si credeva incinta ad opera di uno spettro; affezione, questa, molto temuta dai Mohave (pseudociesia). Dopo averla attentamente ascoltata, Ahma Huma:re la rimandò a casa dicendole che non era affatto ammalata, ma semplicemente incinta, e questa diagnosi si rivelò corretta (133).

Il guaritore è dunque naturalmente disposto ad ammettere la convinzione del paziente, che afferma "di soffrire di una singolarità di pertinenza del guaritore", anziché il verdetto di ogni altra istanza sociale. Tuttavia, egli accetta più volentieri l'affermazione iniziale ("sono ammalato") che l'autodiagnosi sottopostagli in termini nosologici ed eziologici. Questa constatazione mi porta ad esaminare sommariamente il senso della parola "diagnosi", prima di affrontare, nella seconda parte, i problemi dell'attribuzione dello "status" di malato e quello della formulazione della diagnosi.

Siamo giunti a una tappa del processo diagnostico in cui un'etichetta implicante una precisa eziologia sta per essere attribuita a una singolarità, così come all'individuo presso il quale tale singolarità si manifesta. Conviene dunque ricordare subito che il termine "diagnosi" ha un senso molto particolare. Come è indicato dalla sua etimologia, non ha soltanto il senso di "etichettare" o di "identificare", ma, specificamente, quello di "separare", "discernere", "differenziare"[8]. Infatti, quando affermiamo che una certa singolarità è connessa alla psicopatologia, dichiariamo implicitamente che essa non appartiene all'ambito giuridico né ad un settore socioculturale diverso al quale si riferiscono *altre* singolarità del comportamento. Parimenti, la diagnosi di isteria scarta implicitamente subito quella di schizofrenia o di psicopatia.

L'etichettamento diagnostico della singolarità

Ho mostrato che l'affermazione iniziale "questa singolarità è di pertinenza del guaritore anziché di un'altra istanza sociale" segna una tappa decisiva della diagnosi. Non si tratta né di una constatazione puramente accademica, né di esibizioni di ingegnosità critica, né di sottigliezze microscopiche. In realtà una singolarità qualsiasi può interessare, e di solito interessa effettivamente, molteplici istanze sociali e può essere analizzata e valutata nel quadro di matrici socioculturali molto diverse (cap. II). Ora, il fatto interessa non soltanto il guaritore ma anche il paziente.

Osservazione 12. – Una paziente manifestava un intenso attaccamento ambivalente verso la madre; ella l'aveva quasi incorporata nel proprio psichismo, fino al punto di farne una specie di parassita interno. Resisteva con accanimento a tutti i miei tentativi di ricondurla a prendere coscienza del proprio odio per la madre, la cui condotta crudele, farisaica e narcisistica giustificava, dopo tutto, l'odio della figlia. Ogni volta che tentavo di farle ammettere che sua madre era stata crudele ed egoista, la paziente rispondeva: "Non posso condannare mia madre senza condannare anche me stessa, giacché *anch'io sono una cattiva madre*. Se debbo considerarmi nevrotica e non colpevole, devo ammettere che anche mia madre è nevrotica e non cattiva".

I problemi creati dalla forte massa sociale del paziente psichiatrico e dalla polivalenza culturale della sua singolarità (cfr. cap. II) si riflettono chiaramente nella storia delle civiltà. Così, per esempio, al declinare del Medioevo, numerosi individui sofferenti di affezioni psichiatriche erano di competenza non dei guaritori, ma della Chiesa e, specificamente, dell'Inquisizione. Anche certi libri, scritti *dagli* e *per* gli Inquisitori – come il celebre *Malleus maleficarum* (471) – allo scopo di realizzare l'inventario dettagliato dei segni attraverso cui riconoscere uno stregone, costituiscono fonti informative per lo studio dei disturbi psichici di questo periodo. Queste opere sono, di fatto, più importanti e infinitamente più illuminanti della maggior parte dei trattati specificamente medici della stessa epoca.

Un po' più tardi, le opere migliori e più acute dedicate alle affezioni psichiatriche furono proprio quelle che cercarono di dimostrare che tali singolarità erano di competenza specifica del guaritore e non dell'Inquisitore. È il caso, per esempio, dei lavori di Weyer, citati da Zilboorg ed Henry (471).

Questo fatto spiega il posto considerevole riservato alle polemiche riguardanti questioni di giurisdizione, nelle opere mediche di questo periodo.

Numerose singolarità di condotta che comportano necessariamente elementi di negativismo sociale erano – e sono ancora – definite come "cattive" o "criminali", anziché essere riconosciute come disturbi psichici (cap. III). La cleptomania, l'omosessualità e altre condotte di questo genere sono così mal tollerate dalla società che, a dispetto delle prove incontrovertibili della loro natura psicopatologica, la legge persiste a rivendicare la giurisdizione sugli individui che presentano queste singolarità; essa ha sino ad oggi resistito vittoriosamente ad ogni tentativo di incorporare nel repertorio dei modelli concettuali di "demenza legale" un mucchio di singolarità che, con ogni evidenza, appartengono all'ambito della psicopatologia. I pochi timidi sforzi dell'antico legislatore per esimere lo psicotico dai castighi penali – affermando, per esempio, che il demente è sufficientemente punito dalla propria demenza (*furiosus satis ipso furore punitur*) – sono controbilanciati da princìpi come quello secondo cui la gravità del crimine supplisca all'età (*malitia supplet aetatem*). In breve, la legge fa leva sulla gravità – cioè sul carattere particolarmente odioso – del crimine commesso dal bambino per annullare l'immunità di cui egli beneficia per principio in un sistema giuridico che postula nominalmente la sua incapacità di commettere un crimine ricadente sotto le sanzioni del codice penale. Ciò spiega perché, in pieno XX secolo, un giovane assassino americano di 15 anni abbia potuto essere tradotto in Corte d'Assise e trattato come un criminale adulto. Di fatto, i tribunali tendono a ricusare la giustificazione dell'infermità mentale ogni volta che è loro possibile *imputare* al criminale l'ombra di un movente apparentemente ragionevole. In altre parole, quando uno psicotico uccide uno sconosciuto senza ragioni "plausibili", la sua "demenza" è presa in considerazione; ma se egli uccide e deruba la propria vittima, i tribunali tendono a respingere la giustificazione "non colpevole a causa di demenza", giacché il furto costituisce un movente "plausibile" e "ragionevole" di assassinio... per il giudice (126).

Anche le società primitive si preoccupano dei problemi legati posti dal disturbo psichico.

Osservazione 13. – Un re ashanti volle determinare "sperimentalmente" chi, tra lo psicotico e l'ubriaco, fosse più responsabile di fronte alla legge. Fece collocare questi due soggetti da esperimento in una casa alla quale fece appiccare il fuoco. Lo psicotico riuscì a scappare, mentre l'altro, ubriaco fradicio, si ustionò in modo grave: di qui il re concluse che l'ubriaco avesse meno responsabilità legale dello psicotico (376).

In altre società, certi psicotici sfuggono alla competenza del guaritore e cadono sotto le sanzioni della legge in ragione del carattere gravemente disturbante del loro comportamento.

Osservazione 14. – Presso i Sedang Moï uno psicotico relativamente inoffensivo viene curato dagli sciamani e vive con i propri genitori i quali si assumono la responsabilità dei danni che può causare. Ma non appena diventa incontrollabile e costituisce una minaccia per chi gli sta intorno, viene trattato come un comune stregone: siccome non è permesso uccidere direttamente un parente, il "pazzo criminale" viene trasportato dalla sua famiglia, coi piedi e i polsi legati, in fondo ad una grotta, dove "sfortunatamente", e senza che vi sia aggressione attiva contro di lui, egli muore, "per disgrazia", di fame e di sete (76).

Osservazione 15. – Secondo i Mohave, "tutti gli sciamani sono pazzi". Di conseguenza, essi spiegano e perfino giustificano le singolarità di comportamento dello sciamano con la massima tradizionale: "È nella sua natura, non può farci niente". Ma se lo sciamano diventa manifestamente malfattore, se strega le persone e se ne vanta, viene ucciso esattamente come viene ucciso un nemico (= criminale) (271, 133).

Osservazione 16. – I Mohave riconoscono due modelli principali di cattiva condotta sessuale femminile, entrambi considerati come manifestazioni di *yamomk* (follia): la ninfomane, di cui si diagnosticano diverse varietà, e la *kamalo:y*. Per tutto ciò che non riguarda il sesso, la ninfomane si comporta spesso in maniera irreprensibile: buona, generosa, lavoratrice, la si compiange e, lungi dal respingerla, capita che le sue buone qualità le procurino la simpatia generale. Ella rappresenta abbastanza da vicino quel tipo di donna della quale noi diciamo: "Non è una cattiva ragazza, ma ha il diavolo in corpo". Al contrario, la *kamalo:y* è ritenuta carica di tutti i difetti: aggressiva, vanagloriosa, provocatrice, non esita a fare commenti sarcastici sulle capacità e sugli organi sessuali dei suoi partners; così, sebbene considerata folle, (*yamomk*) al pari della ninfomane, è detestata da tutti e, in altri tempi, incorreva in castighi di vario tipo: stupro collettivo, ablazione del clitoride e, nei casi estremi, tentativo deliberato di farle contrarre la sifilide (98).

Questi esempi – insieme a molti altri – mostrano abbastanza bene che il fatto di assegnare un certo paziente psichiatrico a una certa competenza (del guaritore, della Chiesa o del tribunale) è funzione diretta delle idee preconcette – dei modelli di pensiero (127) – vigenti nella società a cui appartiene il paziente. Questo punto è essenziale per comprendere il processo diagnostico di base, giacché tutto, in ultima analisi, sembra dipendere dai criteri su cui si fonda la diagnosi: si tratterà di una "deviazione dalla norma" (statistica, nomotetica, ecc.), cioè di una diagnosi fatta in termini *no*-normale, o di una "conformità a talune norme marginali" (statistiche, nomotetiche, ecc.), cioè di una diagnosi fatta in termini di *sì*-pazzo?

Nel tipo di controversia giurisdizionale che ho citato, la questione è quella di sapere se una certa singolarità di comportamento – e/o l'individuo che presenta questa singolarità – è di pertinenza del guaritore ("ammalato"), dei tribunali ("cattivo") o della Chiesa ("stregone"). Ciò dimostra che persino una delle diagnosi più fondamentali – "questa singolarità è di competenza (per esempio) del guaritore" – non viene fatta in termini di "deviazione dalla norma" ma in quelli di "sì-folle" (o, secondo il caso, di "sì-cattivo" oppure di "sì-stregone").

Malgrado certe componenti bassamente sordide e materialistiche, la polemica, sempre vivace, riguardo allo *status* dell'analista non medico assomiglia per molti aspetti alle controversie giurisdizionali appena ricordate (211). Anche questa polemica, infatti, opera secondo il modello positivo del tipo "sì-folle" che comporta di solito implicazioni eziologiche definite in modo chiaro: organiche, da un lato, funzionali, dall'altro. Così come alcuni medici psicoanalisti – con la pretesa di esercitare una giurisdizione esclusiva sui pazienti sofferenti di disturbi psichici – cercano di razionalizzare questa loro prelazione esagerando il ruolo dei fattori extra-analitici (genetici, ormonali, neurologici, ecc.), gli psicoanalisti psicologi si sforzano di razionalizzare le loro rivendicazioni diluendo l'essenza della psicologia psicoanalitica di Freud con dosi massicce di varie teorie anti-analitiche, come la teoria dell'apprendimento. Per il momento, questo conflitto giurisdizionale ha avuto come unico risultato tangibile le deplorevoli diluizioni e distorsioni della teoria psicoanalitica classica compiute dai due gruppi antagonisti.

La diagnosi cruciale: "questa singolarità è di pertinenza del guaritore" non poggia dunque su di una *deviazione dalla norma*, ma su di una *conformità* a una norma marginale, ancorché espressamente specificata. Un individuo non è considerato "pazzo" perché *non* si comporta normalmente (cioè nel modo in cui si ritiene si comporti la maggioranza dei suoi pari), ma perché si comporta effettivamente nel modo in cui "sono ritenuti" comportarsi i pazzi secondo tutto ciò che si sa e si suppone di loro, oltre che secondo tutto quanto si incoraggia in essi. Ne consegue che un individuo oggettivamente psicotico, il quale però non si conformi al particolare "modello di cattiva condotta" – nel senso di Linton (297) – che la sua cultura propone ai propri nevrotici e psicotici, non sarà riconosciuto come tale né diagnosticato, *a fortiori*, come sofferente di un'affezione psichica.

Osservazione 17. – Nel 1935, il compianto dott. H.M. Adler, professore di psichiatria presso la Facoltà di Medicina dell'Università di California, a San Francisco, mi citò il caso di un paranoico, da lui esaminato senza poi nemmeno tentare di ricoverarlo d'ufficio, nella certezza che nessun tribunale avrebbe accettato di riconoscere lo stato gravemente psicotico e la pericolosità[9] reale di quest'uomo.

Osservazione 18. – Nel XIX secolo numerosi tribunali civili inglesi riconobbero sano di mente uno psicotico e mantennero il loro verdetto nel corso di parecchie udienze successive. Infine, nel corso di un'udienza, qualcuno presente in aula andò a bisbigliare qualche frase nell'orecchio del giudice il quale, levandosi in piedi per poi genuflettersi davanti allo psicotico, dichiarò di avere appena appreso di trovarsi al cospetto di Gesù Cristo in persona. Lo psicotico, che era riuscito sino ad allora a persuadere i giudici del proprio equilibrio psichico, reagì a questa dichiarazione mostrandosi soddisfatto di questo tardivo riconoscimento, giacché, precisò, già da qualche tempo si stava domandando se alla fine lo avrebbero riconosciuto per quel che era (269).

Sono sicuro che se molti etnologi rifiutano di ammettere lo squilibrio psicologico dello sciamano, ciò dipende soprattutto dal fatto che il modello sciamanico del disturbo psicologico non figura nella lista ufficiale dei nostri modelli psicopatologici.

L'importanza di questi modelli diagnostici è confermata dall'errore diagnostico contrario, consistente nel prendere per nevrotici o psicotici individui i quali, in virtù di particolarità etniche, si comportano in un modo che solo *per caso* coincide con i nostri modelli concettuali della malattia mentale (103).

Si può facilmente dimostrare che i modelli concettuali dei disturbi psichici sono noti non solo ai professionisti – guaritori e diagnosti – ma anche ai profani, oltre che, soprattutto, a coloro i quali sono sul punto di diventare psicotici. Di qui la mia convinzione – ed è questa una delle mie ipotesi chiave – che la conoscenza di tali modelli influenzi in maniera decisiva le formazioni sintomatiche dello psicotico in potenza. Prima di discutere dettagliatamente questo punto, debbo dimostrare che i modelli concettuali sono noti a tutti gli strati della società e in quale misura. La prova più evidente è costituita dal fatto che il paziente sottopone al guaritore un'autodiagnosi prefabbricata, farina del suo sacco. È il caso (Osservazione 11) per esempio, di quella donna mohave che consultò lo sciamano Ahma Huma:re perché, in base a certi sogni patognomonici confermati dall'interruzione delle sue mestruazioni, si credeva incinta ad opera di uno spettro. Gli esempi di questo tipo sono troppo noti perché ci si debba soffermare su di essi: io stesso ho inventariato svariati casi di autodiagnosi in un mio libro (133).

Il fenomeno della simulazione, brevemente ricordato nel primo capitolo, costituisce una seconda prova manifesta della diffusione di questi modelli concettuali del disturbo psichico tra i differenti strati della società. È possibile così distinguere tra simulazione rituale e simulazione idiosincrasica.

A. La simulazione rituale della follia implica, da parte del soggetto, un tentativo cosciente di presentare singolarità di comportamento conformi ad uno dei modelli diagnostici del suo gruppo. Essa si suddivide in due tipi.

1. In quanto misura profilattica, mirante a prevenire lo scatenamento di una psicosi effettiva, è stata osservata presso gli Irochesi (453), presso i Nyakyusa (460) e in numerosi altri gruppi. Sarei incline a credere che questa forma di simulazione si riveli relativamente efficace sul piano psicodinamico. Proprio con un'analoga intenzione profilattica, l'Americano ricorre ad una buona sbornia allorché taluni stati di stress gli diventano insopportabili. La simulazione rituale sembrerebbe dunque costituire una specie di scarica intensa, innescata dal soggetto stesso – una sorta di *abreazione* paragonabile alla scarica rituale della tristezza e del dolore così come viene operata, su di un registro isteriforme e teatralizzato, durante i funerali primitivi e meno pri-

mitivi, al termine della quale si esige che i morti vengano dimenticati. Questa ipotesi è solidamente sostenuta dal fatto che la simulazione rituale della psicosi è un elemento costitutivo dei riti funerari presso i Nyakyusa. Parimenti, le donne mohave si abbandonano, nel corso dei funerali, a tentativi di suicidio altrettanto teatrali quanto inefficaci (136). Infine la cattiva condotta ostentata, che caratterizza taluni periodi di licenza rituale (Saturnali), sembra essere un fenomeno dello stesso tipo.

2. Per quanto ne sappia, non si è mai visto nelle condotte rituali buffonesche forme di simulazione simili a quelle appena ricordate, sebbene talune indicazioni, molto significative a questo proposito, si siano insinuate in taluni manuali di etnologia il cui orientamento non è affatto psicologico. Lowie (316) riferisce che i membri della società militare arapaho ("Loggia dei pazzi") si comportano "nel modo più insensato possibile" quando compaiono in pubblico e – l'indicazione è interessante – "parlano per contrari". La scelta dei termini dimostra, secondo me, che Lowie ha percepito il legame tra questo tipo di condotta buffonesca e "il linguaggio per contrari" caratteristico del "Cane-Pazzo-che-vuole-morire", figura tipica degli Indiani delle Pianure (cap. I)[10].

B. Il comportamento del "Cane Pazzo" si situa esattamente alla frontiera che separa la simulazione rituale dalla simulazione idiosincrasica, giacché il "Cane Pazzo" crow è il solo a decidere dello scatenamento della propria quasi-simulazione e può, se sopravvive fino a quando le foglie ingialliscono, determinare l'istante in cui essa finirà (315).

Autentici casi di simulazione rituale figurano nella Bibbia, così come in Omero ed in altri autori greci. Perseguitato dai propri nemici, un re ebreo simulò la follia allo scopo di assicurarsi la fuga; per tre volte Odisseo fece finta di essere pazzo; la prima volta quando il "Consiglio di Leva" volle costringerlo ad arruolarsi nell'esercito in marcia contro Troia, ma fu smascherato dall'ingegnoso Palamede che, improvvisandosi psichiatra del Consiglio di Leva, lo mise di fronte a un dilemma la cui soluzione esigeva che egli agisse ragionevolmente, rivelando, così, di essere normale; una seconda volta, quando penetrò a Troia come spia, sotto le vesti di uno schiavo un po' squilibrato; la terza volta, infine, quando, simulando perfettamente la demenza senile, spiò i Proci che in sua assenza corteggiavano Penelope (400).

È appena il caso di dimostrare che la *propensione* a simulare la follia o l'imbecillità è già, in se stessa, segno di vera e propria nevrosi. Un altro aspetto della questione deve, al contrario, essere studiato più da vicino: nessuna forma di simulazione, sia essa rituale o idiosincrasica, raggiungerà lo scopo se non è conforme ai modelli concettuali di nevrosi o di psicosi caratteristici del gruppo che si cerca di ingannare. La simulazione è più difficile da scoprire nelle società primitive (in cui i due modelli concettuali – quello del profano e quello del guaritore professionista – sono quasi identici) che non nella società occidentale, in cui il simulatore si tradisce spesso per la falsità dei suoi sintomi, cioè presentando una immagine del "pazzo" quale è concepita dal profano; immagine che non corrisponde affatto alla definizione dello psicotico contenuta nei manuali di psichiatria. Sembra, d'altra parte, che i modelli concettuali del comportamento psicotico vigenti in una data epoca tra i profani, procedano direttamente da quelli che sono prevalsi nell'epoca immediatamente anteriore (cap. I).

Siccome esistono due insiemi di modelli concettuali del comportamento "pazzo", l'uno dei quali ha corso tra i profani e l'altro tra i professionisti, il nevrotico o lo psicotico potenziale può informare il contesto sociale del proprio cambiamento di *status*, cioè del proprio passaggio dallo stato normale allo stato di follia, mediante taluni segnali culturalmente codificati, da me chiamati "sintomi d'allarme" (133).

Questa emissione di segnali, che costituisce una vera e propria forma di cooperazione tra malato e medico, può diventare una *routine* puramente convenzionale e persino quasi contrattuale. Si sa che, dinanzi a un gruppo di visitatori – studenti di psicologia o futuri assistenti sociali – i malati di un ospedale psichiatrico si mostrano notevolmente disposti a collaborare e sciorinano a piacere i loro sintomi più sorprendenti, in omaggio agli spettatori.

Il potenziale psicotico ricorre di solito a mezzi convenzionali per avvertire gli altri dell'imminenza del suo cambiamento di *status*. È il caso del "Cane Pazzo" crow che, dice Lowie, "si esprime per contrari" o "al contrario" (315). Il Moro che sia sul punto di abbandonarsi a una crisi di *juramentado* – di *amok* – ne chiede prima il permesso ai genitori (176). Questo fatto è particolarmente interessante in rapporto a quell'altro costume malese, attraverso il quale un signore, sul punto di lanciarsi in qualche impresa illegale, come un attacco a mano armata contro il signore vicino, chieda al sovrano il permesso di attentare all'ordine pubblico. Richieste di questo genere sono citate da Hugh Clifford nei suoi racconti malesi (63) e da altri autori. Lo psicotico potenziale deve persino riunire determinati oggetti e contrassegni peculiari, indispensabili al ruolo che si appresta a interpretare. L'individuo candidato al *juramentado* deve essere vestito e armato in modo molto particolare e compiere numerosi altri preparativi tecnici. Ad esempio, farà puntare il suo pene verso l'alto, legandolo a una cordicella di cui fisserà l'altro capo intorno al collo (176).

Questi sintomi di allarme sono noti a tutti, come è dimostrato dagli errori diagnostici che avvengono quando un individuo presenta accidentalmente, cioè in forma idiosincrasica, taluni sintomi d'allarme a carattere patognomonico.

Osservazione 19. – Tcatc, una vigorosa vecchia indiana il cui parlar franco era eccezionale anche per un'anziana mohave, un giorno mi disse: "Ci sono persone che mi considerano una sciamana solo perché ho un brutto carattere". Con questa espressione voleva significare che il suo carattere esplosivo, parte integrante del temperamento di questa donna, era stato a torto diagnosticato dalla sua comunità, dove prevaleva la concezione secondo cui "tutti gli sciamani sono pazzi", come sintomo d'allarme di una nevrosi sciamanica (133).

Osservazione 20. – Quando dissi a Apen Ismalyk, uno psicotico mohave in fase di remissione parziale, che a causa del suo comportamento i membri della tribù lo prendevano per uno sciamano in erba, deciso a rifiutare l'esercizio delle arti sciamaniche, mi rispose come se la cosa fosse scontata: "È inevitabile che sia venuta loro questa idea" (133).

Quando si rivela impulsivo, violento e polimorfo-perverso, il bambino viene indirizzato, per così dire, verso lo sciamanismo: non si perde occasione per fargli notare che le sue condotte denotano una vocazione sciamanica; ciò anche quando il giovane nevrotico non ha (per il momento) nessuna ambizione di questo tipo. Questa trasformazione di una singolarità comportamentale idiosincrasica in un sintomo d'allarme viene chiaramente ottenuta, in questo caso, attraverso un processo di rinforzo, esattamente nel senso in cui la teoria dell'apprendimento utilizza quest'ultimo termine.

Queste osservazioni stimolano ad una esplorazione più generale dei modi di articolazione dei sintomi di allarme nella realtà sociale.

I sintomi d'allarme che hanno una portata patognomonica massima sono soprattutto di origine convenzionale e culturale, dunque sottoposti a variazioni da un gruppo all'altro. Essi implicano *necessariamente* forme di comportamento reprensibili a livello sociale e per un determinato soggetto, in particolare, forme di comportamento che investono le aree degli stress maggiormente sofferti nella *sua* società. Una delle ragioni per cui il nevrotico o lo psicotico mohave manifesta una preoccupazione per i defunti, così costante e di carattere tanto patognomonico, dipende proprio dal fatto che la cultura mohave esige dai vivi di dimenticare i morti e di rispettare il tabù del pronunciarne i nomi. Alcuni sintomi d'allarme, i quali fanno dire ai Mohave che gli sciamani (sempre sospettati di essere stregoni) sono pazzi, valgono anche per il comportamento degli spettri: gli uni e gli altri sono avari, rapaci, incestuosi e inclini a usare i loro poteri magici per assassinare il prossimo (133). Ciò conferma la mia convinzione che gli spettri e alcuni esseri sovrannaturali sono derivati dai modelli concettuali che, in una data società, sottendono le diagnosi "psichiatriche" specifiche di tale società.

Un altro esempio convincente del carattere *necessariamente* antisociale di ogni sintomo d'allarme è la prevalenza della cattiva condotta sessuale, in quanto *sintomo d'allarme*, nelle adolescenti americane. La delinquente sessuale è generalmente incapace di godimento sessuale, giacché la sessualità non è per lei fonte di piacere ma soltanto un sintomo d'allarme suggerito dall'adulto che, freneticamente ossessionato dalla castità dell'adolescente, con ciò stesso le insegna il mezzo più sicuro per sconvolgerlo come adulto (cap. VIII). D'altronde, ciò è del tutto coerente con la mia teoria, secondo cui ogni sintomo d'allarme è un attacco contro i valori sociali essenziali e un affronto a importanti suscettibilità sociali (cap. III). Inoltre, colui il quale si rende colpevole di cattiva condotta e colui che constata questo fatto concordano nel riconoscere nel sintomo d'allarme una richiesta che mira ad ottenere lo *status* di pazzo.

Si capisce allora perché quasi ogni caso di nevrosi o di psicosi primitiva sia un caso tipico, degno di figurare nei trattati di psichiatria (cap. I). Infatti, l'esattezza con cui il paziente primitivo si conforma ai modelli concettuali (categorie diagnostiche) della sua cultura, dipende dalla stretta coincidenza tra modello profano e modello professionale, dalla forte coesione interna delle culture primitive e delle loro aree di stress, e infine, almeno in parte, dal fatto che la distinzione tra pensiero scientifico e pensiero intuitivo è meno rigorosa e sistematica nella società primitiva che nella nostra. Beninteso, ciò non significa affatto che il primitivo sia più spesso irrazionale di noi, ma soltanto che comprende meno chiaramente la *differenza* tra pensiero razionale e pensiero irrazionale, differenza che noi *crediamo* di comprendere ma che ci capita molto spesso di trascurare (cap. X).

Così, il raggiungimento della tappa più decisiva del processo diagnostico è reso possibile dal conformismo positivo del paziente al modello concettuale e culturale del "*sì*-pazzo" e non dal suo conformismo negativo (dal suo non-conformismo) alla società (cioè dal suo comportamento "*no*-normale"). Spero pertanto – senza osare davvero sperarlo – che queste constatazioni suoneranno infine, e una volta per tutte, la campana a morto per le concezioni "statistiche" o culturalmente "relativistiche" dei disturbi psichici, le quali sono così irrealistiche e così grottescamente inadeguate da servire soltanto a mascherare la penosa presa di coscienza del fatto che il conformismo coatto può, in sé, costituire un grave problema psichiatrico (378).

Quanto alla sollecitudine con cui il paziente psichiatrico si conforma a un modello culturale marginale (sollecitudine che corrisponde ad una profonda necessità interna), cioè a un "modello di cattiva condotta" nel senso in cui Linton (297) intende questi termini, essa non rappresenta altro che una collaborazione tra il malato, il medico e la società. Ci si chiederà ora quale vantaggio tragga lo psicotico da questa collaborazione.

La risposta ci è data dall'analisi di taluni atti deliberatamente e persino mostruosamente antisociali e anticonvenzionali, i quali provano che l'acquisizione dello *status* di "pazzo" comporta talune tangibili soddisfazioni per il paziente.

Il sensibile accrescimento della sua "massa sociale" (della sua capacità di attirare l'attenzione) non è la minore di tali soddisfazioni; infatti, colui che trasgredisce la legge viene collocato su di una sorta di piedistallo e circonfuso di uno *status* quasi soprannaturale. Il rispetto accordato a coloro i quali "sono afflitti da Allah" e i poteri divinatori di solito attribuiti ai "pazzi" danno un'idea sufficiente di ciò che accade quando un individuo viola taluni dei valori più gelosamente difesi della sua cultura, soprattutto quando questa violazione avviene più o meno nelle forme prescritte dalla società (115).

Osservazione 21. – Tra gli Algonchini del Nord, certi atti cannibalici ben definiti – realmente commessi o soltanto abbozzati – segnalano al gruppo che il loro autore si è trasformato in un essere sovrannaturale, cioè nell'equivalente umano del fantasma *windigo*, del quale si ritiene che lui stesso sia stato preda: divorato internamente da un fantasma *windigo*, è divenuto egli stesso un *Windigo*. E siccome l'identificazione col nemico costituisce un efficace mezzo di difesa dall'angoscia, i bambini algonchini giocano al *Windigo* (440).

La Harrison (231) ha chiaramente riassunto l'essenza della questione quando ha notato che lo *status* sovrannaturale dell'eroe greco si fonda in realtà su di un crimine e che taluni eroi continuano i loro misfatti anche dopo la morte, spesso facendo questo persino dentro il recinto del loro santuario. I fatti che seguono confermano abbondantemente le conclusioni della Harrison.

Osservazione 22. – Un'Indiana che aveva cannibalizzato la propria famiglia, dichiarò di non potere ormai più vivere tra gli esseri umani (44, 375).

Osservazione 23. – Alla vigilia di una caccia agli ippopotami, il cacciatore Ba-Thonga commette incesto con la propria figlia affinché l'orrore del suo crimine eguagli quello della temibile fiera che si prepara ad affrontare (261).

Osservazione 24. – Per vendicarsi del fratello Tieste che aveva sedotto sua moglie, Atreo gli fece mangiare, a sua insaputa, la carne dei suoi bambini. In seguito, un oracolo fece sapere a Tieste che egli si poteva vendicare di Atreo commettendo incesto con la propria figlia Pelopia. Il bambino nato da questa unione, Egisto, "l'eroe senza macchia", doveva in seguito sedurre la nuora di Atreo, Clitennestra, e, con l'aiuto di quest'ultima, uccidere Agamennone, figlio di Atreo (400).

Osservazione 25. – Allo scopo di reclutare nei propri corpi speciali gente disposta a uccidere, Sparta (256), così come i Trenta Tiranni di Atene, Gengis Khan e Hitler (10), incitavano i candidati e obbligavano i recalcitranti a commettere atti mostruosamente egodistonici che, per qualche tempo o per sempre, li facevano bandire dall'umanità.

Osservazione 26. – Taluni re divini – Faraoni, Incas, re degli Azande o delle Hawaii e altri ancora – avevano il privilegio e persino il dovere di sposare la sorella (o la figlia), forse per distaccarsi definitivamente dai comuni mortali.

Osservazione 27. – In numerose società l'atto rituale – e rischioso – di deflorare una vergine è affidato a un personaggio la cui posizione eminente lo mette al riparo dai pericoli inerenti a questo atto (458, 200, 469).

Osservazione 28. – In alcune etnie, certi atti particolarmente orribili rimangono impuniti. Sembra che Sparta non avesse leggi contro il parricidio in quanto vi si riteneva che questo crimine non esistesse nella città. Secondo me, questa immunità del parricidio – esclusivamente di fronte alla legge – era dovuta al fatto che un simile crimine collocava il suo autore fuori dalla portata dei poteri umani, forse in quanto successore del re divino (suo padre) da lui ucciso (137), o anche perché i congiunti della vittima, tenuti a vendicarla, si trovavano perciò stesso costretti ad uccidere uno dei loro (il dilemma di Oreste).

Osservazione 29. – In numerose tribù l'incesto e l'acquisizione di poteri sciamanici vanno di pari passo.

Osservazione 30. – In Australia, colui il quale osa commettere incesto (*ilturka*) è condannato ma anche ammirato (390). Viene talvolta punito, tuttavia, per vie traverse. Per esempio, quando una banda importante che cerca di far vendetta di un assassinio "magico", intraprende una spedizione punitiva contro un gruppo più debole, quest'ultimo tenterà di placare l'aggressore consegnandogli i propri *ilturka* o anche offrendogli le proprie donne.

Osservazione 31. – L'indizio più curioso del privilegio di extraterritorialità accordato al folle è la tradizionale libertà di parola di cui gode, persino quando la sua follia è soltanto simulata. Solone finge di essere pazzo per poter violare impunemente la legge che vietava di esortare pubblicamente gli Ateniesi a riconquistare Salamina (Plutarco, *Vita di Solone*, 8); Bruto e Lorenzaccio de' Medici ricorsero anch'essi ad analoghi espedienti. È lo stesso privilegio che faceva del "buffone del re" un'importante fonte di informazioni per il sovrano, essendo il solo che osasse metterlo a parte di verità spiacevoli. Tuttavia, il "buffone del re" doveva sempre manifestare apertamente il proprio *status* portando l'abito tradizionale del "pazzo" ed esprimendosi nello stile del "pazzo" (cfr. *ridendo castigat mores*). In ognuno dei casi or ora presentati, lo *status* quasi sovrannaturale o il privilegio di extraterritorialità è esplicitamente acquisito con atti che tendono a conformarsi al modello concettuale appropriato, sebbene marginale, del "comportamento pazzo"; il fatto che tali atti si allontanino, per altri versi, dalla norma è qui secondario. Infatti, là dove il potere regale si acquista o si conferma con l'incesto (che rimane tuttavia tabù per i comuni mortali), lo *status* di re divino non potrebbe essere ottenuto con il compimento di qualche altro atto che, sebbene anch'esso tabù, non fosse *espressamente associato*, agli occhi della società, allo *status* di re divino.

La diagnosi è formulata nei termini di una conformità a un modello marginale di "singolarità di comportamento" e non in quelli di una deviazione rispetto alla norma. Ciò è affermato esplicitamente dalla psichiatria primitiva e implicitamente dalla psichiatria moderna. Quando il comportamento devia dalla norma, senza tuttavia conformarsi a un modello concettuale psichiatrico chiaramente definito, il deviante sarà trattato come criminale o stregone, anziché come "pazzo". Queste constatazioni tolgono ogni significato scientifico a tutti i tentativi di considerare il problema della anormalità e della normalità secondo il metodo statistico o nella prospettiva del relativismo culturale.

Note

[1] Il termine "spaziale" va benissimo in questo contesto, giacché la società e il comportamento dei suoi membri possono essere considerati come un "insieme" multidimensionale, cioè come uno "spazio" nel senso matematico (84).

[2] Non c'è bisogno di precisare che, nel contesto di questo paragrafo, il termine "psichico" deve essere preso nel senso più ampio, quasi in senso figurato, in modo da inglobare sia la stregoneria, sia le apparizioni di fantasmi, sia altri fenomeni insoliti del medesimo ordine. In altre parole, ciò che qui chiamo "psichico" è semplicemente l'affermazione (soggettiva od oggettiva) del primitivo il quale sostiene che la "singolarità" riguarda soprattutto il suo Sé: il nucleo stesso della sua personalità.

[3] Cioè cerca di creare un legame di parentela contrattuale del tipo di quello che Kemlin (263) chiama *alleanza* (non matrimoniale).

[4] L'associazione è più probante in inglese che in francese: dumb: muto, stupido. Il nome che i Greci davano ai non-Greci – ai quali si stimavano superiori – intendeva imitare il parlare "confuso" degli stranieri (*barbaroi*).

[5] Tra i Cheyenne l'adultera è sottoposta a una stupro collettivo destinato, in apparenza, a farla disgustare per sempre della sessualità (303); tra i Mohave, invece, lo stupro collettivo e l'ablazione della clitoride delle ninfomani falliche aggressive (*kamalo:y*) (98), oltre che lo stupro delle lesbiche ("mascoline") (78), sono ritenuti capaci, al contrario, di restituire a queste donne una femminilità normale. Faccio del resto notare che viene violentata in questo modo soltanto la lesbica interprete del *ruolo maschile*, mentre la *partner* non subisce alcuno stupro.

[6]Dato che accetto senza riserve la teoria freudiana delle relazioni "oggettuali", ho spiegato altrove (142) perché preferisco parlare di relazioni "personali". Infatti, sia sul piano etimologico che semantico, il termine "oggetto" evoca proprio il contrario di quel-

lo che Freud intende per "relazione oggettuale". Riservo dunque il termine "relazione oggettuale (parziale)" ai rapporti con gli "oggetti (parziali)" degli stadi pregenitali poiché questi rapporti implicano veri e propri "oggetti (parziali)", ovvero *non*-persone.

[7] La mia esperienza clinica contrasta con l'attuale tendenza a diagnosticare come "casi-limite" (*borderline*) taluni stati che sono, a mio avviso, vere e proprie psicosi, sebbene di intensità moderata e/o che colpiscono in maniera grave soltanto settori limitati della personalità. Questa tendenza scaturisce unicamente dal desiderio di tenere a bada l'angoscia e il pessimismo inerenti a questo tipo di diagnosi. Il problema generale delle diagnosi con qualificazione aggettivale o "mista" è discusso nel cap. IX.

[8] Si può quindi concludere che l'espressione "diagnosi differenziale" è un pleonasmo (v. Liddell, Scott, Jones, *A Greek - English Lexicon*, Oxford, 1940, p. 391).

[9] Ricordo ai lettori che i paranoici sono notevolmente difficili da scoprire, giacché sono capaci di giustificare i loro deliri nel modo più logico e dimostrare un'estrema ingegnosità nel dissimularli.

[10] Sebbene Lowie abbia sempre negato di conoscere la psicologia, egli era, per natura, un finissimo psicologo pratico che aveva il senso del psicologico.

Capitolo quattordicesimo

Sogni patogeni nelle società non occidentali (1966)

La causalità e il sogno patogeno

La storia dell'etnologia rivela che moltissimi concetti, i quali, quando furono introdotti nel discorso etnologico, sembravano singolarmente chiari e precisi, tendono a diventare più vari e sfuggenti quando, grazie ad una maggiore conoscenza dei fatti, sono sottoposti ad un esame più stretto. La storia del concetto di totemismo ne è un esempio (286).

La prima parte di questo saggio punta a dimostrare che il concetto di sogni patogeni non è preciso come sembra. La sua precisione apparente deriva dal fatto che tale concetto non è stato esaminato in modo accurato anche perché risulta incompleta la maggioranza delle informazioni riguardanti i sogni abitualmente considerati patogeni.

La difficoltà centrale dello studio etnologico, psicoanalitico e fenomenologico dei sogni cosiddetti patogeni, dipende dal fatto che il termine "patogeno" implica chiaramente la nozione di causalità.

Ora, si sa che la definizione della causalità, sia nella teoria che nella pratica, è stato uno dei problemi più ardui della scienza e della filosofia della scienza. Per prendere un esempio celebre, numerosi scienziati e logici ritengono dimostrato il fatto che il principio di indeterminazione di Heisenberg distrugge, almeno in parte, la nozione di causalità; mentre Einstein, Bertrand Russell (407) e alcuni altri esperti che il principio di indeterminazione di Heisenberg non contraddica le leggi di causalità, per il semplice fatto che non riguarda il problema della causalità. Se difficoltà e controversie di questo tipo possono prodursi nelle scienze esatte, si potrà perdonare a chi studia i fenomeni culturali e del comportamento di urtare in alcune difficoltà quando utilizza concetti implicanti la causalità.

Superficialmente la definizione del sogno patogeno è abbastanza semplice: ogni sogno che causa una malattia è un sogno patogeno. Sfortunatamente, non appena questa semplice definizione e i dati da cui è scaturita vengono sottoposti ad un esame più approfondito, ci rendiamo conto che – secondo le parole di Henri Poincaré – abbiamo commesso l'errore di dare un nome al problema anziché risolverlo. La parte preliminare di questo saggio si sforza di porre rimedio a tale situazione, scientificamente insostenibile e intollerabile.

I punti di partenza di ogni situazione nella quale si ritiene che abbia avuto luogo un sogno patogeno sono due dati empirici: *a*) un sogno; *b*) una malattia.

In questa congiuntura non si insisterà mai abbastanza sul fatto che i due fenomeni devono essere trattati come due fenomeni separati, come due entità isolate di una serie di fatti che include tutti i fenomeni terrestri.

In seguito, ci sarà possibile o impossibile osservare anche un terzo fenomeno, di ordine del tutto diverso; fenomeno che appartiene, secondo la terminologia di Bertrand Russell (405, 406), a un tipo "matematico" distinto, giacché si tratta di una dichiarazione concernente due fenomeni empirici: un "sogno" e una "malattia". Questa proposizione – potendo essere un'asserzione individuale e idiosincrasica o un principio culturale, oppure entrambe le cose – implica che i due fenomeni in questione siano *in qualche modo* connessi. In altre parole, si afferma l'esistenza di *un* legame, senza specificare tuttavia la *natura* di tale legame. In particolare, non si afferma nemmeno, per il momento, che questo legame (non precisato) tra il "sogno" e la malattia è un legame *causale*. Peggio ancora, in questo stadio del ragionamento perfino il concetto di una sequenza temporale non è ancora inserito nel discorso dei nostri informatori. Ciò significa praticamente che a questo punto i due fenomeni (collegati dai nostri informatori – legittimamente o meno – mediante l'attribuzione di un qualche legame non specificato), possono prodursi anche in modo simultaneo, come accadrebbe se il sogno e la malattia avvenissero nello stesso momento. Talvolta la malattia può persino precedere il sogno, nel qual caso quest'ultimo non può essere considerato patogeno ma sintomatico o patognomonico. In breve, in tali casi introduciamo surrettiziamente un tipo particolare di causalità, chiamato da Petzoldt "causalità simultanea". Egli adopera questo concetto per spiegare la coerenza delle strutture spaziali (simultanee), piuttosto che quella delle strutture temporali (sequenziali). Poiché lo abbiamo fatto surrettiziamente, dobbiamo respingere questa inferenza, almeno in questo stadio del nostro ragionamento.

In linea di principio la nostra situazione, e quella dei nostri informatori, per quanto riguarda l'affermazione secondo cui esiste un legame *non specificato* tra il sogno e la malattia, è paragonabile alla situazione di uno statistico il quale scopre un alto grado di correlazione tra due fenomeni, senza poter spiegare in maniera causale il rapporto tra questi due fenomeni. Questo genere di "correlazione" si osserva così spesso che gli statistici si divertono talora a segnalare due fenomeni tra i quali esiste una correlazione molto significativa ma privi di qualunque legame causale. Una "correlazione" ben nota di questo tipo è quella tra la nascita dei bambini e la comparsa nel momento e nel luogo della nascita di valigette nere da medico. Ho segnalato altrove

(111) che quasi tutti gli studi sperimentali di parapsicologia sono di questo tipo. Infatti, secondo la logica pura, anche se un certo soggetto ha indovinato esattamente ogni volta nel corso di uno studio di chiaroveggenza, fintanto che non siamo capaci di proporre qualche meccanismo chiaramente specificato in grado di collegare l'uscita di una certa carta con la dichiarazione ("corretta") del soggetto, noi attribuiamo arbitrariamente un legame *non specificato* a questi due fenomeni isolati. E noi agiamo in questo modo non perché la logica ci obblighi a farlo, ma perché un bisogno soggettivo ci spinge ad attribuire un ordine alla natura e ai suoi fenomeni. Si potrà obiettare che, secondo Mach, non esistono leggi *nella* natura... perché siamo noi ad *attribuire* leggi alla natura. Credo, tuttavia, che *in questo momento* non abbiamo agito nemmeno secondo il principio di Mach. Meno ancora abbiamo agito secondo il genere di ragionamento proposto da S. Tommaso d'Aquino (18) ("definiamo la verità mediante la conformità tra l'intelletto e le cose"), da Spinoza ("l'ordine e la connessione delle idee coincidono con l'ordine e la connessione delle cose") o da Maxwell (la fisica matematica è possibile perché le leggi dei numeri si trovano ad essere parallele alle leggi dei corpi). Noi – o i nostri informatori – abbiamo, invece, soddisfatto uno "slancio verso la coerenza" (sumneriana) puramente emotivo, che, come è stato dimostrato dalla psicoanalisi, non è madre della razionalità ma delle razionalizzazioni.

A questo stadio della nostra indagine abbiamo semplicemente scoperto che il nostro informatore ha deciso di affermare l'esistenza di un legame – non ancora specificato – tra un sogno e una malattia. Non si sottolineerà mai abbastanza il fatto che – strettamente parlando – egli non parla (ancora?) di sogni patogeni, giacché non ha (ancora?) specificato che il legame invocato è un legame causale. Ancor meno egli ha specificato tramite quale *meccanismo* questa connessione causale si produca e diventi efficacemente operativa. Per adesso, se consideriamo soltanto il caso particolare della sequenza reale: "sogno precedente, malattia successiva", quando dichiariamo che vi è un legame tra i due, magari persino affermando che esso è un legame causale, la posizione logica della nostra affermazione è proprio quella del celebre e fallace *post hoc ergo propter hoc*.

Per poco che si considerino i dati empirici raccolti sul terreno, un esame attento delle informazioni disponibili indica che esse si spingono raramente al di là di questo punto. Ora – e ciò in una maniera del tutto illegittima – il concetto di "sogni patogeni" viene introdotto proprio a questo punto. A rischio di sembrare critico verso gli etnologi che lavorano sul terreno, devo confessare che, in numerosi casi, le informazioni pubblicate mi conducono a chiedermi:

1. Se, a questo punto, sia l'etnologo o l'informatore a introdurre il concetto di un sogno (causalmente) patogeno.

2. Se l'etnologo abbia arrestato prematuramente la propria indagine e, perciò, non abbia potuto ottenere informazioni precise e chiare riguardo alle credenze dei primitivi relative alla *natura* del legame causale tra il sogno anteriore e la malattia posteriore.

Non posso rispondere con un accettabile grado di sicurezza alla prima di queste domande. In realtà, la maggior parte di noi si impegna nella ricerca sul campo con un tale desiderio di scoprire l'esotico ed incita con tanta insistenza gli informatori a parlare soprattutto dell'inabituale, dell'insolito, che talora si crea una specie di *follia a due* tra l'informatore e l'etnologo – un accordo tacito e inconscio di ignorare tutto l'aspetto logico e pratico della vita tribale. Questa collusione è illustrata dalla divertente *boutade* di Róheim, secondo la quale spesso il solo selvaggio presente nel territorio della tribù è proprio l'etnologo.

Credo di poter parlare con un po' più di sicurezza del secondo problema. Sono praticamente certo che non esiste alcuno studio esauriente sulle teorie indigene sul sogno, neppure su quella dei River Yuman – attratti dai sogni al punto tale da esserne ossessionati – malgrado il fatto che sia etnologi classici (216, 271, 455) sia di orientamento psicoanalitico (125, 136, 390) ne abbiano sistematicamente studiato la vita onirica. Infatti, ogni nuovo studio di queste tribù rivela che la loro teoria onirica è molto più complessa di quanto non sembrasse in precedenza.

Su scala mondiale, è altresì evidente che la nostra informazione riguardante la gamma e la varietà delle teorie oniriche primitive è piuttosto frammentaria e che, sotto questo aspetto, non siamo molto più progrediti di quanto non lo fossimo quando Lincoln (294) scrisse il suo libro sui sogni dei primitivi. Ciò è dovuto in parte alla tendenza generale ad attendersi scarsa complessità teorica, scarse spiegazioni di tipo multiplo e diversificato da parte dei nostri informatori. Inoltre, quando l'etnologo ha sentore di una teoria onirica "ufficiale" e funzionalmente importante, è come ipnotizzato da quest'ultima e abbandona ogni ricerca di altre teorie oniriche di tipo diverso, forse meno evidenti ma altrettanto tradizionali. Così, pur ammettendo senza riserva che la teoria del sogno come "manifestazione del desiderio dell'anima" è la più sorprendente e socialmente la più importante delle teorie oniriche irochesi (453), non posso impedirmi di credere che debba esservi anche un certo numero di altre teorie irochesi sul sogno, finora non registrate e/o sfruttate a sufficienza.

Dal punto di vista metodologico, questo fatto è importante e deve dunque essere sostenuto almeno da un esempio dello stesso genere.

Tutti i primi resoconti pubblicati riguardo ai River Yuman, hanno, senza alcuna eccezione, descritto unicamente la teoria ufficiale – importante sia funzionalmente che dal punto di vista del comportamento –, secondo la quale i gemelli sono visitatori venuti dal cielo, accolti con gioia e ai quali si accordano volentieri privilegi speciali. Soltanto di recente abbiamo scoperto (85) l'esistenza di una seconda teoria riguardante i gemelli, ancora più importante dal punto di vista affettivo che da quello comportamentale. Questa seconda teoria definisce i gemelli come spiriti spregevoli e avidi, che ritornano sulla terra con il solo scopo di estorcere ai superstiti una seconda partita di doni funerari. L'insistenza ufficiale sulla prima teoria e la sua estrema complessità hanno chiaramente stornato gli etnologi da un'esplorazione più completa della gamma di credenze dei Mohave e di altri River Yuman riguardanti i gemelli.

Sembra probabile che qualcosa di analogo sia avvenuto anche con gli Irochesi; la teoria funzionalmente importante "del desiderio dell'anima" ha probabilmente tagliato fuori ogni interesse per le loro teorie oniriche sussidiarie o magari persino contraddittorie. Un incidente citato da Linton (301), senza indicarne la fonte, rende probabile l'esistenza di almeno una teoria onirica supplementare. Un Irochese estorse un dono a un ufficiale bianco con il pretesto di aver sognato di ricevere tale dono. Quando in seguito l'ufficiale gli rese la pariglia, obbligandolo a offrirgli un dono a sua volta – sempre sulla base di un (presunto) sogno – l'Irochese obbedì ma informò l'ufficiale che nessuno dei due avrebbe più avuto quel genere di sogni.

Per quanto riguarda i Mohave, in particolare, più ho accumulato informazioni concernenti i loro sogni, più ho analizzato questi ultimi, più sono stato colpito dalla gamma, dalla portata e dalla varietà delle loro teorie oniriche. In base alle considerazioni fin qui svolte, sono dunque incline a credere che l'insufficienza logica o il carattere arbitrario delle connessioni stabilite dai primitivi, tra il sogno precursore e la malattia conseguente, possano essere dovuti più ad un'esplorazione incompleta dei fatti che a deplorevoli lacune reali nella teoria onirica del primitivo.

Torniamo tuttavia al problema degli aspetti logici dei sogni cosiddetti patogeni. Il postulato (o l'imputazione) di un legame non specificato tra il sogno e la malattia esige innanzitutto che la *natura* di questo legame sia specificata e che la sua natura causale sia dimostrata. A questo punto, ci troviamo di fronte a un caos assoluto. In molti casi ci mancano semplicemente le informazioni. In altri casi, il ricercatore analizza tutti i sogni conformemente a quella *parte* della teoria onirica primitiva che gli è nota. Proprio questo secondo aspetto del problema spiega, in una certa misura, perché, discutendo il problema generale di sequenze come quella "sogno prima – evento poi", Lévy-Bruhl (genio oggi misconosciuto) trovò che era possibile determinare in molti casi se il sogno antecedente fosse la causa efficiente o solo la premonizione (o il presagio) di qualche evento successivo (289).

Lévy-Bruhl concluse che, in senso reale (sebbene complesso), il sogno-presagio "produce" di fatto anche l'evento "predetto". Potremmo forse modificare un poco questa formula e suggerire che l'indeterminatezza della frontiera di separazione tra il sogno-presagio e il sogno causale è spesso imputabile al fatto che questi due modi alternativi di considerare le sequenze in questione sono dovuti più a una concezione rigorosamente deterministica dell'ordine degli eventi nel tempo (del tipo *kismet*) che alla nozione di uno scatenamento (causativo) dell'evento (della malattia) da parte del sogno.

Esiste una vasta gamma di fenomeni nei quali un sogno anteriore è collegato ad una malattia posteriore in un modo che ha soltanto un lontanissimo rapporto con la causalità; anche se si intende la causalità nel senso più ampio.

Un buon esempio in proposito è fornito da un aspetto del sogno (del tipo irochese) detto "desiderio dell'anima". Se il Camciadale A sogna che B fa qualcosa per lui, ma poi B non la esegue nella realtà, non si ammalerà solo il sognatore frustrato ma anche la persona frustrante e non collaborativa vista nel sogno (433). Soltanto uno studio molto approfondito potrebbe stabilire se il sogno-desiderio di A deve essere considerato un sogno patogeno per quanto riguarda la malattia di B, *anche se* i Camciadali stessi dicono che esiste un legame ben definito – sebbene non esplicitamente specificato (patogeno) – tra il sogno di A e la malattia di B.

Un'analoga difficoltà si incontra quando A sogna che B si ammalerà e B, di fatto, si ammala, essendo B al corrente o meno del sogno di A.

Certo, possiamo tentare di sbarazzarci di questo problema affermando che, in questi esempi, il sogno di A non è patogeno nel senso che il primitivo attribuisce a questo termine, e deve essere dunque considerato un sogno premonitore piuttosto che causale. Tendo ad essere scettico verso questa spiegazione semplicistica, anche se non faccio appello alla perspicace argomentazione di Lévy-Bruhl, secondo cui il sogno premonitore è anche, in un certo senso, un sogno causale, almeno nella prospettiva della logica primitiva. In realtà, Lévy-Bruhl stesso (289) cita il caso seguente: un uomo lengua sogna di aver mangiato un uccello tabù e, al risveglio, afferma in modo categorico che il suo bambino (assente) ha trascorso una notte tormentata (dalla malattia?) a causa del suo sogno (225). In questo caso, si ritiene che un legame causale vero e proprio (di tipo primitivo) sussista tra il sogno del padre e la malattia del bambino (dedotta *a priori*). Il ragionamento è il seguente: se i genitori mangiano questo uccello tabù, i loro bambini si ammaleranno. Il padre ha sognato di aver infranto questo tabù. Siccome ogni sogno è una reale esperienza dell'anima, il tabù è stato davvero infranto, e ciò provoca necessariamente la malattia del bambino. *Dunque*: l'individuo A può avere un "autentico" sogno patogeno che produce la malattia B.

Nella seconda parte di questo studio, anziché errare a caso sulla carta etnologica del mondo, mi limiterò a esplorare diversi tipi di rapporti che sono ritenuti esistere, secondo le tradizioni mohave, tra il sogno e la malattia.

Agirò così soprattutto perché, come si è già visto, l'insieme dei problemi dei sogni patogeni è talmente complicato e tanto mal documentato che l'esplorazione in profondità di questo problema, in una cultura le cui teorie oniriche sono relativamente ben note, è suscettibile di chiarire tali questioni meglio di quanto non potrebbe farlo uno studio comparativo mal documentato. Ciò, tuttavia, non è tutto. Ho enunciato altrove il postulato (117) secondo cui qualcosa che assomiglia alla "ipotesi ergodica" del matematico esiste anche nella scienza della società e del comportamento; ciò implica che almeno la gamma e il significato dei fenomeni, la loro tipologia e gli schemi delle connessioni tra di loro possano essere determinanti con uguale precisione in quattro modi:

1. Lo studio in profondità di un individuo (per esempio mediante la psicoanalisi).
2. Lo studio incrociato di numerosi individui (per esempio con il test di Rorschach).
3. Lo studio in profondità di una sola cultura isolata (lavoro intensivo sul terreno).
4. Lo studio incrociato di molte culture (metodo comparativo).

Tra questi quattro mezzi di studio, utilizzerò il terzo in questa parte del mio articolo. Sarà utilizzato qui senza altra giustificazione giacché la prova empirica della validità della "ipotesi ergodica" nelle scienze sociali è già stata fornita in un'opera citata precedentemente (117).

Il sogno e la malattia nella cultura mohave

Il primo problema da discutere è il fatto che l'esistenza stessa di malattie *differenti* – per esempio l'esistenza *del* disturbo gastro-intestinale, distinto *dalla* malattia gastro-intestinale concreta di un dato individuo mohave *hic et nunc* – è, in un certo senso, la conseguenza di un sogno patogeno nel senso più ampio del termine. Tutte le malattie sono state preordinate, determinate e subite al momento della creazione. L'evento della creazione ha incluso (in linea di principio) almeno un caso concreto di ciascuna malattia (per esempio, *la* gastro-enterite) e almeno una effettiva guarigione di ciascuna specie di malattia. *La* malattia "gastro-enterite" esiste dunque perché c'era *un* caso di una tale malattia durante la creazione, e ciò costituisce nello stesso tempo un precedente e "una profezia" secondo cui simili malattie si produrranno anche in seguito. Ogni caso di questa malattia, di cento anni fa o di oggi o del prossimo secolo, è dunque una copia del precedente mitico e una realizzazione della "profezia" che questa malattia-prototipo rappresentava.

Il *mito* della creazione è, d'altronde, un'opera incompiuta. Il mito della creazione, quale era raccontato, per esempio, nel 1900, contiene semplicemente quelle porzioni del mito della creazione che erano state rivelate in sogno fino a quell'epoca. Così, quando le armi da fuoco fecero la loro apparizione e inflissero ferite da pallottole, uno sciamano sognò subito di essere stato testimone di quella fase della creazione che si riferiva alla istituzione iniziale – prototipo costituente un precedente – di ogni ferita da arma da fuoco e della sua guarigione. In linea di principio, domani o dopodomani, uno sciamano mohave può sognare le ustioni causate dalle radiazioni o il *male dello spazio*, insieme alle cure rispettive. Questi nuovi sogni esigono automaticamente un completamento delle versioni anteriormente conosciute del mito della creazione, così come la scoperta di un nuovo fossile impone l'aggiornamento di un manuale di paleontologia pubblicato precedentemente.

Naturalmente, i Mohave non affermano esplicitamente che l'atto della creazione originale fu un sogno, nel senso in cui certi Australiani parlano del tempo della creazione come del "tempo del sogno". Tuttavia, nel quadro di alcune credenze mohave, la creazione, in quanto atto, differisce dal mito della creazione, in quanto sogno, come la zuppa differisce dal pan bagnato. Nel grembo materno, in realtà, il futuro sciamano mohave assiste a quelle fasi della creazione collegate alla sua futura specializzazione terapeutica. Egli precisa anche di aver assistito all'atto della creazione dicendo: "Lo so, c'ero". Nello stesso tempo, precisa che il Creatore ha *ripetuto*, o *rifatto*, la creazione a suo profitto, mentre egli era ancora nel ventre di sua madre. C'è tuttavia un paradosso fondamentale in quest'ultima affermazione: tutti gli dèi mohave sono morti, sin dall'epoca della creazione, mentre l'eroe culturale Mastamho, un semidio – sfinito dai suoi lavori – è diventato un'ossifraga (probabilmente catatonica) e non interviene più nelle vicende umane (133, 271, 274). Siccome gli dèi sono morti, non si vede come potrebbero ripetere la creazione per uno sciamano che sta per nascere. Pertanto, la sua affermazione "Lo so, c'ero" suggerisce necessariamente che il sogno sciamanico possa risalire il tempo. Ciò implica che, nel corso del suo "sogno" intrauterino, lo sciamano abbia visto l'evento vero e proprio, la malattia *originale*, e che egli l'abbia ricreata.

Proprio *questo* evento serve da prototipo alla malattia che più tardi curerà e che costituisce il nucleo della sua esperienza intrauterina. In questo senso molto preciso, il suo sogno intrauterino è un atto di creazione. Il suo sogno è dunque patogeno per quanto riguarda la venuta di un *tipo* o di una *categoria di malattie* (per esempio l'entità clinica gastroenterite). Non è invece patogeno, *in quel preciso momento*, per quanto riguarda la gastroenterite che sarà contratta da un individuo mohave A, il 2 giugno 1962. Lo sciamano potrà produrre in seguito questo caso concreto di grave malattia ricorrendo alla stregoneria; ad esempio, provocando un sogno patogeno nella sua vittima.

Più tardi, durante l'adolescenza, sognerà di nuovo questa fase della creazione e stavolta in modo esplicito. Farà esperienza del *déjà vu* in due sensi: si ricorderà di avere già assistito alla medesima scena all'interno dell'utero e sentirà che quanto visto *in utero* era davvero l'atto stesso della creazione.

Nel corso della sua esistenza, sotto l'influsso di qualche esperienza forte e significativa, potrà fare altri sogni caratterizzati da una sensazione di *déjà vu*; ad esempio, potrà sognare di avere già visto, *in utero,* qualche altra malattia e il suo rimedio. Ahma Huma:re, uno sciamano non ostetrico, vide morire il figlio nel ventre della moglie deceduta durante il parto. Poco tempo dopo fece sogni ostetrici, com'era suo dovere, e così diventò *anche* uno sciamano ostetrico (97). Accadde qualcosa dello stesso genere anche quando uno sciamano mohave divenne il primo a fare i sogni indispensabili che lo resero capace di guarire le ferite d'arma da fuoco.

In sintesi, ogni conoscenza riferita alla creazione viene acquisita in sogno: il mito della creazione è considerato come una guida al mondo reale, guadagnata attraverso una rivelazione onirica. Inoltre, la natura delle esperienze intrauterine degli sciamani sembra implicare che la realtà sia essa stessa il prodotto del sogno (tale realtà include necessariamente anche le diverse categorie di malattie, rappresentate dalle malattie iniziali che costituiscono un precedente). Va da sé che i Mohave non sono i soli a pensare che la realtà o certi settori della realtà, siano prodotti del sogno. Diversi altri gruppi affermano esplicitamente che gli dèi e persino gli antenati hanno creato alcuni settori del reale, sognandoli. Un dogma della teologia indù suggerisce abbastanza chiaramente che il mondo è un sogno di Brahama. Anche la concezione del Vangelo secondo San Giovanni, il quale afferma che il mondo fu creato dallo a partire dal Verbo (Logos), contribuisce a sottolineare – in un modo o nell'altro – il fatto che l'uomo tende a vedere la realtà come una proiezione di forze o di materiali psichici. Questo principio è applicato dai Mohave anche alla realtà culturale. Soltanto il sogno rende valido l'apprendimento culturale: chiunque può imparare a cantare un canto terapeutico, ma questo canto è una terapeutica inefficace, rimanendo un atto puramente extra-culturale e individuale, se non è appoggiato e convalidato dai sogni sciamanici appropriati. Parimenti, dal punto di vista teorico, un elemento o un fatto nuovo diventa un elemento *culturale* soltanto se un Mohave giunge a sognare che questo fatto era già presente al momento della creazione. In breve, il sogno è insieme l'imbuto che raccoglie e il setaccio che respinge i fatti e gli avvenimenti per conto della cultura mohave. È il solo mezzo legittimo mediante il quale nuovi elementi possono essere culturalmente "naturalizzati".

Aggiungerò, di passaggio, una considerazione teorica di una certa importanza. Gli etnologi hanno esplorato accuratamente la matrice valori-significati-emozioni delle culture, così come il contenuto (composto di tratti) delle culture. Sembra necessario aggiungere a questi due livelli di cultura un terzo livello: il meccanismo abituale attraverso il quale un nuovo elemento – un'invenzione, un elemento o un atteggiamento presi a prestito, l'esperienza soggettiva di un individuo ecc. acquisisce la qualità di elemento culturale e diventa, per così dire, culturalmente "naturalizzato". Mi sembra che nella cultura mohave questo ruolo sia riservato al sogno e che *i Mohave interpretino la loro cultura in termini di sogno, anziché interpretare i loro sogni in termini di cultura*..., almeno a livello teorico.

Per riassumere i fatti più direttamente connessi ai sogni patogeni che, nella cultura mohave, creano *categorie* di malattie, sembra abbastanza chiaro che talune *entità* nosologiche (che devono essere distinte dai casi individuali di malattie) sono "causate" da taluni sogni. Questi sogni "patogeni" costituiscono la parte del mito della creazione attinente alla genesi delle malattie, mediante avvenimenti che rappresentano un precedente e svolgono un ruolo causale, oltre che profetico, per quanto riguarda i futuri casi individuali di malattia.

Tutto questo non ci sorprenderà. Infatti, le scoperte psicoanalitiche dimostrano che tutte le teorie sulla genesi, la creazione, ecc., sono conseguenze intellettuali della curiosità del bambino riguardo alla nascita in generale e riguardo alla propria venuta al mondo in particolare. Per citare soltanto un caso abbastanza semplice, Abraham (2) ha dimostrato che la decisione di un certo bravo chimico di specializzarsi nello studio dello stato chiamato *status nascendi* scaturiva, in ultima analisi, dalla sua curiosità infantile sulle origini dei neonati e, crediamo, sulla propria origine.

Dopo aver dimostrato che un sogno "patogeno stilizzato" (il mito della creazione) spiega, insieme, l'esistenza della malattia in generale e di tutte le entità cliniche, dobbiamo ora procedere all'esame dei rapporti tra i sogni patogeni e la malattia concreta di una data persona in un dato momento. In questo caso, siamo imbarazzati non da una mancanza di informazioni, ma da un eccesso di dati. Tanto la vita quanto la cultura mohave si svolgono in un'atmosfera di sogni; Kroeber (271) ha chiamato la cultura mohave una cultura onirica. I sogni si aggregano letteralmente intorno ad ogni avvenimento saliente della vita, così come ad ogni elemento culturale importante. Come non può accadere niente di nuovo, nessuna vera capacità né potere possono essere acquisiti senza un sogno appropriato (271, 455, 79, 121, 125, 133, ecc.), così non può prodursi alcuna calamità, alcuna malattia senza sogni appropriati (*ibid.*). I sogni cattivi sono chiamati *sumatc itcem* (l'ortografia di Wallace è *achemk*) o *sumatc alayk*. Wallace afferma che il primo di questi termini vale specificamente per i sogni riguardanti insuccessi nelle imprese e il secondo per i sogni di malattie e di morte. I miei informatori non sono decisamente ricorsi a questa distinzione terminologica – ma questo non implica necessariamente che Wallace avesse torto o che fosse male informato. Le divergenze tra i punti di vista dei suoi informatori e le pratiche dei miei possono benissimo riflettere soltanto l'estrema elasticità della cultura mohave. Wallace precisa anche che i sogni *sumatc alayk* sono presagi di malattie. Vedremo che quest'ultima precisazione è un po' restrittiva e abbastanza contestabile.

Ogni sogno sembra riconnettersi, in qualunque modo, a una malattia, è considerato come patognomonico: possiede un valore diagnostico. In breve, dal punto di vista del diagnosta autoctono, ogni sogno legato a una malattia può, funzionalmente, essere trattato come un sintomo. In realtà, in ogni caso di malattia il diagnosta studia immediatamente i sogni del paziente allo scopo di stabilire la diagnosi e la prognosi corrette. Certo, non possediamo alcuna informazione riguardante l'utilizzazione diagnostica e prognostica dei sogni nel trattamento di incidenti banali, come le ferite prodotte da zoccolate di cavallo, o altri dello stesso genere. Tuttavia, fondandomi sul modello generale delle scienze terapeutiche mohave, sono incline a pensare che perfino in questi casi lo sciamano potrebbe benissimo studiare i sogni del suo malato, sebbene probabilmente col solo scopo di fare una prognosi, e/o di determinare se la ferita, la quale è in linea di principio una malattia naturale o "franca" (simile a una "franca" gastroenterite), sia complicata (resa "non franca"), oppure no, dall'intervento di un elemento di stregoneria, considerato come un "invasore secondario" che renderebbe la malattia "non franca" (133). Ciò, tuttavia, è soltanto una speculazione di cui non terremo alcun conto nel resto di questo studio.

Rimane il fatto che qualsiasi sogno – qualunque possa essere la natura del suo rapporto ultimo con la malattia – *è* utilizzato a scopi diagnostici e prognostici. Ciò implica necessariamente che tanto i sogni patogeni, nel senso stretto del termine, quanto i sogni-presagi sono anche considerati, al di là della loro funzione causale e profetica, come sintomi della malattia e persino come rivelatori della sua gravità; fatto evidentemente importante ai fini della prognosi. I sogni, chiaramente, non possono essere sfruttati per la diagnosi e/o per la prognosi in assenza di un corpo dottrinale riguardante il significato dei sogni, cioè se non esiste una scienza onirocritica. Le interpretazioni onirocritiche possono essere di tre tipi:

1. Parallele al contenuto manifesto (ad es., il coito con una donna significa "fortuna").
2. Contrarie al contenuto manifesto (per esempio, la risoluzione fortunata di un intrigo amoroso è annunciata, presso i Malesi, da sogni nei quali si è morsi da un serpente).
3. Simboliche. Queste ultime sono così rare che, secondo Hundt (249), il solo sogno omerico interpretato simbolicamente è quello di Penelope, che, come ho mostrato altrove (124), risulta d'altronde essere la chiave del contenuto latente di gran parte dell'*Odissea*.

In linea di massima, gran parte dei sogni mohave connessi alle malattie – come anche gran parte dei sogni in generale – viene interpretata in parallelo al contenuto del sogno. I sogni spiacevoli vissuti come tali *senza tener conto del loro contenuto manifesto*; i sogni il cui contenuto manifesto è spiacevole; quelli in cui è presente qualche elemento che, per definizione, riguarda la malattia (ad es., sogni in cui compaiono spettri), saranno tutti interpretati come sogni cattivi. Siccome la malattia e la morte sono i prototipi del male, i sogni spiacevoli vengono talvolta interpretati come forieri di malattia, pur non comportando nessun elemento specifico associato dalla *tradizione* a una malattia qualsiasi. Inoltre, si reputa che alcuni sogni siano presagio di malattia e di difficoltà anche quando non comportano alcunché di specificamente spiacevole. Avendo raccontato un mio sogno ai Mohave, ricevetti da uno degli informatori un'interpretazione favorevole. Un secondo informatore, tuttavia, dichiarò che il primo mi aveva nascosto, per delicatezza, il senso reale del sogno, consistente nell'annuncio di qualche sventura o malattia (133).

Dato che il "lavoro onirico" è influenzato dalla cultura e dalle aspettative sul sogno, sia culturali che soggettive (103), è abbastanza sicuro che una persona la quale creda, più o meno consciamente, di avere una certa malattia, prima o poi produrrà il genere di sogno abitualmente collegato, nella sua cultura, a quel tipo di malattia. Questo processo è facilitato anche dal fatto che numerosi sogni diagnostici "classici" si riferiscono effettivamente alle paure fondamentali, ai desideri rimossi e alle angosce. Tra i Mohave, un sogno di questo genere si riferisce al coito incestuoso con un defunto. In casi simili il principio culturale secondo cui una certa malattia presuppone un certo genere di sogno è, ad ogni buon conto, una profezia che si autoadempie.

Sogni patognomonici siffatti possono essere esaminati anche dal punto di vista opposto, ovvero come i prodotti di un'autoscopia inconscia, di un'autodiagnosi in sogno. La psicodinamica di tali sogni era già chiaramente compresa nella Grecia classica, Ippocrate (238) e Aristotele (22) li consideravano rivelatori di una malattia latente. Aristotele dice persino che in sogno l'attenzione del sognatore è interamente concentrata su se stesso e distolta dalla realtà esterna distraente. Questo punto di vista coincide perfettamente con le scoperte di Ferenczi (184) e di Bartemeier (27). A sua volta, ciò implica che simili sogni, per la teoria psicoanalitica e per le credenze mohave, non sono né patogeni né patognomonici: sono autodiagnostici e costituiscono i prodotti di un'autoscopia effettuata in sogno.

Un gruppo di sogni apparentati a questi ultimi può essere considerato, senza bisogno di ampliare indebitamente il senso della teoria mohave sul sogno e quello della medicina mohave, come la manifestazione di una lotta interna, ad esempio, tra le pulsioni oppure tra entità quali la salute e la malattia. L'organismo nella sua totalità diventa il campo di battaglia di tali entità che si manifestano anche in sogno. Eccoci dunque messi di fronte, ancora una volta, a sogni patognomonici e sintomatici, anziché trovarci al cospetto di sogni patogeni e premonitori in senso stretto. C'è appena bisogno di precisare che, ogni qualvolta sogni patognomonici o sintomatici precedono nel tempo la prima manifestazione della malattia, una certa imprecisione del vocabolario e del modo di pensare ci spinge a parlare di questi sogni come se fossero sogni patogeni o premonitori. Tuttavia una indagine supplementare, anche breve, basta di solito a dimostrare che gli stessi Mohave non attribuiscono ad essi tale significato.

Nel senso più rigoroso del termine, vi sono dunque soltanto due tipi di sogni patogeni nella cultura mohave:

1. Sogni in cui l'organismo si ammala perché la sua anima subisce talune funeste vicissitudini proprio nel corso del sogno. Queste esperienze possono consistere anche nell'invasione della psiche da parte di un potere estraneo, come quello di uno stregone, di un nemico o di uno spettro.
2. Sogni talmente sconvolgenti che il paziente reagisce allo *choc* con la malattia.

Di fatto, la distinzione tra queste due categorie è tutt'altro che netta. Un sogno, capace di sconvolgere in modo serio il sognatore, comporta quasi sempre un'avventura dell'anima pericolosamente patogena. I Mohave raccontano che una donna si ammalò, diventando anoressica e gravemente depressa, dopo aver sognato che una parente defunta le aveva cucinato e servito un pesce. Dopo avere incominciato a mangiarlo, si accorse che la testa del pesce era quella della madre morta. È noto che i sogni in grado di provocare malattie sono quelli in cui compaiono spettri, in modo particolare quelli dei congiunti; si è davvero in pericolo quando si sogna di essere nutriti da loro o di avere con essi rapporti sessuali. Ebbene, in realtà, il sogno in questione – pur considerato come "causa" della malattia di questa donna perché sconvolgente – era soprattutto un sogno patogeno del tipo "avventura dell'anima che causa una malattia". Di fatto, tale sogno era molto sconvolgente proprio perché costituiva in modo chiaro un sogno patogeno di questo tipo.

Dunque, nel senso più stretto del termine, i soli sogni mohave veramente patogeni sono quelli in cui l'anima subisce vicissitudini che comportano la malattia (un viaggio nel paese dei morti, per esempio), oppure nei quali l'anima (e il sogno) sono invasi da un avversario malefico, come uno stregone.

Una sottospecie di questo tipo di sogno patogeno è il sogno che, nello stesso tempo, causa e svela la natura della malattia imminente, ma che non suscita un tipo di attività adeguata al momento del risveglio. In alcuni casi di questo genere, è il sogno stesso a impedire al paziente di prendere le disposizioni necessarie al momento del risveglio. Il fatto di essere stregato viene rivelato nel sogno. Talora lo sciamano cattivo nasconde la propria identità prendendo in prestito l'anima-ombra di un altro sciamano oppure assume un'apparenza del tutto diversa, sicché compare nel sogno della sua vittima sotto un mascheramento indecifrabile. Questo stratagemma gli permette, insieme, di stregare la vittima e di impedirgli di riconoscere il suo avversario magico in sogno, e quindi di salvarsi la vita denunciandolo al risveglio. In altri casi lo stregone si limita a "chiudere le labbra" della futura vittima, rendendola desiderosa di soccombere alla stregoneria; in tali casi essa si rifiuta di rivelare il nome dello stregone, sebbene soltanto questa rivelazione possa salvarla.

In casi di questo genere il sogno è doppiamente patogeno, sebbene a due livelli distinti: il sogno stesso costituisce e rivela, insieme, l'invasione della vittima da parte del potere dello stregone.

Nello stesso tempo, si impedisce alla vittima, in un modo qualsiasi, di salvarsi al momento del risveglio, o perché essa non ha potuto riconoscere il proprio aggressore o perché non ha potuto pronunziare il suo nome, se l'ha riconosciuto, o, infine, perché rimane silenziosa, giacché non desidera essere salvata.

Questi sono tutti sogni patogeni *autentici* esistenti nella società mohave. Beninteso, intorno a questo nucleo si trovano raggruppati sogni patogeni come quelli delle persone diventate pazze per aver sognato Mastamho inghiottito dalla follia al termine della sua esistenza. Questi sogni, tuttavia, rappresentano, di nuovo, vere e proprie avventure patogene dell'anima, sebbene di un tipo abbastanza particolare.

Per quanto riguarda i sogni-presagio, ho già detto che se vengono studiati più da vicino, si scoprirebbe che anche il pensiero dei Mohave li collega alla malattia mediante meccanismi mai veramente profetici, in fin dei conti. Sono incline a pensare che sarebbe valida la stessa conclusione nei confronti di molti altri sogni-presagio di malattia, se ci si prendesse il disturbo di studiarli una seconda volta, sul terreno, secondo modalità che tengano conto delle scoperte della psicologia moderna. Penso anche che, se fossimo abbastanza informati sulla teoria del sogno nell'antico Medio Oriente, i numerosi sogni-presagio di malattia, catalogati nell'opera monumentale di Oppenheim (353), verrebbero riconosciuti come patogeni o come sintomatici e autoscopici, almeno all'inizio. Si deve tuttavia ammettere che, in seguito, mano a mano che la "scienza" onirocritica cresceva come una valanga, i presagi di malattia erano fabbricati in serie dai tecnici di tale scienza, proprio come una volta le "fughe" venivano fuori "a metri", quasi fossero salsicce, dalle macchine per fabbricare contrappunti usate dai maestri barocchi, ivi compresa certa musica dello stesso Bach.

Conclusioni

Se si studia la medicina primitiva, si incontrano spesso testimonianze che, in un modo o nell'altro, collegano il sogno alla malattia. Il sogno e la malattia, tra cui gli informatori indigeni stabiliscono un legame, possono prodursi in successione o simultaneamente. Il ricercatore non ha il diritto di parlare di sogni autenticamente patogeni, a meno che non sia capace di dimostrare che la teoria indigena stessa riesce a precisare la *natura* del legame tra il sogno e la malattia riconoscendo in tale legame una relazione di *causalità*. Potrebbe soltanto parlare di sogni-presagio che, in generale, prefigurano il destino del sognatore, oppure di sogni sintomatici, patognomonici, autoscopici. Solo quando la *natura* del legame è, insieme, specificata ed esplicitamente dichiarata come *causale*, diventa legittimo parlare di sogni patogeni. Si vuole sottolineare che, in seguito a un'informazione deficitaria, numerosi sogni non patogeni sono stati considerati a torto come patogeni. Viceversa, per mancanza di informazioni soddisfacenti intorno alle teorie primitive sul sogno, alcuni sogni indiscutibilmente patogeni sono stati considerati, in modo erroneo, come sogni-presagio. Un'esplorazione più approfondita, non solo dell'onirismo e dei sogni indigeni, ma anche della *teoria* primitiva sul sogno e della sua influenza sul pensiero, sia in sogno che durante la veglia, è uno dei compiti più urgenti dell'etnologia a orientamento psicologico.

Capitolo quindicesimo

I fattori culturali nella terapia psicoanalitica (1953)

Per valutare l'influenza dei fattori culturali sullo svolgimento e sulla tecnica della terapia psicoanalitica conviene analizzare, in via preliminare, la natura della cultura e delle sue mutevoli incarnazioni nella salute mentale, nei disordini psichici e nel trattamento psicoanalitico. Siccome taluni aspetti di questo problema sono già stati trattati nel cap. II, presenterò qui le mie conclusioni in forma più o meno assiomatica.

La cultura, caratteristica umana

Definizione dei termini

Distinguerò in modo sistematico l'*homo sapiens* (*genus homo*), in quanto organismo biologico, e l'*uomo*, in quanto essere umano.

1. *Homo sapiens* è il termine che rappresenta un processo evolutivo tendente verso un elevato grado di differenziazione e individualizzazione. L'*homo sapiens* possiede come carattere essenziale e caratteristica singolare – come "costante della natura umana" – un'estrema plasticità e variabilità di comportamento.

2. Queste caratteristiche del *genus homo* (differenziazione, individualizzazione, plasticità e variabilità del comportamento), costituiscono un potenziale biologico unificato e coerente, che l'uomo attualizza mediante l'acquisizione di uno psichismo specificamente umano e della cultura.

3. Il possesso di una psiche umana e della cultura è caratteristico dell'uomo, e dell'uomo soltanto; queste due dimensioni stimolano la sua tendenza biologica verso la differenziazione, individualizzazione, plasticità e variabilità di comportamento.

4. Sebbene discendano da un potenziale biologico (del quale sono, in realtà, l'attualizzazione) né lo psichismo né la cultura costituiscono le caratteristiche *biologiche* del *genus homo*, ma quelle, specificamente umane, dell'*uomo*.

5. Il concetto di psichismo umano e quello di cultura sono indissolubilmente collegati, sia dal punto di vista metodologico che da quello funzionale.

6. Costituendo la cultura l'attualizzazione del potenziale biologico proprio del *genus homo*, quando l'uomo agisce come "creatore, creatura, agente e mediatore" di cultura (418), egli soddisfa uno dei suoi bisogni fondamentali, che non potrebbe essere frustrato senza gravi conseguenze per lo psichismo umano e per lo *status* umano dell'essere umano. Ciò è dimostrato, per esempio, dal caso di quella ragazza studiata da Davis (71), che era stata quasi completamente privata di ogni esperienza culturale[1].

7. La conquista della dimensione culturale da parte dell'uomo è funzione e risultato di una sostituzione delle *manifestazioni* pulsionali biologiche, a carattere rigido, immediato e massimale – pulsioni aggressive piuttosto che genitali – con un comportamento flessibile, caratterizzato in maniera specifica da un risparmio di mezzi e dalla loro precisione adattativa sia al contesto (alla situazione) che allo scopo perseguito. Oltre ad avere un valore intrinseco di sopravvivenza, questo comportamento è conforme alla differenziazione e all'individualizzazione contenute nel potenziale biologico dell'*homo sapiens*. In altre parole, proprio nell'attualizzazione e nella realizzazione del suo potenziale biologico (capacità di differenziazione e individualizzazione, plasticità e variabilità del comportamento) l'*homo sapiens* acquisisce lo *status* di *uomo* e funziona come tale.

8. La teoria secondo cui la cultura restringe la gamma dei comportamenti è illusoria. Se così fosse, infatti, lungi dall'attualizzare il potenziale biologico dell'uomo – la sua capacità di differenziazione, individualizzazione, plasticità e variabilità comportamentali – la cultura lo distruggerebbe. In tal caso, l'*essere-di-cultura* sarebbe più vicino all'*homo sapiens* che all'*uomo*; cosa del tutto falsa. In realtà, la cultura dilata la portata, la gamma, l'efficacia e l'applicabilità del comportamento (cap. II), sostituendo una mobilità e una liberazione d'affetto massimali, governate esclusivamente dalle pulsioni, con una mobilità e una liberazione d'affetto parziali, specifiche, strettamente collegate al contesto e allo scopo. L'illusione secondo cui la cultura restringe il comportamento si basa su alcune idee sbagliate. La prima riguarda l'utilizzazione di un quadro di riferimento troppo limitato che può essere applicato al genere *homo*, ma non all'umanità, e che non tiene conto della tendenza biologica dell'*homo sapiens* alla differenziazione e all'individualizzazione. La seconda idea sbagliata è fondata sull'osservazione di culture decadenti che impongono con la forza ai loro membri dei modelli di adattamento patologico o, per lo meno, passivo e non spontaneo. La terza fonte d'errore è l'esperienza clinica in se stessa perché quest'ultima è riferita a soggetti con tendenza a restringere e deformare le proprie funzioni aggressive anziché sublimarle, individualizzarle e adattarle alla realtà.

9. Una società sana favorisce, nel proprio interesse, l'attualizzazione più completa del potenziale di individualizzazione e di differenziazione di cui dispone l'*homo sapiens*.

Come hanno sostenuto, già molto tempo fa, Mill (341) e Mac Iver (320), il massimo di individualizzazione va di pari passo con il massimo di socializzazione, giacché, così come l'uomo non può realizzare fino in fondo le proprie potenzialità intrinseche senza l'aiuto della società, quest'ultima non può ricavare il meglio da ciascuno dei suoi membri se non permette loro di completarsi interamente e se non gli concede tutto il proprio aiuto in questa impresa. Di fatto, più un uomo è differenziato più ha bisogno del concorso della società per realizzarsi. Una società sana incoraggerà dunque le sublimazioni che individualizzano l'essere umano, anziché le pressioni e le rimozioni che lo rendono indifferenziato. Notiamo che una sublimazione riuscita maschera e deforma in maniera infinitamente meno sensibile le pulsioni antisociali soggiacenti di quanto non facciano le repressioni e le rimozioni. Se, per esempio, la pulsione soggiacente si riflette in una fantasia di distruzione corporea, essa sarà sublimata in maniera più feconda, creativa e individualizzata dal chirurgo, dal macellaio o da un attivista della Lega contro la vivisezione (135).

10. Al contrario, una società "malata" non può tollerare l'individualizzazione e le sublimazioni individuali; piuttosto incoraggerà la sdifferenziazione, la rinuncia all'individualizzazione, la repressione, la rimozione, le formazioni reattive e altre manifestazioni regressive di questo tipo.

11. L'illusione secondo cui la cultura è necessariamente restrittiva ed antiistintuale è contraddetta dall'esperienza clinica, la quale prova che l'analisi delle fonti infantili e inconsce di una sublimazione, lungi dal distruggerla, la confermano e la rinforzano, come è stato molto ben dimostrato da Jockl (259).

12. Il sistema di riferimento culturale permette all'osservatore di "strutturare" – cioè di comprendere, controllare e prevedere – il comportamento degli individui normali; il sistema di riferimento psicoanalitico permette all'osservatore di "strutturare" il comportamento degli individui anormali[2].

13. I disturbi di personalità – comprese le nevrosi di transfert – implicano una sdifferenziazione e una disindividualizzazione parziale; in breve, una regressione dalla condizione di *uomo* a quella di *homo sapiens*. Questa è la ragione per cui la somiglianza tra i nostri bambini (o i nostri anormali) e i bambini (o gli anormali) di altre civiltà è più grande della rassomiglianza tra individui normali appartenenti a culture differenti, semplicemente perché i normali sono differenziati in modo più fine e maggiormente individualizzati di quanto non lo sia il bambino (= *homo sapiens*) o l'anormale. Le differenze osservate tra gli esseri umani si comprendono più facilmente in funzione del concetto di *uomo*, mentre le somiglianze osservate tra di loro si comprendono più facilmente in funzione del concetto di *homo sapiens*.

14. Si capisce quindi perché il comportamento dell'individuo anormale sembri inintelligibile, quando ci si ostina ad analizzarlo in termini esclusivamente socioculturali. Al contrario, non appena lo si ricolloca e lo si esamina *anche* in una prospettiva biologica, cioè non appena lo si considera, almeno in parte, in termini di *homo sapiens*, il comportamento dell'anormale diventa comprensibile, prevedibile e controllabile, – in realtà, *più* comprensibile, prevedibile e controllabile delle condotte infinitamente più complesse, sovradeterminate, differenziate e individualizzate dell'individuo normale (109, 110).

15. Ciò spiega perché il modo in cui l'individuo anormale vive e manipola i materiali culturali abbia un singolare valore diagnostico (cap. II) e anche perché il medico abbia bisogno di una conoscenza *meno* spinta dell'ambiente culturale del paziente nel trattamento psicoanalitico profondo che nelle forme di psicoterapia più superficiali (103). Conto di ritornare un po' più avanti su questo punto.

16. Lo psicoanalista deve tuttavia comprendere perfettamente la natura e la funzione della cultura considerata in se stessa – al di fuori di questa o quella cultura particolare -, non soltanto perché si tratta qui di un fenomeno universale, esclusivamente caratteristico dell'uomo, ma anche perché le *categorie* generali della cultura – che non devono essere confuse con il *contenuto* accidentale di queste categorie in una cultura determinata – sono fenomeni universali[3]. Un esempio mi consentirà di precisare questa nozione apparentemente complessa. Cercavo di fare la diagnosi di un paziente indiano la cui cultura mi era quasi del tutto sconosciuta. Questo indiano mi raccontò che, dopo aver lasciato la madre ai piedi di una collina, era salito *a cavallo* fin sulla cima, dove aveva ritrovato suo padre e sua madre. Nel caso specifico, questa dichiarazione faceva pensare a un'allucinazione o a un delirio. Tuttavia, forte della mia conoscenza di una categoria culturale chiamata "sistema classificatorio di parentela", domandai al paziente se la madre lasciata ai piedi della collina fosse la stessa che aveva ritrovato sulla sua sommità. Mi spiegò immediatamente che la "madre" incontrata lassù era una sorella della vera madre, ma che chiamava "madre" anche questa donna secondo la terminologia di parentela vigente nella sua tribù. In questo caso specifico, se fui in grado di distinguere una pratica culturale da un'allucinazione, ciò dipese dalla mia conoscenza delle categorie della Cultura *in sé*, intesa come fenomeno umano di portata universale, e non in virtù di uno specifico sapere etnologico dato che ignoravo tutto della cultura tribale del paziente.

17. Lo psicoterapeuta che ricorre a quanto conosce della cultura tribale del suo paziente, fa psicoterapia interculturale; colui che si fonda sulla propria conoscenza della Cultura *in sé* e delle categorie culturali universali fa psicoterapia metaculturale (103)[4].

Rapporti tra psicoanalisi ed etnologia

La psicoanalisi e l'etnologia studiano ciò che, nell'uomo, è specificamente umano, cioè quanto permette di distinguere l'uomo, essere-di-cultura, dall'*homo sapiens*, inteso in termini biologici. La psicoanalisi si rivolge più particolarmente a ciò che, nello psichismo dell'uomo, è specificamente umano, e l'etnologia a ciò che è caratteristico dell'uomo, e dell'uomo soltanto, nella cultura e nella società. In questo senso, sia la psicoanalisi che l'etnologia sono branche dell'antropologia, definita da Kant: "La scienza di quello che è propriamente umano nell'uomo". Tuttavia, come ho scritto altrove (92), la psicoanalisi e l'etnologia non forniscono conoscenze addizionali ma complementari[5]. Esiste infatti un rapporto di indeterminazione, del tipo Heisenberg-Bohr (92, 134, 148), tra la comprensione etnologica e quella psicoanalitica del comportamento umano. Soltanto una preoccupazione di comodità e di economia determinerà dunque in quale momento e in quale punto si preferirà abbandonare l'indagine psicoanalitica per l'indagine etnologica e viceversa. Sebbene sia puramente euristica, questa soluzione è abbastanza precisa per i nostri attuali scopi.

Tengo soltanto a sottolineare che la psicoanalisi e l'etnologia studiano ciò che nell'uomo dipende esclusivamente e specificamente dall'umano; entrambe si volgono ad esplorare i fenomeni di individualizzazione e di differenziazione, ma secondo modalità differenti.

Tuttavia, non bisognerebbe concluderne che l'una o l'altra scienza trascuri sistematicamente le somiglianze e le costanti. Infatti, ogniqualvolta gli psicoanalisti e gli etnologi giungono a formulare leggi generali sulla psiche umana, la cultura e il comportamento culturale, queste leggi riguardano di solito i processi di differenziazione e individualizzazione, molto vari e coerenti, anziché i prodotti finali di simili processi, così diversificati che, spogliandoli di tale diversità, si rischia di attentare alla loro essenza, significato e realtà. Le leggi psicoanalitiche ed etnologiche riguardano dunque processi di differenziazione e di individualizzazione, ma lasciano più o meno inesplicata la diversità fenomenologica dei *prodotti finali*. Questo non è un difetto di elaborazione teorica ma, al contrario, la conseguenza naturale di un procedimento teorico singolarmente ben adattato alla natura dei fenomeni che tali scienze cercano di studiare. Altrove (103) ho trattato abbastanza in dettaglio il significato differenziale delle culture concrete nell'eziologia, nella sintomatologia e nel trattamento delle nevrosi e delle psicosi, così come le vicissitudini dei materiali culturali in differenti forme di disturbi psichici (cap. II). Ancora una volta, insisterei soltanto sul fatto che, all'interno del quadro di riferimento qui proposto, ogni osservazione concernente la "sanità", la "maturità" e la "immaturità" è soltanto un riferimento indiretto ai gradi di differenziazione e di individualizzazione, cioè di sublimazione.

Più il paziente è "malato", più profonda è la sua "regressione" – che può essere definitiva o solo temporanea, ovvero limitata a un dato stadio della sua psicoanalisi – più ristretto sarà il ruolo culturale degli *items* culturali nel suo comportamento, e più frequenti i processi di "deculturazione"[6].

Queste considerazioni mostrano il ruolo decisivo svolto dai fattori culturali nel trattamento psicoanalitico; rimangono da esaminarne le modalità.

I fattori culturali nella terapia psicoanalitica

Desidero precisare esplicitamente che se, in questo capitolo, mi riferisco soltanto a materiali forniti dall'analisi di pazienti di culture non occidentali, ciò dipende unicamente dal fatto che si tende ad essere più obiettivi verso questo tipo di materiale, giacché esso viene colto, per così dire, *in vitro*. In realtà, ognuno dei problemi incontrati nel corso di queste psicoanalisi si riscontra anche, per esempio, in una psicoanalisi didattica, cioè quando psicoanalista e paziente appartengono al medesimo ambiente socioculturale, alla stessa classe d'età e persino all'identico sesso. Di fatto, in una relazione analitica dove non interviene uno scarto culturale, tutti i problemi qui ricordati si presentano in maniera ancora più critica e con un carattere d'urgenza ancora più netto che nell'analisi di un paziente appartenente a una cultura straniera. Risulta facile comprendere perché sia così e perché *deve* essere così. Ad esempio, quando un paziente è un Indiano, l'"esotismo" della sua cultura permette all'analista di affrancarsi dalle proprie scotomizzazioni di origine culturale e, almeno in una certa misura, favorisce la sua "neutralità culturale" – cosa ben diversa, quest'ultima, dal "relativismo culturale". La neutralità culturale ha come vero equivalente funzionale quella "neutralità affettiva" (assenza di controtransfert nel senso comune della parola) che si ritiene venga acquisita dallo psicoanalista al termine della propria analisi didattica. Bisogna anche guardarsi dal confondere la "neutralità affettiva" con la "neutralità culturale". L'una, infatti, non comporta necessariamente l'altra. Un buon etnologo sa raggiungere benissimo un certo grado di "neutralità culturale" senza però acquistare la minima neutralità affettiva. Parimenti, l'analisi didattica può permettere allo psicoanalista di raggiungere la neutralità affettiva, senza tuttavia renderlo neutrale sul piano culturale.

In altre parole, l'analista non giungerà ad una neutralità completa se non a condizione di risolvere i propri conflitti sia affettivi che culturali. Così, nel caso del conflitto edipico, egli deve analizzare, insieme, il suo conflitto edipico soggettivo e la forma che prende il conflitto edipico nella cultura alla quale egli appartiene, cioè i mezzi impiegati dalla sua cultura per inibire in una certa maniera e favorire in una certa altra le manifestazioni edipiche, così come la modalità di integrazione del conflitto edipico nell'insieme della sua cultura. Chiunque non abbia subìto una siffatta analisi a doppio versante, non può considerarsi analizzato. Non appena si occuperà di psicoanalizzare gli altri, le sue scomotizzazioni e i suoi controtransfert di origine puramente culturale arriveranno a intralciare notevolmente il suo lavoro analitico, e ciò accadrà soprattutto quando avrà a che fare con pazienti appartenenti al proprio ambiente socioculturale. Non mi soffermerò più a lungo su questo punto e rinvio il lettore ai capp. IX e X, dove ho esaminato dettagliatamente il problema della diagnosi e del trattamento della schizofrenia in una società che favorisce *sistematicamente* uno stile di vita assurdamente schizoide.

Sebbene le considerazioni che seguono siano fondate su un'esperienza clinica abbastanza vasta con pazienti non appartenenti alla cultura occidentale o facenti parte di settori marginali di questa cultura, trarrò la maggior parte di questi esempi dalla psicoanalisi di un'Indiana delle Pianure, il cui caso illustra mirabilmente le influenze esercitate dalla cultura del paziente tanto sul suo disturbo psichico quanto sul suo trattamento.

L'interesse dell'analista per i materiali culturali forniti dal paziente è forse il più importante tra i fattori culturali che intervengono nel trattamento psicoanalitico, anche se qui non si tratta solo di uno dei tanti aspetti del fenomeno generale del controtransfert; di un aspetto niente affatto diverso, in sostanza, dai vari problemi controtransferali suscettibili di prodursi nel corso di ogni psicoterapia che voglia essere anche ricerca scientifica. Il paziente è di solito del tutto consapevole dell'interesse culturale dell'analista e saprà sfruttare tale interesse nella elaborazione delle proprie resistenze che, secondo la maniera in cui si sviluppa il lavoro analitico, si presenteranno in forme indirette (infinite digressioni sui costumi e le abitudini della sua tribù, proposte con lo scopo apparente di soddisfare la curiosità dell'analista) o in forme più dirette, come vedremo più avanti.

Talora il paziente tenta di capovolgere la situazione, e, sempre per rafforzare le proprie resistenze, manifesta un particolare interesse per la cultura di origine dell'analista, per esempio per il suo grado di americanizzazione. Due miei pazienti di razza bianca, nati negli Stati Uniti ma dei marginali dal punto di vista culturale, si mostravano molto curiosi delle mie origini europee; entrambi orgogliosi della loro capacità verbale, un giorno mi confessarono di utilizzare espressioni ricercate con il solo scopo di "insegnarmene" di nuove e, più in generale, di aiutarmi a perfezionare il mio inglese[7]. Essi cercavano anche di assicurarsi che avessi *davvero* colto la portata culturale dei loro atti, in ciò che avevano di specificamente americano, e talora si opponevano ad un'interpretazione pertinente (ma percepita da loro come egodistonica) delle loro inibizioni, abbandonandosi a osservazioni scortesi sui costumi e le abitudini degli stranieri (= dell'analista).

Come etnologo, mi è potuto certamente accadere di lasciarmi momentaneamente sollecitare dall'evocazione di un certo costume, fino ad allora mai descritto, anziché concentrare tutta la mia attenzione sui lati inconsci o caratterologici, rivelati da questo tipo di materiali. Tuttavia è talora legittimo suscitare deliberatamente la produzione di materiali culturali; ad esempio, penso al caso di quella paziente indiana sottoposta a una forte acculturazione ("americanizzazione"), con la quale utilizzai questa tecnica, capace di facilitare il ricordo di esperienze infantili avvenute in un contesto culturale aborigeno, allo scopo di favorirne una regressione temporanea. Questa tecnica, di solito feconda, può talvolta produrre solo un'arida enumerazione di fatti e di azioni che deve essere considerata, allora, come una resistenza.

Debbo anche riconoscere che in talune occasioni, per fortuna molto rare, i miei sforzi per considerare un certo avvenimento della vita del mio paziente dal punto di vista indigeno, dovettero rivelarsi più ingegnosi che probanti. Ciò mi accadeva soprattutto quando "mi lasciavo fregare" da una forma particolare di resistenza che rappresenta soltanto, in realtà, la reazione negativa del paziente per l'interesse culturale manifestatogli dall'analista. Il paziente non occidentale, che si rende conto rapidamente dell'interesse suscitato nel proprio interlocutore, mette a punto una forma di "resistenza per eccesso di docilità", consistente nel sommergere l'analista sotto un diluvio di materiali culturali, più o meno pertinenti dal punto di vista della prospettiva analitica. Questi materiali sono altrettante esche destinate a stornare l'analista dai suoi doveri terapeutici, sollecitando la sua curiosità in materia culturale. Questo fenomeno non è unico: l'esame da me condotto su pubblicazioni riguardanti pretese manifestazioni di telepatia, mi porta a concludere che talune forme spettacolari di *acting-out*, taluni *exploits* "telepatici" e altre manifestazioni insolite emergenti nel corso dell'analisi, sono anch'esse capaci di attirare l'attenzione dell'analista – persino dell'analista medico – sul contenuto manifesto delle produzioni del suo paziente, a spese del loro contenuto latente (111).

Una forma caratteristica di resistenza, provocata dall'interesse extra-analitico dello psicoanalista, è il risentimento del paziente verso quello che interpreta (a torto) come un interesse rivolto nei suoi confronti in qualità di informatore indiano piuttosto che come malato e come essere umano. Una malata indiana, di tendenza fortemente rivendicativa, raccontò con indignazione che, quando prestava servizio tra le ausiliarie dell'esercito americano, una rivista illustrata aveva voluto pubblicare la sua fotografia per mostrare che le truppe degli Stati Uniti contavano nelle loro file non soltanto Indiani ma anche Indiane.

Non voleva a nessun costo essere oggetto di un'attenzione, malevola o benevola che fosse, riguardante la sua personalità etnica, ma desiderava essere considerata semplicemente come un essere umano.

Questa esigenza, così ragionevole a prima vista, per certi aspetti era connessa al rapporto di transfert, scaturendo essenzialmente dal bisogno di rinnegare le sue origini indiane e, con ciò stesso, la sua femminilità (castrata) insieme alla sua sessualità. Un altro paziente indiano, trattato in psicoterapia, riferì questo sogno: "Ce l'avevo molto con certe persone che, appena incontrate, mi chiedevano se ero un indiano prima ancora di domandare come mi chiamavo" (103). L'analista deve dunque evitare ad ogni costo, *durante* la seduta, di lasciarsi sollecitare dai propri interessi culturali o da ogni altro interesse extra-analitico.

Nondimeno, fino a quando non sarà stato messo a punto un metodo soddisfacente di psicoterapia metaculturale, psichiatri e psicoanalisti dovranno interessarsi all'ambiente culturale specifico del paziente e sforzarsi di comprendere le sue produzioni in funzione di tale ambiente e non del loro (103). A differenza di ciò che accade in psicoterapia, il paziente in psicoanalisi fornisce di frequente lui stesso all'analista (che dovrà accontentarsi di ascoltare senza intervenire) gli elementi che permetteranno a quest'ultimo di collocarlo in una corretta prospettiva culturale. Per sfortuna, questa procedura è lungi dall'essere perfetta, non soltanto perché non è affatto economica rispetto al tempo e al denaro del paziente, ma soprattutto perché non si conforma ai principi che determinano l'opportunità di una specifica confrontazione o di una certa interpretazione (104). Per il momento, l'analista non ha dunque altra risorsa che quella di documentarsi preliminarmente sulla cultura del suo paziente. Al cospetto di dati già familiari, non rischierà di lasciarsi sedurre dal crudo fatto etnografico e nulla potrà distrarlo dal suo compito propriamente analitico. Non ho mai intrapreso la psicoanalisi o la psicoterapia di un paziente appartenente a una cultura diversa dalla mia senza prima informarmi sul suo ambiente culturale. Malauguratamente, l'etnografia non satura tutti gli aspetti di una cultura. Così, pur essendomi preparato in modo coscienzioso ad analizzare la mia paziente indiana, leggendo tutto quanto era stato pubblicato sulla sua tribù, un giorno, durante la seduta, mi ritrovai di fronte a un costume davvero singolare mai menzionato in nessun libro da me consultato. Esso mi interessò a tal punto che, per diversi minuti, non mi preoccupai di comprendere le pulsioni inconsce dissimulate alla base del racconto, ma preferii continuare a indagare su quel particolare costume.

Queste considerazioni dimostrano che gli interessi culturali dell'analista possono talora spingerlo a "fare il gioco" del suo paziente, il quale sfrutterà fino in fondo questa situazione. Comunque, è importante dedicare una cura particolare alla preparazione di un'analisi di pazienti "primitivi" senza mai dimenticare, soprattutto, che non si tratta di raccogliere materiali etnografici ma di condurre in porto una psicoanalisi o una psicoterapia. Non c'è affatto bisogno di aggiungere che questo tipo di tentazione può benissimo insorgere anche in rapporti analitici tra interlocutori appartenenti alla stessa cultura. Uno psicoanalista che abbia appena iniziato una collezione di francobolli e si trovi ad avere come paziente un esperto filatelico, rischia fortemente di lasciarsi "sedurre" e di ascoltare affascinato un'esposizione del suo paziente sulle caratteristiche di quel certo rarissimo francobollo, trascurando di determinare anche lo scopo di questo monologo e ciò che esso dissimula. Avevo appena scritto queste considerazioni quando numerosi colleghi mi segnalarono il fatto che Freud stesso dovette inviare ad un altro analista un suo paziente, egittologo di professione, giacché la sua passione personale per le antichità egizie rischiava di compromettere il buon andamento dell'analisi.

Anche le pratiche e le condotte tradizionali possono essere messe al servizio delle resistenze. Una delle mie pazienti indiane si trincerava nel ruolo stereotipato del pellerossa impassibile ogni volta che voleva sfuggire a una percezione egodistonica: quando la misi dinanzi all'inautenticità delle sua impassibilità, ammise ridendo di esser ricorsa deliberatamente a questo meccanismo di difesa – la resistenza dell'*ugh*[8], come giungemmo a chiamarla – utilizzato abitualmente dai membri della sua razza contro il "Viso Pallido che ficca il naso dappertutto". La stessa paziente doveva trarre il massimo profitto dal suo risentimento, del resto legittimo, per i pregiudizi subiti a causa della propria razza. Siccome sapeva benissimo che su questo punto particolare poteva contare pienamente sulla simpatia del suo analista, assumeva i pregiudizi razziali come causa di tutte le sue sventure. Alla fine venni a capo di questa resistenza mostrandole un disegno umoristico, tratto dalla rivista *Time*, dove uno psicoanalista dice al suo paziente indiano: "Mi pare che facciamo dei progressi, signor Grande Nuvola d'Ombra; la Sua nevrosi è dovuta ad un risentimento rimosso: Lei non ha perdonato ai Suoi avi di aver venduto l'isola di Manhattan per la somma irrisoria di 24 dollari". Questa "interpretazione" si rivelò tanto efficace che il minimo riferimento al "signor Grande Nuvola d'Ombra" o alla "isola di Manhattan" bastava ormai a tagliar corto con i suoi infiniti monologhi sul tema "Ahimè, ahimè! Guardi il povero Indiano..."[9]. In seguito, ogni volta che la paziente invocava di nuovo le pratiche discriminatorie di cui sarebbe stata oggetto, ciò significava soltanto che, messa di fronte ad una percezione nuova ed egodistonica, ricorreva a quest'ultima manovra di difesa esprimendosi nei termini di una resistenza già interpretata e chiaramente inefficace.

Mi occuperò ora del significato latente delle condotte manifeste e delle produzioni verbali del paziente. La mia paziente indiana aveva appena avuto il suo quarto episodio psicotico, il primo dall'inizio dell'analisi. Passiva e muta, si ostinava a nascondersi sotto la sua coperta: il suo atteggiamento non aveva comunque nulla di ostile, cercava persino, in tutta evidenza, di sedurmi. Quando vidi che le interpretazioni classiche: "Lei fa la morta", "Lei ha qualcosa da nascondere", "Lei fa il bebè" restavano inefficaci, mi ricordai in tempo di essere etnologo, oltre che analista, e le dissi: "Lei fa la parte della giovane indiana, che, muta e nascosta sotto il suo mantello di pelle di bisonte, si lascia corteggiare". La reazione fu immediata: la paziente saltò letteralmente fuori dalla sua coperta e per parecchi giorni si comportò in maniera quasi normale e razionale. Questo caso merita qualche spiegazione.

Il "culturalista" vedrà in questo episodio una prova manifesta del completo assoggettamento dei sintomi e dei simboli alla cultura. Dal suo punto di vista, se questa paziente fosse appartenuta alla nostra cultura, la sua condotta avrebbe significato che faceva la parte di una morta o indicato uno stato di regressione infantile, mentre, nei termini della sua cultura di Indiana delle Pianure, ella faceva la parte della ragazza corteggiata. Sfortunatamente, questa interpretazione è tanto giusta in un certo senso che diventa del tutto falsa in un altro. La situazione è, in realtà, infinitamente più complessa.

Il fatto che la paziente non avesse reagito all'osservazione: "Lei fa la morta", ma all'altra osservazione: "Lei fa la parte della fidanzata indiana", provava semplicemente che avevo commesso un errore tecnico. Avevo trascurato di tener conto della regola fondamentale, la quale vuole che si interpreti anzitutto ciò che corrisponde alle preoccupazioni immediate del paziente, quelle che sono sul punto di diventare coscienti. La proposizione "Lei fa la morta", fu inefficace unicamente perché costituiva un'*interpretazione* inopportuna, mentre "Lei fa la parte della fidanzata indiana" fu efficace perché si trattava di una *confrontazione* del tutto opportuna[10], il cui contenuto si trovava abbastanza vicino al livello cosciente da poter essere realmente accettato.

Ospedalizzata in base alla diagnosi di psicosi atipica (*borderline*), questa paziente, come abbiamo visto, aveva appena avuto il suo quarto episodio psicotico proprio perché era incapace di sopportare e controllare il suo transfert positivo e "incestuoso". Per questa ragione aveva reagito con panico alle accuse di un'altra paziente (gelosa di lei), la quale, avendo notato la quotidianità delle nostre sedute di analisi, mentre il suo analista la vedeva in maniera intermittente, sosteneva che se io vedevo la mia paziente così spesso ciò dipendeva dal fatto che quest'ultima mi lasciava far l'amore con lei – accusa che, d'altra parte, corrispondeva fin troppo ai desideri transferali della mia paziente. Siccome mi ostinavo a interpretare il suo comportamento, anziché reagirvi facendole la corte secondo il costume *indiano*, arrivò a chiedermi apertamente di corteggiarla alla maniera *europea*, ovvero di baciarle la mano. Quando anche questa richiesta fu soltanto interpretata, lei riprese il medesimo "motivo" e me lo sottopose, questa volta, in termini culturali specificamente americani. Soffriva di un leggero deficit motorio e un giorno – mentre camminava al mio fianco lungo i corridoi della clinica, calzando le pantofole dell'amministrazione ospedaliera – incominciò a incespicare tanto spesso che *dovette* aggrapparsi al mio braccio per non perdere l'equilibrio. Dopo pochi passi, siccome restava sempre aggrappata al mio braccio, mi accorsi che camminava con gli occhi semichiusi e l'espressione estatica *stereotipata* della sposa novella che discende il sagrato della chiesa al braccio dello sposo. Quando le dissi con dolcezza: "Manca soltanto la marcia nuziale", lasciò immediatamente il mio braccio e, senza ombra di risentimento, si mise a camminare a passo di bersagliere.

L'osservazione "Lei fa la parte della ragazza indiana corteggiata" fu efficace perché giunse al momento opportuno e si riferiva al transfert positivo che, in questo stadio dell'analisi, era così prossimo alla coscienza che una semplice confrontazione formulata come la maggior parte delle confrontazioni, in termini culturali, bastò a renderglielo intelligibile.

Dimostrerò ora che le interpretazioni "in profondità": "Lei fa la morta", "Lei fa il bebè", "Lei ha qualcosa da nascondere", ecc. non erano affatto false, ma solo inopportune perché premature. Le cose che sappiamo sulla passività stilizzata e tradizionale dell'Indiana delle Pianure – sul modo in cui si lascia corteggiare, sul suo comportamento sessuale, soprattutto sul suo atteggiamento manifestamente masochistico e infantile rispetto alle condotte genitali, sullo sforzo di dissimulare la sua castità spesso inesistente – rivela il *senso* clinico-psicoanalitico della *pratica* (culturalmente determinata) di lasciarsi corteggiare passivamente, nascosta sotto una coperta di pelle di bisonte. Mi sembra inutile attardarmi qui su questo genere di fatti, che sono sufficientemente confortati da abbondanti materiali etnografici (103).

L'atteggiamento della mia paziente verso la sessualità era proprio quello delle donne della sua tribù. Ella sosteneva di essere arrivata vergine al matrimonio e mi raccontò a lungo come fosse stata deflorata durante la notte di nozze (un racconto, questo, inventato di sana pianta). Affermava (falsamente) di essere stata una sposa fedele. Si era messa tanto spesso nella situazione di essere violentata che è difficile capire come se la fosse cavata così a buon mercato, cioè con un solo stupro. Si liberava di ogni responsabilità dei suoi atti sessuali scaricandola sugli uomini che, diceva, l'avevano "sedotta". L'idea di sessualità era legata per lei all'idea di castrazione. Nelle sue fantasie, le prostitute erano tutte donne dalla sessualità esacerbata i cui organi sessuali interni (le ovaie e la matrice) erano stati escissi. Raccontava che, da bambina, un giorno si era ferita alla vulva (si era dunque "castrata") cadendo a gambe divaricate su di una porta di un armadio a muro, mentre cercava di afferrare un barattolo di dolci collocato su di un ripiano al di fuori della sua portata. Da adulta, aveva avuto mestruazioni (o, piuttosto, metrorragie) che duravano talora dei mesi, e, nelle sue fantasie, associava l'attività sessuale alla morte.

Questi materiali dimostrano che la confrontazione ("Fa la parte della fidanzata") costituiva semplicemente la formulazione *opportuna* di interpretazioni più profonde ma inopportune ("Fa la parte della morta") le quali, benché vere – forse addirittura più vere della confrontazione rivelatasi efficace – avevano il difetto di essere premature. L'inconscio di questa donna non differiva da quello di altri esseri umani e le sue fantasie non avevano nulla di unico. Al pari di qualsiasi altro paziente, usava simboli e atti simbolici per esprimere i suoi conflitti e i suoi desideri; e i suoi simboli erano del medesimo tipo di quelli che sarebbero stati utilizzati per motivi analoghi da pazienti appartenenti alla nostra cultura. I suoi atti simbolici, dunque, avevano di particolare soltanto la *maniera* in cui recitava la parte della sposa passiva (e simbolicamente morta), modalità che le veniva dettata dalla sua cultura. Mentre una paziente americana di razza bianca avrebbe forse interpretato la parte romantica della giovane sposa distesa nella bara, lei, in quanto Indiana delle Pianure, si nascondeva sotto una coperta. Incombe dunque all'analista il compito di non trascurare il significato culturale supplementare degli atti simbolici che gli sono presentati. Va da sé che gli atti simbolici dei membri della nostra società hanno, anch'essi, collocazioni culturali che vengono ad aggiungersi alla loro connotazione propriamente simbolica, ma tali connotazioni ci sono così familiari che spesso siamo indotti a non tenerne conto e ad agire come se non esistessero o come se fossero parte integrante del simbolo fondamentale. Dal punto di vista della tecnica psicoanalitica, si noterà che questi significati culturali suppletivi si prestano meglio alle confrontazioni piuttosto che alle interpretazioni, e che di solito è augurabile procedere a tali confrontazioni prima di arrivare all'interpretazione del materiale fantasmatico e inconscio che questi simboli tentano di esprimere.

Un'altra difficoltà specifica dell'analisi di pazienti culturalmente "distanti" riguarda la tendenza del nevrotico a deformare il significato soggiacente del proprio vissuto culturale, significato conforme alle norme culturali e psicologiche che l'analista, per parte sua, ignora. Eccone un esempio: una notte di luglio la mia paziente sognò che, seduta sul letto, guardava cadere la neve, alquanto stupita di veder nevicare in piena estate. Le sue associazioni evocavano una serie di temi a connotazione orale: il latte, i seni, il fatto di aver bevuto del caffè all'età di sei mesi, il suo disgusto per il latte e la sua predilezione per una bevanda analcolica color rosso sangue di cui vantava la "dolcezza". Queste associazioni avevano come contenuto inconscio il risentimento di essere stata svezzata troppo presto secondo le norme della sua tribù; risentimento che suscitava in lei atteggiamenti di dispetto e condotte quasi consciamente compensative che la conducevano a rifiutare il latte e a negare i suoi bisogni manifesti di dipendenza. Sempre sotto forma di associazioni, arrivò a descrivere la cerimonia principale della sua tribù, durante la quale la moglie del capo rituale, *a seni nudi*, fa l'amore con parecchi uomini. Conoscendo l'estremo pudore verbale della paziente, mi aspettavo di sentirla denunciare l'immoralità sessuale del rito. Non accadde nulla di tutto questo e fui parecchio stupito che la sua indignazione fosse risvegliata solo dal fatto che la moglie del capo rituale indossasse un costume tradizionale, acconciato in modo tale da *lasciarle il seno scoperto*. Sebbene la mia curiosità etnologica fosse intensamente sollecitata da questo dettaglio, fino ad allora sfuggito all'osservazione etnografica, e pure tentato di spingere l'indagine in questa direzione, il carattere insolito delle obiezioni sollevate dalla mia paziente, le cui pretese puritane erano spesso manifeste, mi richiamò in tempo ai miei obblighi analitici. Dalla sua diatriba conclusi che, mossa da potenti istanze orali nevrotiche, attribuiva un valore orale a un rituale il cui senso culturale era chiaramente fallico e genitale. In altri termini, per questa paziente, nevrotica ed esigente sul piano orale, il punto focale del rito non era il coito ma il denudamento dei seni dell'officiante. Allo stesso modo era arrabbiata con gli uomini non perché facevano l'amore ma perché, con il pretesto di un *atto sessuale*, avevano accesso ai seni femminili, cosa che a lei, in quanto donna, era interdetta. Ritornando alla neve del sogno, riuscii a interpretare l'importante materiale associativo che produsse in proposito – di cui ho qui menzionato solo alcuni frammenti – come un desiderio di ricevere del latte (liquido seminale) dal suo analista a cui rifiutava qualunque accesso orale ai propri seni, da lei coperti con cura gelosa e quasi aggressiva[11] per sottolineare la sua superiorità nei confronti di quelli che qualificava come "Pellirosse selvaggi".

L'interpretazione del materiale raccolto tra pazienti "indiani" più o meno acculturati, ovvero "americanizzati", presenta anch'essa particolari difficoltà le quali rischiano di rinchiudere lo psicoanalista, "culturalista" ad oltranza, dentro una rete di pseudointuizioni "culturalistiche" fallaci e spesso nefaste dal punto di vista terapeutico. Quando un paziente di origine indiana, ma dotato di un elevato grado di acculturazione, riferisce che in determinate situazioni stressanti ricorre a una certa condotta "aborigena", lo psicoanalista culturalista rischia di smarrirsi in considerazioni sociologiche – riguardanti la dualità culturale, i conflitti culturali, ecc. – e può benissimo arrivare a trascurare le implicazioni nettamente regressive di una simile pratica.

Una mia paziente indiana, laureata in biologia medica, aveva contratto un'infezione cronica benigna che i medici americani non riuscivano a guarire; per disperazione, partecipò ad una seduta rituale terapeutica del *peyotl*, sperando di trovarvi un rimedio al suo male. Dal punto di vista analitico e terapeutico insieme, un simile comportamento deve essere considerato come un gesto regressivo, anziché come una semplice manifestazione di tradizionalismo culturale. In altre parole, lo si interpreterà proprio come si interpreterebbe la condotta di un medico americano, figlio di contadini recentemente immigrati, il quale, apprendendo di essere stato colpito da un cancro incurabile, reagisse a questa sconvolgente rivelazione consultando l'equivalente urbano dello stregone-guaritore del villaggio, proprio colui che dovevano consultare i suoi genitori nel loro villaggio di origine. Notiamo che, in tempi normali, questa paziente indiana si beffava della gente della sua tribù, tanto ingenua da cercare di farsi guarire mediante il rito del peyotl. Dal punto di vista psicoanalitico non è pertinente il fatto che la paziente sia stata *allevata* da genitori adepti del rito del peyotl (questa rappresenta una spiegazione culturale, ma non psicoanalitica, del suo comportamento)[12], bensì quello che sia *regredita* abbastanza da cercare di placare la propria angoscia attraverso un procedimento anacronistico, a livello soggettivo, che lei stessa definiva, in tempi normali, una “ridicola superstizione buona per Pellirosse selvaggi”.

Nulla di quanto detto implica una negazione della tesi empiricamente dimostrata, e teoricamente giustificabile, secondo cui gli atteggiamenti culturali fondamentali e l’*ethos* tribale continuano a svolgere un ruolo di primo piano nella personalità dell’Indiano acculturato, anche quando ha perduto da molto tempo ogni ricordo delle antiche tradizioni e pratiche della sua tribù (103). Ogni essere umano possiede numerosi atteggiamenti magici, una parte dei quali è rimossa e l’altra sublimata (115, 122). Non v’è dunque alcuna ragione per pensare che l’Indiano sfugga a questa regola. Ciò che, nel caso della paziente indiana già citata, aveva carattere regressivo non era la sua credenza inconscia nella magia, ma l’improvviso ritorno di atteggiamenti rimossi, espressi in un *acting-out* conforme alla tradizione culturale: cioè, nel caso specifico, in un tentativo di guarigione mediante il peyotl.

Il nostro ultimo problema, per complesso che possa sembrare a prima vista, viene facilmente risolto se ci si sottomette alla regola classica, la quale vuole che si interpreti in primo luogo ciò che affiora quasi alla coscienza del paziente. Nell’analisi di pazienti culturalmente “distanti” il rispetto di tale regola obbliga talora l’analista ad interpretare abbastanza presto nel corso dell’analisi elementi che di solito vengono interpretati ai pazienti occidentali solo dopo mesi di lavoro analitico. Quando si crea una situazione di questo genere, lo psicoanalista può essere tentato di allontanarsi dalla regola classica e di giustificare questa deviazione, affermando che questa rapida venuta alla luce (pseudoprecoce) di materiale “profondo” e “traumatico” potrebbe essere un’indicazione di una psicosi latente (132). Sebbene non si debba mai scartare di primo acchito una tale eventualità, bisogna tuttavia tener conto del fatto che un certo desiderio o conflitto che, in una cultura, è profondamente rimosso può, in un’altra, subire una rimozione solo superficiale. Così, la tendenza ad abbandonarsi al pensiero magico e a fantasie di onnipotenza, primaria o delegata, può benissimo essere interpretata sin dall’inizio del trattamento a un paziente indiano, la cui cultura non valorizza il pensiero razionale e oggettivo come pretende – ma pretende soltanto – di fare la nostra. Al contrario, l’interpretazione della viltà o dei desideri di dipendenza omosessuale, oppure di altre condotte di questo tipo, deve essere affrontata con prudenza quando si ha a che fare con un Indiano delle Pianure, e, nei limiti del possibile, soltanto quando il rapporto di transfert ha acquistato una certa stabilità. Parimenti, un’angoscia di castrazione può essere interpretata senza rischi all’inizio dell’analisi con un paziente indiano, un *cow-boy* abituato a castrare il bestiame con le proprie mani, mentre in questi stessi Indiani le pulsioni incestuose saranno trattate con estrema precauzione, giacché, in numerose tribù primitive, il tabù dell'incesto è non soltanto molto rigoroso, ma si applica spesso sia ai membri di una stessa famiglia biologica che a tutta la parentela (103). Un corollario importante di queste considerazioni è che, contrariamente alla regola empirica tradizionale che governa l'interpretazione dei sogni, si possono, sin dalla prima ora di analisi, interpretare i sogni di un paziente la cui cultura accorda un posto privilegiato proprio al sogno e alla sua interpretazione.

Una delle ragioni le quali autorizzano a procedere in questo modo è il fatto che, almeno all'inizio dell'analisi, la maggior parte dei sogni dei pazienti appartenenti a culture inclini a privilegiare la vita onirica, saranno proprio sogni stilizzati, il cui contenuto manifesto sarà stato più o meno consciamente "corretto" ed elaborato preliminarmente, in maniera da renderli più conformi al modello tribale del sogno esemplare o "importante".

Tra tutte le scienze, la psicoanalisi e l'etnologia sono quelle che trattano in maniera più sistematica alcune caratteristiche dell'uomo specificamente ed esclusivamente umane. Anche se psiche e cultura sono inseparabili sul piano funzionale, queste due scienze giungono a concezioni complementari e non addizionali (92, 134). La cultura è vissuta in modo molto diverso dagli individui normali e dai pazienti che soffrono dei vari disturbi psichici. Le trasformazioni e le vicissitudini caratteristiche subite dai materiali culturali, quando vengono maneggiati da individui normali, soggetti infantili, nevrotici, psicotici o psicopatici, possono essere inoltre definite in modo operazionale (cap. II).

Basandomi su queste considerazioni, ho formulato alcune regole tecniche applicabili alla psicoanalisi di pazienti culturalmente "distanti" e ho illustrato, con un certo numero di osservazioni cliniche, alcuni problemi insorgenti nel corso di un simile lavoro analitico.

Note

[1] Le testimonianze sui bambini-lupo ritrovati in India – nella misura in cui si può prestare loro fede – sostengono anch'esse questo punto di vista (215, 328, 419).

[2] La mia formulazione concorda qui con quella di Mach, il quale afferma che non esistono altre leggi nella natura se non quelle che noi vi *mettiamo* o che noi le *attribuiamo*, anche quando tentiamo di generalizzare a partire da osservazioni di fenomeni discreti.

[3] Tutto questo è implicitamente contenuto nel concetto di *categorie dello spirito umano*, proposto da Durkheim e Mauss. Infatti, ogni cultura "possiede" un sistema di parentela, economico, giuridico, conoscitivo, religioso, ecc.; ciò a prescindere dal fatto che ciascun sistema di parentela è diverso da una cultura all'altra. Nel presente contesto – vale a dire, per quanto riguarda l'*utilizzazione* di simili categorie nel discorso scientifico – importa ben poco sapere se tali categorie "strutturanti" sono prerogative *inerenti* alla cultu-

ra presa in considerazione o se invece è l'osservatore che le attribuisce ad essa (alla quale magari anche lui appartiene).

[4] Conviene ricordare le ragioni che mi hanno spinto a modificare la mia terminologia. Originariamente, avevo forgiato il termine "psicoterapia transculturale", allo scopo di sottolineare la distinzione tra questo tipo di procedimento e la "psicoterapia interculturale". Sfortunatamente, in seguito, il mio termine è stato preso in prestito da altri (senza mai, beninteso, che ne menzionassero l'origine) e, ciò che è ancor più grave, spogliato del senso particolare che gli avevo attribuito. Il termine "psicoterapia transculturale" ha quindi acquistato il senso di "psicoterapia interculturale" e anche, più in generale, di "etnopsichiatria". Non avendo la forza di invertire questa tendenza in materia di terminologia, sono costretto a dissociarmene proponendo il termine di psicoterapia "metaculturale" al posto di psicoterapia "transculturale" [1969].

[5] Infatti, più si capiscono i fattori psicologici profondi che hanno spinto Durand a regalare a sua moglie un paio di orecchini per il primo anniversario del loro matrimonio, meno chiaro appare questo gesto quando lo si considera *anche e simultaneamente* dal punto di vista socioculturale, cioè in funzione dei costumi e delle pratiche che regolano, nella nostra società, i rapporti tra gli sposi, la celebrazione degli anniversari, la scelta dei doni appropriati alle varie occasioni (cap. II).

[6] Con "deculturazione" di un tratto culturale intendo il processo attraverso il quale lo si spoglia del senso che esso ha nella cultura. Così, quando utilizzo un violino come legna da ardere, io lo *deculturo* (cap. II).

[7] Il desiderio dei miei pazienti di "insegnarmi" l'inglese – pur non avendo alcun bisogno che mi venisse insegnato – forse era in parte motivato dalla mia abitudine a esprimermi nel modo più semplice possibile durante la seduta analitica, di evitare le astrazioni e, al contrario, di ricercare espressioni evocative ricorrendo, di preferenza, all'immaginazione visiva. Il lavoro etnografico e l'esperienza clinica mi avevano insegnato che le immagini visive sono particolarmente accessibili e, in alcuni casi, più adatte di ogni altra forma di espressione per comunicare con gli strati superiori dell'inconscio.

[8] *Ugh* è ritenuta essere l'esclamazione monosillabica tipica del Pellerossa laconico.

[9] *Lo, the poor Indian*: inizio di un discorso piagnucoloso che ha acquistato, negli Stati Uniti, un senso eminentemente ironico.

[10] Ho discusso altrove (104) la differenza tra confrontazione e interpretazione, soprattutto per quanto riguarda il momento opportuno della loro introduzione durante l'analisi.

[11] All'inizio dell'analisi, una volta persino mi accusò, in preda alla collera, di fissare con insistenza il suo seno che avrei anche potuto "fissare" tutto il giorno senza vedervi nulla di meritevole di esser visto. Aveva un petto completamente piatto, ma non voleva evidentemente ammetterlo soprattutto perché i seni erano per lei anche organi fallici.

[12] Questo incidente fornisce un'illustrazione eccellente del rapporto di complementarità tra comprensione culturale e comprensione psicoanalitica del comportamento umano (92, 134).

Capitolo sedicesimo

La psicoanalisi, strumento di indagine etnologica: dati di fatto e implicazioni teoriche (1957)

In questo capitolo prenderò in esame l'utilità della psicoanalisi come tecnica di indagine etnologica specializzata. È superfluo descrivere la tecnica psicoanalitica di "ricerca", giacché, in linea di principio, esiste un solo sistema generalizzato di tecnica psicoanalitica classica, direttamente deducibile dallo schema concettuale su cui si fonda la scienza della psicologia psicoanalitica. Mi limiterò quindi ad esaminare la natura, la qualità e la portata etnologica di materiali forniti dalla psicoanalisi di individui appartenenti a culture non occidentali e a discutere alcune implicazioni teoriche dei materiali ottenuti in questo modo.

Come ogni tecnica specialistica d'indagine etnografica, la psicoanalisi ha delle zone di rendimento massimo e minimo. Ad esempio, non è in grado di apportare gli elementi necessari a un'etnografia esauriente di una data tribù. Per questa ragione, anche se un paziente, originario di una tribù indiana già ben studiata, di tanto in tanto menziona un tratto culturale rimasto finora ignoto nell'attuale contesto, questo fatto non merita particolare attenzione. In compenso, la psicoanalisi è un mezzo estremamente efficace per mettere a nudo la matrice dei valori e dei significati a cui appartiene un *item* culturale. L'etnologo attribuisce il massimo interesse a questo tipo di informazione, giacché un atto, un atteggiamento o un certo materiale è un *item* culturale soltanto nella misura in cui si inserisce in una matrice di valori e di significato. Dopo tutto, né la presenza né l'assenza di convivenza tra un maschio di scimmia e la "figlia" bastano a chiarire il problema etnologico dell'incesto, poiché per questo maschio non significa proprio nulla, in senso stretto, il fatto che una certa femmina sia sua figlia (314). Questa "parentela" non potrebbe dunque motivarlo ad astenersi dall'incesto né indurlo a convivere con la "figlia" per ragioni culturali o nevrotiche[1] (141).

In breve, il coito tra individui imparentati biologicamente può essere incesto e il suo non verificarsi rappresentare un *rifiuto dell'incesto* soltanto in un ambiente umano – cioè culturale. La stessa cosa vale per tutte le altre azioni, per tutti gli altri atteggiamenti e idee astrattamente possibili; essi diventano *items* culturali solo a partire dal momento in cui sono inseriti in una matrice di valori e di significati: proprio questa inserzione istituisce una connessione funzionale (a livello orizzontale) e una gerarchica (a livello verticale), fra il tratto in questione e il resto della cultura. Per giunta, queste connessioni sono reciprocamente convertibili o, meglio ancora, complementari (92, 134, 148).

Ogni *item* possiede almeno quattro matrici: una matrice biologica, una esperienziale, una culturale e una nevrotica (cap. II).

La psicoanalisi è particolarmente adatta a ottenere informazioni sulle matrici alle quali il paziente assegna un dato *item* poiché le sue proposizioni non appaiono mai fuori contesto, mentre un etnologo che si accontenti di riempire un questionario riguardante la presenza di determinati tratti ottiene informazioni più o meno fuori contesto.

Un'oscura presa di coscienza del fatto che ogni *item* culturale partecipa di matrici culturali differenti sembra aver ispirato l'osservazione di Edward Sapir, secondo cui ogni membro di una società possiede la sua propria cultura. Anche se tale proposizione è inaccettabile, formulata in questi termini, essa ha nondimeno il merito di attirare la nostra attenzione sulla molteplicità delle matrici nelle quali può inserirsi un dato *item* culturale.

Allo stato attuale, pur non esistendo alcuno schema effettivo per l'analisi e la classificazione delle diverse matrici culturali in cui si può inserire un dato tratto, Linton (297) ha elaborato uno schema che permette almeno una classificazione di tutti i tratti costitutivi di una cultura. Egli distingue gli *universali*, come il linguaggio; le *specialità*, come le tecniche delle varie attività artigianali; le *alternative*, tra le quali il membro di una cultura è libero di scegliere senza incorrere in una perdita o in una crescita di prestigio; i *modelli di cattiva condotta*, infine, che in sostanza dicono: "Non lo fare, ma se lo fai, ecco come devi farlo". Non appena si ammette che un *item* culturale può appartenere a una o più di queste categorie e non soltanto ad una di esse, lo schema di Linton diviene applicabile anche all'analisi e alla classificazione delle diverse matrici in cui può inserirsi un dato *item*.

Un esempio banale ci servirà per chiarire questo punto. Nella nostra società il matterello ha come matrice universale la cucina; la sua matrice secondaria è un "modello di cattiva condotta" giacché si conviene, per lo meno nel folklore americano, che le mogli castighino le scappatelle dei mariti a colpi di matterello. Questo atto non è dunque semplicemente una forma di cattiva condotta, ma anche una forma di cattiva condotta socialmente strutturata, giacché l'utilizzazione del matterello nei conflitti domestici rappresenta un comportamento più o meno riprovato dalla società, tuttavia riconosciuto da quest'ultima come "tipico" e a cui reagisce con manifestazioni standardizzate di tolleranza umoristica. In compenso, una donna che facesse ricorso al matterello per risolvere una controversia con la vicina, oppure per picchiare i figli o il cane, sarebbe tacciata di pura e semplice cattiva condotta. Il suo comportamento sarebbe condannato senza alcuna riserva perché non riconosciuto come tipico.

Un certo tratto può avere oggi per matrice secondaria ciò che, in altri tempi, costituiva proprio la sua matrice primaria. Così, sebbene la matrice primaria del gioco delle carte – derivato dai tarocchi – sia stata un tempo non la "ricreazione" ma la "divinazione", "fare le carte" costituisce oggi una matrice secondaria nel gioco delle carte, la quale, nel quadro della legge, è considerata un modello di cattiva condotta, così come, nel contesto psichiatrico, fare dei solitari a scopi oracolari è un comportamento nevrotico (115, 151). Talune società possono persino definire un atto (la cui presenza in altre società è tuttavia nota) come extraculturale e pertanto "impossibile", in un certo senso; esse si rifiuteranno di assegnarlo, perciò, a qualunque matrice. Sparta non aveva leggi contro il parricidio in quanto i suoi cittadini si consideravano incapaci di commettere un simile crimine. Allo stesso modo, la cultura mohave non conosce il furto né i meccanismi sociali che permettono di affrontarlo. Se un bambino "sgraffigna" un melone in un campo, il proprietario del terreno non soltanto non chiamerà questo atto un furto, ma sarà anche lieto che il bambino abbia preferito il suo buon melone a quello del vicino. Quando un Bianco rubò il bel cavallo di un Mohave, quest'ultimo non seppe assolutamente come reagire a tale "atto inconcepibile" (133).

Una distinzione supplementare, oltre che più o meno euristica, è quella tra gli *items* o le matrici appartenenti, da un lato, al filone principale della cultura – alle acque vive – e quelli appartenenti, dall'altro, ai suoi segmenti marginali – ai rami morti (o quasi). La scienza e la religione appartengono al filone principale della nostra cultura, mentre la superstizione è legata ai suoi segmenti marginali e persino, in un certo senso, ai suoi "modelli di cattiva condotta" (122). Può essere anche molto importante stabilire che, in una data cultura e in una data epoca, la matrice primaria di un *item* appartiene al filone principale della cultura, oppure a uno qualsiasi dei suoi segmenti marginali. Così, anche dopo due guerre mondiali, la matrice primaria del fucile, negli Stati Uniti, è un segmento relativamente marginale della cultura (la caccia), e ciò a dispetto del fatto che in periodo di "guerre fredde" la sua matrice principale (la guerra) sia un aspetto fondamentale del filone principale della cultura.

I fattori personali nel senso più ampio del termine – e persino il carattere etnico – determinano in quale contesto o matrice (culturale, nevrotico o altro) il paziente situa un certo *item*. Lascerò per il momento da parte tutte le matrici diverse da quelle culturali, per esaminare innanzitutto come le matrici multiple si presentino nel lavoro psicoanalitico e quale sia il significato etnologico dei materiali così ottenuti. Tuttavia, prima di poter studiare la diversità delle matrici a cui un dato *item* può essere assegnato, dobbiamo esaminare un tipo di dualità fondamentale che esiste in tutte le culture note.

A differenza degli ellenisti di un tempo, i quali sottolineavano sistematicamente la razionalità dei Greci e la loro ricerca di un ideale di misura, Dodds (157) ha dimostrato che l'irrazionale e l'estasi orgiastica hanno svolto un ruolo decisivo nella dinamica culturale greca oltre che nella formazione del carattere culturale greco. Parimenti, si ammette comunemente al giorno d'oggi che la facciata ostentamente apollinea della cultura degli Indiani Pueblo (34) dissimula una tenebrosa mescolanza di cattiveria, invidia, odio e paura (171). Tra i Kwakiutl, l'orgoglio competitivo e dichiaratamente paranoide del capo (35), può esprimersi sul piano sociale solo grazie allo spirito di cooperazione, sviluppato all'estremo, della gente del popolo (301). Fortune (191) è stato accusato di avere deformato in modo gratuito la nostra tradizionale concezione della cultura omaha (187) mentre, in definitiva, si è limitato a mostrare il rovescio della medaglia (148)[2]. Un giorno, io stesso mi sono azzardato a suggerire che lungi dall'essere orientata in primo luogo verso la realtà, la virtù americana della "efficienza" è unicamente destinata a tenere a bada la realtà spiacevole (93).

Tutto sembra indicare che l'elaborazione molto spinta di un *item* culturale non prova necessariamente che esso occupi un posto centrale in seno alla cultura (103). Mentre la maggioranza dei Mohave prendevano parte alle attività guerresche e soltanto alcuni di loro erano dei transvestiti, si contano quasi tanti tratti culturali associati alla omosessualità istituzionalizzata (78) quanto quelli associati alla guerra (181, 435). È persino probabile che talune pratiche di ordine fondamentalmente secondario sopravvivano soltanto a condizione di essere attualizzate socialmente ed elaborate culturalmente a prescindere da ogni considerazione della loro importanza reale (103). La maniera appropriata per determinare se un dato insieme culturale è centrale o marginale, non consiste dunque nel numerare i tratti che gli sono associati, ma nello stabilire quanti *items* sono inseriti *di forza* nel suo campo. Così, la misura più obiettiva dell'importanza e della portata delle idee di tentazione e di salvezza nella società medioevale non è il numero delle cattedrali, ma il fatto che nelle *Gesta Romanorum* (222) il gioco degli scacchi era interpretato come un simbolo della ricerca della salvezza, introducendo di forza gli scacchi nel letto di Procuste della teologia e stabilendo una connessione artificiale tra i primi e la seconda.

Ogni cultura sembra contenere, inoltre, importanti sistemi di pensiero e di istituzioni che, seppure culturalmente sanciti, sono indirizzati a negare, di fatto, i fondamenti stessi di tale cultura e, qualche volta, di ogni realtà (cap. I). Per S. Agostino (come per un certo grande papa), ogni governo secolare era fondamentalmente malvagio e del tutto incompatibile con la Città di Dio. Il bramanesimo, una componente essenziale della civiltà indù, è arrivato sino al punto di sostenere che la realtà sia pura illusione (Maya). In generale, ogni cultura produce tutti i sistemi di valore nei cui termini si vede poi criticata e talora persino condannata (cap. I).

A un livello meno astratto, può capitare che un solo e medesimo *item* abbia due matrici reciprocamente contraddittorie: tutti quelli che hanno studiato i Mohave e le altre tribù yuman delle rive del fiume Colorado menzionano la credenza secondo cui i gemelli sono visitatori venuti dal cielo, da accogliere a braccia aperte, colmandoli di doni, onori e privilegi (85, 271). Tuttavia, una mia domanda molto semplice – "È migliore un gemello o una persona normale?" – bastò a mettere in luce una serie di credenze secondarie assai elaborate, secondo le quali i gemelli sono dei fantasmi, intrusi avidi e lussuriosi che si reincarnano solo perché, morendo una seconda volta, potranno portare con sé nel mondo dei morti un altro bel mucchio di doni funerari (133)[3]. Verrà esaminato più avanti, in questo stesso capitolo, il significato metodologico del fatto che gli etnologi non hanno nemmeno sospettato l'esistenza di questa seconda serie di credenze riguardanti i gemelli.

Un esempio ancora più semplice è quello della doppia matrice dell'*item* culturale "cane". Nei termini di una data matrice culturale il cane è il miglior amico dell'uomo; tuttavia le espressioni peggiorative come "sporco cane", "vita da cani", "brutto cane", ecc., rivelano bene la natura della seconda matrice alla quale appartiene questo *item*.

Lo psicoanalista che sia anche un etnologo avveduto, scopre spesso che le ambivalenze del suo paziente sono strettamente collegate all'ambivalenza fondamentale caratterizzante la sua cultura. Un Indiano delle Pianure, la cui tribù aveva praticato la caccia per secoli, fece un sogno in cui esprimeva chiaramente sentimenti di colpa legati al fatto di aver ucciso animali; la volpe da lui abbattuta in sogno si era trasformata in un bambino piccolo (103). Pur essendo in parte soggettivo e nevrotico, il suo senso di colpa era per altri versi profondamente legato alla sua cultura tribale. Il bisonte, un tempo nutrimento di base per il suo popolo, non era soltanto "carne" ma anche un animale sacro che svolgeva un ruolo importante nelle Visioni-che-danno-il-Potere, nei rituali e in altre istituzioni tribali. In realtà, numerose tribù di cacciatori si sforzano con tutti i mezzi di riconciliarsi con la selvaggina che uccidono e di renderle onore (94).

In taluni casi, il paziente, invece di assegnare un dato *item* al contenuto *manifesto* della sua matrice primaria, tende a sottolineare il significato latente o implicito del tratto medesimo come matrice alla quale, tradizionalmente, esso si riferisce.

Le culture degli Indiani delle Pianure sono caratterizzate da una potente rivalità tra fratelli. I Sioux sono orgogliosi del fatto che per amore loro i genitori si sono astenuti dai rapporti coniugali, osservando un intervallo di anni interi, al fine di ritardare la nascita di un secondo fratello (103). I Piedi Neri si aspettavano che un uomo diventasse generoso se era stato un bambino "favorito" oppure "onorato" (219). Anche lo spirito di competizione tra gli uomini era fortemente istituzionalizzato. L'intensa rivalità tra germani costituisce la matrice culturale da cui dipende la reazione di crudeltà quasi patologica di una delle mie pazienti, Indiana delle Pianure, a un certo racconto tribale molto sinistro, riguardante un bebè che, ogni notte, abbandonava la culla per divorare gli altri bebè e poi vi ritornava di nascosto tenendo ancora tra i denti lacerti di carne. La paziente mi assicurava di non essersi mai stancata di ascoltare questo racconto e di essere stata persino presa da profonda pietà per il piccolo cannibale che aveva dovuto essere molto infastidito dai lembi di carne rimastigli tra i denti: "Avrei voluto tanto curargli i denti per rimetterlo a suo agio!".

Va da sé che le reazioni di questa donna erano, in larga misura, determinate dalla sua stessa storia personale. A causa della malattia della madre, era stata svezzata prematuramente (almeno secondo gli usi tribali) mentre poi aveva visto i fratellini succhiare il latte materno fino a quando avevano raggiunto l'età di due anni o anche oltre. Si era così sviluppata in lei un'intensa formazione reattiva contro il suo desiderio del seno materno. I dettagli di questo caso si trovano nel capitolo XV. Qui mi interesserò soltanto del rapporto tra lo svezzamento precoce di questa paziente e la sua gelosia verso i fratelli, gelosia che aveva anch'essa componenti culturali importanti. Nel caso specifico, era dunque la sua nevrosi a incitarla a reagire, non al contenuto manifesto del racconto, ma al suo contenuto latente; così facendo, ella collocava il racconto non nella matrice culturale intitolata "folklore", ma in quella della "rivalità tra fratelli". Nello stesso tempo arrivava a mascherare la vera natura delle sue reazioni sino al punto di ingannarsi al loro riguardo; così, sosteneva di apprezzare la storia del bebè cannibale in quanto "folklore". Questo sotterfugio le permetteva di godere "per procura" della sua fantasia sadica, ormai culturalmente fondata e persino egosintonica, almeno in una certa misura (135). La manovra inversa si osserva in particolare nello sviluppo delle sublimazioni. Così, un buon scrittore è capace di trasformare una fantasia sadica ed egodistonica in un racconto letterario (135). Così facendo, egli spersonalizza tale fantasia, cioè le conferisce una dimensione culturale, assegnandola all'ambito culturale della letteratura anziché all'ambito soggettivo della *rêverie* ansiogena. Per giunta, proprio come ci si sente meno direttamente responsabili dei sogni che non dei pensieri emergenti durante lo stato di veglia (220), così la ridefinizione socialmente ammessa di una fantasia egodistonica trattata, una volta, come se fosse la "semplice" materia prima di un racconto letterario, permette al suo "autore" di sentirsi meno responsabile della propria fantasia di quanto non si sentisse all'inizio (135 e cap. XV). Ho sfruttato in maniera sistematica questa responsabilità limitata del soggetto nei confronti dei propri sogni per la psicoterapia di un Indiano delle Pianure, da me incoraggiato a "sognare" i suoi conflitti prima di misurarvisi nel corso della seduta psicoterapeutica (103). La società stessa istituisce volentieri siffatte manovre e consente di vedere un'"ispirazione" di origine extrapsichica là dove in realtà, come notato da Kris (270), non vi è altro che una (pretesa) regressione al servizio dell'Io[4].

L'"estroiezione" di una produzione soggettiva e la sua assegnazione alla dimensione culturale sembrano conferirle tutti gli attributi di un comportamento culturale "adulto" e "convenientemente socializzato". Il paziente di Abraham doveva sentirsi eminentemente adulto e socialmente responsabile quando trasformava la propria curiosità riguardo alle origini dei bambini in un interesse scientifico per quello stato chimico che viene chiamato *status nascendi* (2). Parimenti, se il bambino che aveva definito il peto come una prerogativa dell'adulto (185) fosse diventato un compositore, probabilmente si sarebbe sentito più adulto che mai nell'atto di trasformare l'emissione del peto nell'orchestrazione del supremo *fortissimo* della sua sinfonia per ottoni[5].

Come gli informatori, ogni tanto i pazienti possono esprimere non solo il contenuto manifesto ma anche quello latente di un *item* o di una matrice. Ahma Huma:re, uno sciamano mohave molto collaborativo e competente, spiegava la malattia *hikwi:r* nel modo seguente: "In certi fiumi vivono serpenti acquatici di origine sovrannaturale, il cui capo possiede due teste, una per ciascuna estremità del suo corpo[6]. Se questi serpenti attaccano una persona, o nella vita reale o in sogno, la vittima contrae la malattia *hikwi: r*". Questo racconto ci consegna la teoria ufficialmente vigente presso i Mohave sull'eziologia di questa malattia. Tuttavia, lo sciamano Hivsu:Tupo:ma, informatore ugualmente degno di fede e sapiente quanto il suo collega, ne rendeva una versione del tutto diversa: "Una donna prenderà questa malattia se si accoppia sott'acqua con l'uomo insieme a cui sta nuotando" (133).

Ora, sebbene questi due racconti divergano singolarmente a livello manifesto, né la teoria "ortodossa" di Ahama Huma:re, né quella, "eterodossa", di Hivsu:Tupo:ma costituiscono in senso stretto una menzogna o un'opinione del tutto personale. La teoria del secondo era, infatti, semplicemente l'enunciazione esplicita, spogliata di ogni simbolismo e di ogni mitologia, del contenuto *latente* della teoria ufficiale[7]. Una enunciazione, questa, resa possibile dalla volgarità del tutto disinibita di questo informatore. Infatti, nella sua versione, il simbolo del serpente è tradotto nel suo referente reale, l'organo sessuale maschile; quanto al coito sott'acqua, esso viene considerato equivalente ad un attacco sott'acqua. Si può dunque affermare che questa seconda versione, "eterodossa", fa legittimamente parte della cultura mohave così come la teoria ufficiale esposta dall'altro informatore. Questa constatazione rafforza la mia teoria (112, 117) secondo cui il contenuto latente delle versioni anche più divergenti di un mito è sempre identico, così come il contenuto latente di una menzogna tendenziosa è proprio la verità che essa si sforza di mascherare (154) o come, secondo Lévi-Strauss, la struttura di un mito rimane invariante in ciascuna delle sue trasformazioni o versioni (285).

Scoprire la matrice latente di un dato tratto, costituisce dunque un oggetto d'indagine etnologica altrettanto legittimo quanto quello di scoprire la sua matrice ufficiale e manifesta.

Ammetto subito che la presa di coscienza della molteplicità delle matrici, manifeste e latenti, alle quali può essere assegnato un *item*, complica alquanto il compito dell'etnologo indirizzato a chiarire il modello fondamentale di una cultura. Tuttavia, come un giorno è stato fatto osservare da un grande matematico, la natura si preoccupa assai poco delle difficoltà analitiche che essa propone al ricercatore. Questa è la ragione per la quale, al pari dello psicoanalista, l'etnologo dovrebbe ricordarsi bene il saggio precetto: "Ricerca la semplicità, ma diffidane". La mancanza di diffidenza verso la semplicità è all'origine di numerose formulazioni grossolanamente semplicistiche, tanto dei modelli culturali quanto della struttura di carattere di gruppi etnici e persino di individui (134, 148).

La tendenza del paziente a mettere in rilievo la matrice secondaria di un dato tratto anziché la sua matrice primaria (cap. II), o a sottolineare il contenuto latente anziché il contenuto manifesto della matrice a cui si riferisce un tratto, è certamente determinata soggettivamente. Ora, ciò non significa affatto che l'informazione fornita non faccia parte integrante della cultura allo stesso titolo della matrice ufficiale di un certo *item* o del contenuto manifesto di una certa credenza. Prova ne è il fatto che taluni motivi idiosincrasici e perfino nevrotici possono spingere un paziente a situare un dato *item* nella sua matrice *primaria*. Era il caso, per esempio, di quel guardiano di bestiame, appartenente a una tribù di Indiani delle Pianure, il quale evocava sempre l'*item* culturale "cavallo" nel suo contesto culturale primario appropriato. Tuttavia le sue numerose allusioni ai "castroni" e ai cavalli *proud-cut*[8] erano altrettanti velati riferimenti ai suoi personali problemi di impotenza (103).

La tendenza nevrotica compulsiva che sottolinea la matrice sussidiaria di un *item*, anziché quella primaria, può rivelarsi ricca di insegnamenti etnologici. Un indiano meticcio si rifiutava di inserire il padre nella matrice culturale più evidente, quella di capofamiglia, per relegarlo in quella oltremodo periferica di "rappresentante di una razza inferiore": ciò gli permetteva di negare l'intensità dei conflitti edipici e di definire i rapporti tra i suoi genitori come "profanazione di una Bianca 'pura' (virtuosa) da parte di un pidocchioso Indiano" (cap. I).

Questa manovra, così chiaramente nevrotica, illumina in modo particolare sia il contenuto latente della matrice culturale "pregiudizio razziale", sia la modalità di trarre vantaggio (con un minimo di sentimenti consci di colpa) dai segmenti marginali della cultura, potendo così esprimere, oltre che attualizzare, desideri e fantasie inaccettabili sul piano sociale ma anche troppo egodistonici. Con un procedimento analogo, l'Indiana di cui abbiamo parlato prima poteva letteralmente sguazzare nelle fantasie cannibaliche alla sola condizione di definire il piacere tratto da queste come un apprezzamento delle tradizioni folkloriche tribali[9].

L'attribuzione di *items* culturali acquisiti da poco a una matrice tradizionale si osserva regolarmente nei pazienti acculturati. Quando uno dei miei pazienti, un Indiano delle Pianure, è andato per la prima volta in collegio, sua madre l'aveva accompagnato sino alla fermata dell'autobus cantando i canti del "Cuore coraggioso", come se partisse in guerra per la prima volta. Questa manovra è rivelatrice della dinamica dell'acculturazione, più in generale, soprattutto del tipo denominabile "acculturazione antagonistica", in cui alcuni strumenti culturali stranieri sono presi in prestito proprio per conservare meglio taluni obiettivi culturali indigeni (89).

Il contrario dell'"acculturazione antagonistica" – consistente nel tentativo di inserire *items* indigeni desueti in una matrice del modello culturale adottato da poco – è illustrato dalla trasformazione delle divinità pagane in demoni cristiani o anche dalla distruzione di oggetti e di beni riscontrabile nel rituale indigeno dei culti messianici paracristiani, come i "culti del cargo" (39 e cap. XII). Ho pubblicato altrove parecchi esempi, fornitimi da un paziente indiano di una tribù delle pianure, di questo tipo di reinterpretazioni degli *items* culturali indigeni (103). Margareth Mead ha analizzato il modo in cui i Manus hanno distaccato taluni *items* della cultura aborigena dalla matrice originaria, per integrarli nella loro matrice culturale sviluppatasi durante il dopoguerra (336).

Ho già descritto (cap. II) la maniera in cui nevrotici e psicotici deformano, reinterpretano e persino deculturano, in tutto o in parte, gli *items* culturali di cui fanno uso (e talora abuso) secondo modalità congruenti ai conflitti e ai deliri personali. Preciso dunque semplicemente che, nella psicosi, il processo tramite il quale un *item* culturale viene "deculturato" (cap. II) è l'*inverso* di quello attraverso il quale viene assegnata una matrice culturale a un *item* all'inizio non culturale.

In breve, nessun *item* culturale è integrato nella cultura sino a quando non sia stato assegnato a una matrice culturale di significato, di valori e di implicazioni. Ancora più importante per l'etnopsichiatria è però la molteplicità e talora la reciproca incompatibilità delle diverse matrici alle quali un *item* può essere assegnato, tanto dalla cultura stessa quanto dall'individuo che a questa appartiene.

Queste osservazioni ci consentono di definire la cultura come un'esperienza interiore e come una *maniera* di vivere il vissuto al tempo stesso. L'individuo che partecipa di una cultura, infatti, non la vive solo come qualcosa d'esterno da cui sarebbe sballottato quasi in balia di correnti avverse più o meno organizzate. Se non è psicotico in modo irrimediabile, vive la propria cultura come qualcosa di interiorizzato in profondità, parte integrante della sua struttura ed economia psichica (235). Basta dunque precisare che la cultura è soprattutto una maniera di apprendere, al tempo stesso, le componenti particolari e la configurazione generale sia del mondo, che dell'uomo o del suo spazio vitale (*Lebensraum*). Per ritornare un istante al falso problema dell'incesto tra le scimmie, solo la cultura è in grado di determinare se una femmina non accoppiata viene riconosciuta come oggetto sessuale o come "figlia" sessualmente tabù. Quando un soggetto considera una donna senza compagno sotto l'aspetto di una femmina attraente sul piano sessuale, mentre la cultura la definisce come figlia tabù, spesso è imminente una nevrosi o la messa in atto di un comportamento proibito dalla società. Ugualmente, soltanto la cultura determina se la carne di maiale è o non è "commestibile". Su di un piano più elevato, la cultura determina se considereremo l'umanità fondamentalmente malvagia o se dichiareremo indignati: "Tutti gli Arunta sono buoni!", come i membri di questa tribù replicarono al missionario che tentava di spiegare loro il peccato originale. I modelli sociali determinano persino il modo in cui taluni considerano i problemi psichiatrici: i modelli culturali *non scientifici* di pensiero sono, infatti, i soli responsabili dell'ossessione di certi psichiatri riguardo al valore diagnostico del puro e semplice adattamento, oltre che di buona parte della psichiatria "neurologizzante" o dell'organicismo ingenuo (127, 413, 414). In realtà, tutti i grandi progressi compiuti dalla scienza sembrano presupporre importanti cambiamenti culturali o la presa in prestito di un sapere scientifico estraneo, distaccato dalle matrici culturali dalle quali esso dipende nella cultura che lo cede in prestito. Questo è particolarmente evidente nei processi da cui sono emerse le scienze tra gli Ionici, gli Arabi, durante il Rinascimento[10] e dei quali mi sono occupato altrove (127). Nella storia della scienza si ripete con costanza il ciclo delle scoperte e dei prestiti fuori matrice – forse paragonabili al concetto proposto da Hartmann (232) di una sfera non conflittuale dell'Io – seguito da una *vanificazione* mediante l'istituzione di connessioni *forzate* tra le scoperte della scienza e il *sostrato* irrazionale della cultura. Questo fatto indica che la scienza riesce a progredire solo fino a quando non viene costretta a distendersi nel letto di Procuste costruito dal *sostrato irrazionale* della cultura. Essa declina non appena si arriva a concepire e a esigere una scienza musulmana, cristiana, tedesca, marxista e, persino, democratica. Forse La Barre (279) pensava proprio a questo aspetto della scienza – ovvero alla sua neutralità culturale – quando evocava la tradizione gloriosa della "turbolenza scientifica"[11]. La società ha nondimeno il diritto di esigere dallo scienziato che sia un cittadino responsabile, ma non appena pretende che la scienza stessa cessi di essere una selvaggia scontrosa per diventare addomesticabile, sul piano culturale e ideologico, rinuncia automaticamente alla supremazia scientifica in favore di una società più tollerante verso la neutralità culturale – vale a dire ideologica

– della scienza. La burocratizzazione di una scienza nonché la trasformazione delle organizzazioni professionali in "guardiani dell'ortodossia" e "difensori della fede" rappresentano, anch'esse, un sintomo allarmante di decadenza scientifica. Come psicoanalista davvero classico, credo di potermi permettere di dire: "A buon intenditore poche parole!". Siccome la cultura è una modalità strutturata di conoscere il Sé e il mondo, tra i membri di una cultura può essere discordante la maniera in cui viene considerato un dato *item*, tanto nei confronti della realtà oggettiva quanto verso il modo in cui altre culture riconoscono quel medesimo *item*.

Di più: ogni comprensione completa di un *item* culturale presuppone non soltanto una profonda presa di coscienza delle numerose e distinte matrici a cui è connesso, ma anche la capacità di afferrare il complesso gioco di rapporti (espliciti e impliciti) che viene a stringersi tra le differenti matrici di uno stesso tratto culturale. Non basta sapere che nella cultura mohave l'*item* "gemello" possiede due matrici mutuamente contraddittorie: è anche importante rendersi conto che tali matrici sono coniugate tra loro; che si completano nella misura in cui attualizzano i due poli di una fondamentale ambivalenza verso i gemelli, la cui nascita pone problemi a ogni famiglia, persino a una famiglia moderna non sfavorita da un punto di vista economico. In realtà, proprio perché la nascita di gemelli costituisce un avvenimento eccezionale, essa cristallizza una buona parte dell'aggressività rimossa, di norma, dei genitori nonché dei fratelli e delle sorelle maggiori; per non parlare del fatto che, essendo la mortalità infantile notoriamente più elevata tra i gemelli rispetto ai non gemelli, la nascita bigemina è quasi inevitabilmente foriera di sventure e di lutti nei gruppi primitivi.

Sfortunatamente, è assai difficile per l'investigatore determinare ciascuna delle matrici alle quali può essere assegnato un dato *item*. Ancor più difficile è il compito del teorico che, partendo da lavori etnografici, si sforzi di abbracciare l'intero campo di significati ricoperto da un dato *item* in una sola cultura o in un gran numero di esse, dato che i resoconti etnografici correnti menzionano di solito una sola delle matrici di un *item*.

Tuttavia, il ricercatore che studia una tribù non avrà alcuna difficoltà a localizzare le diverse matrici a cui è collegato un dato *item*, se terrà bene a mente la diversità delle matrici alle quali questo *item* è assegnato in *altre* culture. La seconda serie di credenze mohave riguardanti i gemelli non sarebbe passata inosservata per quasi mezzo secolo, se i ricercatori si fossero ricordati che in altre aree culturali i gemelli sono apertamente respinti e talora persino uccisi. Il più cinofilo dei ricercatori non potrà ignorare a lungo la matrice secondaria e ostile dell'*item* "cane" nella cultura occidentale, se si ricorderà che gli Arabi considerano impuro il cane. Inversamente, chiunque studi la cultura araba, fosse anche un cinofobo dichiarato, non potrà ignorare il prestigio immenso del levriero nella società araba, se si ricorderà che l'indigeno australiano affamato qualche volta divorava il figlioletto piuttosto che il suo cane dingo (cap. V).

Mi propongo adesso di esaminare un *item* straordinariamente bizzarro: "Il pene reversibile o retrattile", riguardo al quale non si può di certo sostenere che si sia propagato *per diffusione* dalla Cina ai Tupari del Sudamerica o dal Balkh zoroastriano a un villaggio eskimo della Groenlandia. Tra i Tupari (56) e i Tapirapé (451), ogni ragazzo impara correntemente a lussare il proprio pene in maniera che, tolti i momenti in cui orina o fa l'amore, il pene si trovi completamente ricacciato all'interno del suo corpo. Nella Cina meridionale (267) e in Indonesia (465) si crede che la retrazione del pene all'interno dell'addome sia fatale. Questa malattia immaginaria, così come l'estremo panico che essa provoca, è chiamata *koro* in Indonesia. Gli Indiani mohave sostengono scherzosamente che il transvestito "martelli il suo pene" allo scopo di farlo rientrare perché assomigli a una vagina (78). Una donna eskimo, alla quale era stato ordinato di generare un figlio maschio, riuscì a persuadere tutti di avere effettivamente messo al mondo un maschietto, ma che, in seguito all'entrata prematura della sorellina maggiore del neonato, il pene di quest'ultimo si era ritratto, trasformandolo in una bambina (194). Secondo la leggenda, Zaratustra avrebbe guarito il cavallo favorito del re le cui gambe si erano ritratte all'interno del corpo (437). La letteratura erotica romana (356), insieme a quella europea del XV e XVIII secolo (357), contiene numerosi aneddoti licenziosi concernenti la retrazione del pene. Reuss (383) descrive il caso di uno psicotico tedesco che, per tre volte, respinse il pene nell'uretra, nello stesso modo in cui si può rovesciare una manica di camicia dal diritto al rovescio. Ho pubblicato altrove il sogno di una paziente americana nevrotica, la quale ostentava un rifiuto ad ammettere che il pene potesse ritrarsi all'interno del corpo (113). Un esperto psicoanalista mi ha riferito il caso di uno dei suoi pazienti che desiderava avvolgersi dalla testa ai piedi in una guaina di caucciù. Una volta tolta questa guaina, la porzione ricoprente il pene poteva essere rovesciata, in modo da rappresentare una vagina. Un altro esperto psicoanalista riferisce il caso di un adolescente con la paura che il pene si ritraesse all'interno dell'addome, trasformando la sua uretra in un utero. Uno dei miei pazienti sentiva talora, nel corso dell'analisi, che il suo pene era sul punto di ritrarsi all'interno dell'addome. Secondo Eliano (5), certi castori, sapendo di essere cacciati per via dei loro testicoli ma poco disposti a castrarsi da soli (come fanno, si dice, alcuni di loro), imparano a contrarre i testicoli facendoli rientrare nell'addome, allo scopo di far credere ai cacciatori di non averli.

L'idea del pene retrattile diventa davvero comprensibile solo a condizione di tener conto di ciascuna delle matrici alle quali è assegnata nelle diverse culture, compresa quella del costume tradizionale, della malattia pericolosa, dell'umorismo tribale, della menzogna socialmente ammessa, della cura magica, dell'aneddoto erotico, del comportamento psicotico, della fantasia nevrotica, della negazione nevrotica e persino della mitozoologia. Altrettanto bizzarra e altrettanto attualizzata culturalmente è la fantasia di essere senza ano; fantasia che compare in forme tanto diverse e in aree culturali tanto dissimili ma la cui ricorrenza può essere difficilmente attribuita alla diffusione. Siccome mi sono occupato sommariamente altrove di questa fantasia (114) e dato che Lévi-Strauss le ha consacrato un'analisi sistematica (287), noterò semplicemente che questa serie di dati porta a conclusioni uguali a quelle riguardanti la fantasia della retrazione degli organi genitali maschili.

Mi rendo conto benissimo che questa concezione costituisce una giustificazione, almeno parziale, del metodo comparativo che oggi è di moda disprezzare; rimane il fatto che questo metodo ha permesso importanti intuizioni etnologiche. Poiché il suo unico inconveniente è di non essere mai stato davvero teorizzato come metodo, cercherò di presentarne qui la giustificazione sistematica.

Prendo come punto di partenza l'ipotesi ergodica dei matematici, i quali postulano che a "testa o croce" il risultato è il medesimo se si getta in aria un milione di volte una sola moneta o se si gettano in aria simultaneamente un milione di monete uguali. Questa ipotesi è generalmente ritenuta valida, sebbene i matematici non siano d'accordo sulla questione di sapere se sia mai stata davvero verificata.

La sua applicazione alle scienze umane è stata discussa altrove (117). L'esplorazione completa dei significati, dei valori e delle connotazioni di un dato *item* attraverso la psicoanalisi di un solo individuo, lo studio trasversale di un gran numero di soggetti, l'esplorazione etnologica completa di tutte le matrici alle quali si riferisce questo *item* in una sola cultura, o ancora l'inventario ragionevolmente completo delle matrici *primarie* alle quali è collegato questo medesimo *item* in un numero cospicuo di culture, sono quattro procedimenti che forniscono esattamente gli stessi risultati quanto al vero significato dell'*item* in questione. Sono convinto che, se avessi potuto analizzare fin nelle sue diramazioni più sottili il sogno in cui una mia paziente negava in modo ostinato che il pene fosse capace di ritrarsi all'interno dell'addome, avrei certamente ottenuto gli equivalenti soggettivi di tutti i contesti culturali noti di questa credenza. Credo ugualmente che uno studio esaustivo del modello "koro" *a Giava*, il quale non trascurasse nessuna delle sue ramificazioni, fornirebbe la gamma completa dei materiali e delle credenze riferite al pene retrattile nelle *altre* culture. Inversamente, la lista delle forme nelle quali questa idea si esprime in molte culture differenti, costituisce, insieme, un catalogo delle matrici alle quali questa idea è suscettibile di appartenere in una data cultura, e l'inventario delle connotazioni individuali che, a diversi livelli (consci ed inconsci), un paziente può attribuire a questa idea.

Sebbene questa ipotesi sia probabilmente difficile da dimostrare, a suo appoggio possono essere citate prove fattuali sicuramente probanti.

1. Uno studio esaustivo dei materiali concernenti l'aborto in 400 popolazioni primitive non ha portato alla luce una sola usanza, idea o atteggiamento che lo psicoanalista non abbia trovato tra le donne occidentali che hanno abortito, desiderato abortire, fatto sogni o fantasie abortive.

2. Dalla credenza mohave secondo cui una donna che viola alcuni tabù di gravidanza rischia di abortire, ho dedotto (117) dovesse trovarsi da qualche parte almeno una tribù in cui le donne violano in maniera deliberata certi tabù di gravidanza allo scopo di abortire. Un anno più tardi, dopo aver studiato i fatti concernenti 100 popolazioni supplementari, scoprivo presso i Maori la pratica della quale avevo previsto l'esistenza (220).

3. Partendo da materiali per lo più africani, ho concluso che il figlio illegittimo di una ragazza viene spesso immaginato come il bambino concepito da quest'ultima con il proprio padre. Il mio libro sull'aborto era ormai in bozze quando incontrai questa credenza tra i Fan, in Africa (444). Inoltre, nell'analisi sviluppata da Vernant (448) sullo statuto della ragazza *epiclera* ad Atene ho appena scoperto degli elementi che suggeriscono la presenza di una fantasia analoga.

4. Una Sedang, messa incinta e poi fatta abortire dal padre, sosteneva di sanguinare perché morsa da sanguisughe che, in Persia, figurano tra i mezzi abortivi (117).

5. Una donna delle isole Aleutine, che procurava aborti, si rifiutò di descrivere le proprie pratiche e scelse, invece, di parlare – indovinate di cosa? – di *panieri*, che sono, come d'altra parte tutti i contenitori, un simbolo ben noto dell'apparato genitale femminile e in particolare dell'utero (417).

Queste considerazioni mi portano a concludere che l'uniformità della psiche umana implica anche l'uniformità della Cultura umana, con la C maiuscola. Al pari degli individui, le culture differiscono fra di loro essenzialmente per la maniera in cui i loro elementi costitutivi si giustappongono e si organizzano in modelli e strutture. Esse differiscono anche nel fatto che un dato *item* può avere per matrice primaria in una cultura ciò che, precisamente, costituisce la sua matrice secondaria o il suo contenuto latente in un'altra cultura; l'inverso è, beninteso, altrettanto vero. Considero, in realtà, che l'affermazione sistematica di una credenza implichi *necessariamente* la negazione della credenza opposta e che tale negazione sia parte integrante della cultura considerata quanto l'affermazione stessa. L'affermazione categorica di monoteismo assoluto nella religione islamica prova la presenza (latente o respinta) di idee politeistiche. Come è stato fatto recentemente osservare da Hadas, ciò a cui l'ateo *non crede* è l'esistenza di un dio *unico*. Un'analogia psicoanalitica chiarirà questa affermazione.

Un uomo sognò tre pesci, l'uno chiamato Matteo, l'altro Marco e il terzo Luca, che nuotavano in un acquario. Una breve analisi di questo sogno ne rivelò il soggetto reale: Giovanni, il cui nome era stato *ostentatamente* omesso (120).

La natura precisa della connessione logica tra la cultura e la mente umana può essere dunque formulata nel modo seguente:

1. Sul piano storico la cultura e la mente umana sono coemergenti e si presuppongono reciprocamente (cap. XV).
2. I tentativi di far derivare *geneticamente* la cultura dalla natura della psiche umana sono altrettanto privi di significato di quelli che fanno derivare *geneticamente* la psiche umana dalla cultura.
3. L'acquisizione della Cultura in sé (cosa ben diversa dalla cultura eskimo o ottentotta) nel bambino e la trasformazione di uno *specimen* immaturo di *genus homo* (nel senso zoologico) in un essere umano intervengono in modo simultaneo. Questo doppio processo, indivisibile sul piano funzionale, costituisce ciò che chiamo *umanizzazione*, da distinguere dall'acquisizione di *una* cultura *specifica*, da me definita *etnizzazione*. Per esempio, il bambino che impara a parlare diventa *umano*; mentre diventa un certo tipo di Indiano delle Pianure quando impara a parlare la lingua *sioux*. L'umanizzazione operante attraverso l'acquisizione della Cultura attualizza la potenzialità dell'uomo; l'etnizzazione si limita a fornire una serie di mezzi specifici alla loro attualizzazione (120).
4. L'etnologo può utilizzare soltanto un sistema psicologico incentrato non sul *genus homo* (in senso zoologico) ma sull'essere sociale (*zóon politikón*) – l'essere che vive in una comunità socioculturale organizzata e non in un gregge gregario o in un alveare organizzato biologicamente. Siccome soltanto la psicoanalisi soddisfa tale criterio, ogni buona etnologia deve ricorrervi.
5. Lo psicoanalista può utilizzare solo una scienza dell'uomo che studia il suo comportamento specificamente ed esclusivamente umano. Soltanto l'etnologia soddisfa questo criterio; ogni buona psicoanalisi deve dunque ricorrervi.
6. La psicoanalisi e l'etnologia devono entrambe tener conto delle caratteristiche non specifiche dell'uomo, condivise con altri esseri, i quali, a loro volta, sono sprovvisti sia di cultura che di psichismo umano. In altre parole, la natura biologica dell'uomo deve essere presa in considerazione tanto dall'etnologo quanto dallo psicoanalista. Tuttavia, essa deve essere considerata non come una vera e propria *causa causans* della cultura e della psiche umana, ma soltanto come il terreno sul quale queste ultime sono capaci di svilupparsi, come il materiale bruto con il quale lavorano la cultura e la mente umana oltre che come una limitazione interna alla variabilità teoricamente quasi illimitata della cultura e della mente. Questi tratti, condivisi dall'uomo con gli altri primati, non permettono di spiegare la sua psiche e la sua cultura più di quanto la natura del ferro non riesca a spiegare la struttura e la fun-

zione del cronometro. Una scienza dell'uomo che si rifiuti di ammettere questo fatto non è scienza ma fantascienza.

7. La psicoanalisi e l'etnologia devono progredire insieme per non essere fuorviate separatamente in un'epoca di automazione e cervelli elettronici – in un'epoca che, volendosi riferire alla filosofia degli schiavisti romani, ha esteso la concezione dello schiavo come macchina a tutti gli esseri umani. La disorganizzazione *totale* che alcuni propongono all'uomo come l'essenza stessa della libertà è, anch'essa, una tecnica di asservimento; la *tecnica* che priva l'uomo di *ogni* organizzazione è la condizione prima della sua servitù. Una nuova scienza che combini psicoanalisi ed etnologia diventa l'ultimo bastione del concetto di uomo come fine *in sé*.

Note

[1] Una scimmia non commetterà incesto – come fece Tieste – su consiglio di un oracolo (17.2, 13-14 – 251.87-88, 416), o perché – come il Bathonga dedito alla caccia grossa – desidera diventare temibile come la fiera che insegue, o perché – come il re azande – ciò rappresenta il suo privilegio regale (188), o ancora perché – come avviene in alcune famiglie contadine svedesi (384) – la figlia adolescente sostituisce la madre malata, prima come donna di casa e poi come amante del padre.

[2] Ciò è indirettamente confermato dalle ricerche della Mead (334).

[3] Questa osservazione prova che la distruzione frenetica dei beni nel corso dei funerali rappresenta una forma di "dono vendicativo" (133).

[4] Dico "pretesa" poiché, anche se casi di questo genere implicano di certo una regressione, una regressione *al servizio* dell'Io mi sembra impossibile pur ammettendo che tutto dipende dal modo in cui si definisce l'Io.

[5] Nel presente contesto, lasciamo da parte le false sublimazioni, come lo sciamanismo, in quanto il loro fondamento nevrotico è stato analizzato nel cap. I.

[6] Si pensi qui all'*amphisbaina* dei Greci.

[7] Per confronto, si veda la maniera in cui El-Kronos decapita dapprima sua figlia e poi si circoncide (358).

[8] Cavallo non completamente castrato, capace di erezioni e persino, talvolta, di coito ma impotente a riprodursi.

[9] Per lo sfruttamento nevrotico di fenomeni culturali marginali, come il pensiero magico e la superstizione, si veda altrove (115).

[10] Ciò spiegherebbe perché l'Ungheria, uno degli ultimi paesi europei a modernizzarsi, abbia prodotto tanti scienziati di prima grandezza, e perché la Russia, di modernizzazione ancora più recente, sia stato il primo paese a lanciare un satellite nello spazio. La rapidità con cui la Cina ha costruito ordigni atomici e nucleari ha potuto stupire qualcuno, ma non ha sorpreso me che lo avevo predetto durante una conferenza pronunciata nel 1960 alla Columbia University, basandomi proprio sulla recentissima modernizzazione di quella nazione.

[11] Ma non quello dello scienziato!

Indicazione delle fonti

CAPITOLO I – La maggior parte di questo capitolo è stata pubblicata per la prima volta con il titolo di "Normal and Anormal" in J. Casagrande e Y. Gladwin (eds), *Some Uses of Anthropology, Theoretical and Applied, Washington D.C., 1956;* è qui riprodotto con l'autorizzazione dell'Anthropological Society of Washington. Alcuni brani dello stesso capitolo sono già comparsi in: "Shamans as Neurotics", «American Anthropologist», 63: 1088-1090, 1961, qui riprodotti con l'autorizzazione dell'American Anthropological Association.

CAPITOLO II – Parti già pubblicate nell'articolo "Psychiatry and Anthropology, Some Research Objectives", «Bulletin of the Menninger Foundation», Topeka, Kansas, 16: 167-177, 1952; riprodotte su licenza della Menninger Foundation, Topeka, Kansas. Le parti pubblicate in "Cultural Factors in Psychoanalytic Therapy", «Journal of the American Psychoanalytic Association», I: 629-635, sono qui riprodotte con il permesso di questa rivista.

CAPITOLO III – Prima pubblicazione: "Social Negativism and Criminal Psychopathology", in «Journal of Criminal Psychopathology», I: 325-338, 1940; riprodotto grazie a MD Publications, Inc., New York, N.Y.

CAPITOLO IV – Prima pubblicazione: "The Voices of Children", «American Journal of Psychotherapy», 19: 4-19, 1965; riprodotto con l'autorizzazione di questa rivista.

CAPITOLO V – Prima pubblicazione: "The Cannibalistic Impulses of Parents" e "Author's Response", «Psychoanalytic Forum», I: 114-124, 129-130, 1966; riprodotto con l'autorizzazione della Psychiatric Research Foundation, Beverly Hills, California.

CAPITOLO VI – Prima pubblicazione: "Retaliatory Homosexual Triumph over the Father", «International Journal of Psychoanalysis», 41: 157-161, 1960; riproduzione autorizzata da questa rivista.

CAPITOLO VII – Prima pubblicazione: “Neurotic Crime vs Criminal Behavior”, «Psychiatric Quarterly», 25: 73-80, 1951; riproduzione autorizzata da questa rivista.

CAPITOLO VIII – Prima pubblicazione (in francese): “La délinquance sexuelle des jeunes filles dans une société puritaine”, «Les Temps Modernes», 29 : 621-659, 1964; pubblicazione autorizzata da questa rivista.

CAPITOLO IX – Prima pubblicazione: “A Sociological Theory of Schizophrenia”, «Psychoanalytic Review», 26: 315-342, 1939; riproduzione autorizzata da questa rivista e dal proprietario del copyright, National Psychological Association for Psychoanalysis, Inc, New York, N.Y.

CAPITOLO X – Prima pubblicazione in una diversa traduzione francese: “Les origines sociales de la schizophrénie”, «L’Information psychiatrique», 41: 783-799, 1965; riproduzione autorizzata da questa rivista.

CAPITOLO XI – Prima pubblicazione: “Réflexions ethnopsychanalytiques sur la fatigue névrotique”, «Revue de Médecine psychosomatique», 8: 235-241, 1966; riproduzione autorizzata da questa rivista.

CAPITOLO XII – Prima pubblicazione: “An Ethnopsychiatric Note on Property Destruction in Cargo Cults”, «Man», 64: 184-185, 1964; riproduzione autorizzata da questa rivista.

CAPITOLO XIII – Prima pubblicazione: “Primitive Psychiatric Diagnosis”, in I. Galdston (ed.), *Man’s Image in Medicine and Anthropology,* International University Press, New York, 1963; riproduzione autorizzata da New York Academy of Medicine.

CAPITOLO XIV – Prima pubblicazione: “Pathogenic Dreams in Non-Western Societies”, in G.E. Grunebaum, R. Caillois (eds.), *The Dream in Human Societies*, Berkeley e Los Angeles, University of California Press, 1966; “Rêves pathogènes dans les sociétés non occidentales”, in R. Caillois, G.E. Grunebaum, (eds.), *Le Rêve et les Sociétés humaines*, Gallimard, Paris, 1967. Riprodotto con l’autorizzazione del prof. Grunebaum e di Gallimard.

CAPITOLO XV – Parti pubblicate come: “Cultural Factors in Psychoanalytic Therapy”, «Journal of the American Psychoanalytic Association», I, 629-655, 1953; riprodotte con l’autorizzazione di questa rivista; quelle pubblicate come: “Psychiatry and Anthropology, Some Research Objectives”,

«Bulletin of the Menninger Foundation», Topeka, Kansas, 16: 167-177, 1952, riprodotte grazie a Menninger Foundation, Topeka, Kansas.

CAPITOLO XVI – Prima pubblicazione: "Psychoanalysis as Anthropological Field-Work", «Transactions of the New York Academy of Sciences», Series II, 19: 457-472, 1957, riproduzione autorizzata da New York Academy of Sciences.

Ringrazio qui tutte le persone, periodici, società, fondazioni e case editrici che mi hanno autorizzato a riprodurre i miei lavori. Mi sono riservato il diritto alle aggiunte, trasposizioni e cambiamenti effettuati in questo volume.

Georges Devereux

Georges Devereux: dietro i nomi, la natura molteplice dell'etnopsichiatria

SALVATORE INGLESE

Parigi, verso il Sessantotto

Nel 1963 Georges Devereux (1908-1985) ritorna a Parigi per insegnare *etnopsichiatria* all'École Pratique des Hautes Études. Deve questo incarico all'amicizia sincera, alla stima illimitata e alla mediazione istituzionale di Lévi-Strauss, Bastide e Braudel i quali riportano in Francia il controverso antropologo e psicoanalista, riconoscendolo come il disegnatore più creativo di questa nuova traiettoria disciplinare[1].

La sua permanenza parigina è ben presto gravida di preoccupazioni quando si convince che un rivolgimento generazionale di massa (movimenti antiautoritari, utopie di liberazione, settarismi estremistici; Morin, Lefort, Coudray, 1968; Nathan, 1977) stia per preparare l'avvento di un totalitarismo da età del ferro (ricalcato sull'aborrito modello di Sparta; Devereux, 1965). Questo spettro persecutorio minaccia la sua identità di ebreo dell'Europa orientale, in balia dei rovesci degli imperi dinastici (nel 1919 Lugos, sua città natale in Transilvania, passa dall'Ungheria alla Romania) e spaventato dall'ascesa delle dittature comuniste. In un eccesso di pessimismo, ombra caratteristica della sua figura psicologica, medita di fuggire verso luoghi improbabili dell'Australia, oppure in Africa (a Dakar, visitata nel 1968 insieme al giovane Zempléni, dove il vigore di Henri Collomb ha dato impulso alla prima scuola di "psicopatologia africana"), o in Italia (Bloch, 2000). L'ansietà quotidiana – appena temperata dall'inedita certezza di occupare un posto di lavoro stabile, di ricevere in modo continuativo uno stipendio e di ottenere, un giorno, una pensione – non gli impedisce di indirizzare la sua ricerca sui rapporti tra mente e cultura verso una definitiva rivoluzione interna preparata almeno un decennio prima (nel 1951 si impegna a studiare il greco antico dopo aver letto Dodds (1951), 1997).

Il centro del suo studio si sposta dallo spazio remoto dei popoli "esotici" (nativi nordamericani: Hopi, Mohave, Indiani delle pianure; etnie dell'Estremo Oriente: i temibili Sedang) al tempo storico e mitico dei precursori della civiltà occidentale: i Greci. La lingua dei suoi idealizzati ateniesi, si aggiunge così alle altre (francese, inglese, malese, rumeno, tedesco, ungherese; idioletti mohave, sedang, neoguineani...), acquisite durante un'avventura biografica attraverso mondi sempre diversi. In circa dieci anni diventa un ellenista di levatura internazionale e l'interlocutore privilegiato dei massimi studiosi delle civiltà mediterranee (nel 1972 insegna a Oxford su invito di Dodds, amico rispettoso e primo estimatore delle sue ricerche sul tema condiviso della psicologia culturale del mondo classico; Devereux (1967), 1980).

Nel 1970 licenzia uno scritto sulle "Baccanti" di Euripide, sufficiente a rappresentare da solo i problemi affrontati con successo dalla sua disciplina che trova una sistemazione complessiva nei *Saggi di etnopsichiatria generale* (prima edizione Gallimard, 1970; prima edizione Armando, 1978). Desidero partire dal suo riconoscimento tra i versi terribili della tragedia di una fase di passaggio nella costruzione della casa comune d'Occidente, realizzata in via ideologica (razionalismo) e tecnica (psicoterapia), per ripercorrere la sua elaborazione di una teoria generale del rapporto intercorrente tra cultura e psichismo umano. Questo ispirarsi al verbo classico, coincidente con la scoperta di un antenato culturale, gli serve anche per rianimare il pensiero occidentale minato dalla crisi del secondo dopoguerra (sostenuto da una simile intenzione, il suo progetto coincide con le istanze di Ernesto de Martino).

Devereux analizza in dettaglio alcuni passi della tragedia euripidea dove viene descritta una tecnica assimilabile a una psicoterapia interpretativa che utilizza come *focus* operatorio il richiamo alla coscienza di azioni ed eventi traumatizzanti, vissuti dall'esecutrice (Agave) di un atto efferato nel corso di un rito coribantico. Grazie a un paziente intervento terapeutico, compassionevole e tecnicamente strutturato, Agave è indotta a riconoscersi responsabile della sua azione omicida senza essere schiacciata da un senso di colpa inespiabile che può sprofondarla in una psicosi a rischio suicidiario. La scena è quella che segue allo smembramento (*sparagmos*) e alla cannibalizzazione di Penteo, figlio di Agave, posta a capo di una turba di menadi asiatiche di cui catalizza l'aggressività dirigendola verso lo scempio del giovane principe travisato come animale pericoloso (leone, toro). Per illustrare la novità tecnica di questa psicoterapia, Devereux diagnostica l'esistenza della *sindrome sacra* del menadismo, ne ricostruisce la multiforme sintomatologia e analizza il processo terapeutico che ne fronteggia l'esito psicopatologico. L'operazione riparativa di tale disordine utilizza sostanze attive (elleboro), riti di purificazione, oggetti a protezione del principio vitale della persona (amuleti), sostegno emozionale e scarica catartica attraverso il gruppo iniziatico. Devereux osserva che gli strumenti consueti del dispositivo rituale non bastano a controllare lo sfondamento psicotico di Agave, oltremodo traumatizzante per l'intero gruppo degli adepti di Dioniso, il giovane dio dall'origine incerta e *nato due volte* (Bourlet, 1983; Devereux, 1982; Jeanmarie, 1972). Nella trama tragica individua un'innovazione capitale, per lui costituita dall'interazione tecnica tra il paziente elettivo (Agave) con un agente terapeutico (Cadmo, padre di Agave). Tale operatore è esterno al dispositivo rituale dionisiaco e aziona la leva trasformativa di una parola dialogante, oltre che ragionante, la quale contrasta il parossismo di uno stato alterato di coscienza collettivo, il cui esito amnestico interdice alla protagonista di scoprire il senso finale degli eventi vissuti. Grazie alla parola accompagnata da un ascolto comprensivo, Cadmo riesce a riconciliare Agave con la realtà del mondo ordinario, dove valgono altre leggi cognitive e logiche affettive, nuovamente sovrano solo a condizione di un recupero e di un incremento della coscienza razionale. Devereux rimarca che la composizione euripidea permette di assistere a un *dramma sacro* (di origine sovrannaturale) da risolvere entro l'orizzonte terreno e con strumenti umani. Questo sviluppo è possibile dopo aver scoperto la doppia natura della coscienza (conscia e inconscia) insieme alla sua permanente tensione dissociativa. La coscienza rappresenta un attributo umano distintivo ma esposto ai più diversi agenti perturbativi, interni ed esterni alla persona o al corpo sociale (Devereux, 1976; 1979; Nathan e Devereux, 1981).

Devereux, in quanto etnologo, storico e psicoanalista, considera questa scena euripidea come un documento fondamentale della storia dell'umanità (recupero della sovranità della coscienza, attraverso il superamento dell'amnesia e il dispiegamento della consapevolezza) e un saggio decisivo di una psicoterapia *antica*, forse elaborata in Macedonia accanto alle più diffuse tecniche sciamaniche, e *moderna* perché capace di utilizzare *leve culturali* efficaci. Grazie ad esse è possibile trattare il soggetto del disturbo mentale operando sul fulcro delle sue appartenenze sociali, affettive e culturali fondative le quali materializzano le condizioni necessarie perché una psicologia specificamente umana possa davvero funzionare al variare delle circostanze vitali. Questa modificazione tecnica potenzia l'influenzamento psicoterapeutico che non si limita più a provocare l'inversione timica del soggetto perturbato – con il gesto, il motto di spirito, la rappresentazione erotizzata, l'uso di una sostanza psicoattiva (il misterioso ciceone) – così come indotta dall'esibizionismo osceno della vecchia Baubo e dall'irriverenza del fanciullo Iacchos nei confronti di Demetra, miserabile e depressa (Devereux, 1983; Nathan, 1995a). La melanconia collerica di questa dea è provocata da un evento a lei esterno, oltre che indipendente dalla sua volontà (il ratto della figlia Persefone perpetrato dalla cupa passione di Ade), mentre l'imminenza dello stato contropolare, successivo alla mania delirante e allucinatoria di Agave, appare conseguente all'atto distruttivo dell'aristocratica tebana contro il proprio figlio. La capacità di correggere questo stato morboso non risiede più nel rito, ormai corrotto in modo disfunzionale e divenuto criminogeno oltre che psicopatogeno. A causa di questa ineffettualità deve intervenire Cadmo che si impegna a controllare le terribili conseguenze di questa colpa soggettiva, concretamente oggettiva e, soprattutto, *collettiva*. Il mandante dell'atto omicida va comunque ricercato *più in alto* (Dioniso) mentre il motore del gesto assassino è dislocato *più in basso*, nel corpo della mortale designata in cui è penetrata l'energia parossistica del dio e vi si è trasformata in follia temporanea sul punto di diventare permanente o periodicamente distruttiva. La figura funzionale di Cadmo propone un adattamento tecnico della parola che rievoca innanzitutto le fasi ordinarie e ordinate della vita quotidiana, quando il giorno segue infine alla notte e separa il tempo notturno del rito da quello diurno del mondo umano. Il trasporto di Agave verso la realtà esterna, socialmente condivisa (il *tempo operabile dall'umano* di de Martino), prepara la transizione ad una diversa sistemazione della sua realtà psicologica interna di donna, sposa e madre greca a cui non è alieno il legame affettivo con il figlio insieme a quello, sociale, con la comunità originaria. Il momento cruciale dell'*etnopsicoterapia* adottata da Cadmo (un influenzamento dello stato mentale attraverso l'attivazione dei nuclei culturali *endogeni* della comunità) è rappresentato dalla restituzione progressiva della paziente al proprio contesto sociale e affettivo: Agave diventa creatura del suo mondo storico che contribuisce a edificare anche attraverso il proprio cedimento psicotico, seguito da un dolore mentale riconosciuto e vissuto in prima persona. Cadmo evoca l'ambiente fisico della comunità e il ruolo sociale della donna tebana, ricostruisce la rete delle appartenenze (genealogia e rango familiare, confessione religiosa e ruolo rituale, oracoli e destino, attività concrete e missione etica); ripropone la conoscenza collettiva dei miti dove si narrano eventi mostruosi (Atteone sbranato dai suoi cani perché trasformato in cervo dalla collera di Artemide)[2]; utilizza la sintomatologia della menade folle per puntualizzare rischi e difficoltà del mutamento dal mondo asiatico a quello greco – in quest'ultimo dovrebbe prevalere il controllo consapevole sulle passioni estatiche, sature di distruttività quando veicolano una lotta di potere di natura religiosa: sovranità di Dioniso sulla *polis* e bisogno divino di ottenere un culto di massa incontrastato (Nathan, 2001a). In tal modo la tragedia collettiva e impersonale diventa un dramma individuale e personale – *una madre uccide, decapita e sbrana il figlio* – che richiede il mantenimento costante della relazione tra l'individuo e la comunità di appartenenza. Così facendo il soggetto viene ben individuato sul piano culturale e concepito come un'identità unica e irripetibile, caratterizzata da un sentimento di continuità nello spazio e nel tempo, in grado di sopportare e determinare i suoi continui riadattamenti funzionali al mutare delle condizioni esistenti (Devereux, 1967, 2000, 2001). La tragedia si incarica di narrare l'evoluzione dei rapporti tra l'umano e il divino, oltre che tra gli umani stessi, nella fase storica di uno spasmodico confronto interculturale sui versanti di una frontiera frastagliata e instabile. Un nodo di questa dinamica è stretto intorno alla concezione culturale predominante sulla follia, questa volta valutata non più come un accrescimento privilegiato del funzionamento mentale (variante platonica verso l'illusione onnipotente di un'interpenetrazione con il divino per mezzo della *mania* sacra) ma come una miserabile implosione della soggettività umana. Quando Cadmo evidenzia i limiti imposti dalla follia al dispiegamento delle capacità mentali dell'uomo, nella sua concezione critica e clinica si riconosce quella prediletta da Devereux. L'illustre ellenista pensa che ogni cultura, per funzionare come tale, deve tracciare un confine tra normale e anormale, demarcando una soglia differenziale decisiva perché ogni gruppo socioculturale sappia classificare i comportamenti umani in spazi gnoseologici, giuridici e clinici ben delimitati (idea argomentata nei *Saggi* ed elaborata a contatto con le ricerche di Linton, 1956).

L'indagine di Devereux su un aspetto trascurato della tragedia greca (il frammento di una psicoterapia *in statu nascendi*), viene condotta impiegando una metodologia generale adeguata allo studio del comportamento e perfettamente aderente al programma di ricerca dell'etnopsichiatria anche quando si cimenta nell'analisi storiografica (Devereux, 1965; Devereux e Forrest, 1995). Tale metodologia è conosciuta come *complementarismo* e offre alle scienze del comportamento umano (es., antropologia, psicologia e psicoanalisi) il criterio della *doppia spiegazione*, utile a interpretare la natura e le caratteristiche di fenomeni fisici complessi (Bohr, Einstein, Heisenberg, Poincaré).

C'è del metodo nella giovinezza: Parigi, 1926-1932

Metodo: La comprensione del comportamento delle particelle luminose richiede almeno due interpretazioni all'interno di una stessa cornice disciplinare (fisica): la prima interpreta il comportamento determinato dalla *massa* posseduta dalla particella (posizione), la seconda quello provocato dalla sua *velocità* (movimento). Il fenomeno della luce impone il principio secondo cui non è possibile definire, nello stesso istante e con la stessa precisione, il primo e il secondo comportamento della particella luminosa ma che ciascuna delle due spiegazioni satura, nella propria sfera problematica, le domande dell'osservatore relative alla massa o alla velocità della particella. Da questa lezione Devereux ricava l'assunto che, siccome i comportamenti umani sono sempre sovradeterminati da molteplici influenze perturbative, essi possono rientrare in più categorie esplicative del tutto distinte. Ognuna di queste è sufficiente a dare ragione dei fenomeni rientranti nel proprio dominio di conoscenza ma non può imporre la sua egemonia interpretativa sull'intera gamma dei fenomeni distribuiti nelle altre categorie esplicative. Anzi, quanto *più chiara* appare la spiegazione ottenuta in un dominio tanto *più oscura* diventerebbe questa stessa spiegazione qualora pretendesse di egemonizzare un altro dominio conoscitivo entro cui pure ricade il fenomeno esaminato. Ad esempio, l'interpretazione biologica di un comportamento non riuscirebbe a rendere conto delle sue componenti psicologiche o culturali e, viceversa, una spiegazione culturale o psicologica non saprebbe nemmeno descrivere con precisione le variazioni biochimiche ad esso soggiacenti (alla molteplicità del divenire fenomenico Devereux risponde con quella del divenire esplicativo). Questo vincolo di *indeterminazione* (Heisenberg) diventa una generalizzazione metodologica quando Bohr introduce il principio complementarista e lo presenta insieme al cosiddetto *Abtötungsprinzip* (principio di distruzione o di scomparsa), secondo cui la conoscenza derivata dall'esame sperimentale troppo spinto di un fenomeno finisce con il distruggerlo creando, al tempo stesso, un secondo fenomeno da ricondurre a spiegazione. Nella lingua di Devereux: un orgasmo pienamente vissuto sommerge la coscienza e rende imprecisa una descrizione controllata da parte di chi sperimenta tale invasione sensoriale; un orgasmo controllato coscientemente cambia la sua originaria configurazione qualitativa per diventare soltanto uno spasmo eiaculatorio, descrivibile con maggiore precisione ma perduto in modo irrecuperabile come accadimento unitario effettivamente umano. Il *principio di distruzione* è un prodigioso antidoto metodologico agli effetti fallaci di una presunta conoscenza assoluta. Ad esempio, quando si pretende di imporre un fattore sovrastante, impersonale, oggettivo, macrodimensionale (peso delle strutture economiche, condizionamenti ecologici, flussi demografici), come motivo ultimo di un evento o di un processo storico, Devereux invita a scandagliare i *residui ipotetici* retrostanti e recessivi del caso studiato che spesso assumono la forma di moventi soggettivi (es., lo stato mentale degli attori storici; Devereux e Forrest, 1995). In tal modo si riescono ad affiancare alla prima determinazione, esaurita dall'indagine storica (molare), ulteriori possibilità esplicative, addirittura individuali (molecolari). Questo principio produce però un effetto del tutto negativo (sbarramento della conoscenza e autodistruzione di una teoria) quando pretende di conoscere l'altro come *soggetto* (psicologico o culturale) ma lo degrada ad *oggetto* dotato di un'essenza naturalistica (reificazione), facendo così scomparire le sue qualità di soggetto umano già costituito e in divenire.

Una malattia può essere studiata riconducendola al proprio sostrato organico (compito del *laboratorio sperimentale*), quando però bisogna risalire dalla malattia al malato (compito della *clinica reale*), quella prima riduzione vanifica la comprensione esauriente del paziente che rifiuta di rimanere intrappolato nella natura reificata della malattia. Questa dinamica configura il "dramma" di una conoscenza sempre più spinta intorno alla malattia (*effetti di verità* sprigionati in laboratorio), incapace di avanzare risolutamente sul piano dei risultati effettivi a favore del malato reale che, in quanto soggetto intenzionale, recalcitra proprio di fronte alle evidenze conclamate sulla malattia ma non esportabili nella sua persona (processo critico particolarmente problematico in psichiatria). Si ottiene un reale incremento della conoscenza solo quando le molteplici spiegazioni dei dati in gioco convergono verso un quadro coerente di spiegazioni. Tale quadro differenziato e coordinato non esiste in natura, perché il fenomeno *bruto* comunque accade nella sua unitarietà e unicità materiale, ma incomincia a stagliarsi nella mente dell'osservatore che, dopo aver coordinato i dati scaturiti da vari metodi di osservazione, può spingersi verso una loro sintesi esplicativa unitaria. Ad esempio, un comportamento umano può essere spiegato ricorrendo alla dimensione "esterna" (cultura) o a quella "interna" (psiche) ma ambedue sono *saldate* (costitutive) e *interattive* (influenzamento reciproco) nella concreta realtà del soggetto di esperienza. Non sono complementari i fenomeni bensì le loro spiegazioni, ottenute attraverso lo sfruttamento delle potenzialità conoscitive dei metodi di indagine esterni (etnologia) e interni (psicologia; Severi, 1984). La metodologia complementarista rinvia a un livello di astrazione piuttosto elevato, coincidente con teorie in possesso di una formalizzazione molto sofisticata (es., strutturalismo, psicoanalisi, biologia).

Il complementarismo deve essere rigoroso nella scelta dei fatti pertinenti da interpretare assegnando ciascuno di essi, attraverso una precisa selezione e categorizzazione, a un metodo disciplinare ben definito (ovvero a un particolare modo di interagire con il fenomeno). Non esiste una sola interazione possibile ma ogni suo tipo riesce a produrre "fatti" interpretabili solo secondo il particolare metodo interattivo (*perturbativo*) adottato (ad esempio, l'esplorazione del Sé narcisistico, eseguita da Kohut nella seconda analisi di Mr Z, grazie a una serie di varianti tecniche; Inglese, Rosso, Scudellari, 1988). Questo rende infine possibile la trasformazione dei fatti in *dati* significativi per una *data* disciplina (Devereux, 1953a, 1955, 1972, 1984). Il metodo complementarista contempla, innanzitutto, un *principio di esclusione*: due livelli esplicativi diversi si escludono reciprocamente in quanto la presenza operatoria dell'uno impone l'assenza dell'altro nella mente dell'interprete scientifico. Quando il metodo impugna il principio di indeterminazione non vuole enfatizzare l'imprecisione ineliminabile di ogni sistema di misurazione ma sfrutta come risorsa euristica lo *stato di incertezza* in cui versano l'osservatore e lo sperimentatore, determinato dall'indecidibilità tra due spiegazioni complementari perché ambedue chiariscono in modo soddisfacente soltanto un aspetto peculiare del fenomeno ma non il suo insieme, in ragione della molteplicità costituzionale intravista in esso. Tale tensione irrisolta obbliga l'osservatore in una posizione di apprendistato rispetto all'entità fenomenica esplorata (Nathan, 2005). Di fronte a fenomeni nuovi e particolarmente complessi, perché soggetti a sovradeterminazioni multiple ancora inspiegabili, l'osservatore/sperimentatore non sa ancora bene come organizzare i fenomeni, distribuendoli nel campo di attrazione delle specifiche discipline in grado di offrirne un'interpretazione accettabile. A questo punto insorge una diversa possibilità epistemica: la descrizione del fenomeno umano comporta l'implementazione, nel sistema esplicativo dell'osservatore, del *punto di vista del soggetto osservato* che si è intanto sviluppato durante la loro relazione interattiva (Stengers, 2001a). Tale angolo visuale provoca una sottile o fragorosa perturbazione dell'organizzazione noetica dell'osservatore a cui viene posto il problema di come modificare le proprie descrizioni in rapporto alle reazioni offerte dall'osservato. Queste ultime consistono in un *conflitto di teorie* tra osservatore e osservato, ingaggiati nello stesso campo di perturbazione e sottoposti alla stessa tensione trasformativa indotta dalla loro interazione (Devereux, 1984). Tale avvertenza generale sostiene una critica affilata, portata da Devereux alla cosiddetta "osservazione partecipante" per mezzo della quale l'etnologo tenta di scomparire tra le pieghe della comunità studiata illudendosi di neutralizzare la perturbazione, provocata dalla sua presenza, della nicchia sociale in cui crede di installarsi come una sorta di "essere invisibile". Nella prospettiva di Devereux, una siffatta attitudine è completamente fallace, oltre che fallimentare, in quanto la perturbazione reciproca tra osservatore e osservato rappresenta proprio l'*evento-chiave* dello studio antropologico sul campo.

A questo avvertimento non è estranea la formazione psicodinamica di Devereux, grazie alla quale ottiene gli strumenti per riconoscere che la cura analitica si fonda sulla provocazione e sulla risoluzione tecnica di una perturbazione, provocata intenzionalmente dal dispositivo terapeutico non solo sul soggetto esposto ad esso (*transfert* del paziente) ma anche sul costruttore del dispositivo (*controtransfert* dell'analista), vincolato dalle regole di funzionamento esplicite e implicite di un simile *quadro* interattivo. La spiegazione scientifica di tale dinamica considera quale oggetto privilegiato la *derivata* fenomenica dell'incontro con il paziente, rappresentata dalle reazioni dell'analista. Bisogna riconoscere a Devereux di avere spostato il proprio cimento esplicativo dal paziente alle logiche operatorie dell'analista – interpretabili non solo in chiave psicoanalitica ma epistemologica generale, oppure sociologica e culturale – e di avere ampliato la necessità di spiegare le leggi della perturbazione interattiva tra osservato e osservatore all'insieme delle scienze del comportamento. Tale estensione giustizia altresì la mistificazione di poter aspirare a una neutralizzazione delle perturbazioni intersoggettive provocate da qualunque relazione comportamentale. Esse provocano sempre un'amplificazione inevitabile delle reazioni possibili oltre a innescarne alcune del tutto inattese (Devereux, 1984). Il successo epistemologico di Devereux, pur misconosciuto a lungo, consiste anche nella sua capacità di trasformare un difficile problema fenomenico nella principale risorsa metodologica dello studioso del comportamento umano.

Giovinezza: Desiderando sfuggire alla madre, incantata dalla cultura tedesca ma da cui non si crede amato, e al peso insostenibile del suicidio del fratello quattordicenne (consumato davanti ai suoi occhi dopo un banale litigio), parte per Parigi all'età di diciotto anni (Beck, 1991). Le spese dei suoi studi all'estero sono sostenute dal padre, agiato avvocato liberale e socialista. Alla Sorbona segue corsi di matematica, fisica, chimica con Marie Curie e Jean Perrin, aprendo le porte della sua intelligenza alla rivoluzione delle teorie probabilistiche. Non si sente troppo coinvolto nello studio sistematico, tecnico e pratico, di queste discipline essendo piuttosto attratto dalle loro novità metodologiche e teoriche generali. Vive come un tormento le domande intorno al metodo di osservazione del comportamento umano presentatesi alla sua mente quando è appena un fanciullo intelligente e sensibile (si poneva sempre domande su come riuscire a distinguere la verità dalla menzogna nel comportamento degli adulti; Devereux, 1966; Ferenczi, 1933). La sua disaffezione per le discipline scientifiche, coltivate invece con successo dal cugino materno, Edward Teller (genio sinistro della fisica atomica), non gli impedisce di studiare in modo forsennato (è un lettore onnivoro e insaziabile, finanche di romanzi polizieschi), di scrivere spasmodicamente, pure in lingua poetica, di suonare fino ad esaurimento il pianoforte, considerando la musica come l'occupazione più nobile per un essere umano (apprezza Mozart, su tutti). Questo regime quotidiano di sovrastimolazione intellettuale gli procura una sorta di blocco del pensiero e si ammala in modo grave (coma da febbre tifoide) essendo costretto a rientrare in patria per curarsi.

Ritornato a Parigi nel 1931, si iscrive a un corso di lingua malese presso l'École des langues orientales, ottenendone il diploma nella metà del tempo normalmente necessario. A questo punto osa il salto verso l'etnologia e si rivolge con temeraria presunzione giovanile a Marcel Mauss perché lo aiuti a conseguire altrettanto rapidamente una laurea in lettere con orientamento professionale in questa nuova disciplina. Il rifiuto opposto da Mauss alle sue pretese irragionevoli spinge l'irrequieto postulante a rimediare l'intercessione benevola di Lévy-Bruhl e Rivet. In un paio di settimane prepara e supera in modo spettacolare l'esame di diploma in lettere (giunge secondo in graduatoria) per poi conseguire la laurea nel 1932 (Michel-Jones, 1987).

I titoli di studio gli vengono rilasciati a nome di Gheorghe Dobó. Durante il periodo parigino il giovane etnologo modifica di continuo il suo nome di persona: di volta in volta si firma Georg, György (in ungherese), Gyuri (il suo diminutivo familiare), Gheorghe (in rumeno). Anni dopo usa il nome George nelle pubblicazioni in inglese e questo diventa Georges quando rientrerà definitivamente in Francia. Il suo patronimico è altrettanto instabile: in origine è Weissmayer, tipicamente ebreo, poi magiarizzato in Dobó ("colui che getta"). Nel 1933 sfrutta un decreto ministeriale rumeno per cambiare ancora e, volendo dissimulare la propria origine mentre l'antisemitismo europeo sta per dotarsi di un incredibile programma di sterminio, sceglie di adottare il nome George e il cognome Devereux. Questa scelta appare davvero curiosa poiché l'assonanza beffarda del nuovo cognome con il rumeno "evreu" (equivalente dell'italiano "ebreo") gli permette di far balenare un riflesso *pronunciabile* della propria natura etnica (Nathan, 1996b). La manipolazione dell'identità comunitaria d'origine passa pure attraverso la sua conversione al cattolicesimo (viene battezzato nel 1932: la sua sfera spirituale non è mai stata occupata da nessuna divinità e si è addensata intorno a un nucleo umanista di impronta materialistica).

Il conseguimento della laurea lo decide a realizzare il desiderio di intraprendere una grande esperienza di viaggio etnologico. Il suo primo modello ideale di ricercatore è Mauss con cui intrattiene un serrato confronto personale cercando di estrarre dal suo sapere programmatico tutto il necessario per tentare l'impresa di terreno. La proiezione materiale su un territorio ignoto alimenta in Devereux la convinzione che la ricerca sul campo costituisca l'occasione di una metamorfosi profonda del ricercatore, delle sue concezioni, dei suoi limiti soggettivi o disciplinari. Questa umana avventura esprime il suo valore quando riesce a operare in modo critico sul corpo della disciplina e sull'epistemologia dello studioso trasformandone le premesse e le certezze iniziali (in questa predisposizione soggettiva Devereux tocca i punti sensibili dell'esperienza di Bateson (1988) in Nuova Guinea; Inglese, 2000, 2006).

L'etnologia nella valigia

Il giovane etnologo raggiunge le torride *mesas* degli Hopi (1933), grazie all'impulso di Mauss, che gli promette di impiegarlo al suo ritorno presso il Musée de l'Homme, e al sostegno di una borsa di studio della Fondazione Rockefeller. Questa prima esperienza è per lui particolarmente difficile, gli sono ostili i nativi e il gruppo di ricerca con il quale lavora. Ottiene il trasferimento a Berkeley, centro di riferimento dell'antropologia mondiale, dove Kroeber apprezza le sue note di terreno, gli trasmette l'amore per gli indiani d'America e lo invia tra i Mohave, stanziati lungo il fiume Colorado (1934-35). Devereux ancora non conosce la rivoluzione freudiana ma la finezza del sistema psicologico e psicopatologico mohave lo sensibilizza alla psicoanalisi. La sua parabola diventa così simmetricamente rovesciata rispetto a quella di Géza Róheim (*1967*) di cui diventerà amico solidale, inviato espressamente da Freud, Jones (*1972*) e Marie Bonaparte (*1971*) ai confini del mondo australiano per dimostrare che la scoperta psicoanalitica ha il valore di una psicologia generale e universale[3].

Lascia il territorio mohave per proiettarsi agli antipodi, nel cuore del Vietnam, dove trascorre diciotto mesi solitari in compagnia di una tribù guerriera appartenente al grande gruppo delle etnie Sedang (Xo-dang, secondo le denominazioni antropologiche più recenti; le loro autodenominazioni li individuano anche come Hdang, Kmärang, To-dra, Cadong, Monam; Fermi, 2002). Durante questa missione raccoglie una mole imponente di osservazioni, poco sfruttate nei suoi libri ma che costituiscono il materiale principale del suo orientamento metodologico successivo (Devereux, 1933-1935, 1984). Ad un certo punto i Sedang gli riconoscono capacità sciamaniche e si presta ad esercitare questa funzione potendo cogliere dall'interno l'efficacia relativa, insieme ai limiti evidenti, della cura tradizionale praticata in questo gruppo. Forse si collega a questa esperienza il suo severo giudizio sulla personalità sciamanica, soprattutto sulle inclinazioni nevrotiche o francamente psicotiche di questi tecnici della terapia. Riconosce comunque che l'istituto sciamanico esercita un ruolo positivo nelle comunità primitive seppur ristretto a interventi palliativi o di sostegno, latamente psicologici. Ammette con una certa resistenza che i sistemi tradizionali, a spiccata componente ritualistica, operano una selezione rigorosa delle personalità individuali in modo da eliminare quelle maggiormente devianti dal modello ideale della società. Solo in periodi di crisi grave e generalizzata al vertice di questi sistemi possono ascendere personalità francamente patologiche che, impegnate in azioni antisociali (es., pratiche di stregoneria), contribuiscono a far degenerare il sistema fino al punto più basso della sua estinzione (Linton, 1956).

Questa esperienza, per quanto contrastata e ambivalente, indica all'etnopsichiatria del tempo un compito audace e ancora attuale. Devereux incomincia a scoprire sistemi tecnici che organizzano, esercitano ed esprimono una conoscenza specifica del disordine somatico e mentale. Un sapere siffatto si struttura in dispositivi riconoscibili, contenenti elementi tra loro scientificamente comparabili, selezionati e sviluppati in rapporto ai problemi prevalenti affrontati dal gruppo umano creatore di questi sistemi. Tali insiemi si strutturano come alberi decisionali di classificazione, interpretazione e intervento trasformativo in grado di utilizzare strumenti empirici e conoscenze metafisiche, assunti religiosi e articolazioni rituali, concezioni sovrannaturali e saperi naturali verificabili. Il grado di proiezione dei sistemi autoctoni verso la dimensione psicologica diventerà più evidente al suo pensiero quando finalmente passerà dal contesto sedang, da lui definito rigidamente comportamentista, a quello mohave (Bourgos, 1988; Devereux, 1985). Vivendo insieme a loro, la sua prima percezione di una sensibilità psicologica nativa si trasforma nella convinzione che questo gruppo yuma possiede un sistema interpretativo del funzionamento mentale di evidente utilità anche per le discipline psicologiche occidentali. Questa scoperta rinforzerà la sua metodologia complementarista perché gli permetterà di abbandonare il livello abbastanza sicuro della doppia descrizione, etnologica e psicologica, del tutto interno al sapere scientifico occidentale, per guadagnare quello più instabile, retto dal principio di indeterminazione e di incertezza, in cui la comparazione e la moltiplicazione esplicativa attingono alle originarie e originali cognizioni native intorno alla natura del male e della malattia. Il confronto insistito con queste concezioni invera i princìpi più autentici della metodologia complementarista anche se tale confronto sistematico, inerente al manifesto dell'etnopsichiatria generale, dovrà attendere la creazione di un più adatto dispositivo di interazione con l'alterità psicologica. In tale dispositivo viene discusso e comparato il significato della *psiche* nei più diversi mondi umani, non più a livello delle concezioni generali – comunque declassificate a credenze e verso cui assumere la postura della tolleranza morale (Stengers, 1997) – ma a livello delle pratiche operatorie indirizzate ai pazienti reali che reagiscono in prima persona alle interpretazioni e agli interventi del clinico occidentale (Nathan, 1994).

La relazione con i Sedang e lo scambio con i Mohave, ripetuto molte volte negli anni successivi – trascorsi tra difficoltà materiali e nel timore ansioso di venire espulso dagli Stati Uniti mentre i venti di guerra soffiano sul mondo e i nazisti soffocano il suo popolo lontano – gli offrono dati sicuri per riconoscere che le teorie psicopatologiche dei popoli nativi possono dialogare con le teorie psichiatriche moderne, incrementando il profitto conoscitivo in un campo scientifico duro e spesso avaro di frutti. In realtà, Devereux capisce che l'esame critico dei fondamenti razionali del processo diagnostico e psicoterapeutico necessita dello sforzo comparativo tra i metodi agiti per uno stesso scopo, la cura, all'interno dei vari sistemi culturali. In tal modo opera un ennesimo rovesciamento problematico: il *più piccolo*, individuato nella concezione nosologica locale di una comunità minoritaria senza velleità di egemonia, serve a sciogliere i nodi problematici del *più grande*, individuato in una conoscenza scientifica (psichiatria e psicoanalisi) che vuole diventare predominante sopprimendo ogni concezione alternativa. Il sapere *assoggettato* (Foucault, 1968) sfida lo scienziato sociale sullo stesso piano conoscitivo, ne incrina lo scudo di sicurezza, disarma la sua intenzione dominatrice quando lo costringe nell'angolo stretto di un non sapere effettivo. Potremmo parlare di un *effetto mohave* a carico di Devereux perché le conoscenze di questo popolo lo inducono a impugnare la psicoanalisi come complemento critico dell'etnologia, della sociologia e della psichiatria, rivelando i limiti e le incongruenze di tali discipline che aspirano a un sapere assoluto mai avvicinato di un passo. A questo stesso effetto è dovuta la spinta a criticare i contenuti del sapere psicoanalitico nei suoi punti più esposti alle suggestioni mitologiche (es., concezioni psicogenetiche; ruolo e funzione del complesso di Edipo; Devereux, 1947, 1951b, 1953b, 1963) e nella coscienza metodologica che tale disciplina ha di se stessa (teoria del controtransfert indotto dal suo dispositivo operatorio; variabilità inesauribile dei fenomeni provocati da modificazioni del dispositivo e delle conseguenti teorie della tecnica; Devereux, 1951a; Kilborne, 1987). L'influenzamento mohave infine lo iscrive in un linguaggio ricco di nomi ma singolarmente povero di esperienza etnografica sul campo (l'interessamento antropologico da parte della prima generazione di psicoanalisti si era limitata allo studio erudito dei miti classici o a quello archivistico di qualche popolo remoto, non senza conseguenze sulle teorie dello stesso fondatore viennese; Freud [1912-1913], 1975).

La sua difesa del valore scientifico delle terapeutiche tradizionali si accompagna a una più acuta coscienza del "dramma storico" (de Martino [1948], 1973) vissuto dai popoli nativi in rapporto agli sconvolgimenti apportati sui loro sistemi sociali dal confronto coatto con una modernità imperialistica. Tale consapevolezza è innervata da un soggiacente senso di identificazione della sua condizione di fuggiasco senza patria, a contatto con altre minoranze ugualmente costrette a perdere il proprio quadro di riferimento esistenziale.

Guerra mondiale e battaglia per la sopravvivenza di uno psicoanalista erudito ma interdetto...

Nel 1938 svanisce ogni residua speranza che Devereux possa assumere un posto di ricercatore in Francia. La montante pressione nazista lo determina a chiedere la naturalizzazione americana, ottenuta però solo nel 1941. In California si impegna a collaborare con Kroeber, sotto la cui direzione elabora una tesi sulla vita sessuale dei Mohave (Devereux, 1939; 1950); studia con Lowie. La sua vita è durissima e il corpo prostrato. Entra in contatto epistolare e frequenta Margaret Mead legandosi a lei (che scriverà la prefazione a *Reality and Dream*), oltre che a Weston La Barre (autore della prefazione a *L'angoscia e il metodo*), in una lunga e sincera amicizia durata tutta una vita. Insieme alla matriarca dell'antropologia americana lavorerà sui rifugiati ungheresi nel 1956. Il suo interesse per il rapporto tra psicopatologia e cultura diventa sempre più marcato e incomincia a frequentare il Worcester State Hospital (1939), dove conosce Róheim e acquisisce una solida esperienza clinica. Quando gli USA entrano in guerra (1941) chiede di essere reclutato nell'*intelligence* militare e si propone per una destinazione indocinese dichiarando di conoscere varie lingue utili per questo fronte (malay, mon-khmer, pidgin francese) ma viene dislocato in Cina. Una volta congedato, nel 1944 effettua una breve analisi terapeutica con Róheim, che lo sollecita a diventare psicoanalista, senza smettere di lavorare in ambito antropologico e intessendo rapporti scientifici con i migliori rappresentanti della scuola di "Cultura e Personalità", soprattutto con Linton. Queste frequentazioni sono organiche al progetto di potenziare lo studio della cultura con quello della psiche. Rientrato in Francia per lavorare al CNRS (1946), si sottopone a un'analisi personale che dura solo un anno poiché viene congedato senza alcuna spiegazione plausibile dal suo analista, Marc Schlumberger. Questo personaggio lo incoraggia a tornare in USA e gli assicura che avrebbe formalmente garantito la qualità didattica della sua analisi se Devereux avesse accettato il posto offertogli presso la prestigiosa *Menninger Clinic*. La realtà fu causticamente diversa in quanto Schlumberger inviò a Karl Menninger una lettera nella quale misconosceva la natura didattica di quella *tranche* analitica che, secondo lui, sarebbe stata interrotta unilateralmente dall'analizzando, forse a causa di un sottostante difetto psicopatologico. Mentre perpetrava questo tradimento, osava scrivere a Devereux della sua gioia di saperlo certamente già impegnato in un'analisi di controllo con un esperto didatta, al termine della quale sarebbe diventato uno psicoanalista completo. Questa scorrettezza inqualificabile sbarrò l'accesso di Devereux nell'istituzione psicoanalitica. Nonostante l'intercessione battagliera di Róheim, dovette riprendere un'analisi personale con Jockl (analizzato da Freud a Vienna) ed effettuarne una di controllo con Jan Frank. Ottiene l'agognato riconoscimento solo nel 1952 ma senza mai venire integrato come didatta in società nazionali aderenti all'International Psychoanalytic Association (Roudinesco, 1998; Valantin-Charasson e Deluz, 1991).

Nel quadro della prestigiosa e innovativa Menninger Clinic riesce a tornare spesso tra i Mohave, consolidando la sua conoscenza sui fenomeni psicopatologici dei nativi nordamericani. La sua doppia competenza, etnologica e psicoanalitica, rappresenta l'impronta indelebile del metodo clinico che gli permetterà di affrontare le derive psichiatriche dei nativi affidati alle sue cure. Pubblica i dettagliati passaggi tecnici e metodologici della *psicoterapia interculturale ad orientamento psicoanalitico* di un paziente appartenente a una grande tribù delle pianure di lingua algonchina (etnonimo: *Siksika*; tradotto comunemente come *Piedi Neri*), registrata alla lettera e nel suo divenire quotidiano (Devereux [1951], 1998). In tale intervento clinico Devereux si propone di indagare l'impatto dei fattori culturali sull'eziologia, sintomatologia e terapia dei disturbi della personalità. Sperimenta allora procedimenti tecnici adattabili al trattamento dei disturbi mentali di persone il cui ambiente culturale e la struttura della personalità etnica differiscono in modo sensibile da quelli del terapeuta occidentale medio. La premessa nosologica generale del suo lavoro consiste, *in negativo*, nel rigetto cosciente di una definizione etnocentrica della personalità normale e, ancor più, anormale. Al tempo stesso ciò implica, *in positivo*, che l'interazione clinica venga predisposta nei termini più confacenti alla particolarità etnica del paziente piuttosto che in quelli maggiormente convenienti alla strutturazione culturale del terapeuta. Devereux punta apertamente al recupero e al sostegno della cosiddetta *personalità etnica* del paziente che si consolida come un prodotto del processo di fabbricazione culturale degli esseri umani nei più diversi contesti di vita collettiva (Mauss [1947], 2002; Nathan, 1996c). Essa è un'organizzazione peculiare della personalità sociale, impegnata a governare lo scambio interpersonale tra il soggetto e i suoi simili ma che guida con evidente incertezza le relazioni interumane di questo stesso attore in ambienti diversi da quello originario. Tale personalità può adulterarsi progressivamente se viene amputata dal suo ambiente generativo o se tenta di riaffermare la propria esistenza in uno scenario diverso, dove si rassegna a riemergere come elemento bizzarro e disfunzionale. Questa stessa degradazione può essere provocata da una mutazione incontrollata del contesto sociale originario. In situazioni siffatte la componente etnica della personalità diventa come una sostanza estranea e irrelata, espulsa dal suo spazio pubblico e installata nell'individuo da cui irradia una qualità idiosincrasica e disarmonica perché distaccata dalla sua catena sociale di produzione. Egli definisce *interculturale* la relazione clinica tra un paziente e un terapeuta che non appartengono alla stessa area antropologica e che perciò non condividono i medesimi impliciti culturali e psicologici. Tale condizione strutturale impone che il clinico debba dotarsi delle conoscenze etnologiche fondamentali sul mondo del paziente. Esse sono necessarie a inquadrarne i comportamenti e la loro categorizzazione cognitiva, da parte del soggetto sofferente, a confronto con un clinico estraneo in un contesto operativo ignoto alle sue concezioni tradizionali della cura. La conoscenza del fattore culturale specifico, in grado di condizionare il funzionamento psicologico, permette la comprensione del ruolo e della funzione esercitata da ogni cultura (ovvero, a un livello ancora più astratto, dalla *Cultura in sé*) nella determinazione degli avvenimenti morbosi emergenti all'interno di un contesto specifico. Questo livello, poi definito da Devereux "metaculturale" (Devereux, 1978a, 1998), è dotato di una notevole capacità operativa quando il clinico si trova in difetto di un'informazione anche solo rudimentale sulle appartenenze culturali del proprio paziente. Sulla scia di Linton (1956), Devereux considera la cultura come un sistema organizzato di idee, costumi, risposte emozionali e cognitive, condizionate, condivise e trasmissibili tra i membri di una società concreta (attraverso l'apprendimento, compreso quello erogato dai dispositivi mitico-rituali). Perfezionerà la sua teoria aggiungendo che la funzione principale di questa dimensione umana è di implementare negli individui un apparato standardizzato di difese (solidale con l'Io), necessarie a fronteggiare i *conflitti tipici* esistenti nel corrispondente contesto socioculturale (Devereux, 1978a, 1978b, 1978c). Senza un proprio modello culturale, infatti, un gruppo umano non riesce nemmeno a costituirsi come una società organizzata, flessibile, in grado di riprodursi e svilupparsi, ma resta un labile aggregato incapace di adattamento alla realtà esterna.

La sua ponderosa *Psicoterapia di un Indiano delle Pianure*, scritta senza concessioni allo stile del romanzo psicoanalitico dei primi casi freudiani, resta ancora oggi il solo documento integrale di una nuova tecnica di interazione clinica che utilizza leve culturali specifiche a fini di trasformazione sintomatica e di ricostruzione personologica. Devereux sperimenta una modificazione della psicoterapia psicoanalitica costringendola a misurarsi con i risultati effettivi (caratteriali e sintomatici) del processo di fabbricazione culturale del paziente. Il punto d'attacco del lavoro clinico (costruzione dell'alleanza terapeutica) si trova nella rete dei significanti tradizionali: usi, costumi, oggetti materiali, relazioni sociali, modi di dire e di comprendere il mondo, di esprimere i sentimenti e di vivere i conflitti inerenti alla dimensione evocata. Egli propone un ulteriore adattamento tecnico che riguarda la postura del terapeuta obbligato a confrontarsi con una psicologia etnica estranea alla propria. Raccomanda che il clinico assuma una *posizione* affine a quella del guaritore tradizionale alla cui azione il paziente è già predisposto in base al condizionamento culturale originario. Questa attitudine istituisce un vincolo operatorio positivo poiché suggerisce al terapeuta di avvicinarsi al funzionamento inconscio del paziente in un modo culturalmente conforme alla sua psicologia costitutiva. Ad esempio, il terapeuta può indurre e ordinare la produzione di sogni (come preconizzato da Ferenczi) e il paziente si presta a queste induzioni rispondendo con immagini oniriche emergenti anche al di fuori del sonno, durante la seduta, o con libere associazioni di idee espresse ad occhi chiusi, come se sognasse ed esse provenissero direttamente dalla primaria sorgente onirica (il sogno stesso). Queste produzioni vengono trattate ispirandosi al modello culturale del paziente: come visioni che orientano il soggetto sulle azioni da compiere nella realtà (secondo la logica nativa i sogni *sono* la realtà, addirittura quella più vera) e sul riconoscimento del proprio ruolo nel mondo sociale e in quello affettivo più personale. Il paziente viene riconosciuto come una sorta di *eroe culturale* alla ricerca di una *visione che dà potere*, secondo quanto prescritto dai meccanismi culturali di difesa che non vengono criticati o smantellati dal terapeuta ma accettati e utilizzati. Così l'individuo nativo riesce a fronteggiare l'angoscia e il conflitto soggiacente perché contenuto, protetto e diretto dalle indicazioni di uno *spirito-guida* (figura strategica dell'apparato ideologico tradizionale) con funzioni di sorveglianza e protezione in prossimità della presenza del male che insidia la sua persona. Questa guida benevolente e idealizzata proviene dalla realtà culturale del paziente ma diventa un agente effettivo quando si incarna nel terapeuta. Il clinico viene identificato in questo ruolo se dimostra la propria capacità di immedesimazione nella funzione prescritta dall'organizzazione sociale del paziente. Ciò avviene, ad esempio, attraverso riferimenti puntuali all'*ethos* nativo, di cui dimostrare una conoscenza accurata (il paziente afferma spesso che Devereux reagisce *come un indiano*). Tale postura, generale e particolare, mette in movimento una potente dinamica di identificazione reciproca tra analista e paziente che permette il *lavoro di traduzione*, punto a punto, del conflitto diagnosticato per via metapsicologica in quello corrispondente all'interno della logica nativa. Le reazioni controtransferali, insieme a tutti gli strumenti della tecnica analitica (es., interpretazione, confrontazione, ricostruzione), devono essere sottoposti a una preliminare valutazione dei modi e dei tempi della loro elaborazione oltre che a un *secondo lavoro traduttivo* da realizzare nella lingua affettiva culturalmente comprensibile al paziente (Devereux [1951], 1998). Con questo approccio, Devereux obbedisce alla regola personale di non trasportare mai un uomo troppo lontano dal suo nucleo culturale perché potrebbe precipitare in un abisso vuoto e senza fondo. La sua azione tecnica *presentifica* un collettivo reale dove il paziente ritrova il suo posto come soggettività singolare (de Martino, 1973). Questo metodo, in sintesi, sfugge all'insidia di trattare il paziente come se fosse un qualunque essere umano, una sorta di uomo medio statistico e indifferenziato il cui apparato mentale funziona e disfunziona come quello di ogni altro uomo altrettanto indeterminato (essere umano generico presunto come essere universale e invariante; Morin, 2001; Nathan, 1998, 2006). Al contrario, l'*alta definizione* dell'appartenenza sociale del paziente permette a Devereux di percepirne meglio l'individualità psicologica, unica e caratteristica, *messa in variazione* rispetto alla sua generazione culturale. L'obiettivo strategico, verso cui Devereux punta con precisione, diventa quello di restituire all'individuo i propri meccanismi culturali di difesa piuttosto che di simulare il suo riadattamento impossibile nel ruolo, sociale e psicologico, di un "tipico americano bianco" confinato, in questo caso, ai margini della società dominante che costringe i nativi alla derelizione conseguente alla loro distruzione in quanto popoli indipendenti e ricchi di una visione autonoma del mondo (critica che Devereux rivolge all'ideologia del "sogno americano", anche sulla scorta della visione progressista di Boas, mediata da Kroeber e dal gruppo "Cultura e Personalità"). Questo processo di singolarizzazione culturale struttura una nuova e funzionale soggettività del paziente, dimostrata dalla remissione piuttosto rapida del suo alcolismo inveterato, delle disfunzioni somatiche, dei correlati nevrotici pervasivi (fobie multiple), della distorsione della sua personalità etnica (impulsività, violenza, noia cronica) che avevano trasformato in un livido inferno la vita di un discendente da una stirpe di fieri condottieri delle pianure.

Desiderio di diventare un indiano: 1961-1971...

Il decennio successivo è caratterizzato dall'intensificazione dei suoi studi, sempre più sistematici, indirizzati ad aprire vie originali verso una vera clinica transculturale. Le sue numerose pubblicazioni gli valgono una crescente reputazione nel mondo della ricerca scientifica americana e Karl Menninger, pur consapevole dei conflitti discendenti dall'ammissione di un candidato di prevalente formazione antropologica all'Istituto Psicoanalitico di Topeka, ne propone addirittura la menzione presso il prestigioso "Council of Medical Education". Va rimarcata l'eccezionalità di questo riconoscimento onorifico perché promuove Devereux come l'unico ricercatore laico la cui opera viene giudicata, all'interno delle facoltà americane di medicina, di straordinario significato per il progresso della clinica psichiatrica interculturale. Nel 1956 diventa professore associato in ricerche di etnopsichiatria presso la Facoltà di Medicina della Temple University di Philadelphia. Nel 1959 incomincia ad esercitare la psicoanalisi e la psicoterapia nel proprio studio privato, a New York, godendo finalmente del titolo legale e della piena autonomia operativa in quanto psicologo e psicoterapeuta professionista inquadrato nel rango docente dell'Università di questa città. Svolge la sospirata attività solo fino al 1963, anno in cui divorzia dalla quinta moglie, un'inaffidabile aristocratica ungherese (i sei matrimoni di Devereux e le sue innumerevoli relazioni amorose meriterebbero uno studio a parte).

Il prodotto scientifico più elevato di questa fase è certamente il voluminoso *Mohave Ethnopsychiatry and Suicide* ([1961], 1996). Al termine di cinque anni di lavoro, Devereux dà una forma sistematica al grande *corpus* etnopsichiatrico plasmato dal sapere generale di un piccolo popolo indigeno verso il quale viene attratto in modo irresistibile (Bourgos, 1988). La scrittura di Devereux obbliga a confrontarsi con un manuale clinico autoctono, ispirato da una nosologia coerente, articolato in una nosografia eziologica e arricchito da sperimentate prescrizioni terapeutiche. Il Consiglio Tribale dei Mohave si riunisce per concedere a Devereux l'autorizzazione alla pubblicazione dell'opera perché riconosce che ha saputo rappresentare le loro idee in modo esatto e rispettoso. Il Consiglio rende anche omaggio ad un uomo che ha superato le barriere della differenza antropologica oltre alle prove fiduciarie del rapporto intimo e corrisposto con un popolo cosciente della propria tragedia storica.

Secondo Devereux ogni sistema sociale si struttura intorno a temi nosologici di base che costituiscono i nuclei densi di una concezione culturale distintiva ma comparabile con quella di sistemi analoghi. Questi temi si sviluppano dalla dinamica tra conflitti e difese, tipici della cultura esaminata, che determina l'eziologia e la sintomatologia caratteristiche di ogni sistema culturale. Viene da lui rilevata la congruenza tra teoria nosologica e fenomeno clinico empirico per cui il malato diventa il prodotto elettivo finale della propria cultura e della teoria psicopatologica costruita nel suo contesto sociale. Tale indicazione diventa una prima proposta implicita che verrà raccolta dall'etnopsichiatria clinica nathaniana quando invita a eseguire un puntiglioso lavoro di decostruzione delle modalità con cui la nosologia emica fabbrica la propria forma-paziente. L'analisi della tecnica culturale, che ha determinato la forma patologica distinguibile nel caso clinico, deve accoppiarsi con quella rivolta a individuare una dinamica funzionalmente simile nei contesti in cui il paziente viene poi lavorato anche dal secondo attore di un'analoga tecnica culturalmente fondata: medico, psichiatra e psicologo (l'esempio paradigmatico è offerto dalla psicopatologia dei migranti che ricadono nel campo di osservazione e di intervento delle agenzie assistenziali delle società ospitanti).

Il sistema psichiatrico locale emerge da quello culturale più generale, espresso da un gruppo determinato, e si materializza in forme istituzionali perfettamente connotate (figure terapeutiche, strumenti e luoghi clinici), demarcando il contesto di cura più conveniente per i membri cresciuti all'interno del territorio sociale di riferimento. Il modello psichiatrico egemone in un contesto determinerà la tendenza del fenomeno morboso ad adeguarsi ad esso. Eventuali singolarità fenomeniche rappresentano tentativi fallimentari di rigetto idiosincrasico del modello culturale generativo (*negativismo sociale*) e si affermano come gravi entità patologiche destinate all'incurabilità. La corrispondenza tra sistema clinico e psicopatologia implica che il disturbo contempla una risoluzione attraverso uno strumento tecnico elaborato in modo conforme alla cultura. Due sistemi sono ugualmente efficaci rispetto ai propri oggetti patologici elettivi (*tipici della cultura*: assenti, scarsamente o sporadicamente presenti nell'altra; Inglese, 1999, Inglese e Peccarisi, 1997), cosicché un sistema non può rivendicare una superiorità operativa nei confronti dell'altro. In termini di efficacia, si ottengono risultati sovrapponibili se le tecniche elaborate da queste culture vengono rispettivamente applicate alle varianti patoplastiche di un presunto disturbo unitario (es., disturbo depressivo), espresso da pazienti *reali* appartenenti ad aree culturali distinte. Bisogna però evidenziare un dato scabroso: il gruppo delle schizofrenie conosce un destino prognostico più negativo nelle aree occidentali, saturate dalle neuroscienze che ritengono di conoscere il segreto biologico e psicosociale di questi disturbi, rispetto a quelle in cui esso, se presente, viene trattato con metodi tradizionali, ovvero secondo opzioni tecniche che ignorano il segreto scientifico delle psicosi schizofreniche (Tseng, 2003). Questo risultato sconcertante dell'*International Pilot Study* sulla schizofrenia (1973) è stato previsto da Devereux senza ricorrere alle evidenze epidemiologiche comparative ma solo esercitando la logica etnopsichiatrica (Inglese, 2003). Inoltre, una tecnica elaborata in un sistema è inefficace se applicata a un oggetto strutturalmente diverso prodotto da un secondo contesto generativo. Il recupero di un'efficacia terapeutica accettabile dipende dal *riadattamento* della tecnica originaria nel momento in cui viene eseguita su un paziente culturalmente diverso da quello per cui era stata elaborata (*ef-*

fetto di barriera culturale alla psicoterapia). La perturbazione che questo riadattamento provoca sulla tecnica, oltre che sulla sua ispirazione teorica, può sprigionare una forza-invenzione suscettibile di trasformarla in un nuovo strumento (spesso emergente come *ibrido* o come *chimera*, in ragione della giustapposizione di caratteristiche operatorie eteroclite). Essa può rimanere a lungo *celibe*, incapace di accoppiarsi con una teoria adeguata a spiegarne il principio attivo, il razionale d'uso, le controindicazioni, gli effetti indesiderati o collaterali.

La validità dell'etnopsichiatria mohave consiste nella sua fine semeiologia psicopatologica; nella tendenza empatica verso l'anomalia morbosa che consente al guaritore mohave di ritrovare un ordine soggiacente al caos sintomatico; nel riconoscimento di un *continuum* tra normale e anormale che avvicina il terapeuta e il gruppo sociale alla soggettività disfunzionale, senza rigettarla in un altrove separato. Devereux ammira il gusto culturale dei Mohave per la riflessione intellettuale, attraverso cui riescono a integrare nel loro sistema di pensiero anche gli estremismi concettuali delle produzioni oniriche (es., rappresentazioni di divinità folli), gli eccessi della condotta psicotica, quelli delle perversioni sessuali polimorfe che non suscitano scandalo o censure preventive né a livello inconscio né sociale. Una triade, questa, resa addirittura funzionale alla comunità, quando diventa vocazione sciamanica che concede all'individuo prescelto una capacità clinica audace e raffinata nel cimento con le più complesse patologie del comportamento. L'acutezza etnopsichiatrica dei Mohave, condivisa dai membri non impegnati nell'esercizio professionale, si accoppia alla loro inclinazione verso uno stile cognitivo impegnato nella razionalizzazione dei fenomeni empirici più inusuali. Devereux rivaluta questo gruppo come l'espressione avanzata di società a *orientamento terapeutico* esteso (Róheim) dove anche i rovesci di fortuna ricadono sotto la sovranità dei guaritori tradizionali. I Mohave manifestano una netta ambivalenza nei confronti di queste essenziali figure e ne contrastano il potere, pretendendo l'osservanza assoluta degli obblighi deontologici della loro funzione oltre che sanzionando in modo cruento chi tenti di trasgredire le regole del ruolo. Devereux dimostra, inoltre, che i Mohave riconoscono l'esistenza di un'autentica psicologia *interna* all'individuo. Il loro sistema nosologico è incline a imputare una dimensione psicologica alla malattia somatica piuttosto che riferire le malattie psichiche a cause organiche. Tale ripartizione è molto ansiogena perché, quando il corpo è spostato alla periferia del sistema nosologico, il danno psichico viene sovrastimato e sentito molto più sconvolgente di una grave perturbazione fisica, al punto di essere considerato contagioso e fatale. Questa etnopsichiatria mantiene quale oggetto privilegiato gli effetti a carico dello stato mentale dell'individuo procurati da agenti esogeni: fantasmi, stregoni, antenati, divinità, coppie di gemelli, stranieri (uccisi in battaglia o mutilati), esseri animali (abbattuti durante la caccia). Essa coniuga una *visione psicologica degli effetti*, grazie alla *demarcazione* dello spazio interno in cui accadono e sono percepiti i fenomeni morbosi, con una *visione sovrannaturale delle cause*. Devereux sostiene che la tradizione etnopsichiatrica mohave configura uno stadio evolutivo del processo di scoperta di una dimensione psicologica autonoma da parte degli esseri umani. Nelle sue pagine si riconoscono le tracce di un movimento procedurale che affianca tecniche terapeutiche di tipo sovrannaturalistico con altre di natura più psicologica. Siffatta etnopsichiatria andrebbe collocata tra la concezione organicista ippocratica – che emancipa il disturbo mentale dalle sue ipotetiche determinazioni sovrannaturalistiche (prototipo: epilessia *vs* morbo sacro) ma incapace di immaginare l'autonomia della dimensione psicologica – e la rivelazione psicodinamica dell'inconscio, prefigurata da Charcot per essere integralmente dispiegata da Freud (Ellenberger, 1976)[4]. Nei passaggi finali, Devereux ricorda che intuizioni corrette sull'esistenza della dimensione psicologica restano inutilizzabili a lungo, almeno fino a quando non viene inventata una diversa modalità operatoria, suscettibile di assegnare un nuovo significato all'irriducibilità dei fenomeni osservati (es., perturbazione tecnica attraverso l'ipnosi o le associazioni libere; Stengers, 2002). Egli porge l'invito a ripensare i problemi insoluti più familiari rifacendosi a modalità di pensiero non familiari, sottoponendo a una modificazione intenzionale il quadro di riferimento cognitivo del ricercatore. Esplora in prima persona questa direzione seguendo la teoria mohave (*non familiare*), dove trova la dimostrazione che l'alleanza tra dimensione sovrannaturalistica (invisibili) e naturalistica (organi interni e umori) può oscurare la sfera psicologica. L'etnopsichiatria mohave privilegia talvolta quella prima alleanza ma non permette che soffochi del tutto le prerogative della costituente psicologica dell'uomo. Il risultato di questo conflitto tra le varie dimensioni esplicative può essere contemplato nell'architettura nosologica nativa che si articola tra cause, effetti e pratiche sia materiali che immateriali, impersonali e soggettive, collettive e individuali, fisiche e metafisiche, culturali e psicologiche. Gli occhi di Devereux si volgono verso questa etnoscienza come se vi riconoscessero il *mondo vivente*, socialmente realizzato, del suo complementarismo e intravedessero, in una sua piega, il passaggio nascosto che conduce dal terreno etnologico alla psicologia psicoanalitica. La psicoanalisi non rimpiazza l'etnologia ma ne costituisce la forza di complemento quando il *ricercatore perturbato* (etnologo) cerca di trasferirsi dal mondo esterno (cultura) a quello interno (psiche) dell'uomo; l'etnologia è di complemento alla psicoanalisi quando l'*osservatore perturbante* (psicologo) passi dal mondo interno a quello esterno degli uomini.

Chiedi alla polvere...

Durante gli anni Settanta, l'affermazione dell'autorevolezza scientifica di Devereux incomincia a crescere visibilmente. Lo studioso conduce una vita ritirata, tormentata dalla malattia e incupita dalle difficoltà economiche ma conserva il suo portamento elegante e imponente, spesso divertendo i suoi numerosi studenti con storielle paradossali. Nei momenti critici esprime idee bizzarre, talvolta persecutorie, che suscitano perplessità e sconcerto tra i pochissimi amici con cui condivide una rarefatta frequentazione. Trova ancora l'energia per conseguire un dottorato in scienze umane. I circoli intellettuali apprezzano sempre di più le sue difficili proposte teoriche ma non si attenua in lui l'amarezza per non essere stato ricompensato dalle istituzioni secondo i suoi meriti. L'accanimento con cui si applica alla ricerca e all'insegnamento gli procura una profonda prostrazione psicofisica che impone il suo ricovero in ospedale (1973). Manifesta un'evidente soddisfazione, debordante in un'autocelebrazione quasi ipertrofica, quando l'amico La Barre (a cui ha dedicato il suo *Indiano delle Pianure*) lo invita al congresso della Società Americana di Antropologia (Città del Messico, 1974). Nella relazione introduttiva Margaret Mead rovescia il pensiero di Devereux sugli oltre mille studiosi che lo circondano, per una volta, di ammirazione anche se i suoi libri continuano a provocare critiche e diffidenza negli ambienti accademici: gli antropologi lo considerano troppo psicoanalitico, per gli psichiatri è poco clinico, agli psicoanalisti appare sbilanciato in senso etnologico. Nel 1981 l'Università di Philadelphia convoca un importante simposio dedicato all'etnopsichiatria ma questa volta Devereux non è più in condizioni di salute per affrontare il viaggio (il suo enfisema continua a peggiorare) e il confronto scientifico sugli avanzamenti della disciplina. Questo è anche l'anno in cui rompe all'improvviso i rapporti con Tobie Nathan, il suo allievo più originale, determinato a trasformare le condizioni di esercizio dell'etnopsichiatria clinica (Devereux, 1977; Nathan 1995b; Clement e Nathan, 2002). Insieme a lui aveva fondato la rivista *Ethnopsychiatrica* per costruire un programma verso cui attrarre una nuova generazione di clinici e ricercatori, molti dei quali immigrati in Francia (Devereux, 1978a, 1978c). Sempre nel 1981 Devereux fonda l'Associazione Internazionale di Etnopsichiatria e di Etnopsicoanalisi che non riesce a diventare una struttura istituzionale e si arresta alla taglia di piccolo gruppo minoritario (nel 1968 aveva già proposto, ugualmente senza successo, la creazione di un istituto di etnopsichiatria dedicato allo studio dei disturbi etnici). I suoi ultimi anni scivolano via nella tristezza, non più alleviata da autentiche amicizie e veri amori (nel 1971 è ormai marcito il suo sesto e ultimo matrimonio), nell'infermità, nell'indigenza, nella solitudine quotidiana di un piccolo appartamento della *banlieu* parigina (unico lusso, un pianoforte a coda). Anche se il ministro Jack Lang gli conferisce il titolo di

Cavaliere della Legion d'Onore, questo riconoscimento non rende meno doloroso il suo declino. Muore a Parigi il 29 maggio 1985 in seguito a un'ennesima crisi respiratoria. Il corpo viene cremato al Père Lachaise, durante una cerimonia a cui partecipano anche Tobie Nathan, Mariella Pandolfi e Andràs Zempléni. Le sue ceneri saranno deposte nella riserva Parker, in Arizona, sulla terra polverosa dei suoi leali mohave.

Mentre accade tutto questo, Devereux riunisce in due raccolte di saggi la rappresentazione più articolata e compiuta dell'etnopsichiatria che si identifica con il suo nome e deriva dalle sue concezioni (1970, 1972). Al centro di questi volumi, quasi a costituire il cuore della disciplina, si colloca lo studio dei disturbi mentali osservati nel loro quadro culturale di insorgenza. Devereux è attratto dalla comprensione del ruolo esercitato dai fattori culturali sull'eziologia, sintomatologia e terapia del disturbo mentale e, viceversa, di come questo disordine sfrutti i tratti culturali per manifestarsi e adattarsi alla realtà esterna. Egli ribadisce che non si ricava una reale comprensione del disturbo isolandolo dal contesto culturale e dalla storia sociale del gruppo a cui l'individuo appartiene seppure nel ruolo di *paziente designato* (altro punto di contatto con i teoremi sperimentali di Bateson, 1976; Linton, 1956).

Il materiale grezzo dei sintomi è provvisto dalla cultura specifica e il disturbo critica alcuni aspetti particolari dello stile di vita e dei valori appresi all'interno dell'organizzazione sociale (come pensava lo stesso Freud). Alcune sindromi sono innescate da fattori patogeni culturalmente determinati; corrispondono a *modalità preformate*, attraverso cui il fenomeno morboso trova la propria espressione riconoscibile; sono *a disposizione* dell'individuo come se fossero *già pronte per l'uso*. I membri di una società reagiscono in modo specifico a determinati tipi di conflitto culturale senza dover ricorrere a una serie sintomatica diversa da quella prevista. Tutto questo dipende dall'esistenza della *personalità etnica*, incline a reagire in modo coerente con il proprio quadro culturale quando viene sottoposta a traumi e conflitti previsti dal piano adattativo della cultura. La componente etnica della personalità è molto resistente alla pressione mutativa dell'acculturazione; essa resta nascosta dietro la fisionomia della maschera sintomatologica e sotto questo sembiante può essere travisata o negletta dall'osservatore. Devereux concepisce la personalità non solo come una proprietà del soggetto ma anche come uno *schema concettuale* dell'osservatore che offre una spiegazione unitaria della persona e ne prevede i comportamenti futuri. Tale schema è dunque uno strumento di *previsione* e di *spiegazione* di un fenomeno atteso (Devereux [1967], 2000, 2001). Sulla base di un'organizzazione della personalità e di una parte strutturale dell'inconscio costruiti e funzionanti come prodotti del lavoro della cultura (etnici), Devereux propone una classificazione dei disturbi mentali. Il disturbo *etnico* (legato alla cultura) e quello *tipico* (legato all'organizzazione sociale) confermano la presa che l'ambiente socioculturale mantiene sui suoi membri anche in contingenze critiche. Il disturbo *idiosincrasico* (coniato dall'individuo) segnala la presentazione di un'anomalia nel rapporto tra individuo, società e cultura, spesso determinata da una loro modificazione contingente e improvvisa, strutturale e permanente, che obbliga il primo all'invenzione di una modalità morbosa *atipica* (oggetto enigmatico) per il proprio gruppo di appartenenza o sconosciuta al sapere tecnico del gruppo (Devereux, 1978c; Nathan, 1980). Questa tensione polimorfo-dinamica riscontrabile nei disturbi atipici è dimostrata dall'instabilità, dalla mutevolezza e dall'incertezza diagnostica a cui sono costretti i professionisti della cura, sia quelli appartenenti alla cultura originaria sia quelli dei mondi governati dalla psichiatria scientifica. Infatti, nelle fasi di transizione socioculturale la ricombinazione caotica di questi vari livelli (etnici, tipici, idiosincrasici e atipici) diventa un autentico rompicapo diagnostico spesso irrisolvibile per molto tempo. Il tratto culturale deformato si manifesta come tratto morboso e finisce per essere assegnato alla sola dimensione clinica, dove l'aspetto patologico acquisisce un'autonomia apparente da quello culturale. Compito del lavoro clinico è di rintracciare la matrice culturale che è stata utilizzata e deformata dal tratto disfunzionale. L'isolamento della matrice culturale di un complesso sintomatico determina la precisione della definizione diagnostica. Ad esempio, la diagnosi di disturbo schizofrenico, codificata su un giovane appartenente a una cultura tradizionale, travisa una disfunzione isteriforme che spesso si presenta come accesso delirante simil-schizofrenico. L'individuazione delle matrici culturali che strutturano la personalità etnica di un individuo permette di ridurre il margine di errore diagnostico sempre troppo ampio quando la logica classificatoria elaborata in un sistema culturale viene esportata in un altro senza le necessarie cautele metodologiche (problema costante della clinica interculturale).

In generale, ogni sintomo psichico possiede un proprio analogo formale nel tratto culturale di un altro insieme sociale. In questo caso, il sintomo inventa o reinventa una tradizione sconosciuta all'individuo e al proprio gruppo, funzionando come *fattore generativo* di una tradizione culturale o di una epidemiologica (creazione di una nuova classe patologica costituita, all'inizio, da *un solo membro* che tende a riprodursi moltiplicandosi numericamente; es. disturbi di personalità multipla; patologie anoressiformi; Hacking, 1996; Inglese, 1998) a cui potrebbero aderire, *via* apprendimento, altri pazienti che si installano in una corrente sindromica *alla moda*. Tra i fattori di produzione di simili flussi devono essere annoverati i clinici che aderiscono, anch'essi, a una teoria eziologica ugualmente *alla moda* per mezzo della quale influenzano la scelta sindromica dei pazienti. Le opzioni dei clinici sono inoltre determinate dagli orientamenti ideologici della loro società generale e delle organizzazioni professionali che formano questi tecnici. Si può sfruttare la conoscenza del tratto culturale *allogeno* e *lontano* per meglio descrivere e comprendere il suo corrispettivo sintomatico *autoctono* e *vicino*. Questa prescrizione metodologica permette anche il cammino inverso: individuato un tratto culturale, si può agevolmente ipotizzarne la conversione patologica nella sintomatologia diagnosticata in un'altra cultura. Bisogna prendere in seria considerazione la ricerca di come un sistema culturale diverso sappia rendere funzionale una possibile costellazione sintomatica, sottraendola alla deriva patologica o controllandola come disturbo etnico trattabile secondo modalità culturali. Si tratta di capire, inoltre, come quel sistema impedisca che un proprio membro esibisca un disturbo idiosincrasico, o atipico, più difficilmente controllabile dal sapere terapeutico di quell'insieme sociale. Devereux propone di eseguire la codificazione dei disturbi mentali in rapporto al loro elemento culturale, allo *stress* sociale in atto e al disadattamento individuale, allo scopo di individuare il concorso e l'intreccio di tutti questi fattori interattivi nella determinazione della forma finale del disturbo.

Dalla complessità crescente della sua opera si riconosce l'interesse clinico generale che lo spinge a ribadire come l'etnopsichiatria, inizialmente pensata a stretto contatto con l'alterità culturale, non si accontenti di essere applicata solo ai popoli primitivi (esotici) o ai migranti, oppure di essere scambiata come un'ideologia egualitaria votata alla liberazione del potenziale umano contenuto nell'uomo generico (Nathan, 2001b). L'etnopsichiatria vuole capitalizzare una comprensione scientifica dell'interazione tra clinica e cultura *conveniente* per ogni creatura del genere umano che condivide la dimensione culturale come caratteristica elettiva di genere insieme alla proprietà inalienabile di una qualità psicologica. Al di sotto di questa doppia invarianza strutturale (mente e cultura), molto generale e ideale (concezione universalista), vivono esistenze concrete in cui la variabilità e la singolarità sono difese e riaffermate contro ogni esperienza sdifferenziante il tratto distinto della soggettività psicologica e culturale. Il clinico deve sapere abbandonare ben presto i modelli troppo astratti e generali per associarsi con il paziente nella scoperta della sua unicità soggettiva. Il vincolo di questo programma scientifico è di entrare nella relazione etnopsichiatrica senza procedere in via preliminare alla *squalifica* del sistema di pensiero dell'altro, delle sue appartenenze, delle pratiche in vigore nel suo mondo. Il paziente deve essere convocato in qualità di ricercatore associato all'impresa di modificare gli assunti antropologici e psicologici preesistenti all'incontro clinico, collaborando alla revisione radicale dei fondamenti epistemologici delle scienze dell'uomo. Per questo motivo deve sparire dal tavolo operatorio del clinico transculturale il termine "credenza" (le ramificazioni concettuali del *pensiero selvaggio* sono davvero intricate, vieppiù gravide di conoscenze insondate; Lévi-Strauss, 1962; Descola, 2005) che confina i pazienti di *tutti* i mondi in una riserva mentale infrequentabile e scientificamente sterile, quella in cui l'osservatore pretende di possedere il codice cifrato del sapere universale mentre agli osservati viene negato un valido punto di vista sulla realtà della vita e su quella del detentore di un sapere così smisurato. L'etnopsichiatria clinica non ritiene sufficiente l'adesione ideologica a una concezione universalista del genere umano, essendo l'universale un costrutto ideale inventato da un gruppo e imposto a tutti gli esseri *genericamente* umani che dovrebbero assumerlo come bene incommensurabile e inalienabile. L'universale non rinvia a una dimensione illimitata, virtualmente infinita, ma costituisce una riserva mentale dove circolano descrizioni a *bassa definizione*, destinate all'impotenza operativa, delle proprietà comuni del genere umano, rifuggendo dalla perturbazione delle comparazioni tra le differenze che, invece, rappresentano il patrimonio essenziale delle comunità viventi. Ad esempio, parlare della Cultura (categoria generale e universale) può rinviare *sine die* la presa d'atto dell'esistenza delle culture più diverse (categoria particolare e locale) che rappresentano universi compiuti, autonomi e irripetibili, espressione di un processo di selezione storica e naturale oscillante tra la convergenza e la divergenza delle loro diversità. La dimensione maggiore (Cultura) offre l'illusione di una ricomposizione di una unità transitiva che, appena indagata nella realtà empirica della dimensione minore (culture), si frammenta in molteplici varianti costitutive (Morin, 2001). L'etnopsichiatria preconizza l'attraversamento di queste due dimensioni senza rimanere imprigionata in una sola variante descrittiva e interpretativa. Quando una disciplina o una teoria preparano questo stato di cattività, l'antidoto complementarista più efficace non consiste nell'impiego di una seconda teoria che riempia il vuoto conoscitivo provocato da quella utilizzata in precedenza. Sulla linea di Devereux, l'etnopsichiatria raccomanda la sostituzione di una teoria a scarso rendimento (autoreferenziale) con quella *non familiare* proveniente dal mondo culturale del paziente: bisogna imparare a conoscerla insieme a lui, invitandolo a convocarne i rappresentanti legittimi nel corso dell'interazione clinica. Questa metodologia si fonda sulla coscienza critica di non avere una teoria che stringe nelle sue spire la verità sulla natura (culturale e psicologica) dell'*altro*. L'etnopsichiatria ammette soltanto di avere un *metodo di interazione* che favorisce l'emersione dei processi di costruzione sociale, culturale e psicologica del paziente. Al modo di una disciplina sperimentale essa espone il metodo alla prova di un problema concreto ma sconosciuto. Questo metodo è fornito di una propria tecnica di perturbazione del secondo soggetto della relazione terapeutica il quale quasi mai si sottomette all'interpretazione del clinico ma incomincia a elaborare una propria spiegazione del disordine alla *frontiera* tra due perturbazioni: l'una, diretta al paziente e al suo sistema culturale di riferimento, l'altra, indirizzata verso i costruttori del dispositivo d'interazione i quali la canalizzano ad influenzare anche le proprie appartenenze professionali e sociali (Stengers, 2001a).

Questioni ereditarie

L'etnopsichiatria non svanisce con il trapasso di Devereux. Il patrimonio scientifico dello studioso si trasferisce a un gruppo di giovani eredi che diventano veramente tali quando si collocano nel solco dei problemi scavati dal fondatore del campo scientifico da coltivare. Essi devono al loro maestro la propria metamorfosi soggettiva piuttosto che un'investitura formale, quasi invariabilmente politica e mai scientifica Questa trasformazione profonda permette l'acquisizione dell'autonomia e dell'originalità di pensiero che non può essere invece raggiunta con l'infeudamento procurato attraverso un'iniziazione rituale o psicologica (Nathan, 2000, 2001b)[5].

Nel 1993 Tobie Nathan crea presso la Facoltà di Psicologia dell'Università Parigi VIII il primo centro strutturato di etnopsichiatria francese e lo intitola al compianto maestro. L'atto di fondazione è preceduto da alcuni anni di pratica clinica nelle periferie della metropoli dove si addensa un'alterità sociale, culturale e clinica formata dalle popolazioni che migrano da mondi ormai decolonizzati ma anche sprofondati in condizioni di vita intollerabili. Al cospetto di questa nuova umanità si impone la necessità che l'etnopsichiatria si trasformi da potente generatore di teorie critiche nel costruttore di un dispositivo operatorio di interazione clinica. I terapeuti che impugnano gli strumenti di Devereux sono costretti a misurarsi con le espressioni psicopatologiche determinate dalla perdita del contenitore culturale originario dei migranti (Nathan, 1996a). La sostituzione dell'oggetto specifico della clinica etnopsichiatrica, le *sindromi ordinate dalla cultura*, con quello nuovo, generato dalla *perdita dei legami con il mondo culturale* (attaccamenti e appartenenze), è solo temporanea. Nel corso del lavoro terapeutico, infatti, la ricostruzione dell'identità etnica originaria (posizione soggettiva garantita dall'esistenza di un collettivo vivente; classificazione e visione del mondo) insieme alla riparazione dei meccanismi culturali di difesa diventano i compiti essenziali dell'intervento clinico, proprio come indicato dal fondatore della disciplina. Nella cura dei migranti, la sfera culturale degli altri mondi viene recuperata a partire dal sapere clinico specifico contenuto in essi e attualizzato come problema concreto dai pazienti reali che si propongono come vettori soggettivi di domande prive di risposte soddisfacenti. La clinica transculturale deve interrogare e mobilitare le tecniche terapeutiche e comunicative, i saperi generali, le nosologie e le nosografie degli altri mondi. Da questa angolazione la cultura andrebbe nuovamente definita come un sistema che contiene al proprio interno gli strumenti per curare gli individui secondo modalità tecniche coerenti con la cultura stessa. Il paziente è solo un nodo della rete di concatenazioni collettive che rinviano all'esistenza di dimensioni indipendenti dal paziente (culture) e che si offrono alla conoscenza del clinico occidentale come "mondi della guarigione" (Nathan, 2000). Il dispositivo allestito per affrontare questa problematica utilizza la *lingua matrice* parlata dai pazienti e derivata dai loro mondi, spesso già molteplici per costituzione storico-antropologica (Casadei, Festi, Inglese, 2005). Questa opzione crea un nuovo oggetto problematico, all'interno del processo interattivo, consistente nella *traduzione* della lingua in cui viene espresso il problema. Esso impone la convocazione della competenza dei mediatori linguistico-culturali insieme a quella degli etnoclinici (professionisti del funzionamento mentale che conoscono la natura psicologica del mondo occidentale e quella del proprio), a loro volta esposti agli interventi di puntualizzazione, correzione o estensione dei significati comunicati dal paziente che interviene in modo attivo su uno scambio condizionato da una retroazione non lineare. Pazienti e figure di mediazione clinica attivano questo flusso, osservando regole dettate da una sorta di diplomazia culturale tra mondi interpretativi che non si limitano a rappresentare, per mezzo di lingue in traduzione, i loro *modi di dire* ma le loro *pratiche sociali* (Geertz, 1987). Il dispositivo etnopsichiatrico diventa così sempre più stratificato perché trasforma il dialogo di una *coppia di lavoro* (paziente e clinico) in uno scambio generalizzato tra *gruppi sociali* (gruppo del paziente, gruppo del terapeuta). Questa trasformazione richiede la convocazione di professioni, lingue e culture diverse, utili alla risoluzione dell'enigma clinico (*setting* partecipativo a geometria variabile). Il dispositivo si orienta verso la molteplicità del divenire, apre il ventaglio delle possibili interpretazioni del fenomeno patologico che non si vede più ristretto entro una sola rappresentazione o in una spiegazione unica ed egemone. Sotto questo aspetto, l'attuale etnopsichiatria somiglia al proprio fondatore che non è mai stato disponibile a lasciarsi collocare, nel corso della propria esistenza, all'interno del recinto sorvegliato di una sola disciplina, di una sola teoria e di un solo mondo. Come lui, questa disciplina si sente ancora ispirata da una vocazione sperimentale e impegnata nella costante revisione dei propri strumenti. Essa continua a frequentare le frontiere, esplorandole e attraversandole di continuo, facendo dell'instabilità e della molteplicità dei mondi un'intrigante virtù piuttosto che una necessità affliggente.

I passaggi precedenti di questo discorso potrebbero essere dedicati al pubblico italiano che conosce gli sviluppi più recenti dell'etnopsichiatria e della psichiatria culturale; ha saputo ritrovare nella cultura nazionale i precursori della disciplina; è riuscito a dialogare con le altre realtà internazionali; ha moltiplicato i programmi e i luoghi della sua formazione specifica; è impegnato a dare consistenza istituzionale alla propria progettualità operatoria; esplora con coraggio sempre nuove vie nel labirinto culturale del multiverso planetario. In Italia, la diffusione dell'etnopsichiatria non si è giovata dei libri di Devereux, ormai indisponibili da tanti anni. Questa edizione rinnovata dei suoi Saggi potrebbe finalmente inaugurare una nuova stagione di studi su una figura talmente straordinaria di scienziato sociale (la sua opera complessiva è formata da circa quattrocento articoli, ben tredici libri autoriali, alcuni volumi in collaborazione con altri, una scorta ragguardevole di lavori inediti). Anticipo inoltre la certezza che il *ritorno a Devereux* permette una fondazione più solida dell'etnopsichiatria internazionale e, segnatamente, di quella italiana, in cerca di una fisionomia armonica con l'originalità del nostro paese da sempre sospeso tra molti mondi (Inglese, 2005).

Note

[1] Nel 1946 Devereux adotta per la prima volta il termine *etnopsichiatria* e ne attribuisce la paternità a Louis Mars, psichiatra e diplomatico haitiano impegnato nella valorizzazione delle etnoscienze dei popoli nativi. In precedenza, aveva delimitato il proprio campo di ricerca con la denominazione di *psichiatria transculturale.* Sostituisce questa etichetta con *etnopsichiatria* volendo protestare contro i colleghi americani che impiegavano in modo improprio la sua prima definizione e gli negavano la soddisfazione di esserne riconosciuto come l'inventore. Utilizza talvolta anche espressioni alternative: *antropologia psicoanalitica, etnopsicoanalisi, etnopsicopatologia, folk-psychiatry, psichiatria interculturale (cross-cultural), psichiatria metaculturale, psicopatologia culturale.*

[2] I miti sono manuali di fabbricazione dell'identità culturale, illustrano le forme della psicopatologia collettiva e le tecniche terapeutiche corrispondenti (Nathan, 1995a). Seguendo le regole aristoteliche della rappresentazione teatrale le azioni mitologiche più crudeli restano fuori dalla scena (ovvero fuori dalla coscienza; Devereux, 1975). Nel testo tramandato di questa tragedia sembrano addirittura mancare i tre stasimi che danno forma all'orrore, altrimenti indicibile e non rappresentabile: ipotesi di Dodds)

[3] Devereux considera la cultura come una dimensione che è determinata e deve essere studiata in modo indipendente dalla psicologia individuale (cfr. *concezione supergorganica* e sue revisioni; Kluckhohn e Kroeber [1952], 1972; Kroeber [1952], 1974). Quando esamina la corrispondenza evolutiva e la perturbazione reciproca tra modelli culturali e apparato mentale, critica la *teoria ontogenetica della cultura* che riconduce la creazione di questa dimensione umana alle fasi pre-edipiche, piuttosto che a quelle edipiche, dello sviluppo psicogenetico (Róheim, 1932, [1943] 1972).

[4] La scoperta progressiva di un territorio autonomo della psiche si attesta sulla certezza che questo principio vitale della persona non è riducibile al suo sostrato organico, come invece preconizzato nella sapienza ippocratica che, pertanto, va considerata non psicologica. Le prime tesi di Freud sull'eziologia somatica delle *nevrosi attuali* (nevrosi d'angoscia, nevrastenia, ipocondria) – una specie di autointossicazione d'organo (di natura biochimica) dovuta all'inibizione e alla stasi della libido – sono ancora influenzate da quella antica tradizione medica (Freud [1898], 1968).

[5] Questa modalità di cessione ereditaria può prevedere un giuramento di fedeltà alla *doxa* trasmessa dal maestro anche per mezzo di una plasmazione dei livelli profondi della psicologia degli allievi (analisi personale). Con queste modalità si ottengono al massimo degli adepti disposti a cospirare gli uni contro gli altri per la proprietà del sigillo che garantisce la certezza giuridica dell'avvenuta successione.

Bibliografia

1. BATESON G., *Verso un'ecologia della mente*, Adelphi, Milano, 1976.
2. BATESON G., *Naven. Un rituale di travestimento in Nuova Guinea,* Einaudi, Torino, 1988.
3. BECK M.C., "La jeunesse de Georges Devereux. Un chémin peu habituel vers la psychanalyse", in «Revue internationale d'histoire de la psychanalyse», 4, pp. 581-600, 1991.
4. BLOCH G., *Origines culturelles de Georges Devereux et naissance de l'ethnopsychanalyse,* Mémoire DEA "Mutations des sociétés et des cultures en Europe", Université Paris VIII, Institut d'Études Européennes, 2000.
5. BONAPARTE M., *Psicoanalisi e antropologia,* Guaraldi, Rimini, 1971.
6. BOURGOS E., "Georges Devereux. Mohave", in «Le Coq Héron», 109, pp. 71-75, 1988.
7. BOURLET M., "L'orgie sur la montagne", in «Nouvelle Revue d'Ethnopsychiatrie», 1, pp 9-44, 1983.
8. CASADEI F., FESTI G., INGLESE S., "Profili di una teoria della mediazione linguistica, culturale e clinica per la salute mentale", in Attenasio L., Casadei F., Inglese S., Ugolini O. (a cura di), *La cura degli altri. Seminari di etnopsichiatria*, Armando, Roma, pp. 268-317, 2005.
9. CLEMENT C., NATHAN T., *Le divan et le Grigri,* Odile Jacob Paris, 2002.
10. DE MARTINO E., *Il mondo magico. Prolegomeni a uno studio del magismo(1948),* Boringhieri, Torino, 1973.
11. DESCOLA P., *Par-delà nature et culture*, Gallimard, Paris, 2005.
12. DEVEREUX G., *Sedang Field Notes* (manoscritto), 1933-1935.
13. DEVEREUX G., "The Social and Cultural Implications of Incest among the Mohave Indians", in «Psychoanalytic Quarterly», 8, pp. 510-533, 1939.
14. DEVEREUX G., "Préface", in Mars L., *La crise de possession dans le vaudou: essais de psychiatrie comparée,* Imprimerie de l'État, Port-au-Prince, pp. IX-XV, 1946.
15. DEVEREUX G., "Mohave Orality. Analysis of Nursing and Weaning Customs", in «Psychoanalytic Quarterly», 16, pp. 519-546, 1947.
16. DEVEREUX G., "The Psychology of Feminine Genital Bleeding. An Analysis of Mohave Indian Puberty and Menstrual Rites", in «International Journal of Psycho-Analysis», 31, pp. 237-257, 1950.
17. DEVEREUX G., "Some Criteria for the Timing of Confrontations and Interpretations", in «International Journal of Psycho-Analysis», 32, pp. 19-24, 1951a.
18. DEVEREUX G., "Cultural and Characterological Traits of the Mohave related to the Anal Stage of Psychosexual Development", in «Psychoanalytic Quarterly», 20, pp.398-422, 1951b.
19. DEVEREUX G. (a cura di), *Psychoanalysis and the Occult*, International Universities Press, New York, 1953a.
20. DEVEREUX G., "Why Oedipus Killed Laius? A Note on the Complementary Oedipus Complex in Greek Drama", in «International Journal of Psycho-Analysis», 34, pp.132-141, 1953b.
21. DEVEREUX G., *A study of Abortion in Primitive Societies: a Typological, Distributional and Dynamical Analysis of the Prevention of Birth in 400 Preindustrial Societies*, Julian Press, New York, 1955.

22. DEVEREUX G., "Sociopolitical Functions of the Oedipus Myth in Early Greece", in «Psychoanalytic Quarterly», 32, pp. 205-214, 1963.
23. DEVEREUX G., "La psychanalyse et l'histoire, Une application à l'histoire de Sparte", in «Annales», 20, pp. 18-44, 1965.
24. DEVEREUX G., "Mumbling. The Relationship between a Resistance and Frustrated Auditory Curiosity in Childhood", in «Journal of the American Psychoanalytic Association», 14, pp. 478-484, 1966.
25. DEVEREUX G., "The Psychotherapy Scene in Euripides' Bacchae", in «Journal of Hellenic Studies», XL, pp. 35-48, 1970.
26. DEVEREUX G., *Essais d'ethnopsychiatrie générale*, Gallimard, Paris, 1970.
27. DEVEREUX G., *Ethnopsychanalyse complementariste*, Flammarion, Paris, 1972.
28. DEVEREUX G., *Tragédie et poésie grecques. Études ethnopsychanalytiques*, Flammarion, Paris, 1975.
29. DEVEREUX G., *Dreams in Greek Tragedy*, University of California Press, Berkeley, 1976.
30. DEVEREUX G., "Préface", a Nathan T., *Sexualité idéologique et névrose,* La Pensée sauvage, Grenoble, 1977.
31. DEVEREUX G., "L'ethnopsychiatrie", in «Ethnopsychiatrica», 1.1, pp. 7-13, 1978a.
32. DEVEREUX G., "The Cultural Implementation of Defense Mechanisms (1958)", in «Ethnopsychiatrica», 1.1, pp. 79-116, 1978b.
33. DEVEREUX G., "Culture and Symptomatology", in «Ethnopsychiatrica», 1.2, pp. 201-212, 1978c.
34. DEVEREUX G., "Breath, Sleep and Dream (Aischylos, Fragment 287 Mette)", in «Ethnopsychiatrica», 2.1, pp. 89-115, 1979.
35. DEVEREUX G., "La pseudo-homosexualité grecque et le "Miracle Grec" (1967)", in «Ethnopsychiatrica», 2.2, pp. 211-241, 1980.
36. DEVEREUX G., *Femme et mythe*, Flammarion, Paris, 1982.
37. DEVEREUX G., *Baubô. La vulve mythique*, Godefroy, Paris, 1983.
38. DEVEREUX G., *Dall'angoscia al metodo nelle scienze del comportamento* (1967), Istituto della Enciclopedia Italiana, Roma, 1984.
39. DEVEREUX G., "L'image de l'enfant dans deux tribus: Mohave et Sedang (1968)", in «Nouvelle Revue d'Ethnopsychiatrie», 4, pp.109-120, 1985.
40. DEVEREUX G., *Ethnopsychiatrie des Indiens Mohaves* (*Ethnopsychiatry Mohave and Suicide, 1961*), Synthélabo, Parigi, 1996.
41. DEVEREUX G., *Psychothérapie d'un Indien des Plaines. Réalité et rêve* (*Reality and Dream, 1951*), Fayard, Paris, 1998.
42. DEVEREUX G., "La rinuncia all'identità: difesa contro l'annientamento (1967)", traduzione di Inglese S., in «I Fogli di Oriss», 13/14, pp. 185-208, 2000 (prima parte); 15/16, pp. 163-186, 2001 (seconda parte).
43. DEVEREUX G., FORREST W.G., *Cléomène, le roi fou*, Aubier, Paris, 1995.
44. DODDS E., *I Greci e l'irrazionale (1951)*, La Nuova Italia, Firenze, 1997.
45. ELLENBERGER H.F., *La scoperta dell'inconscio. Storia della psichiatria dinamica,* Boringhieri, Torino, 1976.
46. FERENCZI S., "Confusion de langue entre les adultes et l'enfant. Le langage de la tendresse et de la passion (1933)", in Ferenczi, *Psychanalyse IV. Oeuvres Complètes 1927-1933*, Payot, Paris, pp. 125-135,1982.
47. FERMI P., *Georges Devereux*, pagina web, Association Géza Róheim, Paris, 2002.

48. FOUCAULT M., "Les déviations religieuses et le savoir medical" (1968), in Foucault, *Dits et écrits, 1954-1988, Vol.* I, Gallimard, Paris, pp. 624-634, 1994.
49. FREUD S., "La sessualità nell'etiologia delle nevrosi (1898)", in Freud S., *Opere,* Vol. 2, Boringhieri, Torino, pp. 397-417, 1968.
50. FREUD S., "Totem e tabù: alcune concordanze nella vita psichica dei selvaggi e dei nevrotici (1912-1913)", in Freud S., *Opere,* Vol. 7, Boringhieri, Torino, pp. 3-164, 1975.
51. GEERTZ C., *Interpretazione di culture,* il Mulino, Bologna, 1987.
52. HACKING I., *La riscoperta dell'anima. Personalità multipla e scienze della memoria,* Feltrinelli, Milano, 1996.
53. INGLESE S., "Un secolo che ha fame: appunti per una lettura etnopsichiatrica delle patologie anoressiformi", in «I Fogli di Oriss», 9, pp. 113-128, 1998.
54. INGLESE S., "Radici strappate e malattie migranti. Intorno al costrutto nosologico di Culture-bound Syndrome" in Cardamone G., Inglese S., Zorzetto S. (a cura di), *Djon djongonon. Psicopatologia e salute mentale nelle società multiculturali*, Colibrì, Paderno Dugnano, pp. 109-133, 1999.
55. INGLESE S., "Ecologia e patologia della mente nella ricerca di Gregory Bateson", in Deriu M. (a cura di), *Gregory Bateson*, Bruno Mondadori, Milano, pp. 218-243, 2000.
56. INGLESE S., "La follia perfetta: sulla schizofrenia come psicosi etnica", in Tagliavini G. e Cardamone G., *Ripensare le schizofrenie. Un dibattito italiano*, Colibrì, Paderno Dugnano, pp. 169-201, 2003.
57. INGLESE S., "A sud della mente. Etnopsichiatria e psicopatologia delle migrazioni in sei movimenti", in Attenasio L., Casadei F., Inglese S., Ugolini O. (a cura di), *La cura degli altri. Seminari di etnopsichiatria*, Armando, Roma, pp. 61-163, 2005.
58. INGLESE S., "Gregory Bateson", in Barale F. *et al.* (a cura di), *Psiche. Dizionario storico di psicologia, psichiatria, psicoanalisi, neuroscienze*, vol. I, Einaudi, Torino, pp. 145-150, 2006.
59. INGLESE S., PECCARISI C. *Psichiatria oltre frontiera. Viaggio intorno alle sindromi culturalmente ordinate*, Utet Periodici, Milano, 1997.
60. INGLESE S., ROSSO C., SCUDELLARI P., Heinz Kohut e il caso del signor Z, in Contini G., Pascarelli P. (a cura di), *I confini della psicoanalisi*, Clueb, Bologna, pp. 99-146, 1988.
61. JEANMARIE H., *Dioniso. Religione e cultura in Grecia,* Einaudi, Torino, 1972.
62. JONES E., *Saggi di psicoanalisi applicata, II: folklore, antropologia, religione*, Guaraldi, Rimini, 1972.
63. KILBORNE B., "Alterité et contre-transfert: Georges Devereux", in «Nouvelle Revue d'Ethnopsychiatrie», 7, pp. 135-147, 1987.
64. KLUCKHOHN C., KROEBER A.L., *Il concetto di cultura (1952),* il Mulino, Bologna, 1972.
65. KROEBER A.L., *La natura della cultura (1952)*, il Mulino, Bologna, 1974.
66. LÉVI-STRAUSS C., *La pensée sauvage,* Plon, Paris, 1962.
67. LINTON R., *Culture and Mental Disorders,* (ed. G. Devereux), Thomas, Springfield, 1956.
68. MAUSS M., *Manuel d'ethnographie (1947),* Payot, Paris, 2002.
69. MICHEL-JONES F., "Georges Devereux et l'ethnologie française", in «Nouvelle Revue d'Ethnopsychiatrie», 6, pp. 81-94, 1987.
70. MORIN E., *La méthode 5. L'humanité de l'humanité,* Seuil, Paris, 2001.

71. MORIN E., LEFORT C., COUDRAY J.-M., *La Comune di Parigi del maggio '68,* il Saggiatore, Milano, 1968.
72. NATHAN T., *Sexualité idéologique et névrose,* La Pensée sauvage, Grenoble, 1977.
73. NATHAN T., "Actualité clinique de l'ethnopsychiatrie: Culture et Symptôme", in «Ethnopsychiatrica», 2.2, pp. 127-149, 1980.
74. NATHAN T., *L'influence qui guérit*, Odile Jacob, Paris, 1994.
75. NATHAN T., "La dépression de Déméter", in Nathan T., «Psychanalyse païenne», Odile Jacob, Paris, pp. 69-166, 1995a.
76. NATHAN T., "Sarava", in *Psychanalyse païenne*, Odile Jacob, Paris, pp. 229-237, 1995b.
77. NATHAN T., *Princìpi di etnopsicoanalisi,* traduzione di Inglese S., Bollati Boringhieri, Torino, 1996a.
78. NATHAN T., "Devereux, un hébreu anarchiste", in Devereux G., *Ethnopsychiatrie des Indiens Mohaves* (1969), Synthélabo, Parigi, pp. 11-18, 1996b.
79. NATHAN T., "La fabbricazione culturale degli esseri umani", traduzione di Inglese S., in AA.VV., *La tutela della salute mentale in una società multietnica*, CIDIS, Perugia, pp. 37-52, 1996c.
80. NATHAN T., "Eléments de psychothérapie", in Nathan T., Blanchet A., Ionescu S., Zajde N., *Psychothérapies*, Odile Jacob, Paris, pp. 11-96, 1998.
81. NATHAN T., "L'héritage du rebelle. La place de Georges Devereux dans la constitution de l'ethnopsychiatrie clinique en France", in «Ethnopsy», 1, pp. 197-226, 2000.
82. NATHAN T., "Djinns", in Nathan, *Nous ne sommes pas seuls au monde*, Les Empêcheurs de penser en ronde/Le Seuil, Paris, pp. 187-222, 2001a.
83. NATHAN T., "Développement de l'ethnopsychiatrie en France: espoirs et embûches", in Nathan T., *La folie des autres. Traité d'ethnopsychiatrie clinique,* Dunod, Paris, pp. IX-XXXIII, 2001b.
84. NATHAN T., "Etnopsichiatria, complementarismo, possessione" (trad. di Inglese S.), in Attenasio L., Casadei F., Inglese S., Ugolini O. (a cura di), *La cura degli altri. Seminari di etnopsichiatria*, Armando, Roma, pp. 164-178, 2005.
85. NATHAN T. "Pour une psychothérapie enfin démocratique" in Nathan T. (a cura di), *La guerre des psys. Manifeste pour une thérapie démocratique*, Les Empêcheurs de penser en ronde/Le Seuil, Paris, pp. 11-27, 2006.
86. NATHAN T., DEVEREUX G., "Vivre et rêver. Propos sur le rêve", in «Ethnopsychiatrica», 3, pp. 5-13, 1981.
87. RÓHEIM G., "Psycho-analysis of Primitive Cultural Types", in «International Journal of Psycho-Analysis», 13, Part 1 & 2, pp. 2-224, 1932.
88. RÓHEIM G., *Psychanalyse et anthropologie*, Gallimard, Paris, 1967.
89. RÓHEIM G., *Origine et fonction de la culture* (*1943*), Gallimard, Paris, 1972
90. ROUDINESCO E., "Préface", a Devereux G., *Psychothérapie d'un Indien des Plaines. Réalité et rêve*, Fayard, Paris, pp. 7-28, 1998.
91. SEVERI C., "Presentazione", a Devereux G., *Dall'angoscia al metodo nelle scienze del comportamento* (1967), Istituto della Enciclopedia Italiana, Roma, pp. 5-20, 1984.
92. STENGERS I., *Pour en finir avec la tolérance, Cosmopolitiques Vol. 7,* Les Empêcheurs de penser en ronde/Le Seuil, Paris, 1997.
93. STENGERS I., "Le laboratoire de l'ethnopsychiatrie", Préface à Nathan T., *Nous ne sommes pas seuls au monde*, Les Empêcheurs de penser en ronde/Le Seuil, Paris, 7-46, 2001a.

94. STENGERS I., *L'hypnose entre magie et science*, Les Empêcheurs de penser en ronde/Le Seuil, Paris, 2002.
95. TSENG W.-S., *Manuale di psichiatria culturale,* CIC Edizioni internazionali, Roma, 2003.
96. VALANTIN-CHARASSON S., DELUZ A., "Contrefiliation et inspiration paradoxales: Georges Devereux (1908-1985)", in «Revue internationale d'histoire de la psychanalyse», 4, pp. 605-616, 1991.

Bibliografia generale

1. ABERLE D. F., *Arctic Hysteria and Latah in Mongolia*, «Transactions of the New York Academy of Sciences», 14, pp. 291-297, 1952.
2. ABRAHAM K., *Restrictions and Transformations of Scoptophilia in Psycho-Neurotics*, in *Selected Papers of Karl Abraham*, London, 1927.
3. ACKERNECHT E.H., *Psychopathology, Primitive Medicine and Primitive Culture*, «Bulletin of the History of Medicine», 14, pp. 30-67, 1943.
4. ADELMAN F., *Toward a Psycho-Cultural Interpretation of Latah*, «Davidson Journal of Anthropology», 1, pp. 69-76, 1955.
5. ELIANO C., *Sulla natura degli animali.*
6. ESCHILO, *Agamennone*.
7. ID., *Coefore*.
8. ALEXANDER F., *Buddhistic Training as an Artificial Catatonia*, «Psychoanalytic Review», 18, pp.129-145, 1931.
9. ID., *Comunicazione personale*, s.d.
10. ALEXANDER L., *Sociopsychologic Structure of the S.S.*, «Archives of Neurology and Psychiatry», 59, pp. 622-634, 1948.
11. AMMIANO M., *Rerum Gestarum Libri.*
12. ANDREWES A., *The Greek Tyrants,* London, 1956.
13. ANGYAL A., *The Concept of Bionegativity*, «Psychiatry», 1, pp. 303-307, 1938.
14. ANONIMO, *Gems of Chinese Literature* (*The Progress*), s.l.n.d.
15. ANONIMO, *Hykayat Hang Toeah,* 3 vol., Java, 1930.
16. ANTON G., *Nerven- und Geisteserkrankungen in der Zeit der Geschlechtsreife*, «Wiener klinische Wochenschrift», 17, pp. 1161-1167, 1904.
17. APOLLODORO, *Epitomé*.
18. TOMMASO D'AQUINO, *Summa contra gentes*.
19. ARENSBERG C.M., *The Irish Countryman,* New York, 1950.
20. ARENSBERG C.M., KIMBALL S.T., *Family and Community in Ireland,* Cambridge (Mass.), 1940.
21. ARISTOFANE, *Lisistrata*.
22. ARISTOTELE, *De somno et vigilia*.
23. AUBIN H., *Introduction à l'étude de la psychiatrie chez les Noirs,* «Annales médico-psychologiques», 97, 1-2, pp. 1-29/181-213, 1939.

24. AGOSTINO, *La città di Dio*.
25. BARBOSA D., *The Book of Duarte Barbosa,* vol. I, London, 1921.
26. BARCHILLON J, *Analysis of a Woman with Incipient Rheumatoid Arthritis*, «International Journal of Psycho-Analysis», 44, pp. 163-177, 1963.
27. BARTEMEIER L.H., *Illness Following Dream*, «International Journal of Psycho-Analysis», 31, pp. 8-11, 1950.
28. BARTON R.F., *Philippine Pagans,* London, 1938.
29. BASTIDE R., *Sociologie des maladies mentales,* Paris, 1965.
30. BAUDELAIRE C., *Les Paradis artificiels,* Paris, 1860.
31. BEATTY K.J., *Human Leopards,* London, 1915.
32. BEAUMARCHAIS P.C. de, *Les noces de Figaro,* Paris, 1784.
33. ID., *La Mère coupable*, Paris, 1792.
34. BENEDICT R., *Patterns of Culture*, Boston, 1934.
35. ID., *Anthropology and the Abnormal*, «Journal of General Psychology», 10, pp. 59-82, 1934.
36. ID., *Continuities and Discontinuities in Cultural Conditioning*, «Psychiatry», 1, pp. 161-167, 1938.
37. BÉRARD V., *Les Navigations d'Ulysse,* 5 voll., Paris, 1927-1932.
38. BERNATZIK H.A., *The Spirits of the Yellow Leaves,* London, 1958.
39. BERNDT R.M., *A Cargo Movement in the East Central Highlands of New Guinea*, «Oceania», 23, pp. 40-65, 137-158, 202-234, 1952-1953.
40. BESANÇON A., *Le Tsarévitch immolé,* Paris, 1967.
41. BIBBIA.
42. BLEULER E., *The Theory of Schizophrenic Negativism*, «Nervous and Mental Disease Monograph», 11, 1912.
43. BOARDMAN J., *The Greek Overseas,* Harmondsworth, 1964.
44. BOAS F., *The Eskimo of Baffin Land and Hudson Bay*, «American Museum of Natural History Bulletin», 15, 1907.
45. BOEHM F., *Anthropophagy: Its Forms and Motives*, «International Journal of Psycho-Analysis», 16, pp. 9-21, 1935.
46. BOGORAS W., *The Chukchee*, «The Jesup North Pacific Expedition, Memoir of the American Museum of Natural History», VII, p. 1, 1904-1909.
47. BOYER L.B., *Notes on the Personality Structure of a Northern American Indian Shaman*, «Journal of the Hillside Hospital», 10, pp. 14-33, 1961.
48. ID., *Remarks on the Personality of Shamans*, «The Psychoanalytic Study of Society», 2, pp. 233-254, 1962.
49. ID., *Further Remarks Concerning Shamans and Shamanism*, «Israel Annals of Psychiatry and Related Disciplines», 2, pp. 235-257, 1964.
50. BOYER L.B., KLOPFER B., KAWAI H., *Comparison of the Shamans and Pseudo-Shamans of the Apaches of the Mescalero Indian Reservation: A Rorschach Study,* «Journal of Projective Techniques», 28, pp. 173-180, 1964.
51. BRIDGMAN P.W., *The Logic of Modern Physics,* New York, 1932.

52. BRION M., *La vie des Huns*, Paris, 1931.
53. BURNET J., *Early Greek Philosophy*, London, 1930.
54. BURROW T., *Human Conflict*, New York, 1937.
55. CANNON W.B., *The Wisdom of the Body*, New York, 1939.
56. CASPAR F., *Some Sex Beliefs and Practices of the Tupari Indians (Western Brazil)*, «Revista do Museu Paulista», n.s., 7, pp. 203-244, 1953.
57. CHOWNING A., *Amok and Aggression in the d'Entrecasteaux*, «Proceedings of the 1961 Annual Spring Meeting, American Ethnological Society», pp. 78-83, Seattle, 1961.
58. CLECKLEY H.M., *The Mask of Sanity,* Saint Louis, 1950.
59. CLERMONT-TONNERRE E. de, *Mémoires*, vol. 1: *Au temps des équipages*, Parigi, 1928.
60. CLIFFORD H., *Studies in Brown Humanity,* London, 1898.
61. ID., *The Amok of Dâto' Kâja Bîji Dêrja*, in *The Further Side of Silence*, New York, 1922.
62. ID., *The Experiences of Râja Haji Hamid,* in *The Further Side of Silence*, New York, 1922.
63. ID., *In the Days When the Land Was Free*, in *In Court and Kampong*, London, 1927.
64. COODLEY A. *Discussion*, «Psychoanalytic Forum», 1, p. 125, 1966.
65. COOK A.B., *Zeus,* Cambridge, vol. I, 1914; vol. III, 1940.
66. CORBETT J., *Man-Eaters of Kumaon*, New York, 1946.
67. CORREA G., *Lendas de India*, 2 voll., London, 1858.
68. CZAPLICKA M.A., *Aboriginal Siberia,* Oxford, 1914.
69. DAVIS K., *The Sociology of Prostitution*, «American Sociological Review», 2, pp. 744-755, 1937.
70. ID., *Illegitimacy and the Social Structure*, «American Journal of Sociology», 45, pp. 215-233, 1939.
71. ID., *A Case of Extreme Social Isolation of a Child*, «American Journal of Sociology», 45, pp. 554-565, 1940.
72. DEMBOWITZ N., *Psychiatry amongst West African Troops*, «Journal of the Royal Army Medical Corps», 84, pp. 70-74, 1945.
73. DEMENT W.C., *La Psychophysiologie du rêve*, in Caillois R. e Von Grunebaum G.E. (a cura di), *Le Rêve et les sociétés humaines*, Paris, 1967.
74. DE QUINCEY T., *On Murder, Considered as One of the Fine Arts*, in *The English Mail-Coach and Other Essays*, London, 1961.
75. DEUTSCH H., *The Psychology of Women*, 2 voll., New York, 1944-1945.
76. DEVEREUX G., *Sedang Field Notes*, (ms.), 1933-1935.
77. ID., *Functioning Units in Hå[rhn]de:a[ng] Society*, «Primitive Man», 10, p.1-7, 1937.
78. ID, *Institutionalized Homosexuality of the Mohave Indians*, «Human Biology», 9, pp. 498-527, 1937.

79. ID., *L'Envoûtement chez les Indiens mohave*, «Journal de la Société des Américanistes de Paris», n.s., 29, pp. 405-412, 1937.
80. ID., *Principles of Hå[rhn]de:a[ng] Divination*, «Man», 38, pp. 125-127, 1938.
81. ID., *Maladjustement and Social Neurosis*, «American Sociological Review», 4, pp. 844-851, 1939.
82. ID., *Mohave Culture and Personality*, «Character and Personality», 8, pp. 91-109, 1939.
83. ID., *The Social and Cultural Implications of Incest among the Mohave Indians*, «Psychoanalytic Quarterly», 8, pp. 510-533, 1939.
84. ID., *A Conceptual Scheme of Society*, «American Journal of Sociology», 54, pp. 687-706, 1940.
85. ID., *Mohave Beliefs Concerning Twins*, «American Anthropologist», n.s., 43, pp. 573-592, 1941.
86. ID., *Social Structure and the Economy of Affective Bonds*, «Psychoanalytic Review», 29, pp. 303-314, 1942.
87. ID., *The Mental Hygiene of the American Indian*, «Mental Hygiene», 26, pp. 71-84, 1942.
88. ID., *Primitive Psychiatry* (*Pt. II*), «Bulletin of the History of Medicine», 11, pp. 522-542, 1942 (=133).
89. ID. (con Loeb E.M.), *Antagonistic Acculturation*, «American Sociological Review», 7, pp. 133-147, 1943.
90. ID., A *Note on Classical Chinese Penological Thought*, «Journal of Criminal Psychopathology», 5, pp. 735-744, 1944.
91. ID., *The Social Structure of a Schizophrenia Ward and Its Therapeutic Fitness*, «Journal of Clinical Psychopathology», 6, pp. 231-265, 1944.
92. ID., *The Logical Foundations of Culture and Personality Studies*, «Transactions of the New York Academy of Sciences», 7, pp. 110-130, 1945.
93. ID., *Quelques aspects de la psychanalyse aux États-Unis*, «Les Temps modernes», 1, pp. 229-315, 1946.
94. ID., *La Chasse collective au lapin chez les Hopi, Oraibi, Arizona*, «Journal de la Société des Américanistes de Paris», n.s., 33, pp. 63-90, 1946.
95. ID., *Mohave Orality: An Analysis of Nursing and Weaning Customs*, «Psychoanalytic Quarterly», 16, pp. 519-546, 1947.
96. ID., *Mohave Pregnancy*, «Acta Americana», 6, pp. 89-116, 1948.
97. ID., *Mohave Indian Obstetrics*, «American Imago», 5, pp. 95-139, 1948.
98. ID., *The Mohave Indian Kamalo:y*, «Journal of Clinical Psychopathology», 9, pp. 433-457, 1948.
99. ID., *The Psychological "Date" of Dreams*, «Psychiatric Quarterly Supplement», 23, pp. 127-130, 1949.
100. ID., *Post-Partum Parental Observances of the Mohave Indians*, «Transactions of the Kansas Academy of Science», 52, pp. 458-465, 1949.

101. ID., *Heterosexual Behavior of the Mohave Indians*, in Róheim G. (ed.), *Psychoanalysis and the Social Sciences*, vol. II, New York, 1950.
102. ID., *Education and Discipline in Mohave Society*, «Primitive Man», 23, pp. 85-102, 1950.
103. ID., *Reality and Dream. The Psychotherapy of a Plains Indian*, New York, 1951 (seconda edizione, rivista e aumentata, 1969).
104. ID., *Some Criteria for the Timing of Confrontations and Interpretations*, «International Journal of Psycho-Analysis», 32, pp. 19-24, 1951.
105. ID., *Mohave Indian Verbal and Motor Profanity*, in Róheim G. (ed.), *Psychoanalysis and the Social Sciences*, vol. III, New York, 1951.
106. ID., *The Primal Scene and Juvenile Heterosexuality in Mohave Society*, in *Psychoanalysis and Culture*, New York, 1951.
107. ID., *Cultural and Characterological Traits of the Mohave Related to the Anal Stage of Psychosexual Development*, «Psychoanalytic Quarterly», 20, pp. 398-422, 1951.
108. ID., *Three Technical Problems in the Psychotherapy of Plains Indian Patients*, «American Journal of Psychotherapy», 5, pp. 411-423, 1951.
109. ID., *Logical Status and Methodological Problems of Research in Clinical Psychiatry*, «Psychiatry», 14, pp. 327-330, 1951.
110. ID., *Practical Problems of Conceptual Psychiatric Research*, «Psychiatry», 15, pp. 189-192, 1952.
111. ID. (a cura di), *Psychoanalysis and the Occult*, New York, 1953-1970.
112. ID., *Why Oedipus Killed Laius? A Note on the Complementary Oedipus Complex*, «International Journal of Psycho-Analysis», 34, pp. 132-141, 1953.
113. ID., *Primitive Genital Mutilations in a Neurotic's Dream*, «Journal of the American Psychoanalytic Association», 2, pp. 483-492, 1954.
114. ID., *The Denial of the Anus in Neurosis and Culture*, «Bulletin of the Philadelphia Association for Psychoanalysis», 4, pp. 24-47, 1954.
115. ID., *Belief, Superstition and Symptom*, «Samiksa», 8, pp. 210-215, 1954.
116. ID., *Anthropological Data Suggesting Unexplored Unconscious Attitudes toward and in Unwed Mothers*, «Archives of Criminal Psychodynamics», 1, pp. 564-576, 1955.
117. ID., *A Study of Abortion in Primitive Societies*, New York, 1955.
118. ID., *Charismatic Leadership and Crisis*, in Muensterberger W. (a cura di), *Psychoanalysis and the Social Sciences*, vol. IV, New York, 1955.
119. ID., *A Counteroedipal Episode in Homer's Iliad*, «Bulletin of the Philadelphia Association for the Psychoanalysis», 4, pp. 90-97, 1955.
120. ID., *Therapeutic Education*, New York, 1956.
121. ID., *Mohave Dreams of Omen and Power*, «Tomorrow», 4 (n. 3), pp. 17-24, 1956.

122. ID., *The Origins of Shamanistic Power as Reflected in a Neurosis*, «Revue internationale d'ethnopsychologie normale et pathologique», 1, pp. 19-28, 1956.
123. ID., *Compte rendu de Eaton et Weil (168),* «American Anthropologist», 58, pp. 211-212, 1956.
124. ID., *Penelope's Character*, «Psychoanalytic Quarterly», 26, pp. 378-386, 1957.
125. ID., *Dream, Learning and Individual Ritual Differences in Mohave Shamanism*, «American Anthropologist», 59, pp. 1036-1045, 1957.
126. ID., *The Criminal Responsibility of the Insane*, (ms.), Conferenza per l'inaugurazione del Centro W.A. Bryant del Worcester State Hospital, Worcester, 1957.
127. ID., *Cultural Thought Models in Primitive and Modern Psychiatric Theories*, «Psychiatry», 21, pp. 359-374, 1958.
128. ID., *The Anthropological Roots of Psychoanalysis*, in Masserman J.H. (a cura di), *Science and Psychoanalysis*, Vol. I, New York, 1958.
129. ID., *The Nature of the Bizarre*, «Journal of the Hillside Hospital», 8, pp. 266-278, 1959.
130. ID., *Why Oedipus Blinded Himself ?*, (ms.), Conferenza al Dipartimento di Psichiatria, Facoltà di Medicina - Università di Harvard, 1959.
131. ID., *The Female Castration Complex and its Repercussions in Modesty, Appearance and Courtship Etiquette*, «American Imago», 17, pp. 1-19, 1960.
132. ID., *Schizophrenia vs. Neurosis and the Use of "Premature" Deep Interpretations as Confrontations in Classical and in Direct Analysis*, «Psychiatric Quarterly», 34, pp. 710-721, 1960.
133. ID., *Mohave Ethnopsychiatry and Suicide*, «Bureau of American Ethnology Bulletin», 175, Washington D.C., 1961 (seconda edizione, rivista e aumentata, Washington D.C., 1969).
134. ID., *Two Types of Modal Personality Models*, in Kaplan B. (a cura di), *Studying Personality Cross-Culturally*, Evanston, 1961.
135. ID., *Art and Mythology*, in Kaplan B. (a cura di), *Studying Personality Cross-Culturally*, Evanston, 1961.
136. ID. (con Hoffman F.H.), *The Non-Recognition of the Patient by the Therapist,* «Psychoanalysis and Psychoanalytic Review», 48, pp, 41-61, 1961.
137. ID., *Sociopolitical Function of the Oedipus Myth in Early Greece*, «Psychoanalytic Quarterly», 32, pp. 205-214, 1963.
138. ID., *Ethnopsychological Aspects of the Terms "Deaf" and "Dumb"*, «Anthropological Quarterly», 37, pp. 68-71, 1964.
139. ID., *La Psychanalyse et l'Histoire: une application à l'histoire de Sparte*, «Annales», 20, pp. 18-44, 1965.
140. ID., *A Psychoanalytic Study of Contraception*, «Journal of Sex Research», 1, pp. 105-134, 1965.

141. ID., *Considerations ethnopsychanalytiques sur la notion de parenté*, «L'Homme», 5, pp. 224-247, 1965.
142. ID., *Loss of Identity, Impairment of Relationships, Reading Disability*, «Psychoanalytic Quarterly», 35, pp. 18-39, 1966.
143. ID., *Mumbling*, «Journal of the American Psychoanalytic Association», 14, pp. 478-484, 1966.
144. ID., *La Nature du stress*, «Revue de medécine psychosomatique, 8, pp. 103-113, 1966.
145. ID., *Transference, Screen Memory and the Temporal Ego*, «Journal of Nervous and Mental Disease», 143, pp. 318-323, 1966.
146. ID., *La rinuncia all'identità: difesa contro l'annientamento (1966)*, trad. di Inglese S., «I Fogli di Oriss», 13/14, pp. 185-208, 2000 (prima parte); 15/16, pp. 163-186, 2001 (seconda parte).
147. ID., *Greek Pseudo-Homosexuality*, «Symbolae Osloenses», 42, pp. 69-92, 1967.
148. ID., *Dall'angoscia al metodo nelle scienze del comportamento (1967)*, Roma, 1984.
149. ID., *Observation and Belief in Aischylos' Accounts of Dreams*, «Psychotherapy and Psychosomatics», 15, pp. 114-134, 1967.
150. ID., *L'Image de l'enfant dans deux tribus, mohave et sedang, et son importance pour la psychiatrie infantile*, «Revue de neuropsychiatrie infantile», 16, pp. 375-390, 1968.
151. ID., *Considérations psychanalytiques sur la divination, particulièrement en Grèce*, in Caquot A. e Leibovici M. (a cura di), *La Divination*, Vol. II, Paris, 1968.
152. ID., *L'État dépressif et le rêve de Ménélas*, «Revue des études grecques», 81, pp. 12-15, 1968.
153. ID., *Orthopraxis*, «Psychiatric Quarterly», 42, pp. 726-737, 1968.
154. ID., *La Naissance d'Aphrodite*, in AA.VV., *Échanges et communications* (*Mélanges Lévi-Strauss*), Paris-La Haye, 1970.
155. DHUNJIBHOY J.E., *A Brief Resume of the Types of Insanity Commonly Met with India, with a Full Description of "Indian Hemp Insanity", Peculiar to the Country*, «Journal of Mental Science», 76, pp. 254-264, 1930.
156. DIODORO SICULO, *Biblioteca Storica.*
157. DODDS E.R., *I Greci e l'Irrazionale*, Milano, 1997.
158. ID., *Pagani e cristiani in un'epoca d'angoscia. Aspetti dell'esperienza religiosa da Marco Aurelio a Costantino,* Milano, 1997.
159. DOLLARD J., *Caste and Class in a Southern Town,* New Haven, 1937.
160. DOLLARD J. ET AL., *Frustration and Aggression,* New Haven, 1939.
161. DOMARUS E. von, *Anthropology and Psychotherapy*, «American Journal of Psychotherapy», 2, pp. 603-614, 1948.

162. DUMAS G. *Le Surnaturel et les dieux d'après la maladie mentale*, Paris, 1946.
163. DUMEZIL G., *L'Idéologie tripartite des Indo-Européens*, Bruxelles, 1958.
164. DUPEYRAT A., *Savage Papua*, New York, 1954.
165. ID., *Comunicazione personale,* s.d.
166. DURKHEIM E., *Les Formes élémentaires de la vie religieuse,* Paris, 1912.
167. DYSON W.S., FUCHS V.E., *The Elmolo*, «Journal of the Royal Anthropological Institute», 67, pp. 327-338, 1937.
168. EATON J.W., WEIL R.J., *Culture and Mental Disorders*, Glencoe, 1955.
169. EHRENWALD J., *Telepathy and Medical Psychology,* New York, 1948.
170. EKSTEIN R., *Discussion*, «Psychoanalytic Forum», 1, pp. 127-128, 1966.
171. ELLIS F.H., *Patterns of Aggression and the War Cult in Southwestern Pueblos*, «Southwestern Journal of Anthropology», 7, pp. 177-201, 1951.
172. ENCYCLOPAEDIA BRITANNICA, *Amuck Running*, 11 ed., vol. I, 1910.
173. EURIPIDE, *Andromaca*.
174. ID., *Ippolito*.
175. ID., *Ifigenia in Tauride*.
176. EWING J.F., *Juramentado: Institutionalized Suicide among the Moros of the Philippines*, «Anthropological Quarterly», 28, pp. 148-155, 1955.
177. FABING H.D., *On Going Berserk: A Neurochemical Inquiry*, «American Journal of Psychiatry», 113, pp. 409-415, 1956.
178. FAIRBAIRN W.R.D., *An Object-Relations Theory of Personality*, New York, 1954.
179. FARIS R.E.L., DUNHAM H.W., *Mental Disorders in Urban Areas,* Chicago, 1939.
180. FATHAUER G.H., *The Mohave "Ghost Doctor"*, «American Anthropologist», 53, pp. 605-607, 1951.
181. ID., *The Structure and Causation of Mohave Warfare*, «Southwestern Journal of Anthropology», 10, pp. 97-118, 1954.
182. FAUCONNIER H., *Malaisie,* Paris, 1930.
183. FERENCZI S., *Stages in the Development of the Sense of Reality*, in *Sex in psychoanalysis,* Boston, 1922.
184. ID., *Thinking and Muscle Innervation*, in *Further Contributions to the Theory and Technique of Psycho-Analysis,* New York, 1927.
185. ID., *Flatus as an Adult Prerogative*, in *Further Contributions to the Theory and Technique of Psycho-Analysis,* New York, 1927.
186. ID., *Confusion of Tongues between Adults and Children,* in *Final Contributions to the Problems and Methods of Psychoanalysis*, New York, 1955.
187. FLETCHER A.C., LA FLESCHE F., *The Omaha Tribe,* in «Bureau of American Ethnology Annual Report», 27, Washington D.C., 1906.
188. FORD C.S., BEACH F.A., *Patterns of Sexual Behavior,* New York, 1951.

189. FORREST W.G., *The Emergence of Greek Democracy*, London, 1966.
190. ID., *A History of Sparta*, London, 1968.
191. FORTUNE R.F., *Omaha Secret Societies*, in *Columbia University Contributions in Anthropology,* vol. XIV, 1932.
192. ID., *Sorcerers of Dobu*, London, 1932.
193. FRANÇOIS H.K.B. von, *Napoleon I*, Berlin, 1929.
194. FREUCHEN P., *Comunicazione personale,* 1957.
195. FREUD A., *The Ego and the Mechanisms of Defense*, New York, 1946.
196. FREUD S., *The Interpretation of Dreams*, in *Standard Edition,* vol. IV-V, London, 1953.
197. ID., *Three Essays on the Theory of Sexuality,* in *Standard Edition,* vol. VII, London, 1956.
198. ID., *Jokes and Their Relation to the Unconscious*, in *Standard Edition,* vol. VIII, London, 1960.
199. ID., *On the Universal Tendency to Debasement in the Sphere of Love*, in *Standard Edition,* vol. XI, London, 1957.
200. ID., *The Taboo of Virginity,* in *Standard Edition,* vol. XI, London, 1957.
201. ID., *A Note on the Unconscious in Psychoanalysis,* in *Standard Edition,* vol. XII, London, 1958.
202. ID., *The Occurrence in Dreams of Material from Fairy Tales,* in *Standard Edition,* vol. XII, London, 1958.
203. ID., *Totem and Taboo*, vol. XIII, London, 1955.
204. ID., *Repression*, in *Standard Edition,* vol. XIV, London, 1957.
205. ID., *Those Wrecked by Success*, in *Standard Edition,* vol. XIV, London, 1957.
206. ID., *The Uncanny*, in *Standard Edition,* vol. XVII, London, 1955.
207. ID., *Group Psychology and the Analysis of the Ego,* in *Standard Edition,* vol. XVIII, London, 1957.
208. ID., *Psycho-Analysis and Telepathy*, in *Standard Edition,* vol. XVIII, London, 1955.
209. ID., *Some Neurotics Mechanisms in Jealousy, Paranoia and Homosexuality*, in *Standard Edition,* vol. XVIII, London, 1955.
210. ID., *Moral Responsibility for the Content of Dreams*, in *Standard Edition,* vol. XIX, London, 1961.
211. ID., *The Question of Lay Analysis*, in *Standard Edition,* vol. XX, London, 1959.
212. ID., *New Introductory Lectures on Psycho-Analysis*, in *Standard Edition,* vol. XXII, London, 1964.
213. FROMM E., *Escape from Freedom*, New York, 1941.
214. FROMM-REICHMANN F., *Remarks on the Philosophy of Mental Disorder*, «Psychiatry», 9, pp. 293-308, 1946.
215. GESELL A.L., *Wolf Child and Human Child*, New York, 1941.

216. GIFFORD E.W., *Yuma Dreams and Omens*, «Journal of American Folklore», 39, pp. 39-66, 1926.
217. GLUCKMAN M., *Rituals of Rebellion in South-East Africa*, Manchester, 1954.
218. GOETHE J.W. von, *Faust*.
219. GOLDFRANK E.S., *Changing Configurations in the Social Organization of a Blackfoot Tribe During the Reserve Period*, «American Ethnological Society Monograph», 8, 1945.
220. GOLDIE W.H., *Maori Medical Lore*, «Transactions of the New Zealand Institute», 37, pp. 1-120, 1904.
221. GRANET M., *La Civilisation chinoise*, Paris, 1929.
222. GRÄSSE J.G.T. (a cura di), *Gesta Romanorum*, 2 voll., Leipzig, 1905.
223. GRINSTEIN A., *The Index of Psychoanalytic Writings*, vol. V, New York, 1960.
224. GROUSSET R., *L'Empire des Steppes*, Paris, 1941.
225. GRUBB W.B., *An Unknown People in an Unknown Land,* London, 1911.
226. GURDON P.R.T., *Note on the Khasis, Syntengs, and Allied Tribes Inhabiting the Khasi and Jaintia Hills District in Assam*, «Journal of the Asiatic Society of Bengal», vol. LXXIII, Pt III, 4, pp. 57-74, Calcutta, 1904.
227. HALLOWELL A.I., *Sociopsychological Aspects of Acculturation*, in Linton R. (a cura di), *The Science of Man in the World Crisis*, New York, 1945.
228. ID., *Some Psychological Characteristics of the North-eastern Indians*, in Johnson F. (a cura di), *Man in Northeastern North America*, «Papers of the Robert S. Peabody Foundation for Archaeology», III, Andover, 1946.
229. HAN_AR F., *Das Pferd in prähistorischer und früher historischer Zeit*, Wien, 1955.
230. HANDY E.S.C., PUKUI M.K., LIVERMORE K., *Outline of Hawaiian Physical Therapeutics*, «B.P. Bishop Museum Bulletin», 26, 1934.
231. HARRISON J.E., *Prolegomena to the Study of Greek Religion*, Cambridge, 1922.
232. HARTMANN H., *Comments on the Psychoanalytic Theory of the Ego*, in *The Psychoanalytic Study of the Child*, vol. V, New York, 1950.
233. HATMANN H., KRIS E., LOEWENSTEIN R., *Comments on the Formation of Psychic Structure*, in *The Psychoanalytic Study of the Child*, vol. II, New York, 1947.
234. HAWKE C.C., *Castration and Sex Crimes*, «Journal of the Kansas Medical Society», 51, pp. 470-473, 1950.
235. HENRY J., *The Inner Experience of Culture*, «Psychiatry», 14, pp. 87-103, 1951.
236. ERODOTO, *Storie.*
237. IPPOCRATE, *Il Morbo sacro.*
238. ID., *Sul sogno.*

239. ID., *Il giuramento*.
240. HITSCHMANN E., BERGLER E., *Frigidity in Women*, «Nervous and Mental Disease Monograph», 60, New York, 1936.
241. HITTI P.K., *An Arab-Syrian Gentleman and Warrior in the Period of the Crusades*, New York, 1929.
242. HOLLINGSHEAD A.B., REDLICH F.C., *Social Class and Mental Illness*, New York, 1958.
243. OMERO, *Iliade*.
244. ID., *Odissea*.
245. HONIGMANN J.J., *Culture and Personality*, New York, 1954.
246. ID., *Compte rendu de Opler M.K.* (a cura di), *Culture and Mental Heath*, «American Anthropologist», n.s., 62, pp. 920-923, 1960.
247. HOWITT A., *The Native Tribes of South-East Australia*, London, 1904.
248. HRDLI_KA A., *Physiological and Medical Observations among the Indians of Southwestern United States and Northern Mexico*, «Bureau of American Ethnology Bulletin», 34, Washington D.C., 1908.
249. HUNDT J., *Der Traumglaube bei Homer*, Greifswald, 1935.
250. HURLEY V., *The Swish of the Kris*, New York, 1936.
251. IGINO, *Fabulae*.
252. HYMES D., *Linguistic Aspects of Cross Cultural Personality Study*, in Kaplan B. (a cura di), *Studying Personality Cross-Culturally*, Evanston, 1961.
253. JACKSON H., *The Selected Writings*, 2 voll., London, 1931-1932.
254. JACO G., *Comunicazione personale*, s.d.
255. GIOVANNI D'ANTIOCHIA, *Fragment 8*, in Muller C., *Fragmenta historicorum graecorum*, vol IV, p. 545, Paris, 1928.
256. JEANMARIE H. *Couroi et Courètes*, «Travaux et mémoires de l'Université de Lille», 21, 1939.
257. JENKINS R.L., GLICKMAN S., *Common Syndromes in Child Psychiatry*, «American Journal of Orthopsychiatry», 16, pp. 244-261, 1946.
258. ID., *Patterns of Personality Organization among Delinquents*, «The Nervous Child», 6, pp. 329-339, 1947.
259. JOCKL R.H., *Psychic Determinism and Preservation of Sublimation in Classical Psychoanalytic Procedure*, «Bulletin of Menninger Clinic», 14, pp. 207-219, 1950.
260. JUNG C.G., *Two Essays on Analytical Psychology*, London, 1928.
261. JUNOD H.A., *The Life of a South African Tribe*, 2 voll., London, 1927.
262. KARDINER A., *The Individual and his Society*, New York, 1939.
263. KEMLIN J.E., *Les Alliances chez les Reungao*, «Bulletin de l'École française d'Éxtrême Orient», 17, pp. 1-119, 1917.
264. KEMPF E.J., *The Social and Sexual Behavior of Infrahuman Primates with some Comparable Facts in Human Behavior*, «Psychoanalytic Review», 4, pp. 127-154, 1917.

265. ID., *Psychopathology*, Saint Louis, 1920.
266. KIPLING R., *In the Matter of a Private*.
267. KOBLER F., *Description of an Acute Castration Fear, Based on Superstition*, «Psychoanalytic Review», 35, pp. 285-289, 1948.
268. KORZYBSKI A., *Science and Sanity*, Lancaster, 1933.
269. KRAFFT-EBING R. von, *Lehrbuch der gerichtlichen Psychopathologie*, Stuttgart, 1875.
270. KRIS E., *Psychoanalytic Explorations in Art*, New York, 1952.
271. KROEBER A.L., *Handbook of the Indians of California,* «Bureau of American Ethnology Bulletin», 78, Washington D.C., 1925.
272. ID., *Cultural Anthropology*, in Bentley M., Cowdry E.V. (a cura di), *The Problem of Mental Disorder*, New York, 1934.
273. ID., *Anthropology*, New York, 1948.
274. ID., *Seven Mohave Myths*, «University of California Anthropological Records», vol. XI, 1, 1948.
275. ID., *The Nature of Culture*, Chicago, 1952.
276. KUBIE L.S., *Neurotic Distortion of the Creative Process*, Lawrence, 1958.
277. LA BARRE W., *Social Cynosure and Social Structure*, «Journal of Personality», 14, pp. 169-183, 1946.
278. ID., *The Cultural Basis of Emotions and Gestures*, «Journal of Personality», 16, pp. 49-64, 1947.
279. ID., *The Human Animal*, Chicago, 1954.
280. ID., *Le Rêve, le Charisme et le Héros culturel*, in Caillois R., Grunebaum G.E. von (a cura di), *Le Rêve dans les sociétés humaines*, Paris, 1967.
281. LAFORGUE R., *Psychopathologie de l'échec*, Paris, 1944.
282. LANDES R., *The Ojibwa Woman*, *Columbia University Contributions to Anthropology*, vol. XXXI, New York, 1938.
283. LAUBSCHER B.J.F., *Sex, Custom and Psychopathology*, London, 1937.
284. LÉVI-STRAUSS C., *Les Structures élémentaires de la parenté*, Paris, 1949.
285. ID., *Anthropologie structurale*, Paris, 1958.
286. ID., *Le Totémisme aujourd'hui*, Paris, 1962.
287. ID., *Du Miel aux cendres,* Paris, 1966.
288. LÉVY-BRUHL L., *Les Fonctions mentales dans les sociétés inférieures*, Paris, 1910.
289. ID., *La Mentalité primitive*, Paris, 1922.
290. ID., *L'Âme primitive*, Paris, 1927.
291. ID., *Le Surnaturel et la nature dans la mentalité primitive*, Paris, 1931.
292. LEWIS N.D.C., *Comunicazione personale*, s.d..
293. LIDDELL H.G., SCOTT R., JONES H.S., *A Greek-English Lexicon*, Oxford, 1940.
294. LINCOLN J.S., *The Dream in Primitive Cultures*, London, 1935.

295. LINTON R., *Totemism and the A.E.F.*, «American Anthropologist», 25, pp. 295-300, 1924.
296. ID., *The Tanala. A Hill Tribe of Madagascar*, «Field Museum of Natural History. Anthropological Series», vol. XXII, 1933.
297. ID., *The Study of Man*, New York, 1936.
298. ID., *Culture, Society, and the Individual*, «Journal of Abnormal and Social Psychology», 33, pp. 425-436, 1938.
299. ID., in Kardiner A., *The Individual and his Society*, New York, 1939.
300. ID., in Kardiner A. *et al.*, *The Psychological Frontiers of Society*, New York, 1945.
301. ID., *Culture and Mental Disorders*, (a cura di G. Devereux), Springfield, 1956.
302. ID., *Comunicazione personale*, s.d.
303. LLEWELLYN K.N., HOEBEL E.A., *The Cheyenne Way*, Norman, 1941.
304. LOEB E.M., *Comunicazione personale*, s.d.
305. LORENZ K., *Man Meets Dog*, London, 1954.
306. ID., *Das sogenannte Böse*, Wien, 1965.
307. ID., *Discussion*, «Psychoanalytic Forum», 1, pp. 128-129, 1966.
308. LOWENFELD H., *Some Aspects of a Compulsion Neurosis in a Changing Civilisation*, «Psychoanalytic Quarterly», 13, pp. 1-15, 1944.
309. LOWIE R.H., *Primitive Religion*, New York, 1924.
310. ID., *Takes-the-Pipe. A Crow Warrior*, in Parsons E.C., (a cura di), *American Indian Life*, New York, 1925.
311. ID., *A Crow Woman's Tale*, in Parsons E.C., (a cura di), *American Indian Life*, New York, 1925.
312. ID., *A Trial of Shamans*, in Parsons E.C., (a cura di), *American Indian Life*, New York, 1925.
313. ID., *Are We Civilized?*, New York, 1929.
314. ID., *The Family as a Social Unit*, «Papers of the Michigan Academy of Science, Arts and Letters», 18, pp. 53-69, 1933.
315. ID., *The Crow Indians*, New York, 1935.
316. ID., *An Introduction to Cultural Anthropology*, New York, 1940.
317. LUCIANO, *Ocypus*.
318. ID., *Peregrinus*.
319. LUNDBORG H., *Beitrag zur klinischen Analyse des Negativismus bei Geisteskranken*, «Zentralblatt für Nervenheilkunde und Psychiatrie», 13, pp. 553-560, 1902.
320. MAC HIVER R.H., *Community*, London, 1936.
321. MAIER N.R.F., *Studies of Abnormal Behavior in the Rat*, New York, 1939.
322. MALINOWSKI B., *Crime and Custom in Savage Society*, London, 1926.
323. ID., *The Father in Primitive Psychology*, London, 1927.
324. ID., *Sex and Repression in Savage Society*, London, 1927.

325. ID., *The Sexual Life of Savages in North-Western Melanesia*, London, 1932.
326. ID., *Prefazione*, a Hogbin H.I., *Law and Order in Polynesia,* New York, 1934.
327. ID., *A Scientific Theory of Culture and Other Essays*, Chapel Hill, 1944.
328. MANDELBAUM D.G., *Wolf-Child Histories from India*, «Journal of Social Psychology», 7, pp. 25-44, 1943.
329. MARCO AURELIO, *Meditazioni.*
330. MAUSS M., *Sociologie et Anthropologie,* Paris, 1950.
331. MC COY H., *No Pockets in a Shroud,* London, 1937.
332. MC FARLAND R.A., *The Psychological Effects of Oxygen Deprivation (Anoxemia) on Human Behavior*, «Archives of Psychology», 145, 1932.
333. MEAD M., *Coming of Age in Samoa*, New York, 1928.
334. ID., *The Changing Culture of an Indian Tribe*, New York, 1932.
335. ID., *Male and Female*, New York, 1949.
336. ID., *New Lives for Old*, New York, 1956.
337. MEAD M., MÉTRAUX R., *The Study of Culture at a Distance*, Chicago, 1953.
338. MENNINGER K.A., *Man against Himself*, New York, 1938.
339. MERTON R.K., *Social Theory and Social Structure*, Glencoe, 1949.
340. MEYERSON E., *De l'explication dans les sciences*, Paris, 1921.
341. MILL J.S., *On Liberty*.
342. MONTAGUE M.F.A., *Adolescent Sterility*, «Quarterly Review of Biology», 14, pp. 13-34, 192-219, 1939.
343. MULTATULI [Edward Douwes Dekker], *Max Havelaar*, Edinburgh, 1868.
344. MURDOCK G.P., *Social Structure*, New York, 1949.
345. MURRAY G., *Five Stages of Greek Religion*, Boston, 1951.
346. ID., *The Rise of the Greek Epic*, Oxford, 1960.
347. NEHER A., *Auditory Driving Observed with Scalp Electrodes in Normal Subjects*, «Electroencephalography and Clinical Neurophysiology», 13, pp. 449-451, 1961.
348. ID., *A Physiological Explanation of Unusual Behavior in Ceremonies Involving Drums*, «Human Biology», 34, pp. 151-160, 1962.
349. NEIHARDT J.G., *Black Elk Speaks*, New York, 1932.
350. NELLI R., *L'Amour courtois*, in Centre d'études Laënnec (ed), *Sexualité humaine*, Paris, 1966.
351. OPLER M.E., *Some Points of Comparison and Contrast between the Treatment of Functional Disorders by Apache Shamans and Modern Psychiatric Practice*, «American Journal of Psychiatry», 92, pp. 1371-1387, 1936.
352. OPLER M.K., *Dream Analysis in Ute Indian Therapy*, in Opler M.K. (a cura di), *Culture and Mental Health*, New York, 1959.
353. OPPENHEIM A.L., *The Interpretation of Dreams in the Ancient Near Ea-*

st, «Transactions of the American Philosophical Society», n.s., 46, pp. 177-373, 1956.
354. OSBORN R., *Freud and Marx,* New York, 1937.
355. PARSONS T., *The Professions and Social Structure*, «Social Forces», 17, pp. 457-467, 1939.
356. PETRONIO ARBITRO*, Satyricon.*
357. LE BON P., *Les Cent Nouvelles*, Paris, 1486.
358. FILONE DI BIBLO, *Fragment, 18, 24,* in Muller C., *Fragmenta historicorum graecorum*, vol. III, p. 568, Paris, 1928.
359. PIRENNE H., *Mohammed and Charlemagne*, New York, 1939.
360. PLATONE, *Cratilo.*
361. ID., *Fedro.*
362. PLOSS H., BARTELS M., BARTELS P., *Das Weib in der Natur- und Völkerkunde*, Berlin, 1927.
363. PLUTARCO, *Apoftegmi degli Spartani (Moralia).*
364. ID., *Parallelo fra Licurgo e Numa.*
365. ID., *Eroticon (Moralia).*
366. ID., *Vita d'Alessandro il Grande.*
367. ID., *Vita d'Aristide.*
368. ID., *Vita di Romolo.*
369. ID., *Vita di Solone.*
370. ID., *Vita di Temistocle.*
371. POINCARÉ H., *Électricité et Optique*, Paris, 1901.
372. ID., *The Foundations of Science*, Lancaster, 1913.
373. PORTEUS S.D., *Primitive Intelligence and Environment*, New York, 1937.
374. PUKUI M., *Hawaiian Beliefs and Customs during Birth, Infancy and Childhood*, «B.P. Bishop Museum Occasional Papers», vol. XVI, 1942.
375. RASMUSSEN K., *Across Arctic America*, New York, 1927.
376. RATTRAY R.R., *Religion and Art in Ashanti*, Oxford, 1927.
377. REICH W., *Character Analysis*, New York, 1945.
378. REIDER N.S., *The Concept of Normality*, «Psychoanalytic Quarterly», 19, pp. 43-51, 1950.
379. REIK T., *Geständnisszwang und strafbedürfnis,* Leipzig, 1925.
380. ID., *Ritual*, London, 1931.
381. ID., *Der unbekannte Mörder,* Wien, 1932.
382. ID., *Listening with the Third Ear*, New York, 1948.
383. REUSS H., *Ein Fall von anatomischen Narzismus (autocohabitatio in urethram)*, «Deutsche Zeitschrift für die gesamte gerichtliche Medizin», 28, pp. 340-346, 1937.
384. RIEMER S., *A Research Note on Incest*, «American Journal of Sociology», 45, pp. 566-575, 1940.
385. RIVERS W.H.R., *Instinct and the Unconscious*, Cambridge, 1920.

386. ID., *Conflict and Dream*, London, 1923.
387. ID., *Psychology and Ethnology*, London, 1926.
388. ROHAN-CSERMÁK G., *Istensegitségiek Állatorvoslása*, «Ethnographia», 60, pp. 236-266, 1949.
389. RÓHEIM G., *Animism, Magic, and the Divine King,* London, 1930.
390. ID., *Psychoanalysis of Primitive Cultural Types*, «International Journal of Psycho-Analysis», 13, pp. 1-224, 1932.
391. ID., *A Primitiv Ember*, in Magyarországi Pszichoanalitikai Egyesület Tagjai (ed.), *Lélekelemzési Tanulmányok (Mélanges Ferenczi)*, Budapest, 1933.
392. ID., *Women and their Life in Central Australia*, «Journal of the Royal Anthropological Institute», 63, pp. 207-265, 1933.
393. ID., *The Riddle of the Sphinx*, London, 1934.
394. ID., *The Nescience of the Aranda*, «British Journal of Medical Psychology», 17, pp. 343-360, 1937.
395. ID., *The Garden of Eden*, «Psychoanalytic Review», 27, pp. 1-26, 177-199, 1940.
396. ID., *Psychoanalysis and Anthropology*, New York, 1950.
397. ID., *Hungarian Shamanism*, in Róheim G. (a cura di), *Psychoanalysis and Social Sciences*, vol. III, New York, 1951.
398. ID., *Comunicazione personale,* s.d.
399. ROSCHER W.H., *Das von der "Kynanthropie" handelnde Fragment des Marcellus von Side*, «Abhandlungen der philologisch-historischen Classe der Königlich Sächsischen Gesellschaft der Wissenschaften», vol. XVII, 3, 1896.
400. ID. (ed), *Ausführliches Lexikon der greichischen und römischen Mythologie,* 6 voll. in 9 tomi, Leipzig, 1884-1937.
401. ROSE H.J., *A Handbook of Greek Literature*, New York, 1960.
402. ROSEN H., ERICKSON M.H., *The Hypnotic and Hypnotherapeutic Investigation and Determination of Symptom-Function*, «Journal of Clinical and Experimental Hypnosis», 2, pp. 201-219, 1954.
403. ROSENBERG S., *Reistochten naar de Geelvinkbaai op Nieuw Guinea 1869-1870*, La Haye, 1875.
404. ROTH H.L., *The Aborigines of Tasmania*, Halifax, 1899.
405. RUSSELL B., *Principles of Mathematics*, vol. I, Cambridge, 1903.
406. ID., *Introduction to Mathematical Philosophy*, London, 1919.
407. ID., *The Analysis of Matter*, New York, 1927.
408. RYCAUT P., *The History of the Turkish Empire*, London, 1687.
409. SABATIER L., *La Chanson de Damsan*, Paris, 1927.
410. SACHS H., *The Delay of the Machine Age*, «Psychoanalytic Quarterly», 2, pp. 404-424, 1933.
411. ID., *The Creative Unconscious*, Cambridge, 1942.

412. GIOVANNI, *Vangelo*.
413. SCHEFLEN A.E., *An Analysis of a Thought Model which Persists in Psychiatry*, «Psychosomatic Medicine», 20, pp. 235-241, 1958.
414. ID., *A Common Defect in Extrapolation: Explaining Psychic and Social Processes in Terms of Feeding*, «Psychiatry», 24, pp. 143-152, 1961.
415. SELIGMAN C.G., *Anthropological Perspective and Psychological Theory (Huxley Memorial Lecture)*, «Journal of the Royal Anthropological Institute», 62, pp. 193-228, 1932.
416. SERVIO, *Commento all'Eneide di Virgilio*.
417. SHADE C.I., *Ethnological Notes on the Aleuts (ms.)*, Honors Thesis, B.A., Dipartimento di Antropologia, Università di Harvard, 1949.
418. SIMMONS L.W. (a cura di), *Sun Chief*, New Haven, 1942.
419. SINGH J.A.L., ZINGG R.M., *Wolf Children and Feral Man*, New York, 1942.
420. SKLIAR N., STARIKOWA K., *Zur vergleischenden Psichiatrie*, «Archiv für Psychiatrie und Nervenkrankheiten», 88, pp. 554-585, 1929.
421. SMITH H.W., *Kamongo*, New York, 1932.
422. SOFOCLE, *Aiace*.
423. ID., *Elettra*.
424. ID., *Trachinie*.
425. SOROKIN P.A., *Social and Cultural Dynamics*, 4 voll., New York, 1937-1941.
426. SPERLING O., *The Interpretation of Trauma as a Command*, «Psychoanalytic Quarterly», 19, pp. 352-370, 1950.
427. SPITZ R.A., *Frühkindliches Erleben und Erwachsenenkultur bei den Primitiven*, «Imago», 21, pp. 367-387, 1935.
428. ID., *Hospitalism*, in *Psychoanalytic Study of the Child*, vol. I, New York, 1945.
429. ID., *Hospitalism: a Follow-Up Report*, in *Psychoanalytic Study of the Child*, vol. II, New York, 1946.
430. ID., *Anaclitic Depression*, in *Psychoanalytic Study of the Child*, vol. II, New York, 1946.
431. ID., *The Role of Ecological Factors in Emotional Development in Infancy*, «Child Development», 20, pp. 145-155, 1949.
432. STEINBECK J., *The Grapes of Wrath*, New York, 1939.
433. STELLER G.W., *Beschreibung von dem Lande Kamtschatka*, Frankfurt e Leipzig, 1774.
434. STESICORO, *Fragment 42*, in Page D.L., *Poetae Melici Greci*, Oxford, 1962.
435. STEWART K.M., *Mohave Warfare*, «Southwestern Journal of Anthropology», 3, pp. 257-278, 1947.
436. STEWART K., *Pygmies and Dream Giants*, New York, 1954.

437. STOLL O., *Suggestion und Hypnotismus in der Völkerpsychologie*, Leipzig, 1904.
438. STORCH A., *The Primitive Archaic Forms of Inner Experience and Thought in Schizophrenia*, «Nervous and Mental Disease Monograph», 36, New York e Washington D.C., 1924.
439. STREHLOW C., *Die Aranda- und Loritja-Stämme in Zentral Australia*, Frankfurt am Main, 1907-1921.
440. TEICHER M-I., *The Windigo Psychosis*, in «Proceedings of the 1960 Annual Spring Meeting, American Ethnological Society», Seattle, 1960.
441. THOMPSON L., *Attitudes and Acculturation*, «American Anthropologist», n.s., 50, pp. 200-215, 1948.
442. TOLMAN E.C., *Collected Papers in Psychology*, Berkeley, 1951.
443. TÖNNIES F., *Gemeinschaft und Gesellschaft*, Berlin, 1926.
444. TRILLES H., *Le Totémisme chez les Fan*, «Collection internationale de Monographies ethnographiques, Bibliothèque Anthropos», vol. I, 4, Münster, 1912.
445. VAN LOON F.H.G., *Amok and Lattah*, «Journal of Abnormal and Social Psychology», 21, pp. 434-444, 1926.
446. VELTEN C., *Sitten und Gebräuche der Suaheli, nebst einem Anhang über Rechtsgewohnheiten der Suaheli*, Göttingen, 1903.
447. VENIAMINOV I., *Zapiski ob Ostrovakh Unalashkinskago Otdela*, 3 voll., San Pietroburgo, 1840.
448. VERNANT J.-P., *Hestia-Hermès*, «L'Homme», 3, pp. 12-50, 1963.
449. VIRGILIO, *Eneide*.
450. VOLTAIRE, *Épître sur le désastre de Lisbonne*.
451. WAGLEY C., GALVÃO E., *The Tapirapé*, in Steward J.H. (a cura di), *Handbook of the South American Indians*, vol. III, «Bureau of American Ethnology Bulletin», 143, Washington D.C., 1948.
452. WALLACE A.F.C., *Some Psychological Determinants of Culture Change in an Iroquoian Community*, in Fenton W.N. (a cura di), *Symposium on Local Diversity in Iroquois Culture*, «Bureau of American Ethnology Bulletin», 149, Washington D.C., 1951.
453. ID., *Dreams and Wishes of the Soul*, «American Anthropologist», 60, pp. 234-248, 1958.
454. ID., *Culture and Personality*, New York, 1961.
455. WALLACE W.J., *The Dream in Mohave Life*, «Journal of American Folklore», 60, pp. 252-258, 1947.
456. WARDLAW H.S.H., *Some Aspects of the Adaptation of Living Organisms to their Environment*, «Smithsonian Report for 1931», pp. 339-411, 1932.
457. WEGROCKI H.J., *A Critique of Cultural and Statistical Concepts of Abnormality*, «Journal of Abnormal and Social Psychology», 34, pp. 166-178, 1939.

458. WESTERMARCK E., *The Origin and Development of the Moral Ideas,* 2 vol., London 1906-1908.
459. WHITE L.A., *The Science of Culture*, New York, 1969.
460. WILSON M., *Nyakyusa Ritual and Symbolism*, «American Anthropologist», 56, pp. 228-241, 1954.
461. WINIARZ W., WIELAWSKI J., *Imu - A Psychoneurosis Occurring among the Ainus*, «Psychoanalytic Review», 23, pp. 181-186, 1936.
462. WISSLER C., *Man and Culture*, New York, 1923.
463. WISTER O., *The Virginian*, New York, 1902.
464. WULFFTEN-PAHLTE P.M. Van, *Amok*, «Nederlandsch Tijdschrift voor Geneeskunde», 77, pp. 983-991, 1933.
465. ID., *Koro, eine merkwürdige Angsthysterie*, «Internationale Zeitschrift für Psychoanalyse», 21, pp. 249-257, 1935.
466. SENOFANE, *Fragment 15,* in Diels H (a cura di), *Fragmente der Vorsokratiker*, Berlin, 1922.
467. SENOFONTE, *Il Banchetto*.
468. YAP P.M., *The Latah Reaction: Its Pathodynamics and Nosological Position*, «Journal of Mental Science», 98, pp. 515-564, 1952.
469. YATES S.L., *An Investigation of the Psychological Factors in Virginity and Ritual Defloration*, «International Journal of Psycho-Analysis», 11, pp. 167-184, 1930.
470. YOUNG E., *The Works of…*, 4 voll., Edinburgh, 1770.
471. ZILBOORG G., HENRY G.W., *A History of Medical Psychology*, New York, 1941.
472. ZUCKERMAN S., *The Social Life of Monkeys and Apes*, New York, 1932.

Made in the USA
Las Vegas, NV
20 January 2026

39844168R00230